Ileus

# Ileus

Chirurgische und
gastroenterologische Praxis

Herausgegeben von
R. Häring

Walter de Gruyter
Berlin · New York 1985

Prof. Dr. med. Rudolf Häring
Klinikum Steglitz der Freien Universität Berlin
Chirurgische Klinik und Poliklinik
Hindenburgdamm 30
D-1000 Berlin 45

Dieses Buch enthält 330 Abbildungen und 291 Tabellen.

*CIP-Kurztitelaufname der Deutschen Bibliothek*

*Ileus* : Chirurg. u. gastroenterolog. Praxis / hrsg. von R. Häring. – Berlin ; New York : de Gruyter, 1985.
ISBN 3-11-010523-3
NE: Häring, Rudolf [Hrsg.]


Satz: Buch- und Offsetdruckerei Wagner GmbH, Nördlingen. Druck: Karl Gerike, Berlin. – Bindearbeiten: Dieter Mikolai, Berlin. – Umschlagentwurf: Rudolf Hübler, Berlin.

# Vorwort

Der Ileus, im deutschen medizinischen Sprachgebrauch als „Darmverschluß“ bezeichnet, bedeutet weit mehr als nur die Verlegung des Darmlumens. Er beinhaltet auch die Darmentleerungsstörung durch Darmparalyse und die oft mit ihr verbundenen Zirkulationsstörungen der Darmwand. Insgesamt haben wir es mit einem sehr vielgestaltigen Krankheitsbild zu tun, wie vor allem aus der Problematik seiner Ätiologie und Pathogenese hervorgeht. Die lokale Störung der Darmunwegsamkeit entwickelt sich rasch zur „Ileuskrankheit“ mit Ausweitung auf den gesamten Organismus. Verschiedene „Teufelskreise“ greifen bei diesem pathophysiologischen Geschehen ineinander. Hier spielt vor allem auch der Zeitfaktor eine entscheidende Rolle. Der Ileus – zu spät erkannt und behandelt – kann dann in einer Tragödie enden.

Obwohl die Behandlung des Darmverschlusses seit Jahren zur klinischen Alltagsarbeit eines jeden Chirurgen gehört, ist das Krankheitsbild so schwerwiegend und komplex, daß man sich mit dem Alteingefahrenen nicht als Routine zufrieden geben kann. Aus diesem Grunde haben wir uns zum 9. Symposium „aktuelle Chirurgie“ zur Bestandsaufnahme, kritischen Wertung und gewissen Neuorientierung im Klinikum Steglitz der Freien Universität Berlin zusammengefunden. In insgesamt 70 Vorträgen wurden die vielfältigen Probleme der Ileus-Krankheit diskutiert und eine aktuelle Übersicht über Ätiologie, Pathogenese, Diagnostik und Therapie gegeben. Daneben wurden auch spezielle Krankheitsbilder, z. B. der Darmverschluß beim Morbus Crohn, beim Strahlendarm, der Gallensteinileus und der Ileus im Neugeborenen-, Säuglings- und Kindesalter mit einbezogen. Die Referate sind in diesem Band zusammengefaßt. Sie sollen dem Chirurgen Leitlinien für seine tägliche Arbeit geben.

An dieser Stelle sei den Referenten, die das Symposium durch ihre interessanten Beiträge aktuell gestaltet haben, sehr herzlich gedankt, insbesondere aber auch deshalb, weil alle Referenten ihre Manuskripte rechtzeitig zur Verfügung gestellt haben. Infolgedessen konnte mit tatkräftiger Unterstützung des Verlages in erstaunlich kurzer Zeit eine Drucklegung des Buches erfolgen. Ich danke dem Verlag Walter de Gruyter & Co. für die ausgesprochen gute Zusammenarbeit und die vorzügliche Ausstattung des Buches.

Berlin, im Frühjahr 1985 Rudolf Häring

# Inhalt

**VI Ileus im Neugeborenen-, Säuglings- und Kindesalter**



**VII Spezielle Krankheitsbilder**

# I Pathophysiologie

# Pathophysiologie

F. Kümmerle, K. E. Grund

Jeder, der sich in das Krankheitsbild des Ileus einarbeitet, stellt erstaunt fest, welche Komplexität und Vielfalt der so einfach und klar erscheinende Darmverschluß mit sich bringt.

Die Kompliziertheit des Ileus liegt nicht nur darin, daß der alte unscharfe Begriff viele verschiedene Grundkrankheiten und pathologische Zustände einschließt, sondern vor allem an seiner *Pathophysiologie*. Stand bis zur Mitte unseres Jahrhunderts vor allem die Suche nach einem Ileustoxin im Mittelpunkt des Interesses, so sollen uns heute die pathophysiologischen Erkenntnisse zu einer besseren Diagnostik und einer frühzeitig einsetzenden und zeitgerechten Therapie verhelfen.

Allen Formen des Darmverschlusses ist *ein* pathophysiologisches Substrat gemeinsam, die *Darmdistension* (Abb. 1).

Sie ist der Ausgangspunkt der weiteren Entwicklung, die konsequent über zahlreiche Rückkopplungskreise zur Ileuskrankheit und zum fatalen Ausgang führt, wird die Ursache nicht rechtzeitig behoben oder wirksam behandelt.

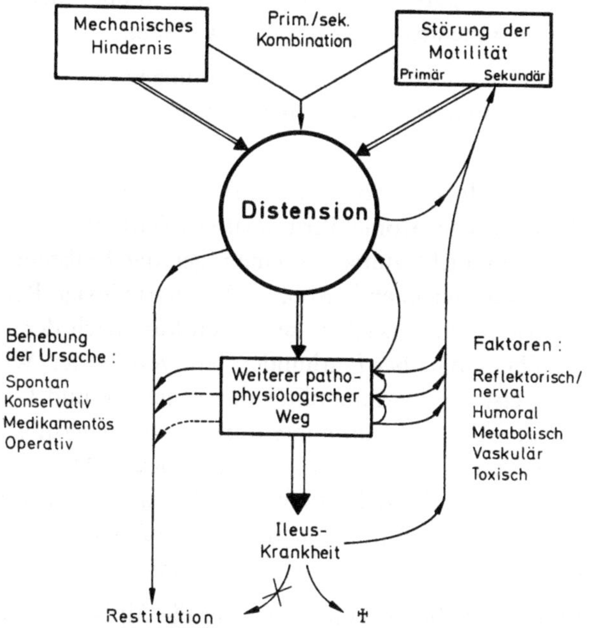


Abb. 1 Distension als zentraler Punkt der Ileuspathophysiologie.

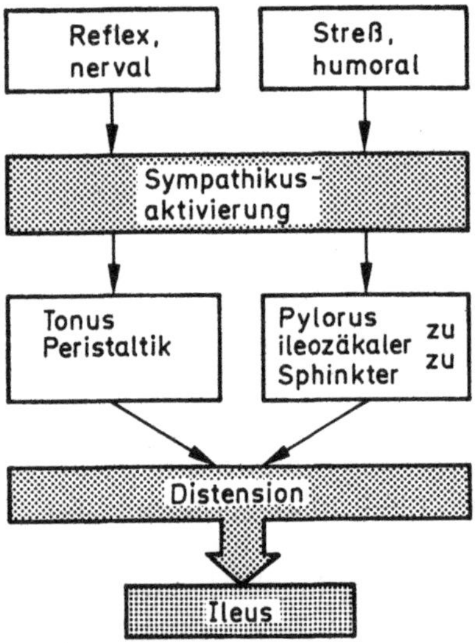


Abb. 2 Entstehung des Ileus durch Sympathicus-Aktivierung.

Bei *mechanischem* Verschluß ist die Distension unmittelbare Folge des Aufstaus vor der Verschlußstelle. Beim *funktionellen* Ileus führt die Störung der Motilität als primum movens zur Distension.

Beim kombinierten Ileus oder in Spätstadien von funktionellen oder mechanischen Formen sind meist beide Komponenten gleichermaßen wirksam.

Für funktionelle Ileuszustände sind oft metabolische Störungen, wie Kalium- und Eiweißmangel oder Diabetes sowie toxisch-medikamentöse Einflüsse verantwortlich.

Für die Mehrzahl der Fälle jedoch – vor allem für die chirurgisch-relevanten Motilitätsstörungen im Rahmen von Atonie, Peritonealreiz, Peritonitis, retroperitonealer Irritation und stumpfem Bauchtrauma – ist eine vegetative Fehlsteuerung mit Dominanz des Sympathikus kennzeichnend (Abb. 2). Der hartnäckige Paralysebegriff hat diese pathophysiologischen Tatsachen, die schon kurz nach der Jahrhundertwende bekannt waren, über ein halbes Jahrhundert lang verschüttet. Wir wissen heute, daß physiologischerweise die Darmmotilität durch nervale und hormonale Mechanismen reguliert wird, wobei die autonome intrinsische Steuerung über die intramuralen Plexus entscheidend ist. Entgleist die sympathische Modulation der cholinergen Erregung der Darmmuskelzelle, so werden Tonus und Motilität des Intestinums gehemmt. Verursacht wird diese Hemmung durch eine Kombination von reflektorischen und humoralen Sympathikusüberaktivitäten.

Als Folge vegetativer Afferenzen (Abb. 3) kommt es über die Aktivierung verschiedener Reflexbögen auf verschiedenem Niveau und mit unterschiedlichen Schwellen-

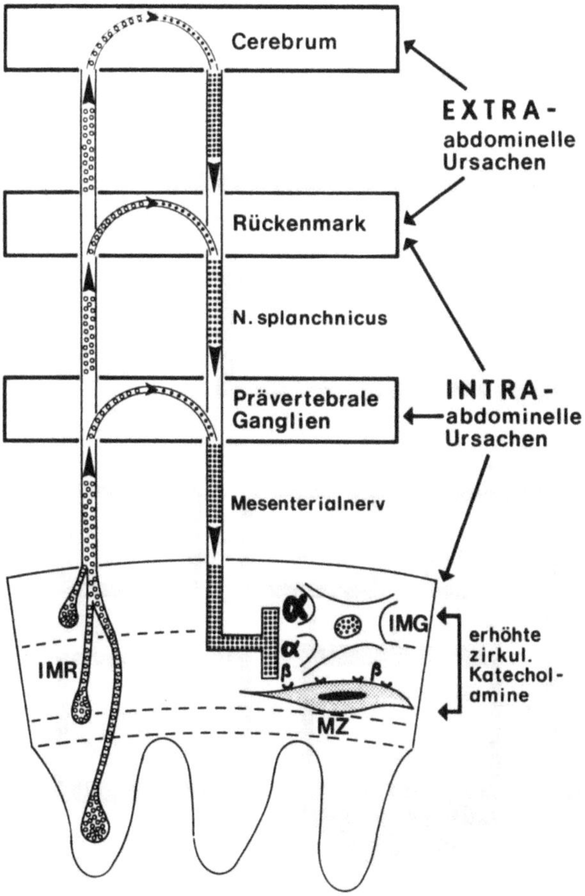


Abb. 3 Inhibition der Motilität durch reflektorisch induzierte Blockade am Plexus Auerbach mittels sympathischer Efferenzen.

werten zu starken reflektorischen sympathischen Efferenzen. Diese blockieren – vorwiegend über Alpha-Rezeptoren am Plexus Auerbach – partiell oder vollständig die intestinale Motilität. Lokal und systemisch erhöhte Katecholamine (durch Streß und Schock) wirken im gleichen Sinne.

Aus dem Verlust von Motilität und Tonus sowie dem Verschluß der Sphinkteren entwickelt sich ohne mechanisches Hindernis die Darmdistension als erste Station des Ileusgeschehens (siehe Abb. 2). Auch beim mechanischen Ileus mit Verschlußschock spielen diese vegetativen Vorgänge im Rahmen der primären aktiven sympathikotonen Darmwandüberdehnung eine bedeutsame Rolle [19].

Mit der Distension beginnt der gemeinsame Weg beider Ileusformen (s. Abb. 1, 4, 15). Entscheidend ist die enorme Wandspannung. Nach dem Laplaceschen Gesetz

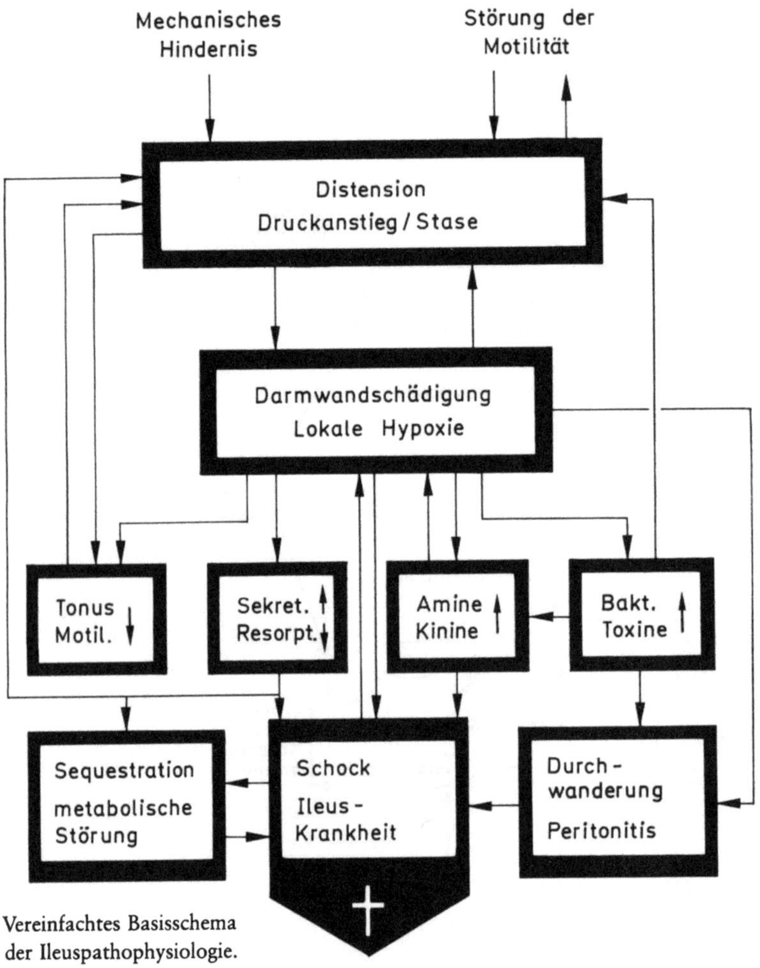


Abb. 4 Vereinfachtes Basisschema der Ileuspathophysiologie.

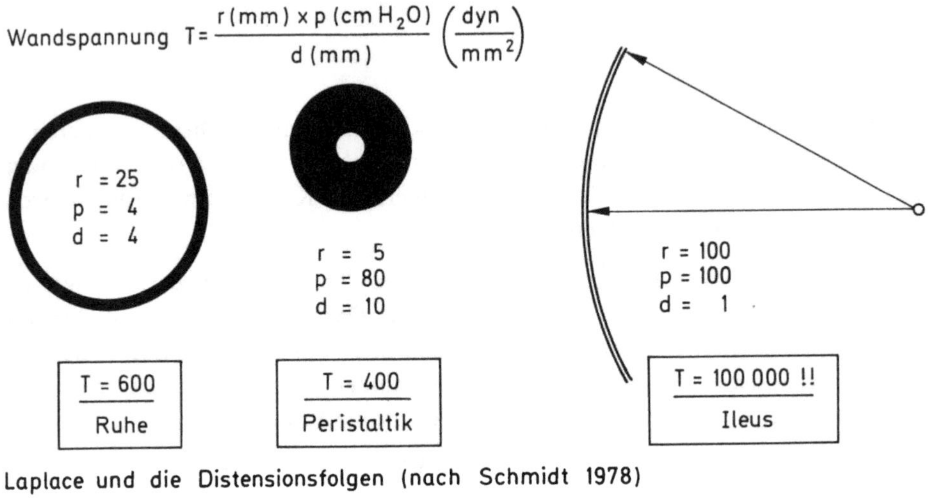


Abb. 5 Spannung der Darmwand in verschiedenen Situationen.

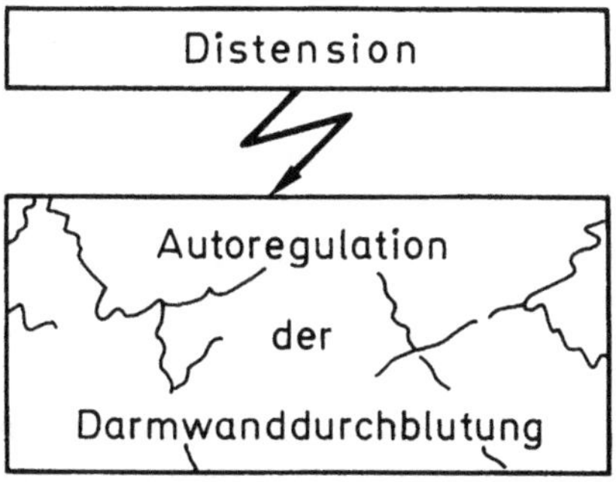


Abb. 6 Wichtigste Diskussionsfolge.

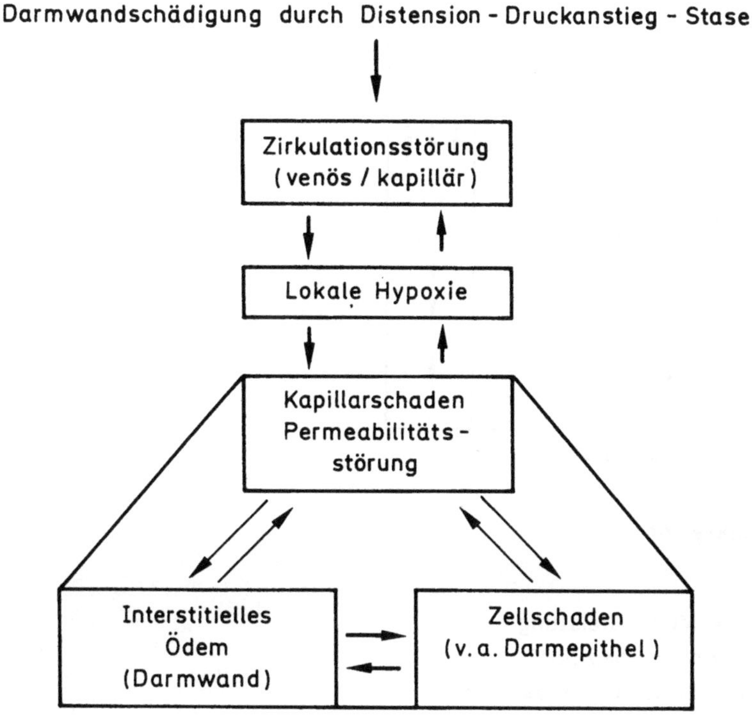


Abb. 7 Folgen der lokalen Hypoxie.

hängt sie von Radius, Innendruck und Wanddicke ab und beträgt in Ruhe etwa 600 dyn/mm$^2$ (Abb. 5). Während der peristaltischen Kontraktion nimmt die Wandspannung trotz erhöhten Innendruckes ab (400 dyn/mm$^2$), da die erhöhte Wanddicke den Druckanstieg kompensiert. Anders im Ileus: Hier sind Radius *und*

Innendruck gewaltig erhöht, die Wand erheblich verdünnt. Die Wandspannung steigt jetzt auf das 200fache.

Über die gestörte Autoregulation der Darmwanddurchblutung (Abb. 6) bei erhöhtem Innendruck ist die Darmwandschädigung programmiert. Zirkulationsstörungen führen zur lokalen Hypoxie, die in einem kleinen Circulus vitiosus mit Kapillarschäden, interstitiellem Ödem und Zellschäden, vor allem an der Mucosa verbunden ist (Abb. 7).

Tonus und Motilität (Abb. 4) sind beim mechanischen Hindernis und mäßiger Distension zunächst gesteigert, werden bei zunehmender Dehnung aber bald reflek-

**Motalität**

| | |
|---|---|
| ● <u>Reflektorisch:</u> | |
| Geringe Dehnung: | ↑ |
| Stärkere Dehnung: | ↓ ↓ |
| Überdehnung: | ↓ ↓ ↓ |
| ● <u>Humoral:</u> | |
| Katecholamine ↑: | ↓ ↓ |
| Acetylcholin ↓: | ↓ |
| $K^+$ ↓: | ↓ |
| ● <u>Hypoxie:</u> | ↓ |

Abb. 8 Beeinträchtigung der Motilität.

**Sekretion**

Früh:

● Aktive Mukosaleistung
distensionsbedingt?
reflektorisch biphasisch?

Später:

● Passiver Plasmaübertritt
venöse Kongestion
Hypoxie
Toxine
Lymphstau
bakteriell bedingt?

Abb. 9 Früh- und Spätreaktion der Sekretion und die verantwortlichen Faktoren.

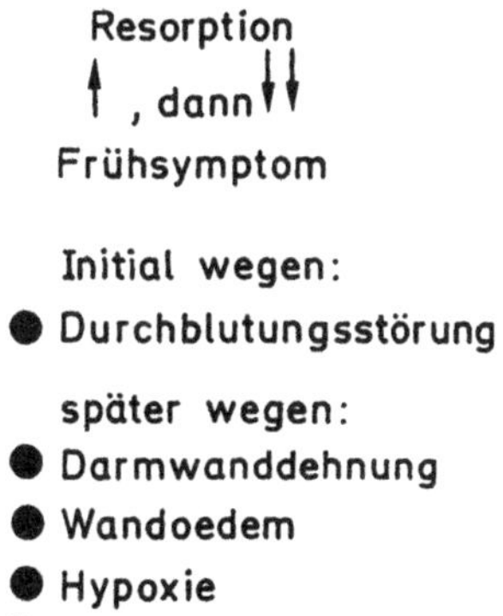

Abb. 10 Resorptionsverminderung.

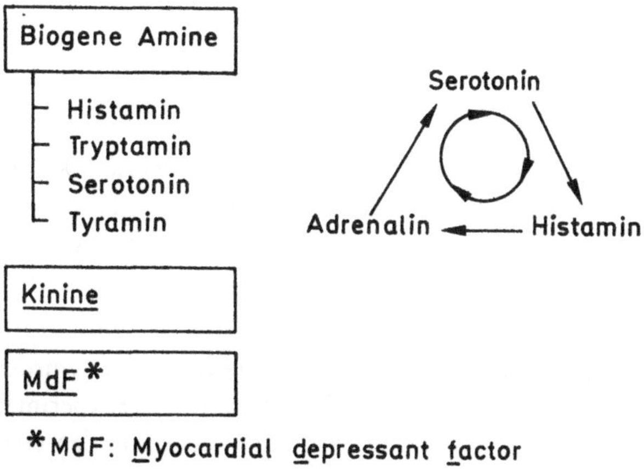

Abb. 11 Toxische Substanzen.

torisch gehemmt und erschöpfen sich durch die druckwelleninduzierte Darmwandalteration (Abb. 8). Dabei spielen mechanische und metabolische Faktoren gleichermaßen eine Rolle.

Die vermehrte Sekretion ins Darmlumen ist zunächst eine aktive Mucosaleistung, später aber vorwiegend auf stauungsbedingten massiven Plasmaaustritt zurückzuführen (Abb. 4, 9); dabei spielen in der Frühphase vor allem reflektorische Vorgänge eine Rolle, in der Spätphase venöse und lymphatische Kongestion, Hypoxie und Toxine. Nach neuesten Untersuchungen steht die überschießende Sekretion mit der bakteriellen Besiedlung in engem Zusammenhang. Die Hypersekretion verschlechtert dabei die Abwehrfunktion der Darmmucosa.

Die Resorption von Gas und Flüssigkeit (Abb. 4, 10) zeigt einen biphasischen Verlauf; nach kurzzeitiger Steigerung kommt sie bald ganz zum Erliegen, wobei bei höhergradiger Dehnung mit gestörter Zirkulation das Wandödem eine verlängerte Diffusionsstrecke schafft.

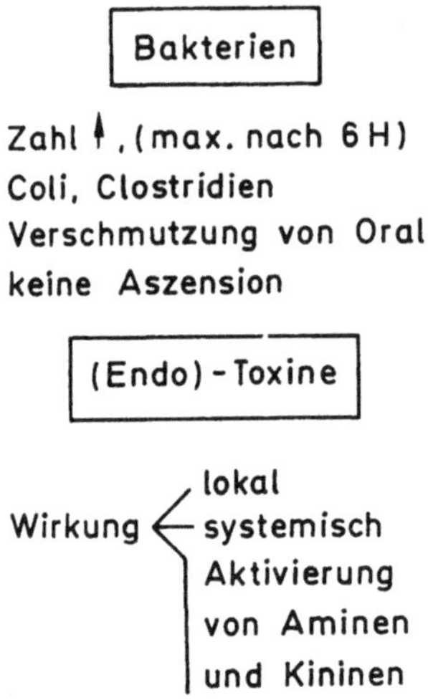

Abb. 12 Bakterien und Endotoxin.

Immer noch nicht vollständig geklärt ist die Entstehungsweise, Wirkung und Interaktion von biogenen Aminen, Kininen und Toxinen (Abb. 11). Alle entstehen bei der ischämischen Zellschädigung und beeinflussen insbesondere die Endstrombahn. Dabei sind Serotonin, Histamin und Adrenalin in einem unseligen Circulus vitiosus verbunden.

Bakterien und die aus ihnen entstehenden Endotoxine (Abb. 4, 12) wurden in der Ileuspathophysiologie schon früh beachtet. Das okkludierende Tierexperiment zeigt, daß nach rasantem Anstieg die Maximalzahl schon nach sechs Stunden erreicht ist. Dabei erfolgt der Infektionsweg durch „progrediente" Verschmutzung von oral her, nicht durch Aszension.

Die Endotoxine wirken lokal und systemisch, ähnlich wie die eben besprochenen Amine und Kinine; daneben vermitteln sie die Aktivierung beider Giftstoffe aus ihren Vorstufen, was einen erneuten Circulus vitiosus schließt. Alle diese toxischen Substanzen sind die Akteure im Drama des intestinalen Schocks, dessen Ablauf sich inzwischen morphologisch/ultrastrukturell verfolgen läßt.

Im Zusammenhang mit den Bakterien wird neben den Endotoxinen auch die Gasbildung diskutiert; sie spielt aber quantitativ keine große Rolle. Schon Wangensteen [25] hat bewiesen, daß vor allem die geschluckte Luft für die Zunahme der Distension verantwortlich ist.

Die Folge all der aufgeführten Vorgänge sind Flüssigkeitssequestration und metabolische Störungen mit Alteration des Wasser-, Elektrolyt-, Säurebasen- und Eiweißhaushaltes (Abb. 4, 13). Die Verluste in das Darmlumen, die Darmwand und das Peritoneum, das bei nur wenigen Millimetern Dickenzunahme mehrere Liter Flüssigkeit sequestrieren kann, sind quantitativ überraschend hoch.

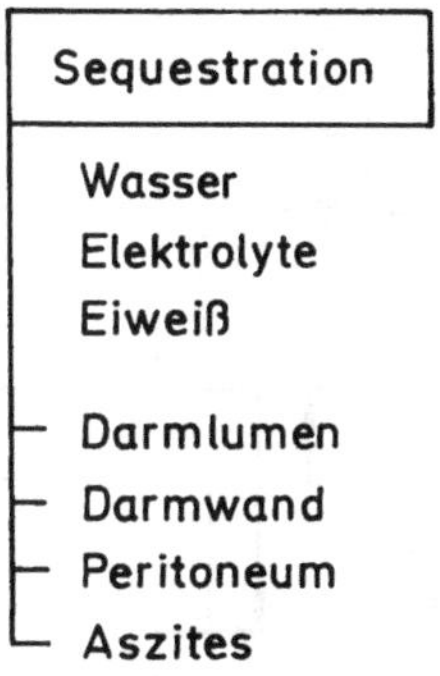


Abb. 13 Substrate und Lokalisation der Sequestration.

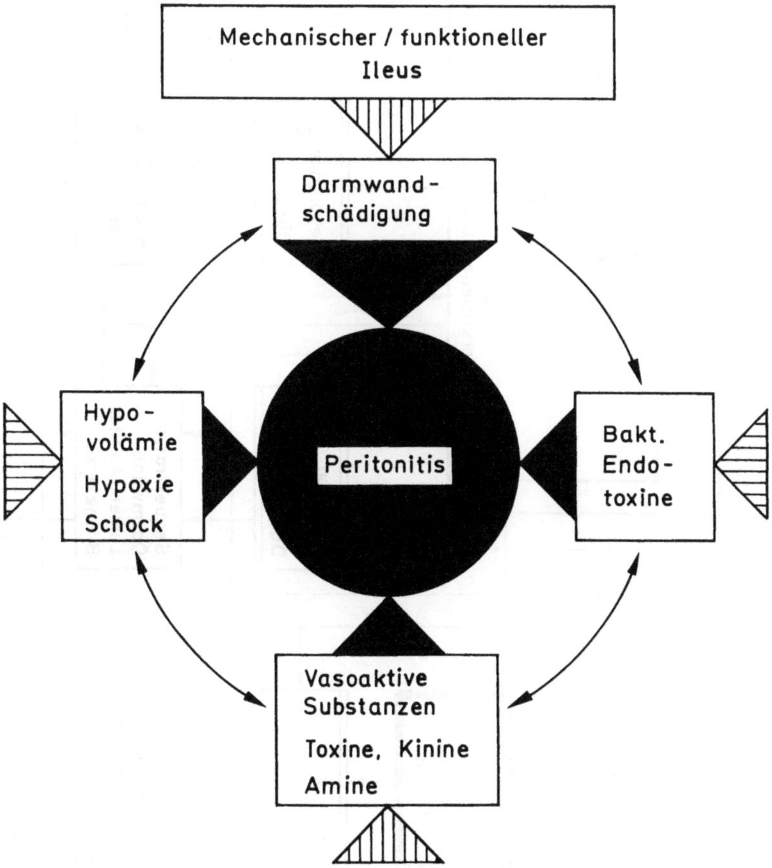


Abb. 14 Der Weg vom Ileus zur Peritonitis.

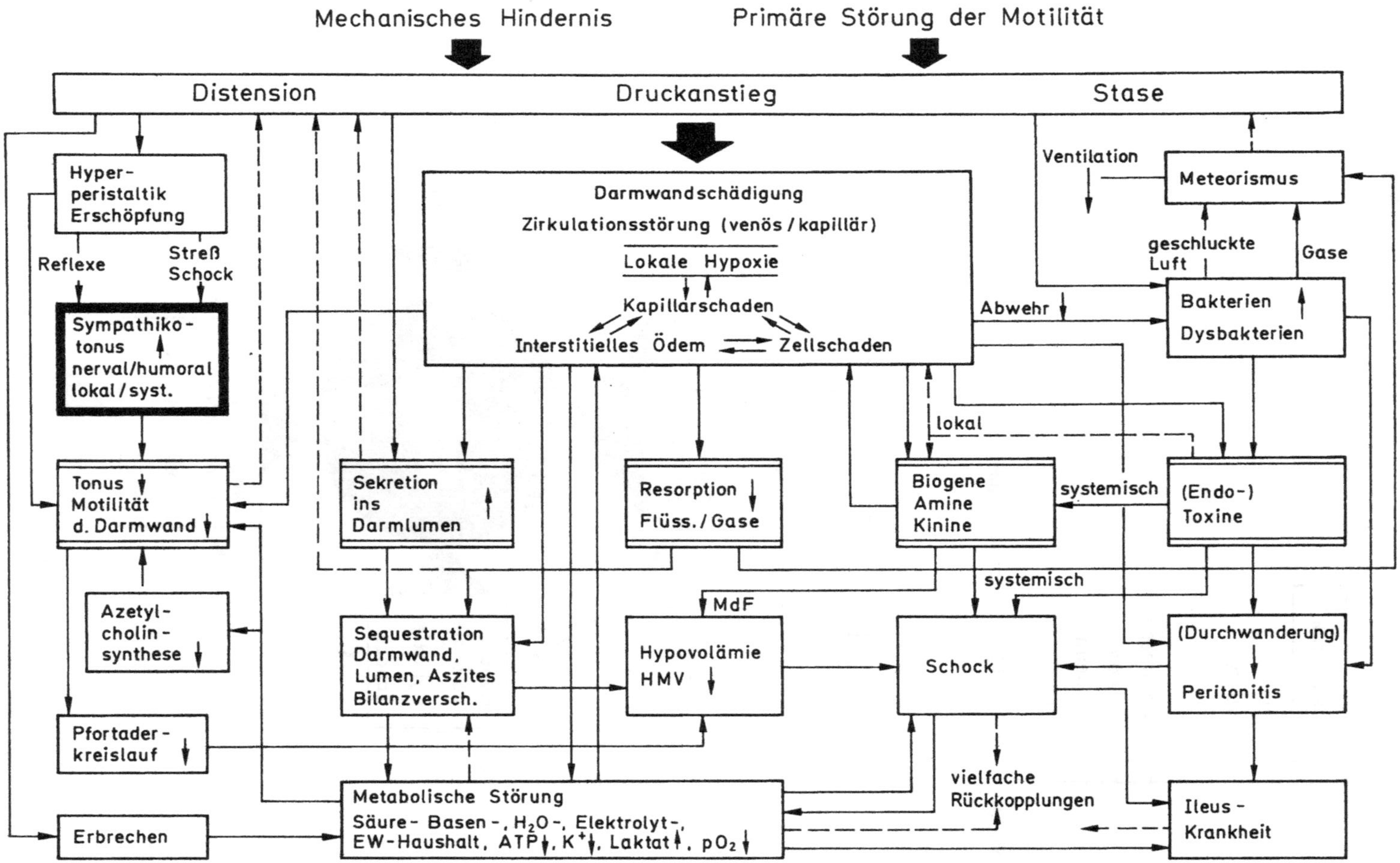


Abb. 15 Synopsis der Ileuspathophysiologie.

Bei einer Gesamtsekretion der Magendarmdrüsen von über 8 l in 24 Stunden werden physiologischerweise 98% intestinal rückresorbiert. Fällt die Reabsorptionsrate nur um 30%, so bedeutet das einen Verlust von 2,5 l, bei 50% von 4 l.

Neben diesen Vorgängen ist nicht zu vergessen, daß Darmwandschädigung, Bakterien und Endotoxinbildung zur Durchwanderungsperitonitis führen (Abb. 4, 14) und somit zusätzlich alle katastrophalen Folgen der Peritonitis zum Tragen kommen.

Die Hypoxie mit Abfall der energiereichen Phosphate und Laktatanstieg macht aus der lokalen Störung eine bedrohliche Erkrankung des Gesamtorganismus, der Flüssigkeitsverlust und die Peritonitis bedingen einen kombinierten hypovolämisch-septisch-toxischen Schock.

Jetzt sind alle Organsysteme betroffen. Nierenversagen, Schocklunge, Schockleber und Nebenniereninsuffizienz besiegeln das Schicksal des Patienten. Die Dekompensation aller wichtigen Organsysteme erklärt den Ileustod hinreichend. Die Suche nach einem spezifischen Ileustoxin kann aufgegeben werden.

Insgesamt bietet die Ileuspathophysiologie ein Netzwerk verschiedener pathophysiologischer und regulatorischer Abläufe, das durch zahlreiche Rückkopplungsvorgänge und Querverbindungen miteinander zusammenhängt. Im Schema der Abbildung 15 sind Konzeptionen mit Betonung der Distension, des neurovaskulären Darmwandschocks sowie humoral-toxischer Faktoren in Synopsis dargestellt.

Welche klinischen Konsequenzen sind nun diesem pathophysiologischen Kollosalgemälde zu entnehmen?

Der Chirurg muß verstehen, das jeweilige klinische Bild den pathophysiologischen Abläufen zuzuordnen. Das ermöglicht ihm, die ausgeprägte Kompensationsfähigkeit des jugendlichen Organismus und die schnelle Dekompensation des Alters richtig einzuschätzen. Der Faktor Quantität spielt insbesondere bei der Verlustrechnung in den third space eine entscheidende Rolle.

Der zweite wichtige Faktor heißt „Zeit"; die zeitlichen Abläufe sind sicher entscheidend von der auslösenden Ursache abhängig, sie können aber im Verlauf schnell wechseln, je nach dem bevorzugten pathophysiologischen Weg (Abb. 15). Im Stichwort „Frühtherapie" sind die Forderungen nach einer rechtzeitigen und konsequenten Behandlung enthalten.

Die Kenntnis der Pathophysiologie zeigt die vielerlei Gefahren, die beim Ileus stets zu vergegenwärtigen sind. Nur stete Aufmerksamkeit bei engmaschiger Überwachung und rechtzeitige adäquate Therapie kann dem Patienten aus den Verflechtungen der Ileuspathophysiologie heraushelfen.

# Literaturverzeichnis

[1] Ahnefeld, F. W., H. Klingebiel: Metabolische Entgleisungen und Infusionstherapie bei Ileus und Peritonitis. In: Schönborn H., M. Neher, H.-P. Schuster, G. Mangold (Hrsg) Intensivmedizin bei gastroenterologischen Erkrankungen. Thieme, Stuttgart, 158–170. 1980.

[2] Appel, A., P. Spitz: Der Einfluß der sympatho-nervalen und sympatho-adrenalen Aktivität auf die Motilität des Darmes. Therapiewoche **29** (1979) 4042–4047.

[3] Ellegast, H. H., F. Kainberger, F. Wewalka (Hrsg) Ileus. Pathophysiologie und klinische Probleme. Urban & Schwarzenberg, München (1973).

[4] Ellis, H.: Intestinal obstruction. Appleton, Century, Crofts New York (1982).

[5] Furness, J. B., M. Costa: The adrenergic innervation of the gastrointestinal tract. Ergeb. Physiol. **69** (1974) 2–10.

[6] Furness, J. B., M. Costa: Adynamic ileus, its pathogenesis and treatment. Med. Biol. **52** (1974) 82–89.

[7] Grund, K. E.: Behandlung funktioneller Ileusformen: Sympathikolyse und Stimulation. Dtsch. Med. Wochenschr. **107** (1982) 209–213.

[8] Grund, K. E., F. Kümmerle: Mechanischer und funktioneller Ileus. In: Caspary W. (Hrsg) (Handbuch der Inneren Medizin, Band III/3) Springer, Berlin–Heidelberg–New York, S. 595–609 (1983).

[9] Haldemann, G., F. Nöthiger, F. Deucher, et. al.: Ileus. In: Demling L. (Hrsg) (Klinische Gastroenterologie). Thieme, Stuttgart S. 763–786 (1984).

[10] Hentschel, M.: Praxis der Therapie des Ileus. Enke, Stuttgart, 1984.

[11] Hildebrandt, J.: Die Pathophysiologie des Ileus – eine aktuelle Übersicht. Dtsch. Gesundheitswes.

[12] Kogel, H., H. Peters: Die Bedeutung von Strukturveränderungen parenchymatöser Organe beim Dünndarmileus und ihre therapeutischen Konsequenzen. Z. Exp. Chir. **12** (1979) 153–162.

[13] Kümmerle, F.: Die chirurgischen Erkrankungen des Dünndarms. Enke, Stuttgart 1963.

[14] Menge, H.: Pathophysiologie und Klinik des paralytischen Ileus. Internist Welt **2** (1979) 279–284.

[15] Messmer, K., L. Sunder-Plassmann: Kreislaufschock bei Ileus und bei Peritonitis. In: Schönborn, H., M. Neher, H.-P. Schuster, G. Mangold (Hrsg): Intensivmedizin bei gastroenterologischen Erkrankungen. Thieme, Stuttgart, S. 175–179 (1980).

[16] Neely, J., B. Catchpole: Ileus: the restoration of alimentary-tract motility by pharmacological means. Br. J. Surg. **58** (1971) 21–28.

[17] Petri, G., J. Szenohradszky, K. Pórszász-Gibiszer: Sympatholytic treatment of „paralytic" ileus. Surgery **70** (1971) 359–367.

[18] Poka, L., G. Czirbusz, I. Földi, et. al.: Dünndarmstruktur-, Enzymaktivitäts- und Mikrozirkulationsveränderungen bei Resorptionsstörungen infolge gastrointestinaler Paralyse. Bruns' Beitr. Klin. Chir. **216** (1970) 737–749.

[19] Reifferscheid, M.: Störungen der Darmwegsamkeit. In: Zenker R., F. Deucher, W. Schink (Hrsg): Chirurgie der Gegenwart. Bd. II/15. Urban & Schwarzenberg, München, S. 1–49 (1975).

[20] Richter H., P. Eckert (Hrsg): Ileus. Thieme, Stuttgart 1978.

[21] Schmidt, E., H. P. Bruch, R. Laven: Dickdarmdynamik im Ileus. Chirurg **49** (1978) 104–110.

[22] Schriefers, K. H.: Der mechanische Ileus. Chirurg **46** (1975) 49–53.

[23] Seidel, W., H. Richter: Ileus und Peritonitis. In: Lindenschmidt Th. O. (Hrsg): Pathophysiologische Grundlagen der Chirurgie. Thieme, Stuttgart, S. 523–546 (1975).

[24] Staib, I.: Zur Pathophysiologie des Ileus. Wiss. Inf. Fresenius (Anästhesie/Wiederbelebung/Intensivmedizin) **3** (1974) 129–166.

[25] Wangensteen, O. H.: Understanding the bowel obstruction problem. Am. J. Surg. **135** (1978) 131–139.

# Neue Vorstellungen zur Pathophysiologie des mechanischen Dünndarmileus

R. Roscher, H. G. Beger

Die ursprüngliche Idee Wangensteens [17], daß eine Schleimhautminderdurchblutung und -hypoxie auf Grund einer Druckbelastung der Mukosa die pathophysiologischen Abläufe beim Dünndarmileus bedingen würde, muß durch die experimentellen Befunde der letzten zehn Jahre weitgehend modifiziert oder ganz fallengelassen werden.

Nachdem schon vorher intraluminäre Druckmessungen [9, 11, 12] sowie histologische [4, 8, 11] und mikroangiographische Untersuchungen [3, 10] eine Durchblutungsminderung des Ileusdünndarms unwahrscheinlich gemacht hatten, wiesen Enochsson et al. [5] beim tiefen Dünndarmileus der Ratte mit der Microsphere-Methode sogar eine wesentliche Durchblutungssteigerung im Ileus-Darm nach.

Mirkovitch und Mitarbeiter [11] machten als erste die starke Bakterienvermehrung im Ileusdarm für dessen funktionelle Veränderungen verantwortlich. Diese These konnte schließlich Heneghan [7] mit der gleichen Arbeitsgruppe im Experiment am keimfreien Hund untermauern: im Gegensatz zum konventionellen, keimbesiedelten Tier kommt es im Ileusdarm des keimfreien Tieres zu keiner vermehrten Sekretion.

Demnach muß die Bakterienvermehrung im Ileusdarm, die Einwirkung der Bakterientoxine auf die Darmschleimhaut oder die Permeation der Toxine in den Körper und eine mögliche Freisetzung von Mediatorsubstanzen in das Zentrum der pathophysiologischen Überlegungen gerückt werden. Als Mediatorsubstanzen kommen vor allem die Endotoxine der gram-negativen Bakterien, andererseits auch Prostaglandine in Frage. An Prostaglandine ist zu denken, weil ein Hauptvorkommen praeformierter Prostaglandine in den Mukosazellen des Gastrointestinaltrakts steckt [16] und Prostaglandine sowohl durch unspezifische Reize aller Art als auch durch Endotoxineinwirkung leicht freigesetzt werden können [14, 16]. Dazu kommt, daß die pharmakologische Wirkung exogener Prostaglandine besonders die Mesenterialdurchblutung [6], die luminale Darmsekretion, die Darmmotilität und die Mukosazytoprotektion betrifft [16], also alles Faktoren, die mit der Pathophysiologie des Ileus eng verwoben sind.

Als Beitrag zur Klärung dieser Zusammenhänge wurden beim experimentellen tiefen Dünndarmileus des Schweins Darmbakterien, Endotoxineinstrom und Prostaglandinaktivierung bei 18 Ileus- und 11 Kontrolltieren untersucht. Um Epiphänomene eines Volumenmangelschocks zu vermeiden, erhielten die Tiere während der gesamten Untersuchungszeit von 7 Tagen eine Infusionstherapie mit einer Elektrolyt-Sorbit-Mischlösung.

Die Ergebnisse der Untersuchungen sind kurz zusammengefaßt folgende:

Bei den Ileustieren breitete sich im gesamten Ileusdünndarm eine fäkulente Flora mit Betonung der gramnegativen endotoxinbildenden Kolibakterien aus. Nach 7 Tagen Ileus nahm die Kolikeimzahl im Ileum im Median um den Faktor $10^4$ gegenüber dem Ausgangswert zu. Im Ileum der Kontrolltiere blieben die Kolikeime im Median quantitativ unverändert. Auch im vorher nicht oder schwach kolikeimbesiedelten Jejunum veränderte sich die Bakterienzahl bei den Kontrolltieren nicht signifikant. Dagegen kam es bei den Ileustieren durch die Aufhebung des Konzentrationsgefälles zu einer sehr eindrucksvollen Vermehrung der Kolibakterien auf das vierzigmillionenfache des Ausgangswertes.

Ein Detailbefund der Bakterienanalyse erscheint erwähnenswert. 7 von 18 Ileusschweinen (≙ 40%) reagierten auf den Darmverschluß mit geringerer Distension – ihr Darm war bei Versuchsende deutlich weniger flüssigkeitsgefüllt. Es zeigte sich nun, daß diese Tiere bei Versuchsbeginn schon eine Kolikeimbesiedlung des Jejunum und damit also des gesamten Dünndarms aufwiesen. Im Gegensatz dazu war bei den stark sezernierenden Tieren nur der untere Dünndarm keimbesiedelt. Man könnte annehmen, daß durch den vorbestehenden Mukosa-Bakterienkontakt ein immunologischer Schutzmechanismus bestand, der die pathologische Sekretionsstimulation verminderte [2].

Zur Endotoxin-Untersuchung wurden dreimal täglich Proben aus dem zentralvenösen und Pfortaderblut der Kontroll- und Ileusschweine mit* [1] untersucht. Bei jedem Tier der Ileusgruppe konnte ein Endotoxineinstrom in den Kreislauf nachgewiesen werden. Ein potentiell toxischer Medianwert von 1 ng/ml Endotoxin wurde in der Pfortader erstmalig am dritten Tag nach Ileus gemessen. Die Proben aus dem

Tabelle 1 Semiquantitative Endotoxinwerte in der Pfortader (PV) und zentralvenös (ZV). Bei n = 18 Schweinen mit tiefem Dünndarmileus und n = 11 Kontrolltieren über 6 Tage nach Ileus- bzw. Scheinoperation. Es sind die Medianwerte und die jeweilige Spannweite in ng/ml angegeben. Die in der Tabelle als „0“ geführten Werte liegen unterhalb der Nachweisgrenze des Endotoxins im Serum (0,1 ng/ml).

| | | Normalwert | 24 h | 72 h | 102 h | 144 h |
|---|---|---|---|---|---|---|
| Ileustiere | PV | 0 | 0 (0–1) | 1 (0–100) | 1 (0–100) | 1 (0–10) |
| | ZV | 0 | 0 (0–10) | 0,1 (0–100) | 1 (0–100) | 1 (0–100) |
| Kontrolltiere | PV | 0 | 0 (0–0) | 0 (0–0) | 0 (0–0) | 0 (0–0) |
| | ZV | 0 | 0 (0–0) | 0 (0–0) | 0 (0–0) | 0 (0–0) |

* mit dem Chromogentest nach Phenol-Wasser-Extraktion des Serums.

Pfortaderkompartment der Kontrollen waren sämtlich endotoxinnegativ. Gleichfalls endotoxinnegativ waren die zentralvenösen Werte der Kontrollen. Bei den Ileustieren wurde eine Konzentration von 1 ng/ml Endotoxin erstmalig am 4. Tag nach Ileus, also 1 Tag später als in der Pfortader erreicht (Tab. 1).

Von den im zentralvenösen und Pfortaderblut mit dem Radioimmunoassay zweimal täglich bestimmten Prostaglandinen kann aus Zeitgründen nur auf die biologisch wichtigen Antagonisten Prostazyklin mit Thromboxan eingegangen werden [18].

Beginnend mit dem ersten Postileustag ergab sich eine deutliche isolierte Stimulierung des Prostazyklinsystems im Intestinum. Ab dem 6. Tag war auch eine systemisch übergreifende Freisetzung zu beobachten (Tab. 2).

Im Gegensatz dazu wurde das Thromboxansystem nicht oder höchstens andeutungsweise am Ende des Verlaufes stimuliert.

Abgesehen von der initialen traumabedingten Erhöhung am Operationstag wurde bei den Kontrolltieren eine Stimulierung der Arachidonsäurederivate weder in der Pfortader noch in der Zentralvene beobachtet.

Nach den vorgestellten Ergebnissen kommt es im Ileus-Dünndarm zu einer gewaltigen Bakterienvermehrung, insbesondere der gramnegativen, endotoxinbildenden Kolikeime. Es ist wahrscheinlich, daß Entero- oder Endotoxine dieser Bakterien über cAMP-abhängige oder -unabhängige Mechanismen wie bei einer Diarrhoe die Hypersekretion des Ileusdarmes auslösen.

Die therapeutischen Konsequenzen dieser Bakterienvermehrung bei der Ileusoperation sind bekannt: Sie bestehen in einer möglichst strikten Vermeidung einer Darmeröffnung und Kontamination und in der obligatorischen perioperativen Antibiotikaprophylaxe. In ihrer Validität nicht geprüft sind zwei therapeutische Möglichkeiten, die sich bei Anwendung langer Darmsonden ergeben würden: eine

Tabelle 2 Medianwerte (und Spannweiten) der Plasmakonzentrationen von 6-Keto-$PGF_{1\alpha}$ (≙ Prostazyklin) und $TXB_2$ (≙ Thromboxan) im Pfortader- und zentralvenösen Blut in PG/ML bei N = 12 Schweinen mit tiefem Dünndarmileus und N = 7 Kontrolltieren über 6 Tage nach Ileus- bzw. Scheinoperation.

| | | | Normalwert | 24 H | 72 H | 156 H |
|---|---|---|---|---|---|---|
| Ileustiere | 6-Keto-$PGF_{1\alpha}$ | PV | 100 | 237 (60–1128) | 412 (91–3491) | 666 (137–3889) |
| | | ZV | 100 | 75 (60–241) | 176 (60–658) | 393 (78–1590) |
| | $TXB_2$ | PV | 100 | 95 (60–416) | 100 (60–199) | 244 (92–444) |
| | | ZV | 100 | 82 (60–435) | 101 (60–159) | 137 (93–1032) |
| Kontrolltiere | 6-Keto-$PGF_{1\alpha}$ | PV | 100 | 114 (74–142) | 107 (60–193) | 95 (60–187) |
| | | ZV | 100 | 84 (60–110) | 83 (60–143) | 103 (60–195) |
| | $TXB_2$ | PV | 100 | 72 (60–165) | 98 (63–183) | 108 (60–179) |
| | | ZV | 100 | 81 (60–238) | 123 (60–175) | 107 (60–146) |

quantitative Keimverminderung durch Absaugung und die Darmsterilisation durch lokale Antibiotika-Gabe.

Nachdem unter der heutigen Standardklinikbehandlung ein hypovolämischer Schock vermieden werden kann, liegt der Schlüssel für die Senkung der noch verbliebenen Letalitätsziffer in der Verhinderung des Auftretens von vasoaktiven Substanzen bzw. in deren Inaktivierung [15].

Endotoxin, die wahrscheinlich wichtigste Mediatorsubstanz der „Ileuskrankheit" im protrahierten Verlauf, erscheint in pathologisch bedeutsamen Konzentrationen von 1 ng und mehr, in Einzelfällen schon nach 24 Stunden, im Median sicher ab dem 4. Tag Ileus in der systemischen Zirkulation. Von diesem Zeitpunkt an muß mit einer Endotoxinschädigung von Nieren, Lunge und Gefäßen gerechnet werden. Man muß nach diesem Zeitpunkt auch mit einer Erschöpfung der detoxifizierenden Kapazität des Leber-RES rechnen, weil die Werte in der Pfortader früher erhöht sind als in der Zentralvene, es also zu einem „spill-over" der Leber gekommen ist.

Da eine pharmakologische Inaktivierungsmöglichkeit des Endotoxins bisher nicht bekannt ist, besteht die einzige Behandlungsmöglichkeit in der Prophylaxe durch frühzeitige Ileusoperation und adäquate Flüssigkeitstherapie.

Die Prostaglandinbestimmungen lassen auf eine vorwiegend lokale und später systemische Aktivierung vasoaktiver Prostanoide im Ileus schließen. Das beobachtete Ungleichgewicht durch die isolierte Prostacyclinaktivierung mit fehlendem Thromboxan-Antagonismus ähnelt dem Prostaglandinmuster bei einer frühen Sepsis [13]. Eine Durchblutungssteigerung des Ileusdarmes und die ausgeprägte Ödembildung findet durch die lokale Aktivierung des pharmakologisch wirksamsten Dilatators der Intestinalgefäße eine zwanglose Erklärung. Inwiefern dieser Mechanismus einer biologisch erwünschten Abwehrreaktion im Sinne einer verstärkten Vaskularisation und der nutritiven Durchblutung entspricht oder einem Pathomechanismus, der den bekannten Flüssigkeitsabstrom in den dritten Raum und die Genese des Darmwandödems unterhält, ist noch nicht bekannt. Eine pharmakologische Beeinflussung des Prostaglandinsystems, etwa durch Synthesehemmer wäre unschwer möglich. Ob sich daraus praktisch nutzbare Verbesserungen für die Ileustherapie ergeben könnten, muß erst untersucht werden.

## Literatur

[1] Beger, H. G., H. Gögler, E. Kraas, et al.: Endotoxin bei bakterieller Peritonitis. Chirurg 52 (1981) 81.

[2] Bienenstock, J., A. D. Befus: Mucosal immunology. Immunology 41 (1980) 249.

[3] Derblom, H., H. Johansson, G. Nylander: Vascular pattern of intestinal villi in the obstructed small bowel of the rat. Surgery 54 (1963) 780.

[4] Ecknauer, R., R. M. Clarke, H. Meyer: Acute distal intestinal obstruction in gnotobiotic rats. Intestinal morphology and cell renewal. Virchows Arch. B. Cell. Path. 25 (1977) 151.

[5] Enochsson, L., G. Nylander, U. Öhman: Effects of intraluminal pressure on reginal blood flow in obstructed and unobstructed small intestines in the rat. Anm. J. Surg. **144** (1982) 558.
[6] Gallavan, R. H. Jr., E. D. Jacobson: Prostaglandins and the splanchnic circulation. Proc. Soc. Exp. Biol. Med. **170** (1982) 391.
[7] Heneghan, J. B., J. W. L Robinson, H. Menge, et al.: Intestinal obstruction in germ-free dogs. Eur. J. Clin. Inv. **11** (1981) 285.
[8] Kamei, H., T. Watanabe, T. Takemitsu, et al.: Cell renewal in experimentally obstructed small intestine in rat. Jap. J. Surg. **3** (1973) 237.
[9] Kubrova, J., J. W. L. Robinson, V. Mirkovitch: La fonction de la muqueuse après une occlusion aiguë de l'intestin grêle de rat. Res. Exp. Med. **160** (1973) 321.
[10] Merkle, P., H. Bindewald, M. Betzler: Tierexperimentelle Untersuchungen zur Absorption und Durchblutung beim mechanischen Dünndarmileus. Langenbecks Archiv Klin. Chir. Suppl. (1975) 279.
[11] Mirkovitch, V., F. Cobo, J. W. L. Robinson: Morphology and function of the dog ileum after mechanical occlusion. Clin. Sci. Mol. Med. **50** (1976) 123.
[12] Öhman, U.: Studies on small intestine obstruction. Intraluminal pressure in experimental low small bowel obstruction in the cat. Acta chir. scand. **141** (1975) 413.
[13] Oettinger, W.: Contribution of the prostaglandin system to the pathogenesis of clinical and experimental septic shock. In: D. H. Lewis, U. Haglund, (Eds.) Shock research. Elsevier, Amsterdam 1983.
[14] Peskar, B. M., H. Weiler, E. E. Kröner, et al.: Release of prostaglandins by small intestinal tissue of man and rat in vitro and the effect of endotoxin in the rat in vivo. Prostaglandins suppl. **21** (1981) 9.
[15] Richter, H., J. Kusche: Neue Aspekte zur Pathophysiologie des Ileus. In: H. Richter, P. Eckert (Hrsg.) Ileus. Thieme, Stuttgart 1978.
[16] Schrör, K.: Prostaglandine und verwandte Verbindungen. Thieme, Stuttgart 1984.
[17] Wangensteen, O. H.: Intestinal obstructions. Ch. C. Thomas, Springfield III 1955.
[18] Whittle, B. J. R., S. Moncada: Pharmacological interactions between prostacyclin and thromboxanes. Brit. Med. Bull. **39** (1983) 232.

# Vasoaktive Substanzen bei Mesenterialinfarkt und vaskulärem Ileus: Pathophysiologische Rolle des Histamins und neue therapeutische Gesichtspunkte mit Histamin $H_1$- und $H_2$-Rezeptorantagonisten*

C.-D. Stahlknecht, R. Hesterberg, J. Sattler, U. Schmidt, W. Lorenz

## Toxine beim vaskulären Ileus: Fortschritte in der chemischen Identifizierung

Die Toxintheorie im Zusammenhang mit der Ileuskrankheit ist sehr alt. Schon im vergangenen Jahrhundert wurden zahlreiche Überlegungen und Versuche von namhaften Chirurgen und Physiologen hierüber angestellt. Eines der schon frühzeitig vermuteten Toxine war das Histamin. Dies wird verdeutlicht durch die Übersichtsarbeit der berühmten Physiologen Feldberg und Schilf [3], die schon vor mehr als 50 Jahren der Fragestellung Histamin und Darmileus ein eigenes, großes Kapitel widmeten. In dieser Arbeit werden die Untersuchungen von Whipple und Dragstedt ausführlich abgehandelt. In der folgenden Zeit wurden zahlreiche neue Substanzen gefunden und als verantwortliche Toxine beim Ileus propagiert.

Der vaskuläre Ileus stellt eine Sonderform des Ileus dar, und hierbei steht die Durchblutungsstörung des Darmes im Vordergrund vor der Passagestörung des Darminhaltes. Neben der schwersten Form, dem Mesenterialinfarkt, bei dem entweder durch eine arterielle Embolie oder Thrombose oder durch eine venöse Thrombose im schlimmsten Fall fast der gesamte Dünndarm sowie ein großer Teil des Kolon absterben, sind alle Formen des Strangulationsileus sowie die Inkarzeration des Darmes zu nennen.

Bei der mesenterialen Ischämie wurden vor allem vasoaktive Substanzen für den sehr häufig beobachteten Kreislaufkollaps nach erfolgreicher Wiederherstellung der Darmdurchblutung angeschuldigt. In der Übersicht von Gruber 1967 [4] sind diese Faktoren zum Teil noch sehr vage als vasotoxische Substanzen, Dilatatoren und Konstriktoren oder Darmwandfaktoren angeführt. In einer neueren Übersicht von Lorenz et al. [8] finden sich schon wesentlich detailliertere Angaben über die Zuordnung von Substanzen zu verschiedenen Gruppen (Tab. 1). Neben Tachykini-

* Mit Unterstützung durch die Deutsche Forschungsgemeinschaft (Lo 199/12-5).

Tabelle 1 Mögliche vasoaktive Faktoren bei intestinaler Ischämie. Auszüge aus Zusammenstellungen von Gruber [4] und Lorenz [8]

| *Gruber (1967)* | *Lorenz et al. (1984)* |
|---|---|
| Vasodepressorsubstanz | Tachykinine |
| Hypotensive Peptide | Bradykinine |
| Vasoaktive Polypeptide | Vasoaktive intest. Polypeptide |
| Vasotoxische Substanzen | Vasopressin |
| Dilatatoren und Constrictoren | Angiotensin |
| Katecholamine | Katecholamine |
| Serotonin | Anaphylatoxine |
| Darmwandfaktor | Prostaglandine |
| Histamin | Histamin |

nen, Bradykininen, vasoaktiven intestinalen Polypeptiden und zahlreichen anderen Substanzen bleibt aber Histamin bestehen, das im Darm in hoher Konzentration vorkommt (Hesterberg et al. [5]) und als eine starke vasodilatatorische Substanz angesehen werden muß.

# Kriterien nach Koch und Dale zum Nachweis von Histamin als Schocktoxin

## Nachweis von Histamin als Schocktoxin bei verschiedenen Spezies

Um über die bloße Vermutung hinaus einen kausalen Zusammenhang zwischen einer quantitativ nachgewiesenen Substanz und den pathophysiologischen Reaktionen – im Fall des Mesenterialinfarktes dem Kreislaufschock nach Reperfusion – nachzuweisen, müssen unter Anwendung der von Koch [8] und Dale [2] entwickelten Kriterien folgende Grundvoraussetzungen erfüllt sein:

1. Die Substanz muß chemisch definiert sein.
2. Sie muß nach Reperfusion der Arteria mesenterica superior im zentralvenösen Blut „rechtzeitig"in einer Menge nachweisbar sein, die den beobachteten Krankheitszustand hervorrufen oder verstärken kann.
3. Durch spezifische Antagonisten muß ihr pathophysiologischer Effekt aufgehoben werden.

Für die meisten der in Tabelle 1 diskutierten Substanzen sind die oben genannten Bedingungen bei mesenterialer Ischämie bisher entweder nicht untersucht oder trotz Prüfung nicht annähernd bewiesen worden. Die Durchführung entsprechender Studien am Menschen stößt zum Teil auf unüberweindliche ethische Schwierigkeiten. In Tierversuchen an 3 Spezies – Kaninchen, Hund und Schwein – konnten jedoch die oben genannten Bedingungen erfüllt werden. Da alle drei untersuchten

Arten gleichermaßen reagierten, halten wir es für gerechtfertigt, diese Ergebnisse auf den Menschen zu übertragen.

Als Modell für unsere Untersuchungen wählten wir einen akuten Verschluß der Arteria mesenterica superior durch Abklemmen des Gefäßes. Die Versuchstiere wurden hierzu narkotisiert und laparatomiert. Nach unterschiedlich langer Ischämiezeit, je nach Art der untersuchten Spezies wurde die Klemme entfernt und der Darm reperfundiert. Vor, während und nach der Ischämie wurden die Plasmahistaminspiegel sowie die Überlebenszeit nach Perfusion gemessen.

Im zentralvenösen Plasma des Hundes stieg die Histaminkonzentration während der vierstündigen Ischämie nur geringfügig an. Nach Perfusion dagegen wurde ein Anstieg des Histamins in einer kreislaufwirksamen Dosis von über 1 ng/ml festgestellt [6] (Abb. 1). Die Tiere verstarben durchschnittlich 450 Minuten nach Wiederherstellung der Darmdurchblutung am Kreislaufschock. Unter diesen Bedingungen kommt dem Histamin sicherlich nur eine *beitragende* Bedeutung zu [8].

## DAO-Blockade als Voraussetzung der letalen Wirkung von Histamin

Der Abbau des Histamins im Darm des Menschen erfolgt überwiegend durch das Enzym Diaminoxidase (DAO) [1], das in sehr hoher Aktivität in diesem Gewebe vorkommt [5]. Die Diaminoxidase wird durch den spezifischen Hemmstoff Aminoguanidin stark gehemmt. Diesen Effekt nennen wir *DAO-Blockade.*

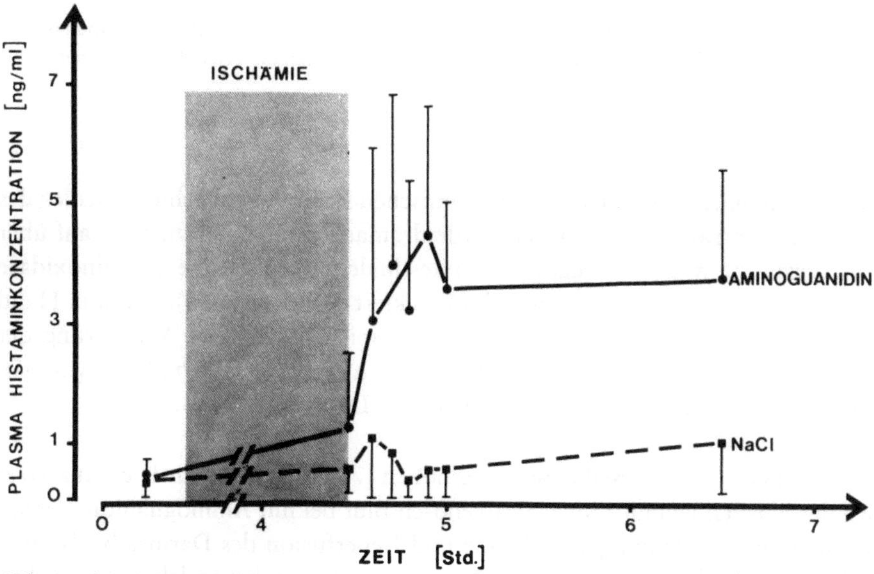


Abb. 1 Plasma Histaminkonzentration während intestinaler Ischämie am Hund mit (—•—) und ohne (—■—) DAO-Blockade durch Aminoguanidin. Mittelwert ± Standartabweichung von je 10 Tieren in jeder Gruppe. $p < 0,001$ im Student-t-Test. Nach Kusche et al. [7].

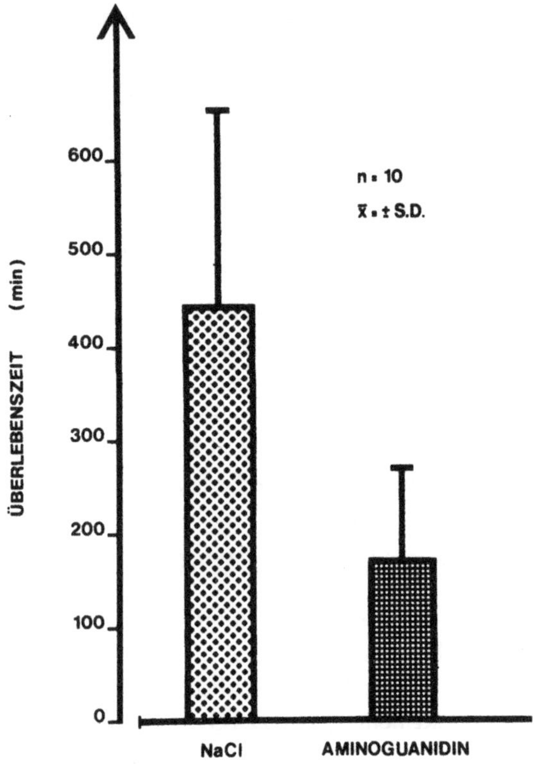


Abb. 2 Verkürzung der Überlebenszeit bei intestinaler Ischämie durch DAO-Blockade mit Aminoguanidin beim Hund. Links: Kontrollgruppe; rechts: mit Aminoguanidin behandelte Tiere. $p < 0{,}005$ im Student-t-Test.

Der beim Hund nach Reperfusion des ischämischen Darmes beobachtete Anstieg des Histamins im zentralvenösen Plasma wurde dramatisch um das fünffache auf über 5 ng/ml verstärkt, wenn zu Beginn der intestinalen Ischämie die Diaminoxidase durch Verabreichung von Aminoguanidin blockiert wurde (Abb. 1). Hand in Hand mit der massiven Zunahme des Plasmahistaminspiegels ging eine Verkürzung der Überlebenszeit der mit Aminoguanidin behandelten Tiere um das dreifache von 450 Minuten auf 150 Minuten nach Reperfusion des Darmes (Abb. 2).

Beim Kaninchen wurde derselbe Befund erhoben [7]. Auch hier wurde ein massiver Anstieg des Plasmahistamins im zentralvenösen Blut bei mit Aminoguanidin behandelten Tieren nach 90minütiger Ischämie und Reperfusion des Darmes beobachtet (Abb. 3). Die Überlebenszeit der mit Aminoguanidin vorbehandelten Kaninchen wurde gegenüber der Kontrollgruppe ebenfalls drastisch von 90 auf unter 25 Minuten verkürzt (Abb. 4).

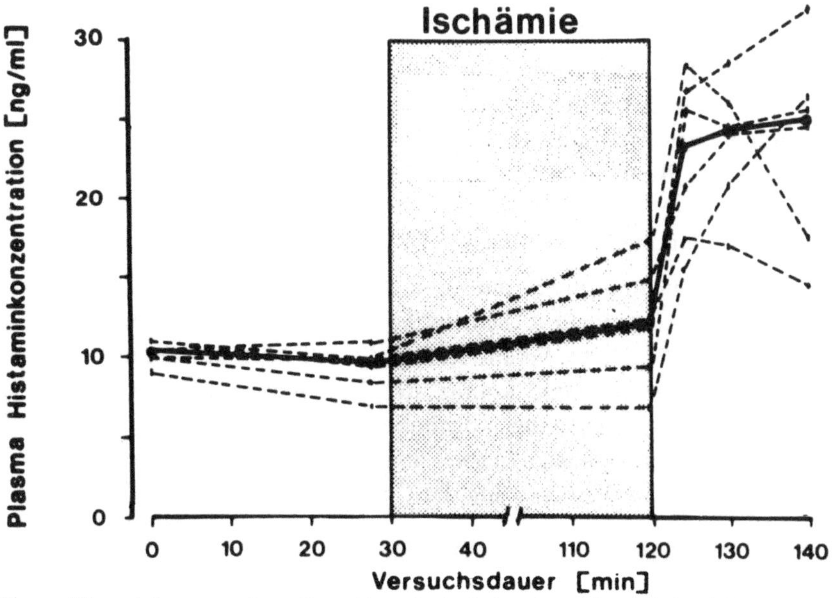


Abb 3 Plasma Histaminkonzentration während intestinaler Ischämie und Reperfusion beim Kaninchen. Vorbehandlung aller Tiere (n = 6) mit Aminoguanidin (100 mg/kg KG). Einzelwerte (– – –) und Median (——).

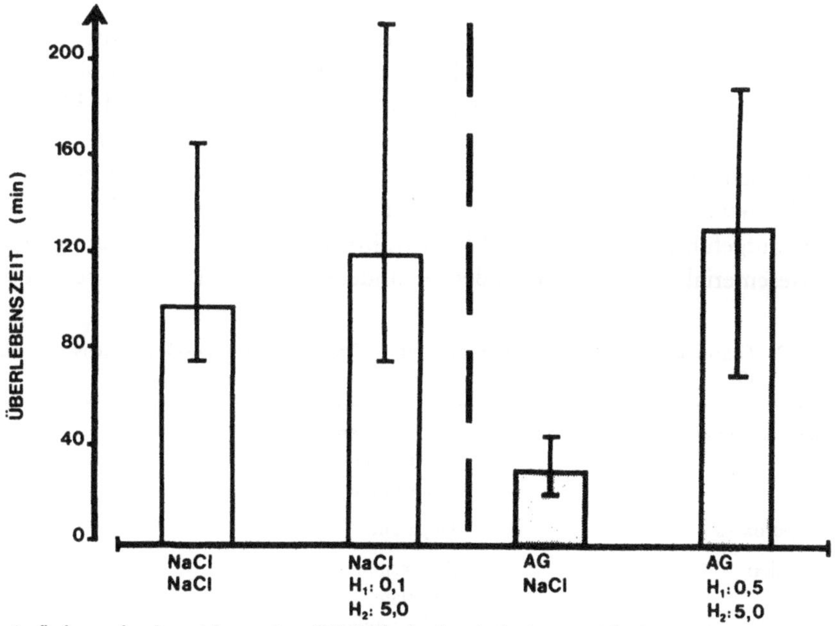


Abb. 4 Aufhebung der Auswirkung einer DAO-Blockade mit Aminoguanidin bei intestinaler Ischämie durch Prämedikation mit $H_1$+$H_2$-Rezeptorantagonisten beim Kaninchen. Dosis der $H_1$-bzw. $H_2$-Rezeptorantagonisten in mg/kg KG. NaCl = 0,9%ige Lösung. Median, Quartilsystem; n=10 in jeder Gruppe. Weitere Details unter [7].

### Histamin $H_1$- und $H_2$-Rezeptorantagonisten

Ein möglicher Histamineffekt beim vaskulären Ileus sollte durch eine Prämedikation mit Histaminrezeptorantagonisten aufgehoben werden können. Voraussetzung ist allerdings die Verabreichung der Histaminrezeptorantagonisten vor dem zu erwarteten Anstieg des Plasmahistaminspiegels. Außerdem muß die Gabe *beider* Arten von Rezeptorblockern – $H_1$ plus $H_2$ – erfolgen, da am Herz und Kreislauf beide Rezeptorpopulationen vorkommen [11].

In unserer Untersuchungsreihe am Kaninchen verwendeten wir den $H_1$-Rezeptorantagonisten Dimetindenmaleat (Fenistil®) und den $H_2$-Rezeptorantagonisten Cimetidin (Tagamet®) [7]. Durch Verabreichung dieser beiden Histaminrezeptorantagonisten vor gesetzter Ischämie konnte der beobachtete Aminoguanidineffekt der Schockverstärkung vollständig aufgehoben werden. Die mit Aminoguanidin und $H_1+H_2$-Rezeptorantagonisten behandelten Tiere wiesen gegenüber den Kontrolltieren sogar eine leichte Verbesserung der Überlebenszeit von 90 auf 120 Minuten auf (Abb. 4).

## Klinische Relevanz der DAO-Blockade: Medikamente bei der operativen Behandlung des Ileus

Das Verstärken des Histamineffektes nach mesenterialer Ischämie erscheint im ersten Moment chirurgisch wenig relevant, da Aminoguanidin beim Menschen nicht verabreicht wird. Wir konnten jedoch zeigen, daß zahlreiche Medikamente die menschliche Diaminoxidase des Darmes hemmen. Von bisher 168 untersuchten Medikamenten aller wichtigen therapeutischen Gruppen wiesen 61 eine beträchtliche Hemmwirkung in vitro auf [9]. Als Beispiel sind in Tabelle 2 einige Medikamente aufgeführt, die in unserer Klinik während Operationen, unter anderem auch bei Mesenterialarterienembolie oder bei anderen Ileusformen, angewendet werden.

Tabelle 2 Pharmaka mit hemmender Wirkung auf die Diaminoxidase (DAO) des menschlichen Darmes [9]

| | |
|---|---|
| Muskelrelaxantien: | D-Tubocurarin<br>Pancuronium<br>Alcuronium |
| Antihypotonika: | Dopamin |
| Antibiotika: | Piperacillin<br>Cefotiam<br>Cefmenoxim |
| Spasmolytika:<br>und Analgetica: | Fenipiverin (Baralgin®)<br>Metimazol (Novalgin®) |

Neben den Muskelrelaxantien sind es vor allem etliche Antibiotika, Spasmolytika und auch Dopamin. Bei unseren in vitro Untersuchungen wurde *nicht nur* die Hemmwirkung auf die Diaminoxidase des Hundedarmse, sondern auch die Hemmwirkung auf die Diaminoxidase des menschlichen Darmes untersucht. Die oben angegebenen Medikamente wiesen alle eine beträchtliche Hemmwirkung auf die menschliche Diaminoxidase des Darmes auf [9].

## Histamin $H_1$+$H_2$-Blockade: Ein neues Therapieprinzip bei der operativen Behandlung des vaskulären Ileus

Die Beteiligung des Histamins bei Folgezuständen nach mesenterialer Ischämie ist aufgrund unserer oben angeführten Untersuchungen auch beim Menschen als äußerst wahrscheinlich anzusehen. Wir empfehlen deshalb bei Patienten, die wegen eines Mesenterialinfarktes oder einer anderen Form eines vaskulären Ileus laparatomiert werden, schon bei bloßem Verdacht eine Prämedikation mit einem $H_1$-Rezeptorantagonisten – z. B. Dimetindenmaleat (Fenistil®) in einer Dosis von 0,1 mg/kg Körpergewicht – und einem $H_2$-Rezeptorantagonisten – z. B. Cimetidin (Tagamet®) in einer Dosis von 5 mg/kg Körpergewicht – (Tab. 3). Zur Vermeidung möglicher kordiovaskulärer Nebenwirkungen durch Histaminfreisetzung nach Antihistaminika ist jedoch auf die *langsame* i. v. Applikation – am besten in Form einer Kurzinfusion – zu achten, die auch in großen Patientenserien komplikationslos vertragen wurde, wie Schöning et al. 1982 [10] berichteten.

Durch diese Therapie ist gewährleistet, daß Histamineffekte sowohl aufgrund eines Einschwemmens von Histamin in den Kreislauf aus dem ischämischen Darm nach der Reperfusion als auch durch medikamentenbedingte Blockade des Histaminabbaus ausreichend verhindert werden (s. oben).

Patienten mit Mesenterialinfarkt, bei denen der gesamte Darm bereits nekrotisch ist, können durch diese Therapie allein nicht gerettet werden. In den Fällen, in denen jedoch aufgrund der kurzen Ischämiedauer eine Reperfusion mittels Embolektomie noch möglich ist, kann die Überlebenschance unseres Erachtens hierdurch verbessert werden. So haben wir bereits diese Therapie bei einem Patienten mit vierstündigem Verschluß der Arteria mesenterica superior erfolgreich angewendet.

Tabelle 3 Therapieempfehlung beim Mesenterialinfarkt

| | |
|---|---|
| Schon bei Verdacht auf Mesenterialinfarkt vor Narkoseeinleitung langsame i.v.-Injektion oder Kurzinfusion von | |
| Cimetidin (Tagamet®) | 5 mg/kgKG |
| und | |
| Dimetindenmaleat (Fenistil®) | 0,1 mg/kgKG |

Auch bei Patienten mit Strangulationsileus oder inkarzerierten Darmabschnitten mit vorbestehenden Herzerkrankungen ist eine positive Beeinflussung möglicher histaminbedingter kardialer Probleme nach Wiederherstellung der Darmdurchblutung zu erwarten.

## Zusammenfassung

Von den vielen in Frage kommenden Substanzen, die als Darmtoxine beim Ileus vermutet werden, ist der kausale Zusammenhang lediglich für das Histamin genügend abgesichert. Das Modell des Verschlusses der Arteria mesenterica superior für eine bestimmte Zeit mit nachfolgender Reperfusion zeigte bei allen untersuchten Spezies gleichartige Reaktionen, nämlich Tod durch intestinalen Schock. Durch zusätzliche spezifische Blockade des Histaminabbaues im Darm via Diaminoxidase (DAO) durch Aminoguanidin wurde das Schockgeschehen verstärkt und die Überlebenszeit erheblich verkürzt. In unserem Modell konnte eine Prämedikation mit Histamin $H_1$- und $H_2$-Rezeptorantagonisten diese Krankheitsverstärkung zur Gänze verhindern; wiederum ein starker Hinweis auf die Rolle des Histamin beim vaskulären Ileus. Nicht nur das chirurgisch wenig relevante Aminoguanidin, sondern auch eine Reihe von Medikamenten – wie sie gerade in der Darmchirurgie Verwendung finden – sind in der Lage die menschliche DAO stark zu blockieren. Da es in der Intensivtherapie nicht für alle Medikamente mit Inhibitionswirkung auf die DAO gleichwertig Alternativen gibt, empfehlen wir deshalb bei Patienten, die wegen eines vaskulären Ileus zur Operation gelangen, die Prämedikation mit Histamin $H_1$- und $H_2$-Rezeptorantagonisten als neues Therapieprinzip.

## Literatur

[1] Biegański T., J. Kusche, W. Lorenz et al.: Distribution and properties of human intestinal diamine oxidase and its relevance for the histamine catabolism. Biochim. Biophys. Acta 756 (1983) 196.

[2] Dale H. H.: Croonian lectures on some chemical factors in the control of the circulation. Lancet 1 (1929) 1285.

[3] Feldberg W., E. Schilf: Histamin und Darmileus, in: Histamin, seine Pharmakologie und Bedeutung für die Humoralphysiologie. Springer, Berlin, Band 20 (1930) 522.

[4] Gruber U. F.: Intestinale Faktoren im Schock: Darmtoxine. Langenbecks Arch. Klin. Chir. 319 (1967) 909.

[5] Hesterberg R., J. Sattler, W. Lorenz et al.: Histamine content, diamine oxidase activity and histamine methyltransferase activity in human tissues: fact or fictions? Agents Actions 14 (1984) 325.

[6] Kusche J., C.-D. Stahlknecht, W. Lorenz et al.: Diamine oxidase activity and histamine release in dogs following acute mesenteric artery occlusion. Agents Actions 7 (1977) 81.

[7] Kusche J., W. Lorenz, C.-D. Stahlknecht et al.: Intestinal diamine oxidase and histamine release in rabbit mesenteric ischemia. Gastroenterology 80 (1981) 980.

[8] Lorenz W., H. D. Röher, A. Doenicke et al.: Histamine release in anaesthesia and surgery: A new method to evaluate its clinical significance with several types of causal relationship. Clinics in Anaesthesiology **2** (1984) 403.

[9] Sattler J., R. Hesterberg, W. Lorenz et al.: M. Crombach and C.-D. Stahlknecht, Inhibition of human and canine intestinal DAO by drugs used in an intensive care unit: Relevance for clinical side effects? Agents Actions (1984) im Druck.

[10] Schöning B., W. Lorenz, A. Doenicke: Prophylaxis of anaphylactoid reactions to a polypeptidal plasma substitute by $H_1$- plus $H_2$-receptor antagonists: Synopsis of three randomized controlled trials. Klin. Wschr. **60** (1982) 1048.

[11] Thermann M., W. Lorenz, A. Schmal et al.: Alterations in the circulatory system of anaesthesized dogs following administration of histamine and histamine $H_1$- and $H_2$-receptor antagonists in relation to plasma histamine levels. Agents Actions **5** (1975) 450.

# Untersuchungen zur Pathophysiologie der lumenwärts gerichteten Sekretion beim mechanischen Ileus des Menschen

H. Menge

## Einleitung

Entsprechend den heutigen pathophysiologischen Vorstellungen führt beim mechanischen Ileus die Behinderung der Ingestapassage über eine intraluminale Druckerhöhung zu einer Dehnung der Darmwand mit konsekutiver zunehmender Drosselung der intramuralen Blutzirkulation. Dieser gestörten intramuralen Zirkulation wird eine zentrale Bedeutung in der Pathophysiologie der Ileuskrankheit zugesprochen, da in ihrer Folge Kapillar- und Zellschäden sowie ein interstitielles Ödem der Darmwand auftreten sollen. Ein stauungsbedingter passiver Plasmaaustritt ins Darmlumen sowie eine ebenfalls zirkulatorisch bedingte verminderte Resorptionsleistung der intestinalen Schleimhaut führen entsprechend dieser Hypothese zu weiterer Dehnung der Darmwand und somit zu einem Circulus vitiosus. Die diesem pathophysiologischen Konzept zugrunde liegenden Befunde sind von Grund und Kümmerle [2, 3] ausführlich dargestellt worden.

In letzter Konsequenz müßte dieser Circulus vitiosus zu einer ischämischen Schädigung der Dünndarmschleimhaut führen. Dies ist jedoch in der Regel nicht der Fall. Denn makroskopisch ist der Dünndarm auch bei einem mehrtägigen reinen mechanischen Verschluß deutlich unterschiedlich von demjenigen, der einer Ischämie unterworfen ist, so daß eine Resektion der vor dem Passagehindernis gelegenen Darmanteile fast nie notwendig ist. Gegen eine wesentliche Ischämie spricht ebenfalls, daß der flüssige intraluminale Inhalt nicht blutig tingiert ist.

Da diese klinischen Beobachtungen unseres Erachtens gegen eine wesentliche intramurale Zirkulationsstörung oberhalb des Passagehindernisses sprechen, haben wir in mehreren Versuchen die Morphologie und Funktion der Dünndarmschleimhaut nach einem länger dauernden mechanischen Ileus ausführlich untersucht.

# Mechanischer Ileus beim konventionell aufgezogenen Hund

In einem ersten Versuch wurde an Hunden ein mechanischer Dünndarmverschluß 40 cm oberhalb der Ileozökalklappe erzeugt [8]. Sieben Tage später zeigten morphometrische Untersuchungen, daß oberhalb des Verschlusses die Zottenhöhen und Kryptentiefen signifikant an Höhe abgenommen hatten und sich somit eine Schleimhautatrophie ausgebildet hatte. Die einzelnen Zotten wiesen teilweise zusätzlich eine leukozytäre Infiltration des Stromas sowie eine Reduktion der Epithelzellhöhen auf. Das Resorptionsepithel selbst war teilweise unregelmäßig gestaltet. Zeichen einer

Tabelle 1 Blutfluß ($\bar{x} \pm$ SEM) durch Ileum-Schlingen von Kontroll-Hunden (n = 11) und Ileum-Schlingen oberhalb eines vollständigen mechanischen Ileus (n = 8), (7 Tage nach dessen operativer Anlage 40 cm oral der Ileozökal-Klappe). Der Blutfluß ($ml \cdot min^{-1} \cdot g^{-1}$ (Trockengewicht)) wurde jeweils im Bereich der efferenten Vene von Ileum-Schlingen ermittelt, deren proximale und distale Enden zum Ausschluß einer Blutversorgung über Kollateralen durch Klemmen geschlossen worden waren. Signifikante Unterschiede zwischen Versuchs- und Kontroll-Kollektiv bestanden nicht (t-Test, $p > 0,05$)

| Kontroll-Ileum | Ileum nach Dünndarmverschluß |
|---|---|
| 7,1 ± 0,79 | 6,3 ± 1,37 |

Tabelle 2 Nichtelektrolyt- sowie Wasser- und Elektrolyt-Resorption ($\bar{x} \pm$ SEM) im Ileum von Kontroll-Hunden und im Hunde-Ileum oberhalb eines vollständigen mechanischen Ileus (7 Tage nach dessen operativer Anlage 40 cm oral der Ileozökal-Klappe).
Die Resorption von Glukose sowie Wasser und Elektrolyten (18 Ileumschlingen von Kontroll-Hunden und 8 Ileumsegmente von Tieren mit einem mechanischen Ileus) wurde mit Hilfe einer Perfusionstechnik in vivo ermittelt und in $mmol \cdot h^{-1} \cdot g^{-1}$ (Trockengewicht) bzw. $ml \cdot h^{-1} \cdot g^{-1}$ (Trockengewicht) angegeben. Ein negatives Vorzeichen bedeutet eine Netto-Bewegung ins Dünndarmlumen.
Die Resorption von L-Phenylalanin und β-Methylglukosid wurde mit Hilfe von Gewebeakkumulatoren in vitro ermittelt (45 ileale Schleimhautproben von Kontroll-Tieren und Gewebeproben von 8 Tieren mit einem mechanischen Ileus

| Substrat | Kontroll-Ileum | Ileum nach Dünndarmverschluß |
|---|---|---|
| Glukose | 0,072 ± 0,0054 | 0,60 ± 0,0092 |
| Wasser | 4,20 ± 0,45 | −1,84 ± 0,39* |
| Natrium | 0,64 ± 0,068 | −0,16 ± 0,062* |
| Kalium | 0,022 ± 0,0022 | −0,074 ± 0,0136 |
| Chlorid | 0,58 ± 0,068 | 0,032 ± 0,052* |
| L-Phenylalanin | 7,61 ± 0,321 | 7,82 ± 0,940 |
| β-Methylglukosid | 7,36 ± 0,366 | 4,57 ± 0,472* |

* bedeutet einen signifikanten Unterschied zwischen den jeweiligen Werten des Versuchs- und Kontroll-Kollektivs (t-Test, $p < 0,05$).

ischämischen Schleimhautschädigung konnten jedoch nicht beobachtet werden. In Übereinstimmung mit diesen morphologischen Befunden fand sich oberhalb des Darmverschlusses keine wesentliche Abnahme des Blutflusses (Tab. 1). Ebenso in Übereinstimmung mit den morphologischen Befunden entsprach die Glukose-Resorption, die mit Hilfe einer in vivo-Perfusionstechnik gemessen wurde, weitgehend der Norm (Tab. 2). Auch in einem empfindlicheren in vitro-System, das in der Erfassung von Substratakkumulationsraten von Schleimhautproben besteht, war eine deutliche Zucker- und Aminosäureresorption aufzeigbar (Tab. 2). Trotz dieser erhaltenen Nicht-Elektrolytresorption konnten wir oberhalb des Dünndarmverschlusses eine eindeutige Wasser- und Elektrolytsekretion in das intestinale Lumen aufzeigen, während physiologischerweise eine Wasser- und Elektrolytresorption stattfindet (Tab. 2).

Diese Befunde belegen somit zunächst, daß beim Hund auch nach siebentägigem Dünndarmverschluß morphologisch keine Zeichen einer ischämischen Schädigung der Dünndarmschleimhaut nachweisbar sind und daß in Übereinstimmung hiermit die Zucker- und Aminosäureresorption weitgehend unverändert bleibt. Trotzdem findet sich eine Wasser- und Elektrolytsekretion ins Dünndarmlumen.

## Mechanischer Ileus beim konventionell aufgezogenen Hund und Ableitung der Galle ins distale Ileum

Die vorstehenden Ergebnisse sind nicht mit der Hypothese vereinbar, daß ein mechanischer Ileus zu einer hypoxischen Schädigung der Dünndarmschleimhaut führt. Eine ähnliche Befundkonstellation (erhaltene Nicht-Elektrolytresorption bei gleichzeitig bestehender Wasser- und Elektrolytsekretion) läßt sich bei einer Fehlbesiedlung des Intestinums mit enteropathogenen E. coli, Salmonellen oder Vibrio cholerae nachweisen [6]. Für eine derartige Fehlbesiedlung liegen beim Dünndarmverschluß allerdings keine Befunde vor. Bishop und Allcock [1] und Sykes et al. [11] haben jedoch gezeigt, daß innerhalb weniger Stunden oberhalb des Passagehindernisses eine erhebliche qualitative und quantitative Zunahme der aerob und anaerob wachsenden Flora auftritt. Da eine derartige bakterielle Fehlbesiedlung zu einer vermehrten Dekonjugation konjugierter Gallensäuren führt und dekonjugierte Gallensäuren eine Wasser- und Elektrolytsekretion in vivo auslösen können [5, 12], haben wir in einem weiteren Versuch erneut beim Hund einen mechanischen Dünndarmverschluß 40 cm oberhalb der Ileozökalklappe operativ erzeugt und zugleich die Galle in das Ileum unterhalb des Verschlusses abgeleitet [9]. Sieben Tage nach der Operation ließen sich wiederum morphologisch eine unversehrte Schleimhaut und funktionell eine überwiegend regelrechte Zucker- und Aminosäureresorption oberhalb des mechanischen Hindernisses aufzeigen. Es bestand jedoch weiterhin eine Wasser- und Elektrolytsekretion in das intestinale Lumen (Tab. 3).

Tabelle 3 Nichtelektrolyt- sowie Wasser- und Elektrolyt-Resorption ($\bar{x} \pm SEM$) im Ileum von Kontroll-Hunden und im Hunde-Ileum oberhalb eines vollständigen mechanischen Ileus (40 cm oral der Ileozökal-Klappe) mit zusätzlicher Gallen-Ableitung ins distale Ileum unterhalb des Verschlusses (7 Tage nach der Operation).
Die Erfassung der Glukose- ($\mu mol \cdot h^{-1} \cdot g^{-1}$ (Trockengewicht)) sowie Wasser- ($ml \cdot h^{-1} \cdot g^{-1}$ Trockengewicht)) und Elektrolyt-Resorption ($mEq \cdot h^{-1} \cdot g^{-1}$ (Trockengewicht)) erfolgte mittels Perfusionstechnik in vivo an Ileum-Schlingen von 8 Kontroll-Hunden und 8 operierten Tieren. Ein negatives Vorzeichen bedeutet eine Netto-Bewegung ins Dünndarmlumen. Die L-Phenylalanin- und β-Methylglukosid-Aufnahme wurde mittels Gewebeakkumulationsraten in vitro bestimmt. Die Kontrollwerte wurden an Schleimhautproben ermittelt, die während der initialen Operation aus dem Ileum entnommen wurden, so daß jedes Tier als seine eigene Kontrolle diente.

| Substrat | Kontroll-Ileum | Ileum nach Darmverschluß |
|---|---|---|
| Glukose | 64 ± 5,2 | 21 ± 5,6* |
| Wasser | 4,1 ± 0,46 | −1,4 ± 0,13* |
| Natrium | 0,67 ± 0,066 | −0,14 ± 0,029* |
| Kalium | 0,022 ± 0,0032 | −0,011 ± 0,0030* |
| Chlorid | 0,59 ± 0,056 | 0,01 ± 0,032* |
| L-Phenylalanin | 11,5 ± 1,03 | 11,0 ± 1,29 |
| β-Methylglukosid | 11,3 ± 2,16 | 7,1 ± 0,99 |

* bedeutet einen signifikanten Unterschied zwischen den jeweiligen Werten des Versuchs- und Kontroll-Kollektivs (t-Test, $p < 0,05$)

Dekonjugierte Gallensäuren können somit nach diesen Befunden nicht für das Phänomen der Wasser- und Elektrolytsekretion beim Dünndarmverschluß verantwortlich gemacht werden.

## Mechanischer Ileus beim keimfrei aufgezogenen Hund

Um zu klären, ob die bakterielle Fehlbesiedlung selbst ursächlich für die aufgezeigte Wasser- und Elektrolytsekretion verantwortlich sein könnte, haben wir in einem weiteren Experiment einen Dünndarmverschluß gleicher Lokalisation bei keimfreien Hunden operativ erzeugt [4]. Auch diese Tiere zeigten nach siebentägigem mechanischen Ileus eine Schleimhaut ohne Zeichen einer ischämischen Schädigung und mit erhaltener Zucker- und Aminosäureresorption (Tab. 4). Im Gegensatz zu den vorherigen Befunden ließ sich jetzt jedoch keine Wasser- und Elektrolytsekretion mehr nachweisen. Es fand sich vielmehr eine Wasser- und Elektrolytresorption (Tab. 4). Diese Befunde belegen somit eindeutig, daß zumindest beim Hund die Dünndarmschleimhaut morphologisch keine hypoxische Schädigung und funktionell eine erhaltene Zucker- und Aminosäurenresorption aufweist. Es besteht jedoch zusätzlich eine bakteriell bedingte serosa-mukosawärts gerichtete Wasser- und Elektrolytsekretion.

Tabelle 4 Nichtelektrolyt- sowie Wasser- und Elektrolyt-Resorption ($\bar{x}$) im Ileum von keimfrei aufgezogenen Kontroll-Hunden und im Ileum keimfreier Hunde oberhalb eines vollständigen mechanischen Ileus (n = 4), (7 Tage nach dessen operativer Anlage 40 cm oral der Ileozökal-Klappe).
Die Glukose- sowie Wasser- und Elektrolyt-Resorption (μmol bzw. $ml \cdot h^{-1} \cdot g^{-1}$ (Trockengewicht)) wurde mittels einer Perfusionstechnik in vivo und die L-Phenylalanin- sowie β-Methylglukosid-Aufnahme mittels Gewebeakkumulationsraten in vitro erfaßt.
Sämtliche funktionellen Parameter wurden anläßlich der initialen Operation und am 7. postoperativen Tag erfaßt, so daß jedes Tier als seine eigene Kontrolle diente. Signifikante Unterschiede bestanden nicht (t-Test, $p > 0,05$)

| Substrat | Kontroll-Ileum | Ileum nach Dünndarmverschluß |
|---|---|---|
| Glukose | 48,7 | 49,3 |
| Wasser | 4,15 | 2,69 |
| Natrium | 618 | 424 |
| Kalium | 24,1 | 10,3 |
| L-Phenylalanin | 7,0 | 8,9 |
| β-Methylglukosid | 6,5 | 10,5 |

Tabelle 5 Ermittelte Glukose- (mml/l), Protein- (g/l), Haemoglobin- sowie Elektrolyt- (mmol/l) Konzentrationen (jeweils $\bar{x}$) im Darminhalt oberhalb eines mechanischen Dünndarmverschlusses beim Menschen (n = 5) und beim Hund (n = 16), (7 Tage nach dessen operativer Anlage 40 cm oral der Ileozökal-Klappe)

| Bestimmte Substanz | Darminhalt Mensch | Darminhalt Hund |
|---|---|---|
| Glukose | >1,0 | 1,4 |
| Protein | 2,7 | – |
| Haemoglobin | 0 | – |
| Kalium | 6,54 | 5,20 |
| Natrium | 138 | 134 |

# Mechanischer Ileus beim Menschen

Beim Menschen sind derartig umfassende Untersuchungen nicht möglich. Perfusionsstudien verbieten sich bei den akut kranken Patienten. Weiterhin wird beim reinen Dünndarmverschluß, der überwiegend durch Briden bedingt ist, lediglich eine Adhäsiolyse durchgeführt, so daß keine Eröffnung des Darms erfolgt und somit eine Gewinnung von Schleimhaut zu morphologischen Untersuchungen nicht erfolgen kann. Wir haben uns daher beim mechanischen Ileus des Menschen auf Untersuchungen des Darminhaltes beschränkt [7]. Falls ein stauungsbedingter passiver Plasmaaustritt stattfindet, sollten im Lumen hohe Eiweißkonzentrationen nachweisbar sein; und im Falle einer zirkulatorisch bedingten Schleimhautschädigung sollte, wie bei einer intestinalen Ischämie, der Darminhalt Blut enthalten. Die Ergebnisse

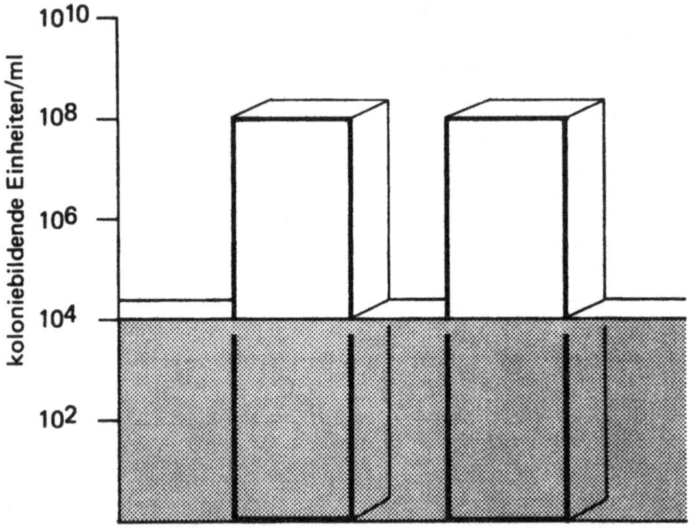


Abb. 1 Bakterielle Besiedlung des intestinalen Lumens bei Dünndarmgesunden (schraffierter Bereich) und bei 5 Patienten mit einem vollständigen mechanischen Ileus oberhalb der Passagebehinderung. *Linke Säule:* aerob wachsende Flora; *rechte Säule:* anaerob wachsende Flora. Wiedergabe der Mediane der kolonienbildenden Einheiten pro ml Darminhalt.

zeigen jedoch, daß – wie beim Hund – oberhalb des Dünndarmverschlusses nur sehr geringe Eiweißkonzentrationen intraluminal vorhanden sind (Tab. 5). Hämoglobin läßt sich ebenfalls nicht nachweisen. Nach diesen Befunden kann auch beim mechanischen Ileus des Menschen eher eine Wasser- und Elektrolytsekretion angenommen werden. Unsere bakteriologischen Untersuchungen bestätigen weiterhin die Befunde von Bishop und Allcock [1] und Sykes et al. [11]. Wie diese Autoren so konnten auch wir im intraluminalen Inhalt oberhalb des Dünndarmverschlusses bedeutend höhere Konzentrationen der aerob und anaerob wachsenden Flora aufzeigen als unter physiologischen Bedingungen (Abb. 1). Zugleich hatte die Vielfalt der aufzeigbaren Genera erheblich zugenommen (Tab. 6).

Tabelle 6 Aerob ($2{,}7 \cdot 10^8$) und anaerob ($1{,}4 \cdot 10^9$) wachsende Flora im Dünndarminhalt oberhalb der Passagebehinderung bei einem Patienten mit vollständigem mechanischen Ileus. Angabe jeweils der kolonienbildenden Einheiten pro ml Darminhalt

| | | | |
|---|---|---|---|
| Escherichia coli | $3{,}4 \cdot 10^7$ | Bifidobacterium adolescentis | $1{,}1 \cdot 10^6$ |
| Klebsiella oxytoca | $9{,}4 \cdot 10^7$ | Clostridium sphenoides | $8{,}7 \cdot 10^8$ |
| Hafnia alvei | $9{,}7 \cdot 10^5$ | Clostridium tetani | $9{,}7 \cdot 10^7$ |
| Proteus morganii | $9{,}7 \cdot 10^6$ | Clostridium butyricum | $3{,}5 \cdot 10^7$ |
| Proteus mirabilis | $3{,}4 \cdot 10^7$ | Clostridium symbiosum | $7{,}8 \cdot 10^5$ |
| Providencia-Species | $5{,}8 \cdot 10^4$ | Propionibacterium acidi-propionici | $1{,}5 \cdot 10^7$ |
| Streptokokken Gr. D | $8{,}7 \cdot 10^7$ | Propionibacterium granulosum | $5{,}8 \cdot 10^5$ |
| Staphylokokken | $1{,}3 \cdot 10^7$ | | |
| Bacteroides vulgatus | $1{,}2 \cdot 10^8$ | | |

## Zusammenfassung

Oberhalb einer mechanischen Passagebehinderung konnten wir beim Hund im Gegensatz zu den heutigen pathophysiologischen Vorstellungen lichtmikroskopisch keine Zeichen einer hypoxischen Schleimhautschädigung nachweisen. Es fand sich jedoch bei erhaltener Zucker- und Aminosäurenresorption eine bakteriell bedingte Wasser- und Elektrolytsekretion, die nicht Gallensäuren-bedingt ist. Entsprechend den Befunden von Roscher und Beger [10] könnte diese Wasser- und Elektrolytsekretion jedoch Prostaglandin-induziert sein.

Die beim Menschen unter dem Krankheitsbild des Dünndarmverschlusses erhobenen Befunde sind zwar naturgemäß weniger ausführlich als jene, die beim Tier gewonnen werden können. Sie weisen jedoch darauf hin, daß auch beim mechanischen Ileus des Menschen eine bakteriell bedingte Wasser- und Elektrolytsekretion über eine morphologisch kaum beeinträchtigte Schleimhaut Bedeutung für die pathophysiologischen Vorgänge an der Dünndarmschleimhaut besitzen könnte. Die bei der Ileuskrankheit zu beobachtende Hypovolämie und Elektrolytstörung steht nicht im Gegensatz zu diesen Befunden, da auch eine bakteriell bedingte Exsorption hierzu führen kann [6]. Falls die hier vorgestellten Befunde durch weitere Untersuchungen belegt werden können, so werden doch die von verschiedenen Autoren beschriebenen zusätzlichen Phänomene [2, 3] weiterhin in der Pathophysiologie und Klinik des mechanischen Ileus von wesentlicher Bedeutung bleiben.

## Literatur


[1] Bishiop, R. F., E. A. Allcock: Bacterial flora of the small intestine in acute intestinal obstruction. Br. Med. J. 1 (1960) 766.

[2] Grund, K. E., F. Kümmerle: Ileus – Pathophysiologie und Symptomatik. Dtsch. Med. Wschr. 103 (1978) 1711.

[3] Grund, K. E., F. Kümmerle: Mechanischer und funktioneller Ileus. In: W. F. Caspary (Hrsg.) Handbuch der inneren Medizin B3/3B. S. 435 Springer, Heidelberg–New York 1983.

[4] Heneghan, J. W. L., J. B. Robinson, H. Menge, et al.: Intestinal obstruction in germ-free dogs. Europ. J. Clin. Invest. 11 (1981) 285.

[5] Harries, J. T., G. E. Sladen: The effect of different bile salts on the absorption of fluid, electrolytes and monosaccharides in the small intestine of the rat in vivo. Gut. 13 (1972) 596.

[6] Menge, H.: Pathophysiologie intestinaler Infektionen. In: H. Knothe, P. Naumann, E. O. Riecken, et al. (Hrsg) Infektionen des Gastrointestinaltraktes. Editiones Roche, Basel 1976.

[7] Menge H., G. Simes, J. Wagner, et. al.: Untersuchungen zur Pathophysiologie der lumenwärts gerichteten Sekretion beim mechanischen Ileus des Menschen. Verh. Dtsch. Ges. Inn. Med. 94 (1984) im Druck.

[8] Mirkovitch, V., F. Cobo, J. W. L. Robinson et. al.: Morphology and function of the dog ileum after mechanical obstruction. Clin. Sci. Molec. Med. 50 (1976) 123.

[9] Mirkovitch, V., D. Blanc, R. Macarone-Palmieri, et al.: Lack of effect of bile in pathogenesis of secretion in mechanical small bowel obstruction. Digestion 17 (1978) 204.

[10] Roscher, R., H. G. Beger: Neue Vorstellungen zur Pathophysiologie des mechanischen Dünndarmileus. In: R. Häring (Hrsg) Ileus. De Gruyter, Berlin 1985.

[11] Sykes, A. P., K. H. Boulter, Ph. F. Schofield: The microflora of the obstructed bowel. Br. J. Surg. **63** (1976) 721.

[12] Teem, M. V., S. F. Phillips: Perfusion of the hamster jejunum with conjugated and unconjugated bile acids. Inhibition of water absorption and effect on morphology. Gastroenterology **62** (1972) 261.

# Quantitativ histochemische Untersuchungen an Ratten beim mechanischen und paralytischen Ileus

W. Düben, D. Jung, B. Reichert, H. Heymann

Umfassendere Untersuchungen zum Verhalten der Enzymausrüstung der Darmmukosa beim Ileus wurden erst in den 70er Jahren vom Arbeitskreis um Mirkovitch, Robinson und Menge sowie von Merkle und Mitarbeiter durchgeführt [6, 7, 13]. Alle mitgeteilten Befunde wurden beim mechanischen Ileus erhoben, während Untersuchungen am paralytischen Ileus gänzlich fehlen [12].

Ziel unserer Untersuchungen war es, mit einer Modifikation der Mikrodissektionstechnik nach Lowry [5] Enzymveränderungen in der Dünndarmmucosa von Ratten einerseits beim einfachen mechanischen Ileus in Abhängigkeit von der Dauer und von der Entfernung zur Obstruktion und andererseits im Vergleich zu einem Modell [2] des paralytischen Ileus nachzuweisen.

## Material und Methode

Für die experimentellen Untersuchungen wurden genetisch reine weibliche Wistarratten eingesetzt.

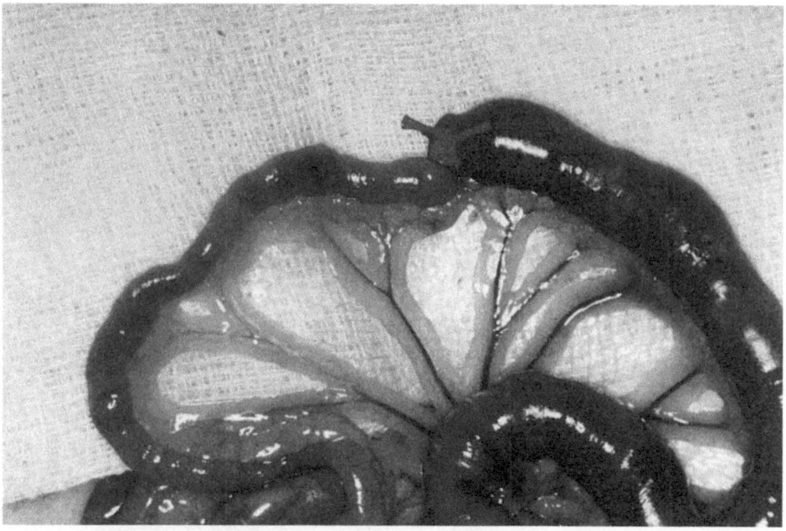

Abb. 1 Ligatur des Dünndarmes zwischen der 7. und 8. Gefäßarkade. Nach 48 Stunden ausgeprägte Flüssigkeits- und Luftansammlung oberhalb der Ligatur.

## Modell des einfachen mechanischen Ileus

Ligatur des Dünndarmes in der Übergangszone der Versorgungsgebiete der 7. bis 8. Dünndarmarkade (Abb. 1). Gewebeentnahme nach 24, 48 und 72 Stunden im Abstand von 1, 5 und 10 cm oberhalb der Ligatur sowie 1 cm unterhalb der Ligatur (Abb. 2).

## Modell des paralytischen Ileus

Intraperitoneale Applikation von 400 mg/kg/Körpergewicht Chloralhydrat. Nach 48 Stunden Entnahme der Gewebeproben aus dem Dünndarmabschnitt mit maximalen Veränderungen (Abb. 3).

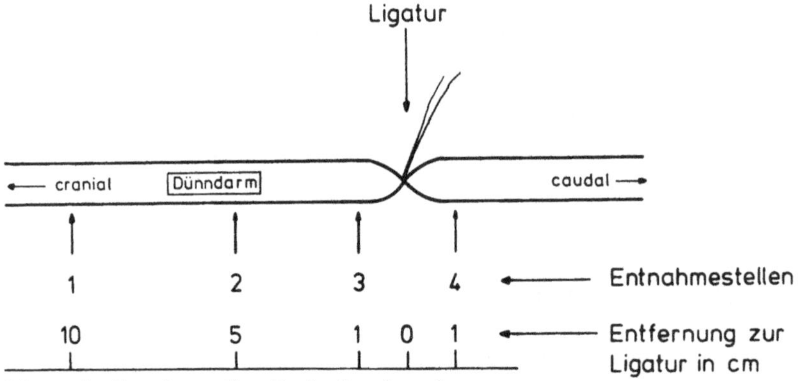


Abb. 2 Schema der Entnahmestellen für die Gewebeproben.

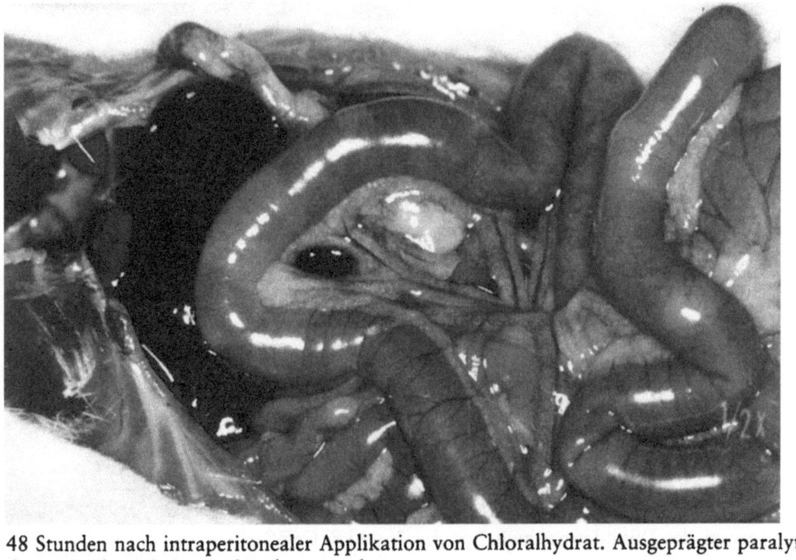

Abb. 3 48 Stunden nach intraperitonealer Applikation von Chloralhydrat. Ausgeprägter paralytischer Ileus mit Flüssigkeits- und Luftansammlung.

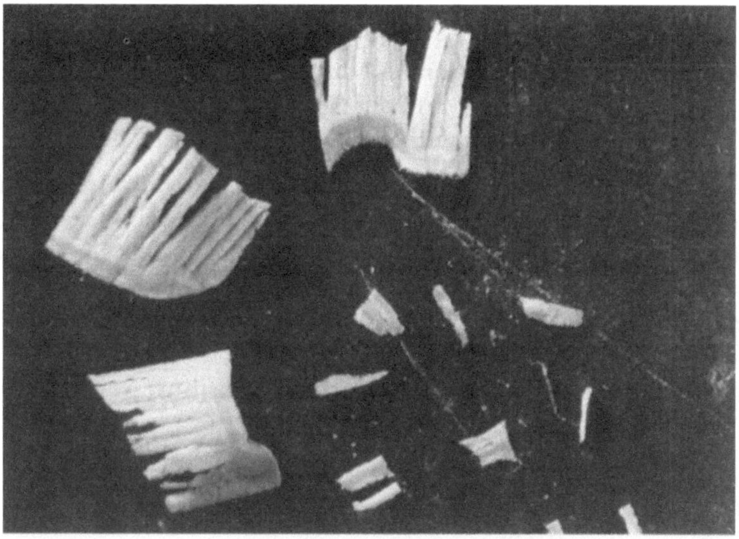

Abb. 4 Dissezierte Gewebestücke nach Gefriertrocknung.

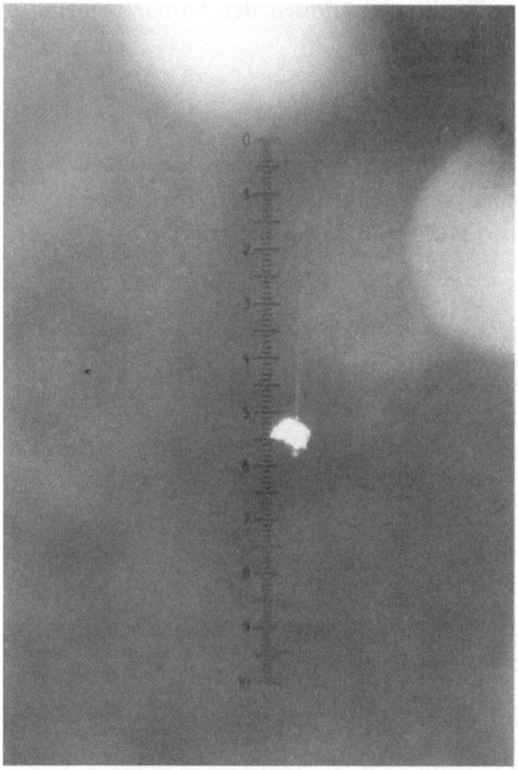

Abb. 5 Ein Gewebestückchen liegt auf dem Ende des Quartzfadens. Abgelesen wird die Deklination an einer Relativskala im Okkular des Meßmikroskops bei einer Vergrößerung von 2 × 10.

## Quantitative Histochemie

Nach Schockgefrieren der Gewebeproben auf −79 °C im Kryostaten (−18 °C) Herstellung von Gewebsschnitten von 15 µm Dicke. Anschließend Gefriertrocknung bei −40 °C mit einer Hochvakuumpumpe ($5 \times 10^{-2}$ Pa) über 72 Stunden.

In einer Klimakammer (Temperatur 18 °C, Luftfeuchtigkeit 30%) Dissektion der Schnitte unter dem Stereomikroskop (Vergrößerung 2 × 16) in kleine Stücke mit einem Gewicht zwischen 0,15 und 0,65 µg (Abb. 4). Wägung der Gewebsstücke mit einer selbstgebauten Quartzfadenwaage (Empfindlichkeit: 8,2 ng/Skalenteil bei einer mittleren Abweichung von unter 10%) (Abb. 5).

## Die Aktivitäten folgender Enzyme wurden bestimmt

1. Alkalische Phosphatase (AP)
2. Saure Phosphatase (SP)
3. Laktatdehydrogenase (LDH)
4. Leuzinaminopeptidase (LAP)
5. Glukose-6-Phosphatdehydrogenase (G 6 PDH).

Als Reagenzien wurden fertige Testkombinationen der Firma Boehringer Mannheim® verwendet.

## Statistik

Die Untersuchungen zum Nachweis eines signifikanten Zeit- bzw. Ortseffektes wurden mit Hilfe der Varianzanalyse durchgeführt, die Einzelbefunde wurden mit Hilfe des T-Testes (Signifikanzniveau p = 0,05%) analysiert.

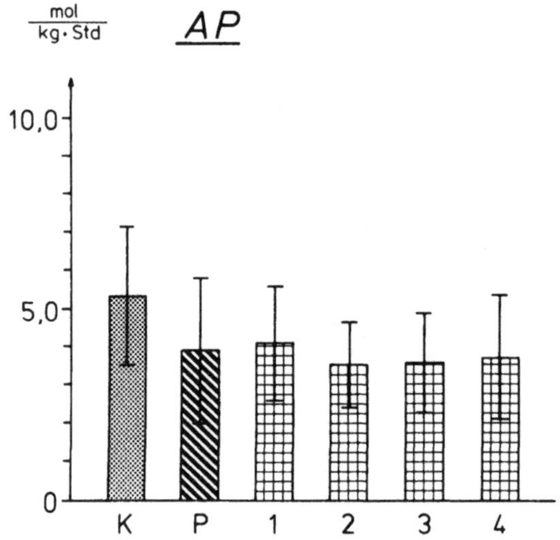


Abb. 6 Enzymaktivitäten der Alkalischen Phosphatase.

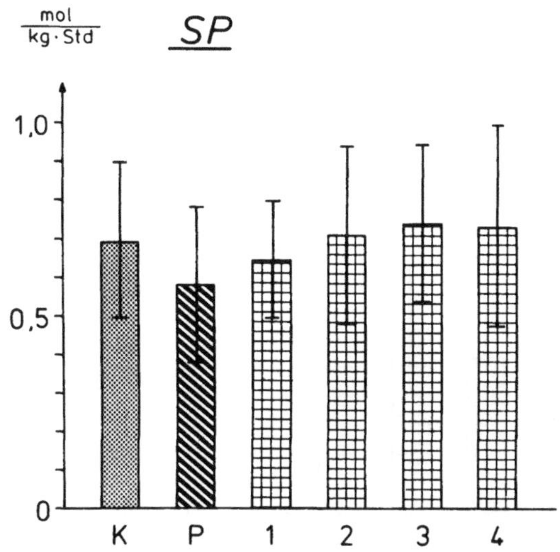


Abb. 7 Enzymaktivitäten der Sauren Phosphatase.

# Ergebnisse

Die Enzymaktivitäten sind in den Abbildungen 6 bis 10 graphisch dargestellt.

Bis auf die G 6 PDH zeigte sich kein signifikanter Unterschied in Abhängigkeit von der Dauer des Ileus. Daher wurden bei den übrigen Enzymen diese Gruppen zusammengefaßt und lediglich in Abhängigkeit von der Entnahmestelle miteinander verglichen.

1. *Alkalische Phosphatase* (Abb. 6)
   Die Enzymaktivitäten an den Entnahmestellen 2 und 3 sind signifikant gegenüber den Entnahmestellen 1 und 4 erniedrigt. Es besteht kein signifikanter Unterschied zwischen paralytischem Ileus und Kontrollgruppe.
2. *Saure Phosphatase* (Abb. 7)
   Es besteht kein signifikanter Unterschied zwischen Kontrollgruppe, einfachem mechanischen und paralytischem Ileus.
3. *Laktatdehydrogenase* (Abb. 8)
   Die Enzymaktivitäten an der Entnahmestelle 4 sind signifikant geringer als bei der Kontrollgruppe. Es besteht kein signifikanter Unterschied zwischen paralytischem Ileus und Kontrollgruppe.
4. *Leuzinaminopeptidase* (Abb. 9)
   An allen Entnahmestellen oberhalb und unterhalb der Ligatur sind die Enzymaktivitäten signifikant gegenüber den Kontrolltieren erniedrigt. Auch die Enzymaktivitäten beim paralytischen Ileus sind signifkant geringer.

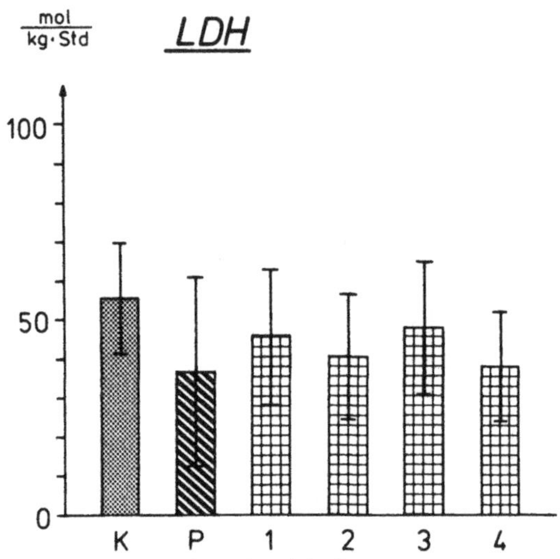


Abb. 8 Enzymaktivitäten der Laktatdehydrogenase.

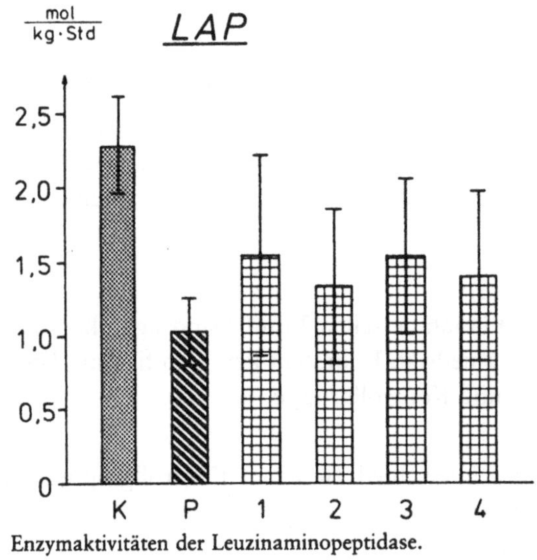


Abb. 9 Enzymaktivitäten der Leuzinaminopeptidase.

5. *Glukose-6-Phosphatdehydrogenase* (Abb. 10)

Während sich nach 24 Stunden noch keine gesteigerte Aktivität oberhalb der Ligatur nachweisen läßt, kommt es mit Zunahme der Ileusdauer nach 48 Stunden an der nächstgelegenen Entnahmestelle und nach 72 Stunden an allen drei oberhalb der Ligatur befindlichen Entnahmestellen zu erhöhten Enzymaktivitäten.

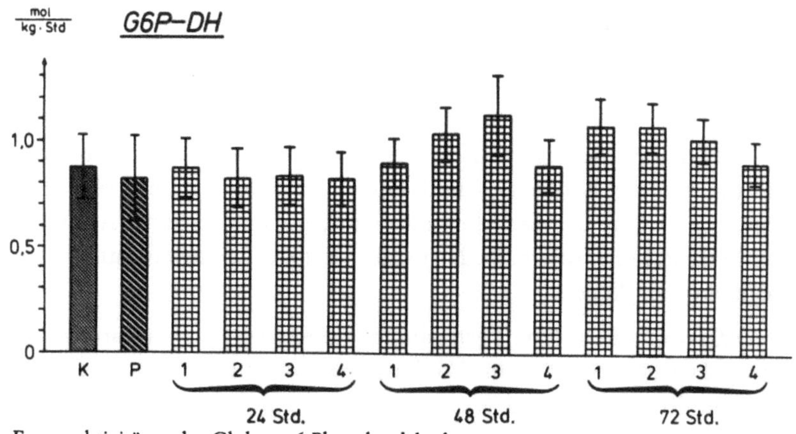


Abb. 10 Enzymaktivitäten der Glukose-6-Phosphatdehydrogenase.

# Diskussion

1. *Alkalische Phosphatase*

   Die AP ist ein typisches Bürstensaumenzym und dient als repräsentatives Markerenzym für den transmembranösen Stofftransport [4, 10, 14]. Als Erklärung für die erniedrigten Enzymaktivitäten oberhalb der Ligatur dient die schädigende Wirkung von akkumulierenden Galle- und Pankreassekreten, die zu einer vermehrten Abschilferung reifer Enterozyten in das Darmlumen führt [7, 12]. Da die AP ihre Hauptaktivität in der Mitte und oberen Hälfte der Zotten entfaltet, führt ein solcher Verlust von Epithelzellen zu einer deutlich reduzierten Restaktivität der Bürstensaumenzyme in den mit weniger differenzierten Enterozyten ausgestatteten Zottenstümpfen [3, 9, 11].

2. *Saure Phosphatase*

   Die SP dient als Leitenzym der Lysosomen [14]. Ihre unveränderte Enzymaktivität läßt darauf schließen, daß es zu keiner nennenswerten intrazellulären Schädigung gekommen ist. Als lysosomales Enzym weist die SP in Zotten und Krypten nahezu gleiche Aktivitäten auf und ist somit im Gegensatz zur AP und LAP nicht an ein bestimmtes Entwicklungsstadium der Zellen gebunden.

3. *Laktatdehydrogenase*

   Die LDH ist ein direkter Parameter zur Beurteilung der Stärke der anaeroben Glykolose [4, 14]. Offensichtlich kommt es im gestauten Dünndarm nicht zu hypoxischen Störungen im Energiestoffwechsel der Zelle.

4. *Leuzinaminopeptidase*

   Die LAP ist an der terminalen Verdauung von Proteinen beteiligt [8, 14]. Die erniedrigten Enzymaktivitäten oberhalb der Ligatur sind vergleichbar der AP auf die schädigende Wirkung der akkumulierenden Galle- und Pankreassekrete zurückzuführen. Die Verringerung der Aktivitäten unterhalb der Obstruktion kann durch das reduzierte intraluminale Nahrungsangebot erklärt werden, das in dem betreffenden Darmabschnitt funktionale Verhältnisse wie beim Fasten hervorruft, welches nachweislich zu einer Zottenverkürzung führt [7, 12].

5. *Glukose-6-Phosphatdehydrogenase*
Die G 6 PDH als Schlüsselenzym des Pentosephosphatzyklus ist von großer Bedeutung für die Nukleotid- und Nukleinsäurebiosynthese [4, 14]. Die mit zunehmender Dauer des einfachen mechanischen Ileus erhöhte Aktivität an allen drei Entnahmestellen oberhalb der Ligatur kann als Hinweis auf eine gesteigerte Zellregeneration dienen.

*Zusammenfassend* läßt sich die Feststellung von Riecken [12] bestätigen, daß die bei einer reinen Darmobstruktion im Vordergrund stehende Funktionsstörung mit der Sekretion von Elektrolyten und Wasser ins Lumen durch die beobachteten diskreten enzymatischen Veränderungen allein nicht erklärt werden kann. Diese deuten auf einen geringgradigen Schleimhautumbau vom hyperregeneratorischen Typ hin, wie ihn Ecknauer [1] nach Obstruktion an der Ratte nachweisen konnte. Die Enzymaktivitäten beim paralytischen Ileus verhalten sich generell wie diejenigen beim einfachen mechanischen Ileus. Unterschiede gibt es lediglich bei den dehydrierenden Enzymen LDH und G 6 PDH. Offensichtlich sind die Auswirkungen der Paralyse auf die Schleimhaut des Dünndarmes bei diesen Enzymen noch geringer ausgeprägt als die beim einfachen mechanischen Ileus.

## Literatur

[1] Ecknauer, R., R. M. Clarke, H. Meyer, et al.: Akute distale intestinale Obstruktion bei spezifisch pathogenfreien Ratten (Abstrakt). 10. Tagung der Deutschen Gesellschaft für Verdauungs- und Stoffwechselkrankheiten (1976) Travemünde.

[2] Fleischmann, R. W., D. M. C. Cracken, W. Forbes: Adynamic ileus in the rat induced by chloral hydrate. Lab. Animal Sci. 27 (1977) 238.

[3] Gutschmidt, S., U. Lange, E. O. Riecken: Kinetic characterization of unspezific alkaline phosphatase at different villous sites of rat jejunum. Histochemistry **69** (1980) 189.

[4] Lojda, Z., R. Gossrau, T. H. Schiebler: Enzymhistochemische Methoden. Springer Berlin – Heidelberg – New York 1976.

[5] Lowry, O. H., I. V. Passoneau: A flexible system of enzymatic analyses. Academic Press, New York – London 1972.

[6] Merkle P., H. Bindewald, D. Breitig: Untersuchung zu Funktion und Stoffwechsel der Mucosa beim mechanischen Dünndarmileus der Ratte. Langenbecks Arch. Chir. **338** (1975) 191.

[7] Mirkovitch, V., F. Cobo, J. W. L. Robinson, et al.: Morphology and function of the dog ileum after mechanical occlusion. Clin. Sci. Mol. Med. **50** (1976) 123.

[8] Nordström, C., A. Dahlquist: Quantitative distribution of some enzymes along the villi and crypts of human small intestine. Scand. J. Gastroenterol **8** (1973) 406.

[9] Rey, I., J. Schmitz, F. Rey, et al.: Cellularm differentiation and enzymatic deficits. Lancet **2** (1971) 218.

[10] Riecken, E. O., H. Goebell, C. H. Bode: Untersuchungen zum Einfluß von tiefen Temperaturen und

Speicherdauer auf einige nachweisbare Enzymaktivitäten in Leber, Niere und Jejunum der Ratte. Histochemie 20 (1969) 225.

[11] Riecken, E. O.: Enzymzytochemie der menschlichen Dünndarmschleimhaut unter normalen und pathologischen Bedingungen. Z. Gastroenterol **13** (1975) 210.

[12] Riecken, E. O.: Enzyme des Darmes: Physiologische und pathologische Aspekte. In: H. Richter, P. Eckert (Hrsg) Ileus, INA **10** (1978) 24.

[13] Robinson, J. W. L., V. Mirkovitch: The recovery of function and microcirculation. In: small intestinal loops following ischaemia. GUT **13** (1972) 784.

[14] Schäfer, A., P. Höhn: Funktionelle Morphologie der Darmschleimhaut – Struktur und Enzymmuster bei der Ratte. Thieme, Stuttgart – New York 1975.

# Tierexperimentelle Untersuchungen der intestinalen Motilität beim kompletten Dickdarmobstruktionsileus

G. Zlatarski, J. Braun, T. Raguse, J. Silny

Intestinale Motilitätsuntersuchungen bei der Dickdarmobstruktion liegen bis heute nicht vor [2, 3, 5, 9, 10, 11].

Deshalb hierzu einige tierexperimentelle Befunde mechanischer und elektrischer Dünn- und Dickdarmreaktionen beim Ileus. Zielsetzung dieser Untersuchung war es

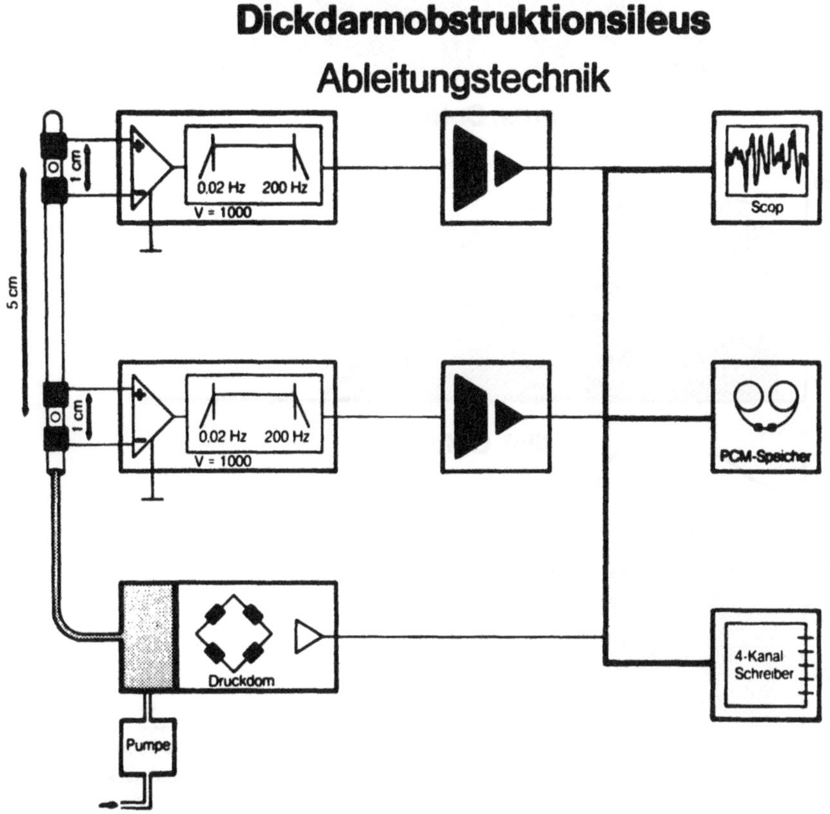


Abb. 1 Versuchsanordnung: Meßsonde mit 2 Ringelektrodenpaaren und 2 Perfusionskathetern. Blockschaltbild der Versuchsanlage.

dabei die Verfahrenswahl einer Entlastungsoperation insbesondere der Lokalisation im Kolon zu begründen.

## Methode (Abb. 1, 2)

Zur Beurteilung der intestinalen Motilität kamen nach Ligatur des distalen Colon descendens manometrische und elektromyographische Messungen oralwärts der Obstruktion in Höhe prämarkierter Stellen im Ileum sowie im proximalen und verschlußnahen Kolon zur Anwendung.

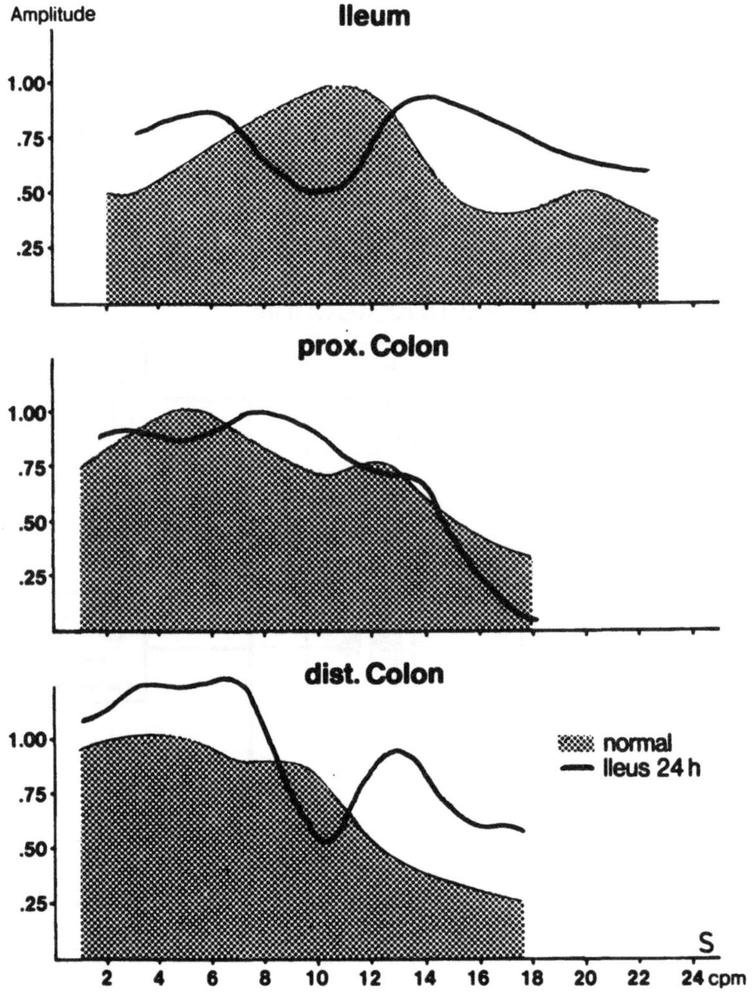


Abb. 2 Signalanalyse: *links:* Ausschnitt analog aufgezeichneter manometrischer und elektrischer Signale.
rechts: Spektralanalyse (FFT) der digital gespeicherten Signale (Abszisse: Frequenz, Ordinate: Amplitude).

Die Messungen erfolgten über eine speziell dafür konstruierte Sonde mit 2 Ringelektrodenpaaren für 2 elektromyographische Ableitungen und 2 Perfusionskatheter zur Erfassung der intraluminalen Druckschwankungen. Die Sonde wurde über eine Ileotomie in das Darmlumen der Hunde eingeführt [4].

Die auf einem PCM-Speicher registrierten Signale wurden einer schnellen Fast-Fourier-Transformation unterzogen, die diskrete Spektralanteile und deren Amplituden des jeweiligen Signals liefert [1, 6, 8].

Aus den Spektrogrammen gleichartiger Versuche wurden dann mittlere Amplituden und Spektrumbreite pro manometrisches bzw. elektrisches Signal berechnet.

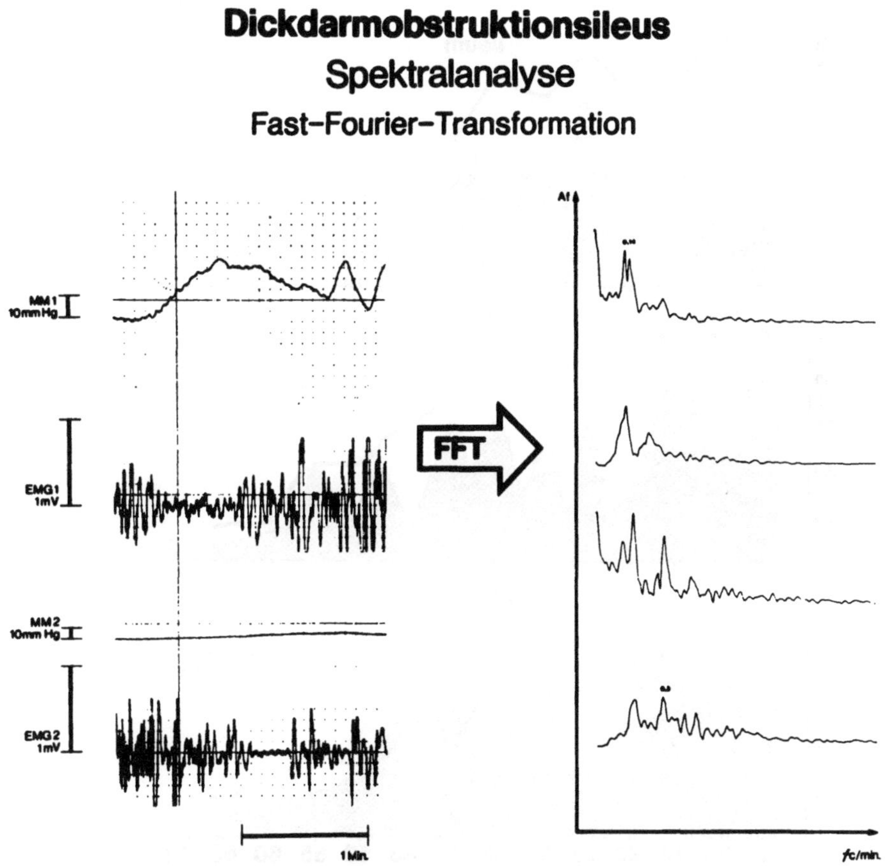


Abb. 3 Dickdarmobstruktionsileus (nach 24 Stunden)
Spektralanalyse manometrischer Signale einzelner Darmabschnitte.
(normaler Vorwert: grau abgesetzt); (s = signifikant gegen normalen Vorwert).

# Ergebnisse

24 Stunden nach Anlage der Obstruktion zeigt das Ausmaß der manometrischen Druckschwankungen im Dünn- und Dickdarm nur im verschlußnahen Kolon einen Unterschied zum normalen Vorwert auf.

Dabei wird ein signifikanter Amplitudenanstieg der peristaltischen Druckwellen registriert.

Dagegen bleiben im Ileum und proximalen Kolon Amplitude und Frequenz unverändert (Abb. 3).

Nun zur Frage der Elektromyographie.

Hier weist die Analyse der simultan registrierten elektrischen Potentiale sowohl im proximalen Kolon wie im Ileum vorwiegend im mittleren Frequenzbereich zusätzli-

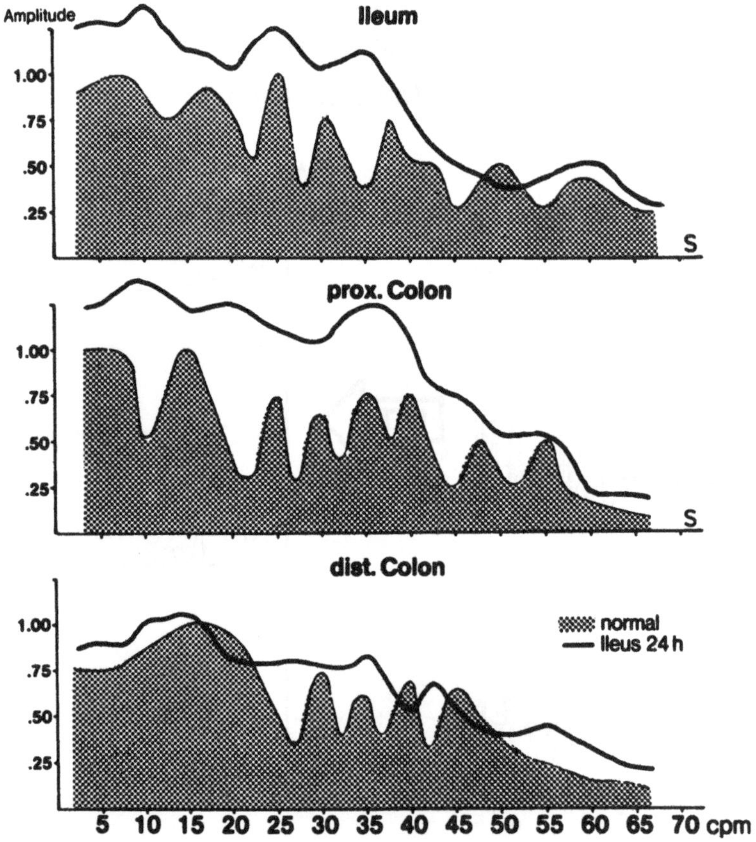


Abb. 4 Dickdarmobstruktionsileus (nach 24 Stunden)
Spektralanalyse elektrischer Signale einzelner Darmabschnitte.
(normaler Vorwert: grau abgesetzt); (s = signifikant gegen normalen Vorwert).

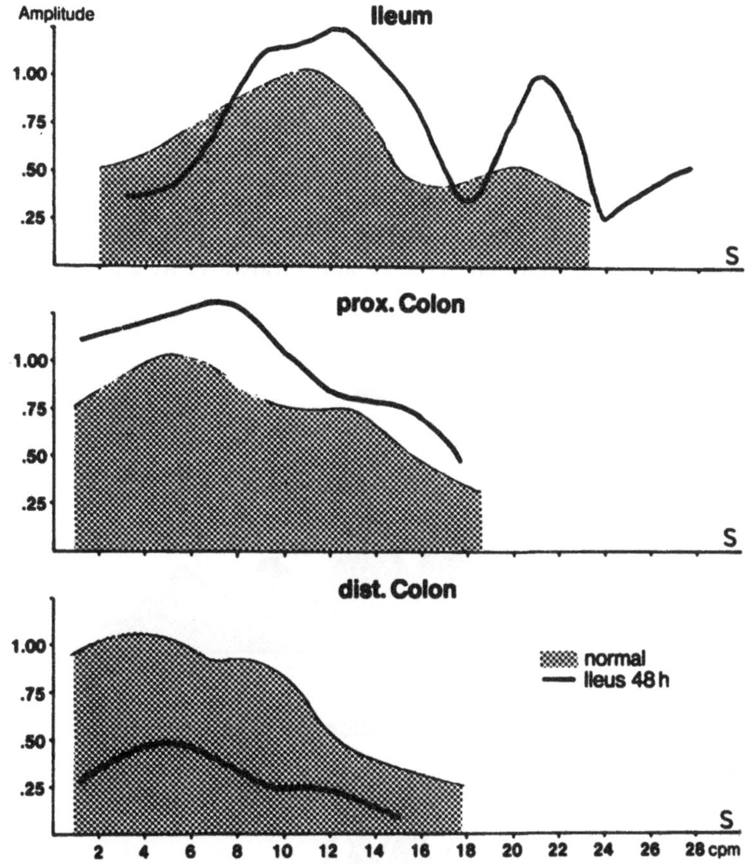


Abb. 5 Dickdarmobstruktionsileus (nach 48 Stunden)
Spektralanalyse manometrischer Signale einzelner Darmabschnitte.
(normaler Vorwert: grau abgesetzt); (s = signifikant gegen normalen Vorwert).

che Signale auf (Abb. 4). Dies betrifft in erster Linie die hochfrequenten Spikepotentiale.

Nach 48stündiger Obstruktion sind im Gegensatz zum Vortage im verschlußnahen Kolon nur noch kleinamplitudige Druckschwankungen erkennbar.

Colon ascendens und terminales Ileum weisen nunmehr einen Amplitudenanstieg der peristaltischen Druckwellen auf. Die Frequenzbreite des mechanischen Kräftespektrums bleibt dagegen auch weiterhin unverändert (Abb. 5).

Bei den elektrischen Aktivitäten ist jetzt im distalen Kolon ein deutlicher Amplitudenabfall aller Frequenzkomponenten, vor allem jedoch im unteren Frequenzbereich zu sehen.

Die oberen Frequenzbreiten sind jetzt im Vergleich zum normalen Kräftespektrum erheblich eingeschränkt und auf den Verlust bzw. auf die Rarifizierung schneller Spikepotentiale zurückzuführen.

Ileum und proximales Kolon weisen auch weiterhin ein unverändert normales elektrisches Kräftespektrum auf (Abb. 6).

Nach 12stündiger Obstruktion treten im Vergleich zum Vortage im verschlußnahen Kolon wieder höhere intraluminale Drücke auf. Oralwärts weichen das terminale

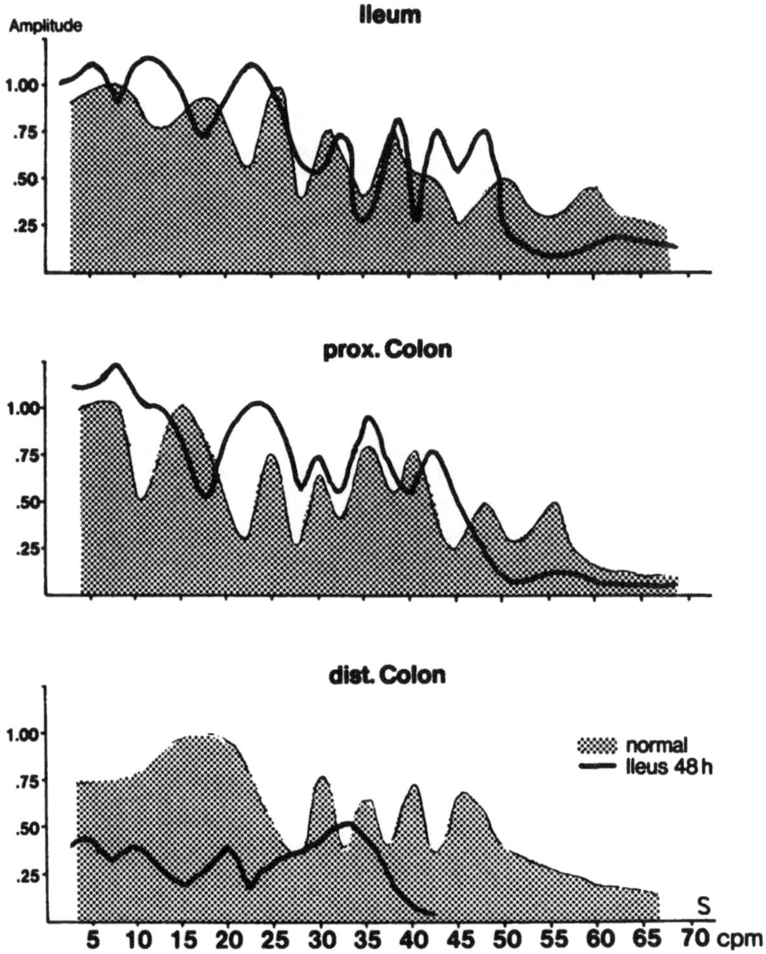


Abb. 6 Dickdarmobstruktionsileus (nach 48 Stunden)
Spektralanalyse elektrischer Signale einzelner Darmabschnitte.
(normaler Vorwert: grau abgesetzt); (s = signifikant gegen normalen Vorwert).

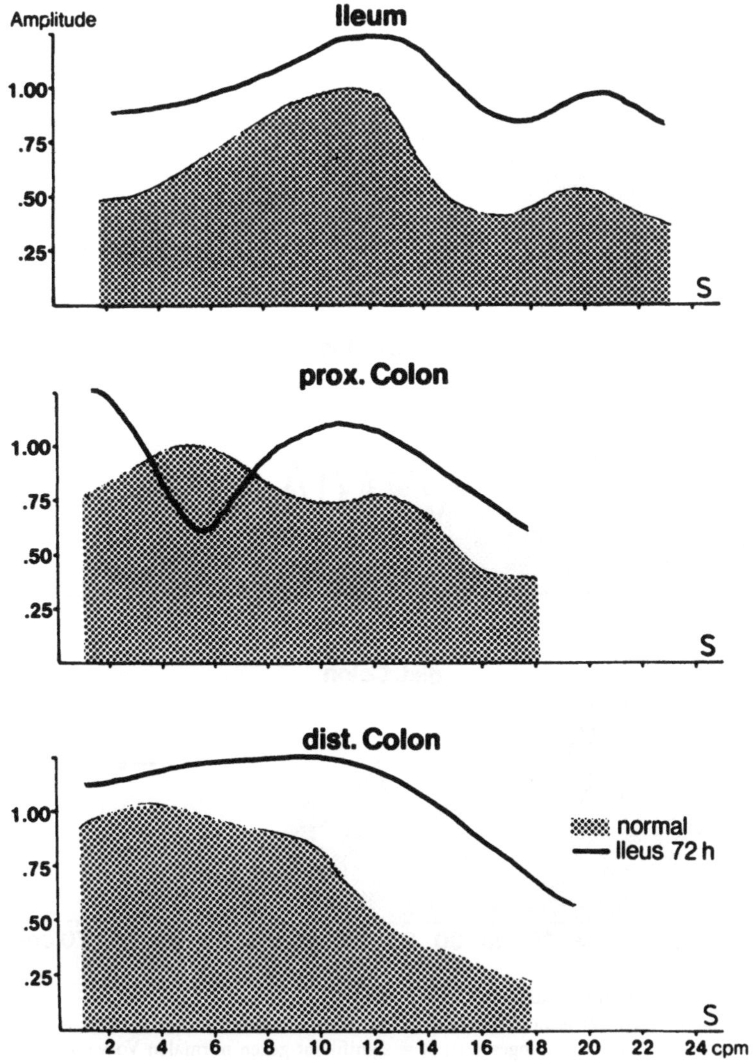


Abb. 7 Dickdarmobstruktionsileus (nach 72 Stunden)
Spektralanalyse manometrischer Signale einzelner Darmabschnitte.
(normaler Vorwert: grau abgesetzt); (s = signifikant gegen normalen Vorwert).

Ileum und das proximale Kolon in ihrem vortägigen Motilitätsverhalten nicht ab, insofern als hier die Hyperaktivität weiterhin anhält (Abb. 7).

Elektromyographisch tritt im verschlußnahen Kolon wieder eine Normalisierung der Amplituden der elektrischen Kontroll- und Spikeaktivität auf; auch bildet sich die am Vortage beobachtete Einengung im oberen Frequenzbereich zurück (Abb. 8).

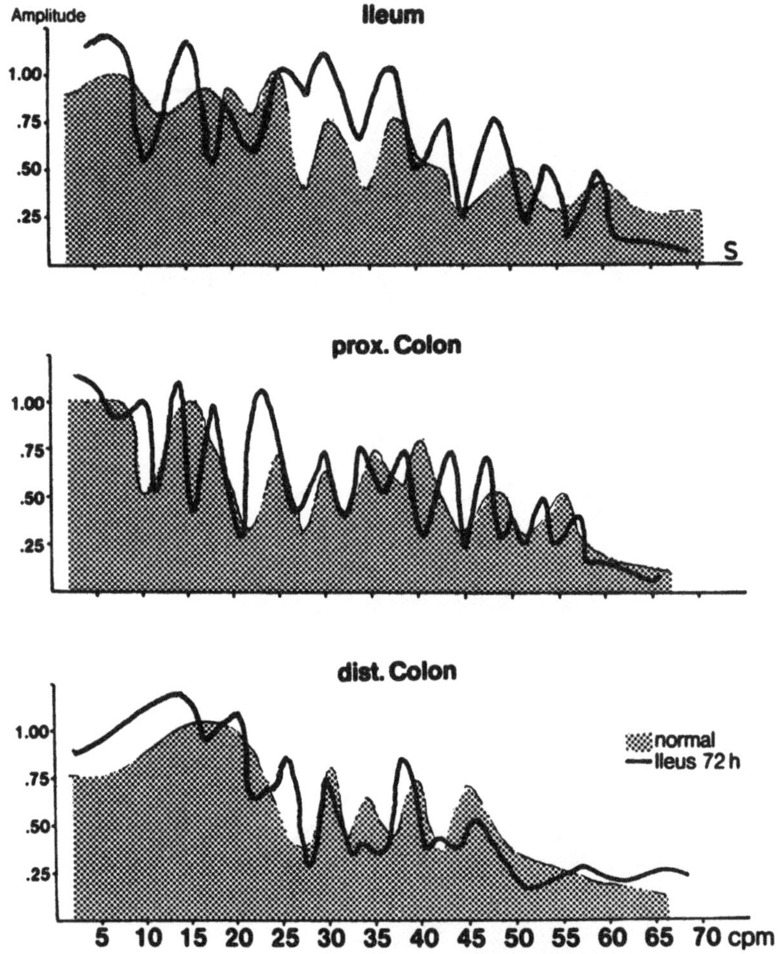


Abb. 8 Dickdarmobstruktionsileus (nach 72 Stunden)
Spektralanalyse elektrischer Signale einzelner Darmabschnitte.
(normaler Vorwert: grau abgesetzt); (s = signifikant gegen normalen Vorwert).

Nach 96 Stunden findet sich sowohl im Ileum und proximalen Kolon wie vorwiegend im verschlußnahen Kolon eine ausgeprägte Abschwächung der intraluminalen Druckschwankungen (Abb. 9). Im EMG wird ebenfalls ein erheblicher Amplitudenabfall im Frequenzbereich der Kontroll- und Spikeaktivität deutlich.

Diese Alterationen sind am ausgeprägtesten im verschlußnahen Kolon. Das Frequenzspektrum ist im oberen Bereich erheblich eingeengt und ist einer Dämpfung der Spikeaktivität anzulasten (Abb. 10).

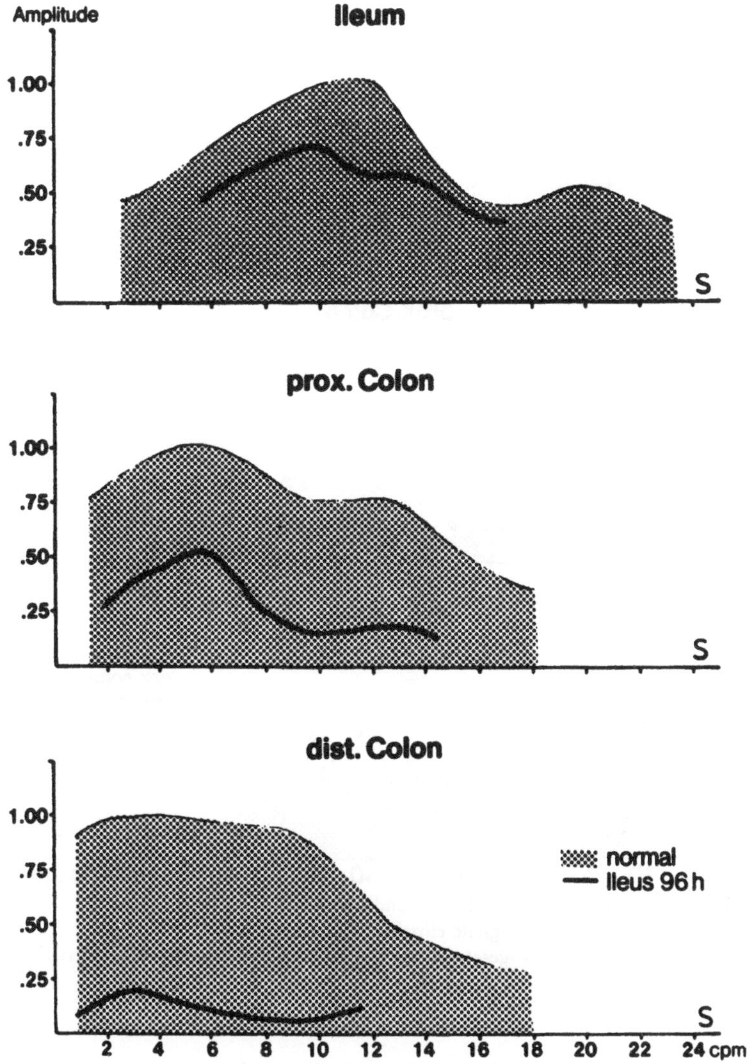


Abb. 9 Dickdarmobstruktionsileus (nach 96 Stunden)
Spektralanalyse manometrischer Signale einzelner Darmabschnitte.
(normaler Vorwert: grau abgesetzt); (s = signifikant gegen normalen Vorwert).

24 Stunden später können manometrisch nur noch schwache Druckschwankungen unter 5 mm Hg erfaßt werden, die auch untereinander nicht mehr differieren (Abb. 11).

Elektromyographisch lassen sich nur noch niederfrequente kleine Signale aufzeichnen, so daß ein kompletter Verlust der Spikeaktivität vorliegt (Abb. 12). Bei allen Tieren wurde der Ileus wieder aufgelöst.

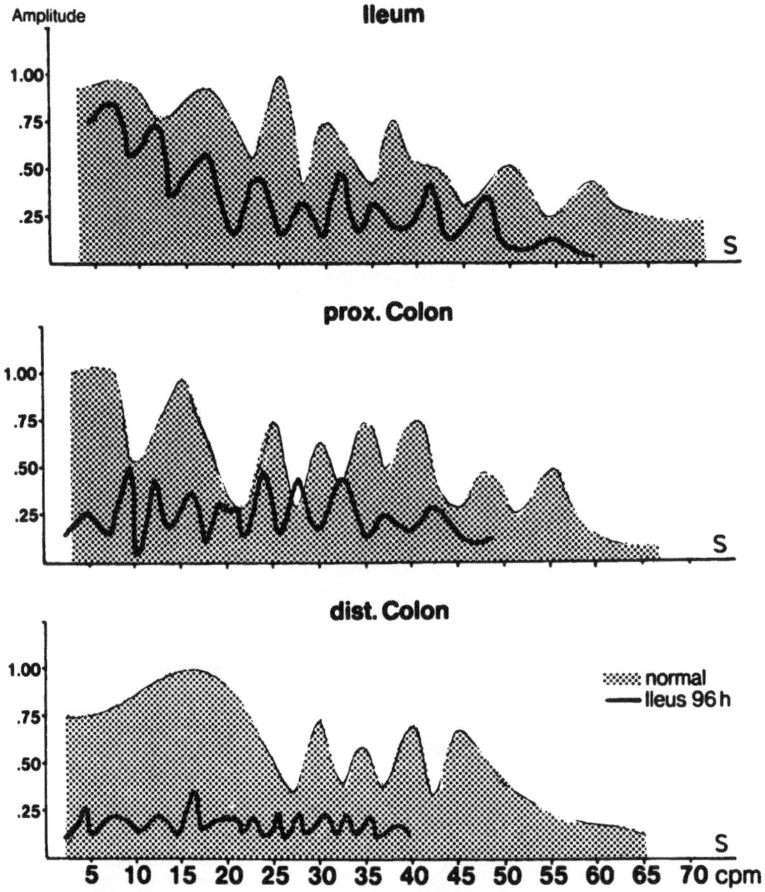


Abb. 10 Dickdarmobstruktionsileus (nach 96 Stunden)
Spektralanlyse elektrischer Signale einzelner Darmabschnitte.
(normaler Vorwert: grau abgesetzt); (s = signifikant gegen normalen Vorwert).

Die Verlaufsbeobachtungen während der Erholungsphase zeigten in umgekehrter Reihenfolge eine Normalisierung der intestinalen Motilität, so daß alle Tiere am Leben erhalten werden konnten.

Zusammenfassend lassen sich die eingangs gestellten Fragen anhand dieser Verlaufsbeobachtungen wie folgt beantworten:

1. Quantiativ wird in den ersten 72 Stunden nach Obstruktion eine generelle Hyperaktivität im Dünn- und Dickdarm registriert.
   Erst mit dem Eintritt der Dünndarmparese am 4. Tag entwickelt sich proximal wie verschlußnah innerhalb von 24 Stunden – also sehr rasch – ein paralytischer Ileus.

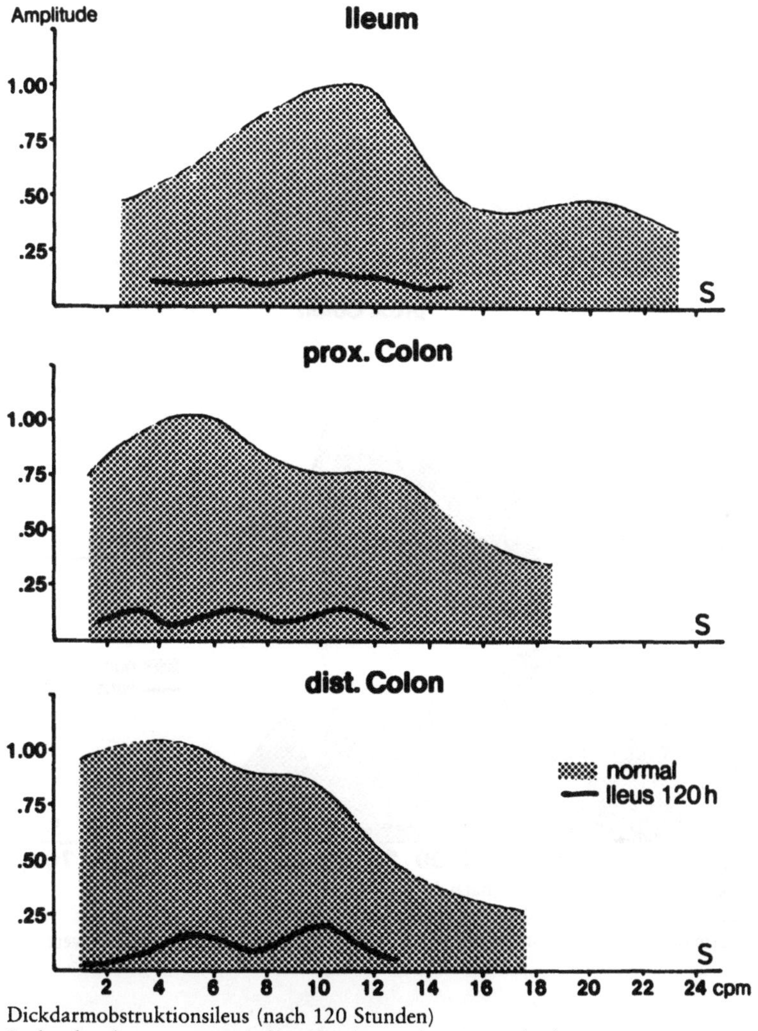


Abb. 11 Dickdarmobstruktionsileus (nach 120 Stunden)
Spektralanalyse manometrischer Signale einzelner Darmabschnitte.
(normaler Vorwert: grau abgesetzt); (s = signifikant gegen normalen Vorwert).

2. Im Vergleich zum Colon descendens weist das proximale Kolon neben dem Ileum das größte Motilitäts- und auch Reaktionspotential auf.
   Dies konnten auch die Beobachtungen während der Erholungsphase nach Auflösen des Ileus bestätigen.
3. Zur eingangs gestellten Frage der Lokalisation einer Entlastungsoperation bietet sich hinsichtlich dieses Verteilungsmusters des intestinalen Kräftepotential das proximale Kolon an.
   Die Coecostomie erhält durch diese Untersuchung einmal mehr eine pathophysiologisch begründete Bestätigung.

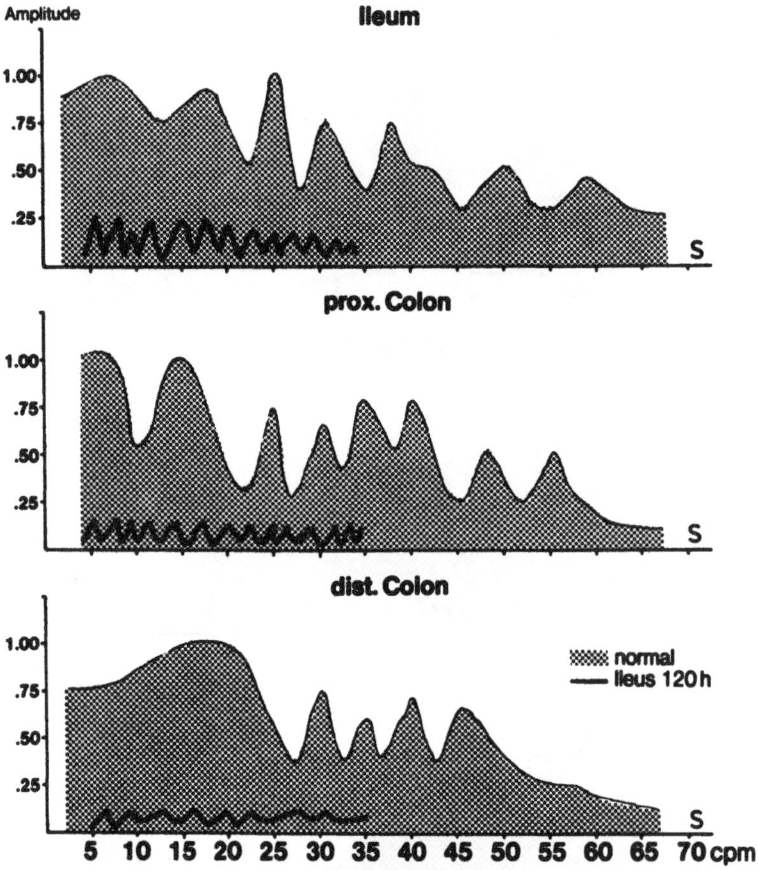


Abb. 12 Dickdarmobstruktionsileus (nach 120 Stunden)
Spektralanalyse elektrischer Signale einzelner Darmabschnitte
(normaler Vorwert: grau abgesetzt); (s = signifikant gegen normalen Vorwert).

# Literatur

[1] Bergland, G. D: A Guided Tour of the Fast Fourier Transform, S. 228–229, IEEE Press, New York 1972.

[2] Carlson, H., O. Wangensteen: Motor Activity of the Distal Bowel in Intestinal Obstruction: Comparison with the Obstructed and Normal. Proc. Soc. Exp. Biol. and Med. **27** (1930) 676.

[3] Condon, R. E., S. H. Sarna: Motility After Abdominal Surgery Clinics Gastroenterology **11** (1982) 609.

[4] Fleckenstein, P. A.: A probe for intraluminal recording of myoelectric activity from multiple sites in the human small intestine. Scand. J. Gastroenterol **73** (1978) 767–770.

[5] Fraser, I. D, R. E. Condon, W. J. Schulte et al.: Bowel motility after primary resection for colonic obstruction. Br. J. Surg. **68** (1981) 113–116.

[6] Landauer, B., J. W. Weidringer, M. Birk et al.: Zur Beeinflussung der Darmmotilität durch Anästhetika Teil I: Inhalationsanästhetika; Intensivbehandlung **6** (1981) 123–136.

[7] Sarna, S. K., B. L. Bardakjian, W. E. Waterfall et al.: Human Colonic Electrical Control Activity (ECA) Gastroenterology 78 (1980) 1526–1536.

[8] Sarna, S. K., W. E. Waterfall, B. L. Bardakjian et al.: Types of Human Colonic Electrical Activities Recorded Postoperatively Gastroeneterology 81 (1981) 61–70.

[9] Schang, J. C., G. Devroede: Fasting and Postprandial Myoelectric Spiking Activity in the Human Sigmoid Colon. Gastroenterology 83 (1983) 1048–1053.

[10] Woods, J. H., L. W. Erickson, R. E. Condon et al.: Postoperative ileus: A colonic problem? Surgery 84 (1978) 527–533.

[11] Zlatarski, G., H. R. Willmen, F. K. Lynen et al.: Tierexperimentelle Untersuchungen beim Dickdarmileus unter besonderer Berücksichtigung der Dickdarmmotilität. Z. Gastroenterologie 10 (1972) 114–126.

# Vasomotion und Peristaltik im Ileus

H.-P. Bruch, E. Schmidt, M. Hörl, P. Kujath, W. Schneider

Die speziellen Konstruktionsmerkmale der glatten Muskulatur und ihres Aufhängeapparates bestimmen den Weitertransport der Ingesta und die Durchblutung des Gastrointestinaltraktes. Tonus und Motilität werden – wie Golenhofen beweisen konnte – von einer endogenen myogenen Rhythmik gesteuert, die selbst wieder übergeordneten Regulationsprinzipien unterliegt [5]. Der Ileus stört das Wechselspiel beider Systeme nachhaltig durch Distension und toxische Effektoren – speziell durch das Endotoxin gramnegativer Bakterien.

Der Einfluß dieser beiden Faktoren kann im in vitro-Modell abgeschätzt werden.

## Material und Methode

Die Untersuchungen wurden am Streifenpräparat N = 60 und an der Dünndarmarkade aus dem menschlichen Gastrointestinaltrakt (N = 10) ausgeführt. Jeweils 20,3 mm breite und 2 cm lange Muskelstreifen aus den einzelnen Kompartimenten des menschlichen Gastrointestinaltraktes wurden untersucht. Anhaftendes Fett und die Mukosa wurden reseziert. Das Gewebe wurde sofort in 37 °C warmer karbogendurchperlter Tyrodelösung bei einem pH von 7,3 präpariert. Die Untersuchungen erfolgten in der nach Peiper modifizierten Anordnung von Magnus. Die isometrisch entwickelte Spannung wurde registriert.

Außerdem wurden 10 perfundierte Dünndarmarkaden von im Mittel 10 cm Länge untersucht. In die zuführende Arterie und abführende Vene wurde jeweils ein Teflonkatheter eingebracht. Alle Gefäßanastomosen zu benachbarten Darmabschnitten wurden ligiert. Das Darmstück wurde mit einer Dextran-Tyrodelösung perfundiert. Eine Rollerpumpe beförderte das Perfusat über einen Wärmetauscher, einen Überlauf und ein Flowmeter in den arteriellen Katheter. Mit Hilfe des Überlaufes konnte der Druck im arteriellen Schenkel genau eingestellt werden (80 mm Hg). In das proximale und distale Ende des Darmsegmentes wurden Polyäthylenoliven eingebunden. Das Darmlumen wurde mit Perfusionsflüssigkeit und Luft gefüllt. Der intraluminale Druck sowie der arterielle Durchfluß wurden fortlaufend niedergeschrieben. Die Darmarkade selbst wurde in ein thermostatierbares Plexiglasgehäuse plaziert und bei einer konstanten Temperatur von 37 °C

Tabelle 1

| Pharmaka | | Konzentration (μg/ml) |
|---|---|---|
| Prostaglandin $E_2$, $F_2$ | (Upjohn) | $10^{-5}$–50 |
| Adrenalin | (Hoechst) | $10^{-2}$–50 |
| Carbaminocholin | (Merck) | $10^{-2}$–50 |
| Propranolol | (ICI) | 1 |
| Endotoxin (E. Coli) | (Difco) | $10^{-2}$–u22–10 |
| Indometacin | (MSD) | $10^{-3}$– 3 |

Tabelle 2 Dextran-Tyrodelösung

| | | | |
|---|---|---|---|
| NaCl | 7.726 g | KCl | 0,358 g |
| $CaCl_2$ | 0.368 g | $MgCl_2$ | 0.1 g |
| $NaHCO_3$ | 1.0 g | $NaH_2PO_4$ | 0.05 g |
| Glucose | 1.0 g | Dextran 70 | 60,0 g |
| Aqua dest. ad | 1000.0 g | | |

untersucht. Die gesamte Meßeinrichtung wurde vor jedem Versuch geeicht. Die zu untersuchenden Pharmaka wurden dem Perfusat in jeweils maximal wirksamer Dosis zugesetzt (Tabellen 1, 2).

# Ergebnisse

Von besonderem Interesse für die Klinik der Darmdistension, wie sie im Rahmen des mechanischen Ileus zu beobachten ist, sind die mechanischen Voraussetzungen der Peristaltik. Die Dehnung der glatten Muskulatur stellt einen physiologischen Reiz dar, der geeignet ist eine Depolarisation auszulösen. Es nimmt daher nicht Wunder, daß die spontane Motilität von der Vordehnung und Vorspannung der Muskulatur ähnlich abhängig ist, wie die kaliuminduzierte maximale Kontraktion [4].

Untersucht man die Beziehung zwischen Frequenz und Vordehnung (Abb. 1) sind die großen Hohlorgane bei 100 bis 250%, der Dünndarm bei 50 bis 120% maximal aktiv. In diesem Bereich besitzen die rezeptiven Organe wie Magen und Dickdarm eine Spannung und 1000 und 5000 dyn/mm$^2$, während der Dünndarm zwischen 1000 und 2000 dyn/mm$^2$ erreicht (Abb. 2). Betrachtet man die Kontraktilität der glatten Muskulatur, so zeigt sich, daß die Spannungsanstiegsgeschwindigkeit einem Maximum zustrebt, während umgekehrt die Anspannungszeit ein Minimum erreicht (Abb. 3). Die Wendepunkte beider Kurven liegen stets in dem Bereich, der durch die maximale Kontraktionskraft der Muskulatur aus den einzelnen Kompartimenten definiert ist.

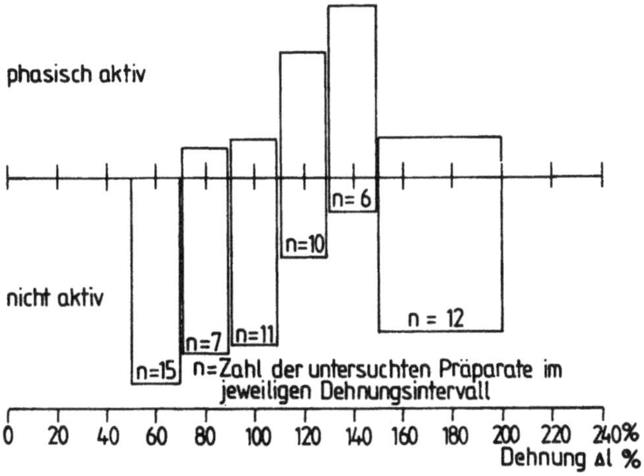


Abb. 1 Abhängigkeit spontaner Motilität von der Vordehnung am Beispiel des Magenkorpus.

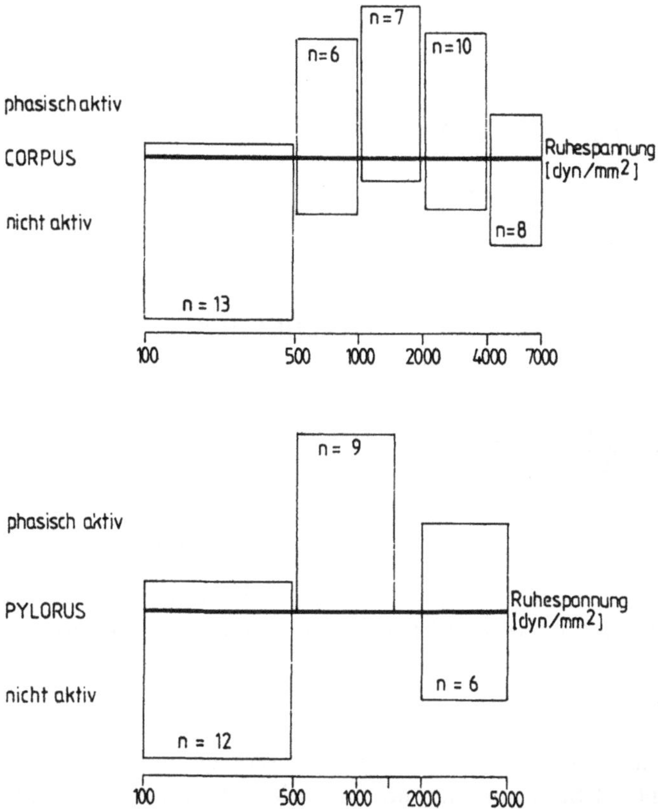


Abb. 2 Abhängigkeit spontaner Motilität von der Vorspannung am Beispiel von Korpus- und Pylorusmuskulatur.

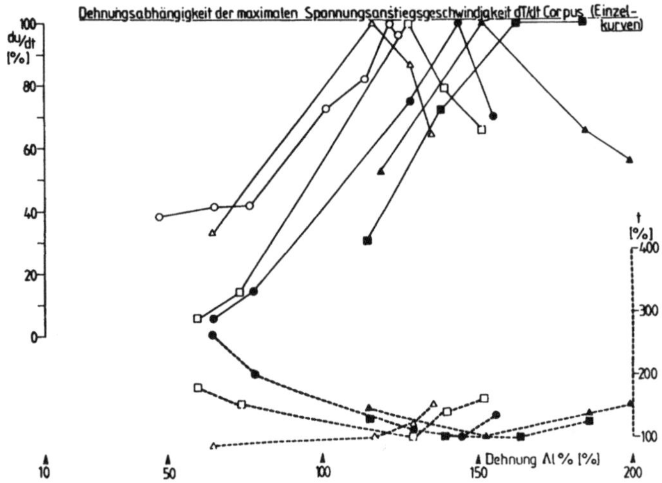


Abb. 3 Dehnungsabhängigkeit der maximalen Spannungsanstiegsgeschwindigkeit dT/dt am Beispiel der Magenkorpusmuskulatur.

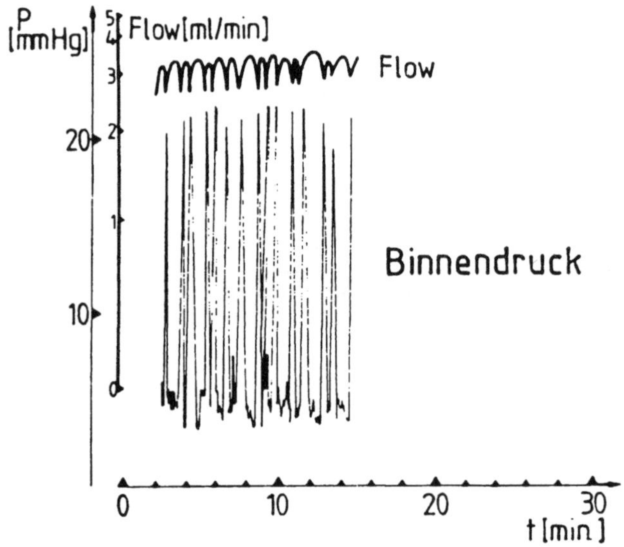


Abb. 4 Interaktion zwischen Peristaltik und Durchflußrate an der isolierten Dünndarmarkade des Menschen.

Simuliert man die Verhältnisse eines mechanischen Ileus an der isolierten Dünndarmarkade, beginnt die spontane Motilität bei sehr geringem Binnendruck im Mittel bei 3 mm Hg (1 bis 8 mm Hg), um bei im Mittel 34 mm Hg (15 bis 70 mm Hg) wieder zu sistieren. Im Durchschnitt erreicht die normale Peristaltik Druckspitzen von 17% bezogen auf den Maximalwert nach Depolarisation. Die spontane

Motilität beeinflußt die Perfusionsrate nur geringfügig und möglicherweise abhängig von der den mesenterialen Gefäßen eigenen spontanen Rhythmik (Abb. 4). Die Perfusionsrate geht erst bei einem Binnendruck der knapp unter dem mittleren Perfusionsdruck liegt gegen Null.

Simuliert man gleichzeitig eine Endotoxämie, Endotoxine sind potente Inhibitoren der Prostaglandindehydrogenasen, steigen phasische und tonische Motilität gleichermaßen an, wie dies nach Prostaglandin E 2-Applikation zu beobachten ist.

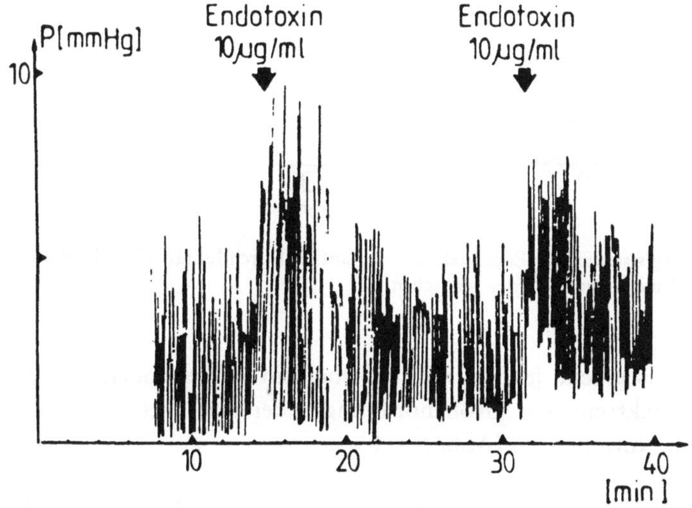


Abb. 5 a Die Wirkung von Endotoxin auf den Binnendruck.

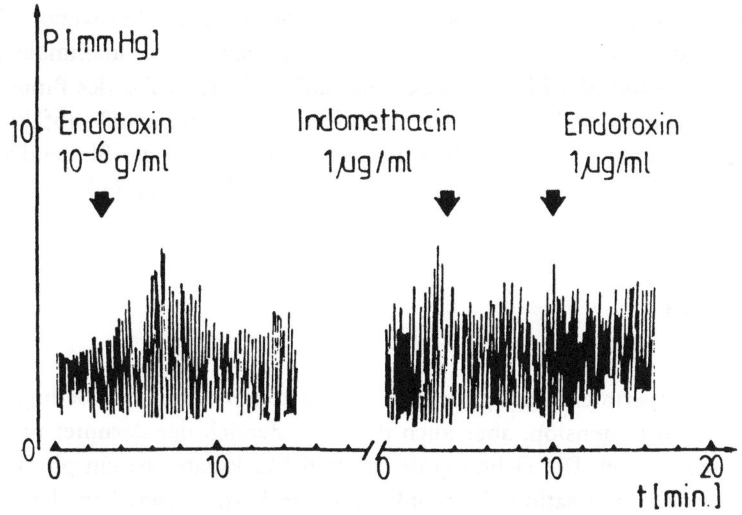


Abb. 5 b Die Wirkung von Endotoxin auf den Binnendruck.

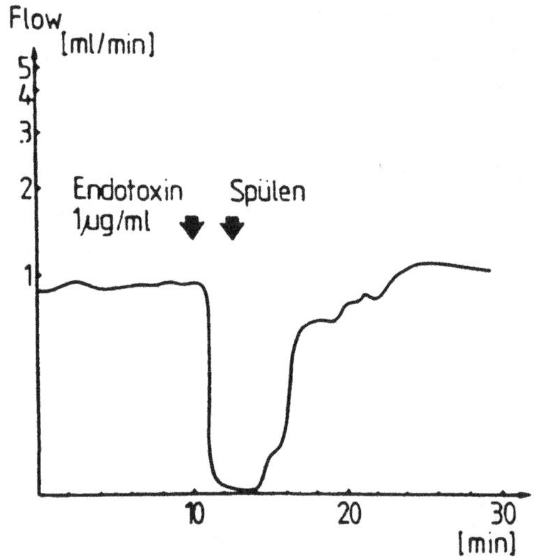


Abb. 6 Originalregistrierung der Endotoxinwirkung auf die Durchflußrate einer druckkonstant perfundierten Dünndarmarkade des Menschen.

Wird das Darmsegment jedoch mit Indometacin vorbehandelt, stellt sich kein signifikanter Effekt ein. Die Größenordnungen der peristaltischen Kontraktionen bewegt sich im Normbereich (Abb. 5 a, b).

Endotoxin beeinflußt jedoch nicht allein die Tunica muscularis, es erniedrigt gleichzeitig die arterielle Durchflußrate und hebt den Gefäßwiderstand (Abb. 6). Dabei handelt es sich nicht um eine passive Mitreaktion der Gefäße, die in die Tunica muscularis eingebettet sind. Dies beweist ein Vergleich mit der karbacholabhängigen Kontraktion der Darmwand. Karbaminocholin induziert eine maximale Kontraktion der Darmwand, der Binnendruck steigt auf im Mittel 87% des Binnendruckes nach Depolarisation, während die Durchflußrate nur um etwa 80% abfällt. Endotoxin dagegen bedingt eine vergleichsweise geringe Erhöhung des Binnendruckes um 40%, die arterielle Durchflußrate dagegen fällt im Schnitt um 83%.

## Diskussion

Das in vitro-Experiment ermöglicht es, Muskelstreifen unter den Bedingungen der physiologischen Distension, aber auch in einem Bereich der darunter und darüber liegt, zu untersuchen. Die Dehnung der glatten Muskulatur ist ein physiologischer Stimulus der Depolarisation. Erstaunlicherweise besteht zwischen der spontanen Motilität der glatten Muskulatur und der durch Vordehnung und Vorspannung bestimmten aus dem Arbeitsdiagramm ablesbaren Zone der maximalen Arbeitsleistung eine enge Korrelation. Im mittleren Spannungs- und Dehnungsbereich ist die spontane Motilität am höchsten. Jenseits dieser Spannungs- und Vordehnungsmarken treten rhythmische Kontraktionen mit wachsendem Abstand immer seltener auf, bis die rhythmische Aktivität vollkommen erlahmt. Möglicherweise verkürzen sich die kontraktilen Strukturen in der glatten Muskelzelle primär gegen die serienelastischen Einheiten, so daß ohne entsprechende Vordehnung keine Kraftübertragung auf den Muskelansatz erfolgt. Im mittleren Dehnbereich sind die elastischen Strukturen dann ideal vorgespannt und garantieren eine optimale Kraftankopplung, während im oberen Dehnbereich die kontraktilen Elemente auseinandergezogen werden, so daß sich die Anzahl möglicher Interaktionsorte zwischen den Proteinen vermindert. Die quantitativen Ergebnisse erklären, warum zu Beginn einer mechanisch verursachten Darmdistension eine kurze Phase der Hypermotilität zu beobachten ist, bis dann alle motorischen Reaktionen ausfallen.

In vivo werden die hohen Druckwerte, die geeignet wären die glatte Muskulatur des Dünndarmes zu überdehnen, praktisch nie erreicht. Im Dünndarmileus werden Druckwerte von im Mittel 10 cm Wassersäule gemessen, da der Dünndarm unter pathologischen Bedingungen über den Magen nach proximal drainiert wird. Die Durchblutung wird damit im Ileus kaum jemals beeinträchtigt. Von wesentlicher Bedeutung erscheint jedoch die Endotoxämie, die wohl vornehmlich über ihre indirekten Wirkungen auf den Stoffwechsel des Gastrointestinaltraktes Einfluß nimmt. Die vergleichsweise geringe Erhöhung des Binnendruckes im perfundierten Dünndarmsegment um 40% bei extremer Abnahme der Durchflußrate läßt auf eine spezifische Wirkung des Endotoxins auf die glatte Muskulatur des Gastrointestinaltraktes und seine Gefäße schließen. Da diese Wirkung durch Indometacin unterdrückt werden kann, erhält man einen deutlichen Hinweis darauf, daß zumindest ein Teil der direkten Endotoxinwirkung durch die Erhöhung der Konzentration an Prostaglandinen erklärt werden kann. Indometacin inhibiert die Prostaglandinendoperoxidase, hohe Dosen von Indometacin unterbinden die Prostaglandinsynthese zuverlässig. Da Prostaglandine nicht mehr synthetisiert werden, wird die Prostaglandinkumulierung unterbunden, die nach Endotoxin induzierter Hemmung der 15-Hydrooxyprostaglandindehydrogenase normalerweise auftreten würde. Die Endotoxinämie dürfte damit über die Verminderung der intestinalen und wie Experimente von Lehmann und Düsel* gezeigt haben, auch der Leberperfusion wesentlich zur Ileuskrankheit beitragen. Pharmaka, die in der Lage sind, den Stoffwechsel der Arachidonsäure zu beeinflussen (Zyclooxigenase und Lipoxigenase-Hemmstoffe), dürften damit in der adjuvanten Behandlung der Ileuskrankheit in Zukunft eine größere Rolle spielen.

* unveröffentlicht

# Literatur

[1] Bruch, H. P., E. Schmidt, R. Laven: Mögliche Bedeutung der Prostaglandine für die menschliche Gefäßmotilität und Hypertonie. Vasa **6** (1977) 347.

[2] Bruch, H. P., E. Schmidt, R. Laven: The role of prostaglandins in peristalsis and Crohn's disease. World Congress of Gastroenterology. Book of Abstracts **39** (4, Madrid, 1978).

[3] Bruch, H. P., E. Schmidt, R. Laven, G. Kehrer, K. H. Wasner: The role of prostaglandins in peristalsis of the human colon. Acta Hepato-Gastroenterologica **25** (1978) 303.

[4] A. Chauve, G. Devroede, E. Bastin: Intraluminal pressure during perfusion of the human colon in situ. Gastroenterology **70** (1976) 336.

[5] Golenhofen, K.: Spontaneous activity and functional classification of mammalian smooth muscle. In: Physiology of Smooth Muscle. E. Bülbring and M. F. Shuba (Edts.) Raven, New York 1976.

[6] Golenhofen, K.: Theory of P and T system for calcium activation in smooth muscle. In: Physiology of Smooth Musle. E. Bülbring and M. F. Shuba (Edts.) Raven, New York 1976.

# Endotoxin beim experimentellen und klinischen Ileus

H. Gögler, P. Meckes, H. G. Beger

Die wichtigsten Erreger der Sepsis in der Chirurgie gehören zu der Gruppe der gramnegativen Bakterien, die als gemeinsame Eigenschaft die Bildung von Endotoxin haben. Diese Erreger sind physiologischer Bestandteil der Darmflora.

Es ist allgemein bekannt, daß bei Schädigungen der Darmwand, wie sie beim mechanischen Ileus auftreten können, diese Erreger die Darmwand penetrieren. Ob bei diesem Geschehen auch Endotoxin frei wird und ob ihm eine Rolle im folgenden septischen Geschehen zukommt, war die Fragestellung dieser Untersuchung.

## Methodik

Der Endotoxin-Nachweis erfolgte mit dem Limulus-Test, nachdem zuvor die zu testenden Seren mit der Phenol-Wasser-Extraktion mit Ultrafiltration nach Beger et al. [1] vorbehandelt wurden. Diese Methode hat sich in vergleichenden Versuchsreihen der Verdünnungsmethode mit Nativplasma und der Chloroformextraktion als überlegen erwiesen.

Im Tierexperiment wurden 21 Beagle-Hunde verwendet. Ein Sphinktersystem, welches sich am wachen Tier von außen öffnen und schließen ließ, diente der Ileuserzeugung. Eingelegte Katheter in die Pfortader, in die Vena cava, in den Ductus thoracicus und in die Peritonealhöhle wurden zur Gewinnung von Material aus den verschiedenen Körperkompartments benutzt (Abb. 1).

Bei der Versuchsgruppe I wurde ein reversibler Ileuszustand erzeugt; bei der Versuchsgruppe II ein irreversibler, d. h. letaler Ileus. 4 scheinoperierte Tiere dienten als Kontrollen.

## Ergebnisse

Bei allen Tieren der Kontrollgruppe konnte Endotoxin weder aus dem Blut, noch der Lymphe und der Peritonealflüssigkeit nachgewiesen werden.

Bei der Gruppe I des reversiblen Ileuszustandes trat Endotoxin im Mittel nach 72 Stunden (24–96 Stunden) postoperativ auf. Aus dem Blut war Endotoxin bei 5 von 7 Tieren in niedriger Konzentration nachweisbar (Tab. 1).

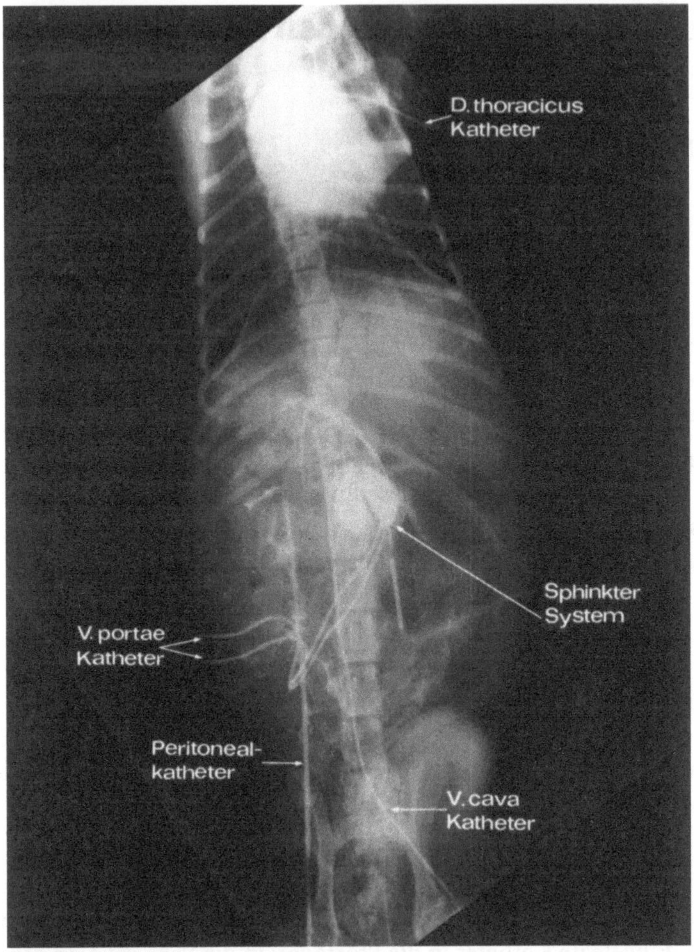


Abb. 1 Röntgen-Situs beim Hund mit Ileus.

Nach Aufhebung des Ileuszustandes und Gesundung der Tiere war Endotoxin weder im Blut, noch in der Peritonealflüssigkeit nachweisbar.

In der Gruppe II mit irreversiblem letalen Ileus war Endotoxin aus der Peritonealflüssigkeit im Mittel nach 48 Stunden (24–134 Stunden) nachweisbar. Die mittlere Nachweisdauer nach Beginn des Experimentes aus dem Pfortaderblut lag bei 54 Stunden, aus dem peripheren Blut bei 56 Stunden. Die dabei gemessenen Konzentrationen lagen um 1 bis 2 Zehnerpotenzen höher als in der Gruppe der überlebenden Tiere mit reversiblen Ileus (Tab. 2).

Parallel zu diesen tierexperimentellen Studien wurden in der Klinik bei Patienten mit mechanischem Ileus Endotoxin-Untersuchungen durchgeführt (Tab. 3). Intraoperativ wurde bei 6 der 7 Patienten Endotoxin aus der Peritonealflüssigkeit nachgewie-

Tabelle 1 Reversibler Ileus beim Hund

| Maximale Endotoxin-Konzentration im Blut (ng/ml | |
|---|---|
| Tier-Nr. | Konzentration |
| H 18 | negativ |
| H 19 | 10 |
| H 21 | 10 |
| H 22 | 10 |
| H 26 | 100 |
| H 27 | negativ |
| H 28 | 10 |
| H 33 | 10 |

Tabelle 2 Irreversibler Ileus beim Hund

| Maximale Endotoxin-Konzentration im Blut (ng/ml) | |
|---|---|
| Tier-Nr. | Konzentration |
| H 20 | 100 |
| H 23 | 100 |
| H 25 | 100 |
| H 30 | 100 |
| H 32 | 1000 |
| H 34 | 10 |
| H 36 | 100 |
| H 37 | 100 |
| H 39 | 1000 |
| H 41 | 100 |

Tabelle 3 Ileus Patienten (n = 7). Endotoxin- und Keimnachweis

| Patient-Nr. | Keimnachweis im Peritoneum | Endotoxin-Nachweis Bauchhöhlenflüssigkeit* | Blut** ersten 48 Std. | Blut*** postoperative Tage | Blut präfinal (48 h) | Letalität |
|---|---|---|---|---|---|---|
| 1. | E. coli | – | – | 0/3 | – | überlebt |
| 2. | E. coli | + | – | 0/2 | – | überlebt |
| 3. | Enterokokken | + | – | 0/4 | – | überlebt |
| 4. | E. coli, Pseudomonas | + | + | 5/8 | + | verstorben |
| 5. | E. coli, Enterobacter aerogenes | + | + | 4/10 | + | verstorben |
| 6. | n. b. | + | + | 1/1 | + | verstorben |
| 7. | E. coli | + | + | 3/3 | + | verstorben |

* intraoperativ
** Innerhalb der ersten 48 Std. nach Peritonitisdiagnose pro ml Blut
*** Verhältnis von Endotoxin-positiven Tagen zur Gesamtzahl der Meßtage

sen. 4 der 7 Patienten verstarben im weiteren Verlauf. Im peripheren Blut wurde bei den überlebenden Patienten Endotoxin nicht nachgewiesen. Von den 32 Beobachtungstagen der 4 Verstorbenen waren 13 Endotoxin-positiv. In den letzten 48 Stunden präfinal war bei allen diesen Patienten der Endotoxin-Nachweis positiv.

## Schlußfolgerungen

1. Endotoxin ist beim mechanischen Ileus im Tierexperiment und beim Menschen nachweisbar.
2. Die Höhe der Endotoxin-Konzentrationen im peripheren Blut korrelieren mit dem klinischen Krankheitsbild und stellen somit einen zusätzlichen Parameter für die Prognose dar.
3. Der Endotoxin-Nachweis mit der Phenol-Wasser-Extraktion und Ultrafiltration gelingt häufiger als der Keimnachweis. Die Befunde sind schneller verfügbar und ermöglichen eine quantitative Beurteilung.

## Literatur

[1] Beger, H. G., H. Gögler, E. Kraas et al.: Endotoxin bei bakterieller Peritonitis. Chirurg 52 (1981) 81.

# Zusammenfassung der Diskussion

W. Lorenz

Die Pathophysiologie des Ileus bezieht ihre Bedeutung für den Chirurgen aus der Zuordnung zur Klinik: Eine engmaschige Überwachung und eine rechtzeitige Therapie orientieren sich an verschiedenen Stadien der Krankheit. Mechanischer, funktioneller und kombinierter Ileus werden abgegrenzt.

Am Anfang der Ileuskrankheit steht eine durch verschiedene Mechanismen (Reflexe, schmerzmittelbedingte Adrenalin- und Noradrenalinfreisetzung) ausgelöste Sympathikusaktivierung mit einer Hemmung der Darmmotilität. Die Zunahme des Darminhalts vor dem Transporthindernis führt nach dem Gesetz von Laplace zu einer erheblichen Distension des Darmes, die aber nach heutiger Ansicht weniger beim Dünndarm-Ileus, sondern mehr beim Dickdarm-Ileus zur Durchblutungsstörung (Hypoxie, Ischämie) führt. Im Dünndarm werden entsprechend hohe Drucke nicht erreicht, weil vorher der Darminhalt erbrochen wird. Die Vermehrung von Keimen im Darminhalt und die Freisetzung von Endotoxinen im Darmlumen und ihre Resorption führt zur vermehrten Sekretion mit Elektrolyt- und Wasserverlusten, zum Meteorismus und bei Durchwanderungsperitonitis schließlich zu den Symptomen des septischen Schocks.

An Herz-Kreislauf-wirksamen Toxinen werden neben den Aminen vor allen Dingen Endotoxine, Prostaglandine und verschiedene gastrointestinale Peptidhormone bei der Ileuskrankheit verantwortlich gemacht. Im Tierexperiment an verschiedenen Spezies wurden all diese Mediatoren zu verschiedenen Zeiten der Ileuskrankheit nachgewiesen. Histamin spielt vor allem beim vaskulären Ileus (Mesenterialinfarkt, inkarzerierte Hernie, Briden-Ileus mit Gefäßabklemmung) eine wichtige Rolle, wenn sein Abbau durch Diaminoxidase in der Darmwand mit verschiedenen Medikamenten verhindert wird. Neben den Entlastungsoperationen wurde deshalb beim funktionellen Ileus eine Sympathikolyse, beim vaskulären Ileus eine Therapie mit Histamin $H_1$- plus $H_2$-Rezeptorantagonisten (Fenistil, Tagamet) empfohlen.

# II Diagnostik

# Klinische Diagnostik und differentialdiagnostische Aspekte

H. Richter, C. Baerwald, W. Günther

## Einleitung

Die hohe Letalität des Darmverschlusses von 10–25% [2] zwingt uns zu raschen diagnostischen und therapeutischen Maßnahmen. Der Patient wird uns in der Mehrzahl der Fälle unter dem Bild eines akuten Abdomens (das bereits schon eine längere Zeit besteht) in die Klinik eingewiesen.

Dabei hat sich aus dem Ileus bereits die Ileuskrankheit entwickelt, das heißt, daß aufgrund einer zeitlichen Verzögerung bereits Organsysteme in Mitleidenschaft gezogen wurden. Diese Verzögerung wird deutlich, wenn wir uns die Zeitspanne betrachten, die vom Beginn der Symptomatik bis zur Klinikeinweisung und weiter bis zur operativen oder konservativen Therapie vergeht. (Tabellen 1, 2).

Diese Zahlen zeigen, daß die diagnostischen Maßnahmen unverzüglich einzusetzen haben. Dabei haben wir uns folgende Fragen zu stellen:

Liegt überhaupt ein Ileus vor?
Handelt es sich um einen funktionellen oder mechanischen Ileus?
In welchen Darmabschnitten ist das Hindernis lokalisiert?

Tabelle 1 Zeitspanne vom Beginn der Symptomatik bis zur Klinikeinweisung

| | n | Zeit |
|---|---|---|
| Tondelli, P. [12] (1983) | 360 | 19 Tage |
| Eigene Ergebnisse (1984) | 205 | 18 Tage |

Tabelle 2 Zeitspanne von der Krankenhauseinweisung bis zur Operation

| | n | Zeit |
|---|---|---|
| Cantor, O. [1] (1969) | 360 | 4Std.–19 Tage |
| Tondelli, P. [12] (1983) | 205 | 28 Std. |
| Eigene Ergebnisse (1984) | | 19 Std. |

Handelt es sich um einen mechanischen Darmverschluß mit oder ohne Gefäßbeteiligung?

## Symptomatik

Die klassischen Symptome des Darmverschlusses (Tab. 3), die bei allen Ileusformen in mehr oder minder ausgeprägter Weise auftreten, geben uns dabei die ersten diagnostischen Hinweise. Wie bei kaum einer anderen Erkrankung kommt der klassischen Untersuchung – der Erhebung der Anamnese und des klinischen Befundes – eine besondere Bedeutung zu (Abb. 1, Tab. 4). Die Vorgeschichte gibt uns Auskunft über frühere und jetzige Beschwerden, über durchgemachte Operationen

Tabelle 3 Klinische Symptome des Ileus

| |
|---|
| 1. Stuhl- und Windverhaltung |
| 2. Übelkeit und Erbrechen |
| 3. Aufgetriebenes Abdomen |
| 4. Schmerzen |
| 5. Klingende oder fehlende Darmgeräusche |

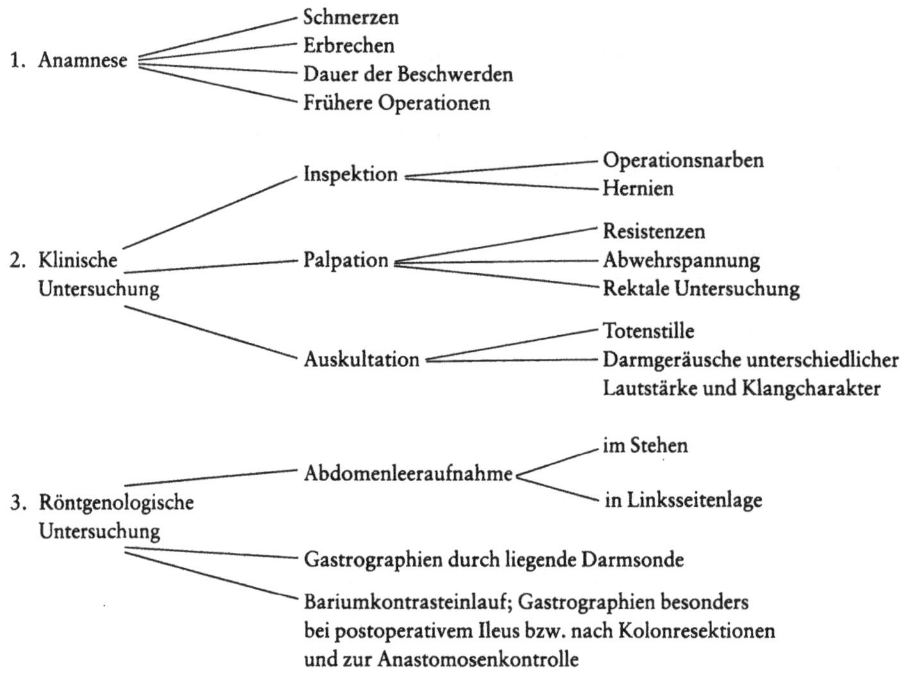


Abb. 1 Klinisch-diagnostische Maßnahmen beim Ileus

und über den Charakter der Schmerzen. Aus den Angaben über Erbrechen, Stuhl- und Windverhaltung lassen sich Rückschlüsse auf Lokalisation und Ätiologie des Ileus ziehen.

Das Initialsymptom des mechanischen Ileus ist der Abdominalschmerz, der vom körperlichen Unbehagen bis zu kolikartigen Schmerzen reichen kann. Andauernde und durch Analgetika kaum zu beeinflussende schwere Schmerzzustände sind dringend auf einen Strangulationsileus, Mesenterialinfarkt oder schwere Pankreatitis verdächtig (Tab. 5).

Tabelle 4 Abhängigkeit der Ileussymptome von der Lokalisation des Darmverschlusses

| | Erbrechen | Schmerzcharakter | Meteorismus | Wind- und Stuhlverhaltung |
|---|---|---|---|---|
| Hoher Dünndarmileus | Früh, heftig, würgend; Speisen, Magensaft, Galle | Schockartig, heftig, intermittierend | Fehlt oder minimal | Fehlt |
| Tiefer Dünndarmileus | Nach dem Schmerz, weniger profus, fäkulent | Heftig, krampfartig, diffus um den Nabel | Ausgeprägt in Abdomenmitte | Anfänglich noch Stuhl und Flatus möglich |
| Kolon – Ileus<br>– Subileus | Selten, Spätsymptom | Krampfartig, weniger heftig | Stark, Flankenbetont, Sigmavolvulus in Bauchmitte | Bereits vollständig, evtl. Obstipation und Durchfall abwechselnd, Tenesmen mit Blut- und Schleimabgang |

Tabelle 5 Symptomatik bei verschiedenen Ileusformen

| | Mechanischer Ileus | | Funktioneller Ileus | |
|---|---|---|---|---|
| | ohne Gefäßbeteiligung | mit Gefäßbeteiligung | ohne Peritonitis | mit Peritonitis |
| Kolikartige Schmerzen | später auftretend und weniger heftig | früh auftretend und oft äußerst stark | fehlen (mit Ausnahme von Spasmen) | fehlen |
| Abwehrspannung | später auftretend nicht ausgesprochen vorhanden | deutlich vorhanden | nicht vorhanden | vorhanden |
| Umschriebene Resistenz | fehlen | oft vorhanden | fehlen | oft vorhanden |
| Darmgeräusche | vorhanden und oft vermehrt | vorhanden und oft vermehrt | fehlen | fehlen |

Demgegenüber fehlen die Schmerzen beim funktionellen Darmverschluß bzw. treten höchstens bei den sehr seltenen Formen des spastischen Ileus, wie z. B. bei der abdominellen Porphyrie, der Tabes oder bei Schwermetallvergiftungen auf.

Erbrechen tritt fast unmittelbar nach einem Darmverschluß auf, und ist als Reflexerbrechen beim Strangulationsileus und als Rücklauferbrechen bei der Obturation anzusehen. Es führt zu einer Dekompression des Darmes und damit zu einer vorübergehenden Beruhigung des Abdominalbefundes.

Der Meteorismus findet sich sowohl beim mechanischen wie funktionellen Ileus. Während ein Flankenmeteorismus für einen Dickdarmverschluß spricht, haben wir bei einem Dünndarmverschluß eine vermehrte Gasansammlung in den zentralen Abdominalbereichen.

## Klinische Untersuchung

Die klinische Untersuchung sollte mit der Inspektion des Abdomens beginnen. Erkennbare Operationsnarben oder Hernien können Hinweise auf intraabdominelle Adhäsionen sein. Unerläßlich in der Diagnostik des Ileus ist die Palpation des Abdomens. Durch die Untersuchung der Bruchpforten können eingeklemmte oder inkarzerierte Hernien, als Ileusursache wahrscheinlich gemacht oder ausgeschlossen werden. Eine umschriebene oder diffuse Abwehrspannung deutet auf eine Strangulation oder Peritonitis hin. Nicht weniger wichtig ist die rektale Untersuchung. Mit ihr können tiefsitzende Tumoren als Ileusursache oder ein schmerzhafter Douglasscher Raum als Zeichen für eine pelvine Peritonitis diagnostiziert werden. Auffallend ist beim höheren Ileus immer wieder der Gegensatz zwischen der Leere der Rektumampulle und der Völle des aufgetriebenen Abdomens. Schließlich sei bei der klinischen Untersuchung auf den Wert der Auskultation des Abdomens hingewiesen. Hier sind in frühen Stadien des Ileusgeschehens die klinischen Symptome eindeutig. Beim mechanischen Ileus haben wir eine Hyperperistaltik des gegen die Passagebehinderung arbeitenden Darmes, dagegen liegt beim primär paralytischen aber auch sekundär paralytischen Ileus eine auskultatorische Abdominalstille vor [6]. Die sorgfältige Auskultation des Abdomens eignet sich darüber hinaus als gute und dem Patienten nicht belastende Methode der Verlaufsbeobachtung des Ileusgeschehens.

## Röntgenuntersuchung

Neben einer sorgfältigen Erhebung der Anamnese und einer exakten klinischen Untersuchung stellt die Röntgenuntersuchung des Patienten einen obligaten Bestandteil in der Diagnostik des Ileus dar. In Form der Abdomen-Leeraufnahme im Stehen oder Seitenlage, sollte sie zum frühestmöglichen Zeitpunkt nach Klinikeinweisung durchgeführt werden. Sie kann beim Verdacht auf einen postoperativen Ileus durch die orale Verabreichung eines wasserlöslichen Kontrastmittels oder beim Verdacht einer Passagebehinderung im Kolon zur Lokalisation der Umwegsamkeit durch einen Barium-Kontrasteinlauf ergänzt werden.

## Differentialdiagnostische Aspekte

Die Fragen: liegt überhaupt ein Ileus vor; handelt es sich um einen funktionellen oder mechanischen Darmverschluß und in welchem Darmabschnitt ist das Hindernis lokalisiert, lassen sich in den meisten Fällen mit relativ einfachen, den Patienten wenig belastenden Methoden beantworten.

Dagegen bereiten die Differenzierung zwischen einfachen mechanischen Ileus mit und ohne Gefäßbeteiligung, der postoperative Ileus, sowie Patienten, bei denen zwischen klinischen und röntgenologischen Befunden erhebliche Diskrepanzen bestehen, besondere diagnostische Probleme.

Die immer wieder in der Literatur beschriebenen typischen Zeichen für einen Strangulationsileus

der abdominelle Dauerschmerz
die peritoneale Reizung
Fieber
Tachykardie
und Leukozytose

müssen als unspezifisch bezeichnet werden. In zahlreichen retrospektiven Studien wurde auf die hohe Fehlerquote dieser Parameter hingewiesen [9, 10, 13]. Sarr und Mitarbeiter konnten die Ergebnisse der retrospektiven Untersuchung in einer prospektiven Studie bestätigen [7]. Sie fanden sowohl bei der praeoperativen klinischen Untersuchung durch einen erfahrenen Chirurgen als auch durch zahlreiche Laboruntersuchungen lediglich eine Treffsicherheit in bezug auf die Vorhersage einer Gefäßbeteiligung von ca. 50%.

Um als Unterscheidungsmerkmal dienen zu können, muß ein Parameter gleichzeitig eine hohe Sensitivität, Spezifität und Voraussagewert aufweisen. Für die tägliche Praxis sollte deshalb gelten:

Je akuter die Ileussymptomatik, je dringlicher sollte die Operation in Form der Probelaparotomie durchgeführt werden.

Das Problem der Differentialdiagnose zwischen postoperativer Darmatonie einerseits und postoperativem Ileus andererseits stellt sich uns sehr häufig.

Es gehört zum „Normalverlauf“ nach intra- und retroperitonealen, ebenso nach intrathorakalen und anderen operativen Eingriffen, daß die peristaltischen Abläufe im Magen-Darmkanal für 24 bis 72 Stunden praktisch aufgehoben sind [5].

Als Ursache für die postoperative Darmatonie müssen die Narkose, der Operationsstreß und die Manipulation im Peritonealraum angesehen werden. Die Folge ist eine Atonie von Magen und Colon. Funktionsstörungen des Dünndarmes treten nur nach direkten Traumen (Resektion) auf [8]. Diese postoperative Motilitätsstörung ist im allgemeinen reversibel, sie kann aber auch bei zusätzlicher Schädigung, wie z. B. intraabdomineller Blutung, Nahtinsuffizienz und Peritonitis in den postoperativen Ileus übergehen. Auch hier wird die Differentialdiagnose in erster Linie mit Hilfe des klinischen Befundes gestellt.

Bei der Untersuchung des Abdomens ist auf Meteorismus, Schmerzen und Abwehrspannung zu achten. Bestehen diese noch am ersten oder zweiten postoperativen Tag generalisiert, so ist dies als ein Alarmzeichen anzusehen.

Durchnäßte Verbände deuten auf eine frühe Wundruptur hin. Weitere Hinweise für einen gestörten postoperativen Verlauf ist die Zunahme der Förderleistung der Magensonde bei gleichzeitiger Abnahme der Urinproduktion. Eine blasse Gesichtsfarbe kann Blutung oder Peritonitis, ein gerötetes Gesicht Fieber oder eine Pankreatitis signalisieren [8].

Laboruntersuchungen treten in der Routinediagnostik zurück. Jedoch sollten sie in ausreichender Zahl vorhanden sein, um uns die Möglichkeit einer Trendbeurteilung im weiteren Krankheitsverlauf zu erhalten.

Als wertvolles Diagnostikum in der Beurteilung der postoperativ aufgetretenen Passagestörung, hat sich die orale Gastrografinpassage erwiesen [3]. Für den Operateur stellt sich die Frage, ob nur eine reversible Atonie des Magen-Darmtraktes vorliegt, oder ob es sich um eine chirurgisch anzugehende Ursache eines paralytischen Ileus, wie bei Nahtinsuffizienz mit Peritonitis oder um eine ebenfalls operativ anzugehende mechanische Behinderung handelt. Eine Passagezeit von mehr als 5 Stunden weist nach Stelzner mit hoher Sicherheit auf einen kompletten mechanischen Ileus hin [11].

Anhand von 2 Beispielen soll auf die diagnostische Problematik bei bestehender Diskrepanz zwischen klinischen und röntgenologischen Befunden hingewiesen werden.

**1. Fall** Es handelt sich hierbei um einen 46jährigen Patienten, der seit 2 Tagen über Schmerzen, Übelkeit und Erbrechen klagt. Gleichzeitig besteht eine Stuhl- und Windverhaltung. Bei der Untersuchung war das Abdomen aufgetrieben, zeigte eine deutliche Hyperperistaltik, zum Teil mit Stenosegeräuschen. Es war jedoch bei der Palpation weich und guteindrückbar und zeigte keine Abwehrspannung. Bis auf ein Bilirubin von 1,5 mg/% waren sämtliche Laborwerte unauffällig. Die Abdomen-Leeraufnahme zeigt einen deutlich überblähten Dickdarm, und z. T. Dünndarm mit Spiegelbildung (Abb. 2). Nach Legen einer langen Darmsonde besserte sich der Röntgenbefund (Abb. 3). Ein später durchgeführter Kolon-Kontrasteinlauf zeigte eine Schlingenbildung des Kolon ascendens mit Hochstand des Coecalpols, was zwischenzeitlich zu einer Abknickung mit Passagebehinderung geführt haben muß.

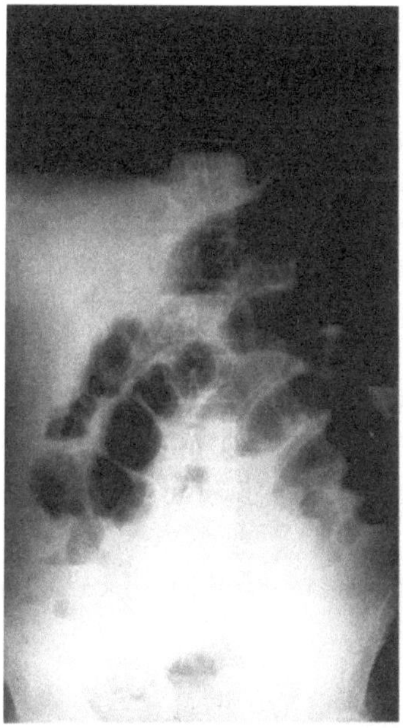

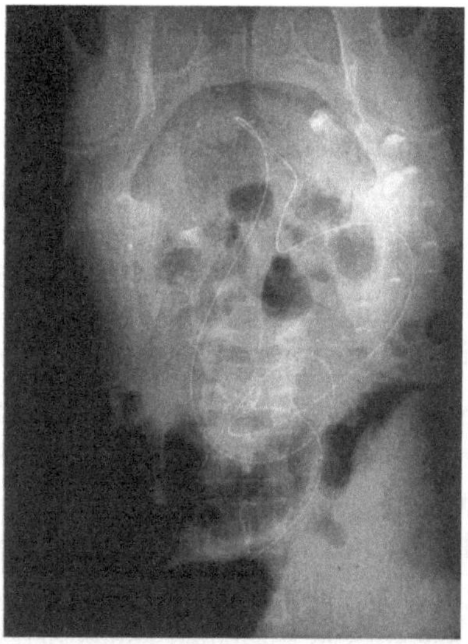

Abb. 3 Abdomen-Leeraufnahme im Stehen nach Legen einer langen Darmsonde (Dennissonde).

Abb. 2 Abdomen-Leeraufnahme im Stehen mit geblähten Dünn- und Dickdarmschlingen sowie Spiegelbildungen.

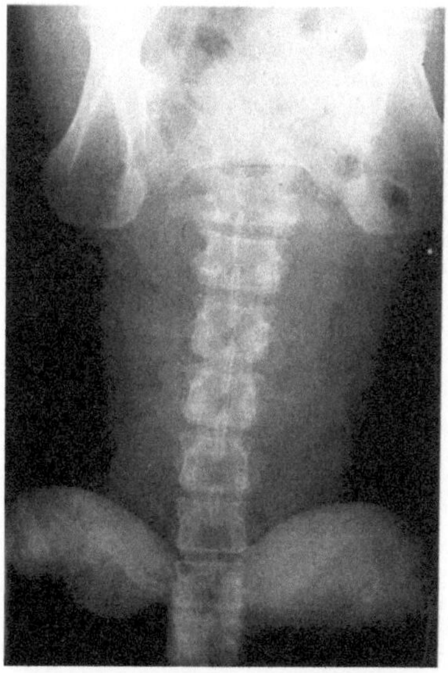

Abb. 4 Abdomen-Leeraufnahme im Stehen mit unauffälligem Röntgenbefund bei ausgeprägter Invagination.

**2. Fall** Eine 26jährige Patientin bekommt ganz plötzlich Schmerzen unterhalb des Nabels. Klagt über Übelkeit und Erbrechen. Aus der Anamnese geht hervor, daß sie 1965 appendektomiert und 1967 wegen eines Ileus eine Dünndarmresektion vorgenommen wurde. Das Beschwerdebild dauerte einige Tage, bei der Aufnahme klagte sie über Übelkeit und Erbrechen. Die Abdomen-Leeraufnahme (Abb. 4) zeigte ein unauffälliges Bild; palpatorisch war dagegen bei normaler Peristaltik eine deutlich umschriebene Abwehrspannung rechts paraumbilical feststellbar. Als einziger Laborparameter war die Blutsenkungsreaktion deutlich erhöht. Die sofort durchgeführte Laparotomie zeigte eine Invagination (Abb. 5).

Nach der Resektion ergab das aufgeschnittene OP-Präparat in Verbindung mit der perioralen Pigmentation die Diagnose eines Peutz-Jeghers-Syndroms (Abb. 6, 7).

Weitere großen Polypen (Abb. 8) konnten im übrigen Dünndarm gefunden und durch Enterotomie entfernt werden.

So wertvoll die Röntgenuntersuchung bei der Ileusdiagnostik ist, so kritisch muß sie aber auch in speziellen Fällen betrachtet werden.

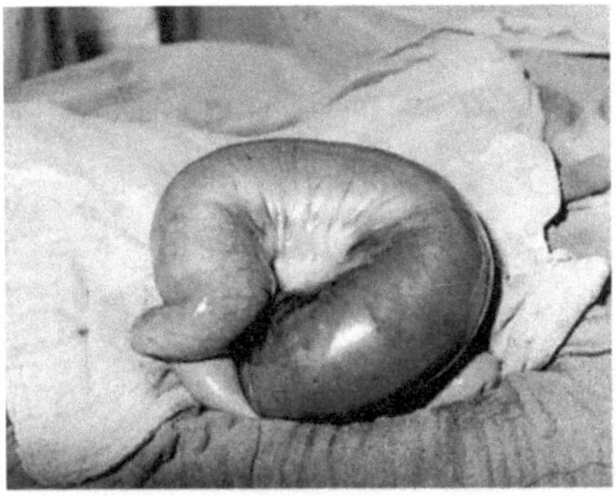

Abb. 5 Vor die Bauchwand gelagerte ileo-iliale Invagination.

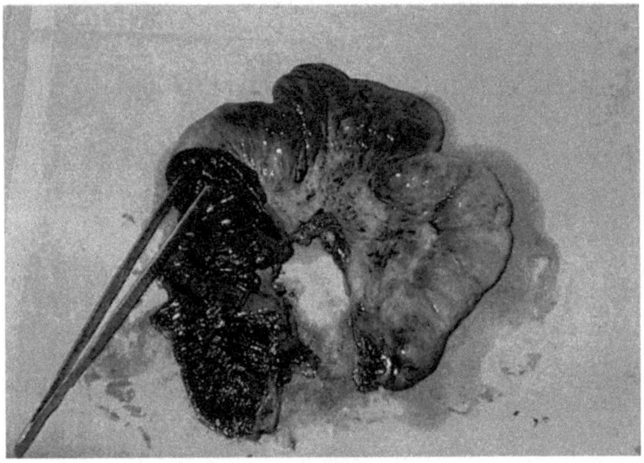

Abb. 6 Aufgeschnittenes nekrotisches Resektionspräparat der ileo-ilialen Invagination.

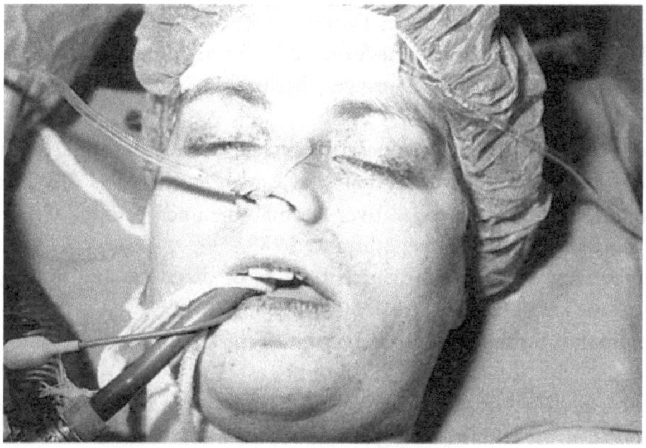

Abb. 7 Pigmentation im Gesicht, vorwiegend perioral bei Peutz-Jeghers-Syndrom.

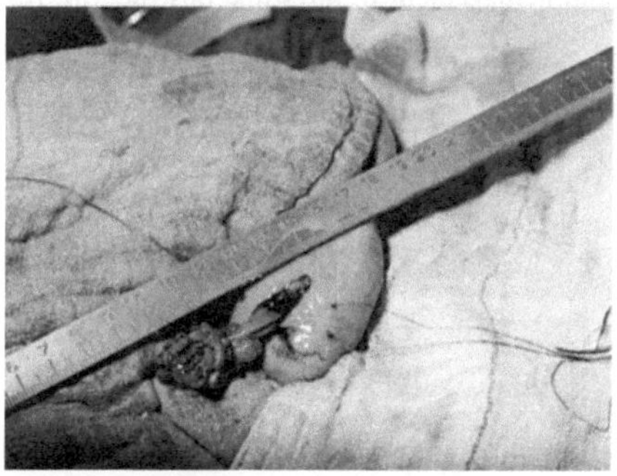

Abb. 8 Peutz-Jeghers-Polyp im Dünndarm.

# Zusammenfassung

Die tägliche Praxis lehrt uns, daß die Klärung von Art und Lokalisation des Verschlusses praeoperativ durch Anamnese, klinische Befunde und Röntgenuntersuchung nicht immer möglich ist und erst der Operation vorbehalten bleibt [4].

Das Risiko eines unnötig, unter unsicherer Indikation durchgeführten operativen Eingriffs ist jedoch geringer, als eine hinausgezögerte oder gar unterlassene Operation mit ihren fatalen Folgen.

# Literatur

[1] Cantor, M. O.: Currentstatus of acute small bowel obstruction J. of Abd. Surg. **10** (1969) 210.

[2] Ellis, H.: Mechanical intestinal obstruction. Br. Med. J. **183** (1981) 1203.

[3] Janson, R., F. Christ, B. Schneider, et al.: Wertigkeit der oralen Gastrografin-Passage in der Ileus-Diagnostik. Fortsch. Röntgenstr. **136** (1982) 641.

[4] Kümmerle, F.: Die chirurgischen Erkrankungen des Dünndarmes, S. 275. Enke, Stuttgart 1963.
[5] Lindenschmidt, Th. O.: Postoperative Magen-Darm-Atonie oder paralytischer Ileus? In: Pichlmayr, R. (Hrsg). Postoperative Komplikationen, S. 23. Springer, Berlin – Heidelberg – New York 1976.
[6] Rossetti, M.; Paralytischer Ileus Chirurg **46** (1975) 54.
[7] Sarr, M. G., G. B. Bulkley, G. D. Zidema: Praeoperative recognition of intestinal strangulation obstruction. Prospektive evaluation of diagnostic capability. Am. J. Surg. **145** (1983) 176.
[8] Seidel, W.: Differentialdiagnose zwischen postoperativer Darmatonie und postoperativem Ileus. In: H. Richter, P. Eckert (Hrsg.) Ileus S. 80. Thieme, Stuttgart 1978.
[9] Shatila, A. H., B. E. Chamberlain, W. R. Webb: Current status of diagnosis and management of strangulation obstruction of the small bowel. Am. J. Surg **132** (1976) 299.
[10] Silen, W., M. F. Hein, Goldmann: Strangulation obstruction of the small intestine. Arch. Surg. **85** (1962) 121.
[11] Stelzner, F.: Die Frühdiagnose des Ileus durch Magen-Darm-Passage eines resorbierbaren Kontrastmittels und der rückfällige Darmverschluß. Chirurg **50** (1979) 704.
[12] Tondelli, P., O. Kohler, F. Harder, et. al.: Mechanischer Ileus: Analyse von 360 Operationen. Helv. Chir. Acta **49** (1983) 833.
[13] Zollinger, R. M., D. L. Kinsey: Diagnosis and management of intestinal obstruction. Am. J. Surg. **30** (1964) 1.

# Bildgebende Verfahren in der Ileus-Diagnostik

H.-C. Koch, H.-U. Kroll, B. Hamm

## Einleitung

Im Rahmen der Ileus-Diagnostik wird meist nur *eine* Abdomen-Übersicht im Stehen in Weichstrahltechnik (~70 kV) durchgeführt. Diese Basisuntersuchung sollte durch *zwei* Aufnahmen in unterschiedlichen Positionen ersetzt werden.

Abdomenleeraufnahme im Liegen in Weichstrahltechnik mit vertikalem Strahlengang (~70 kV) zur Darstellung der Eigenschatten von Leber, Milz und Nieren, Verteilung des Darmgases, abgedeckt liegendem freiem Gas, Gas in den Portalvenen und in den Gallengängen. Die Weichstrahltechnik ist auch notwendig für die Diagnostik von Konkrementen, Pankreasverkalkungen, Becken- und Wirbelkörperfrakturen oder -destruktionen.

2. Die zweite Aufnahme in Linksseitenlage mit horizontalem Strahlengang dient der Erkennung von freiem Gas und Spiegelbildungen; durch die jetzt gewählte Hartstrahltechnik (~120 kV) werden die großen Kontrastdifferenzen abgeflacht, die Belichtungszeit verkürzt und damit Bewegungsunschärfen vermieden.

Der Vorteil von 2 Abdomenaufnahmen in unterschiedlicher Einstellung liegt in der leichteren Zuordnung der Spiegelbildungen und der Erkennung von fixierten Darmschlingen und Darmkonturänderungen.

## Klassifikation der Spiegelbildung nach Swart

Durch die Störung der freien Darmpassage entsteht zunächst meist ein Meteorismus, später auch eine vermehrte Flüssigkeitsansammlung. Nach 3–6 Stunden werden die für den Ileus typischen Spiegel und stehenden Schlingen röntgenologisch sichtbar [3].

Der Darmverschluß wird in eine mechanische und eine funktionelle Form eingeteilt. Dieser Unterscheidung fehlt jedoch der klinische Bezug, weil Erkrankungen, die ein sofortiges Handeln erfordern, neben weniger dramatischen Krankheitsbildern in einer Gruppe zusammengefaßt werden; zum Beispiel steht der einfache, mechanische Ileus neben der Gefäßstrangulation. Unter den funktionellen Ileus reihen sich Krankheiten wie Peritonitis, Pneumonie und Myokardinfarkt ein. Swart [18] schlägt deshalb ein klinisch-radiologisches Bezugssystem mit einer Einteilung in 8 Gruppen vor:

Mechanischer Dickdarm-Ileus
Mechanischer Dünndarm-Ileus
Lokale Peritonitis, evtl. kombiniert mit Verschluß-Ileus
Diffuse Peritonitis
Gangrän (primär oder sekundär bedingt)
Retroperitonealer Prozeß, einschließlich der Pankreatitis
Einfache Enterokolitis
Extraabdominelle Erkrankungen.

Nach diesem Vorschlag wird die Röntgen-Basisuntersuchung mit dem klinischen Befund korreliert und entsprechend zugeordnet bzw. eine weitergehende Diagnostik veranlaßt.

## Mechanischer Dünndarm-Ileus

Der mechanische Dünndarm-Ileus ist durch stehende geblähte Dünndarmschlingen, Spiegelbildungen, gesteigerte Peristaltik proximal der Stenose, Reduktion von Gas und Faeces im Kolon (leerer Rahmen), verzögerte Darmpassage und Aszites gekennzeichnet (Abb. 1). Der Durchmesser der erweiterten Dünndarmschlingen ist nur selten größer als 4 cm. Durch Aszitesbildung wird der Schlingenabstand vergrößert. Bei ausgeprägtem Aszites schwimmen die Schlingen im Oberbauch. Dieser Befund kann jedoch durch einen vergrößerten Uterus oder eine überfüllte Harnblase vorgetäuscht werden.

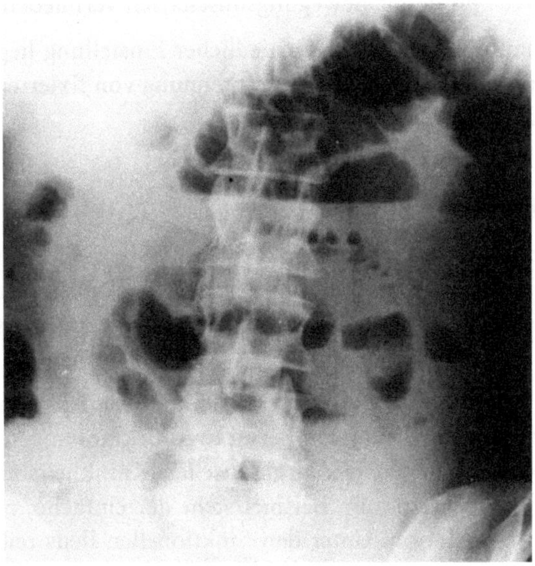

Abb. 1 Mechanischer Dünndarm-Ileus durch Treitzsche Hernie.
Abdomenübersicht: Stehende, geblähte Dünndarmschlingen mit Kerckringschen Falten, isoliert im linken Oberbauch.

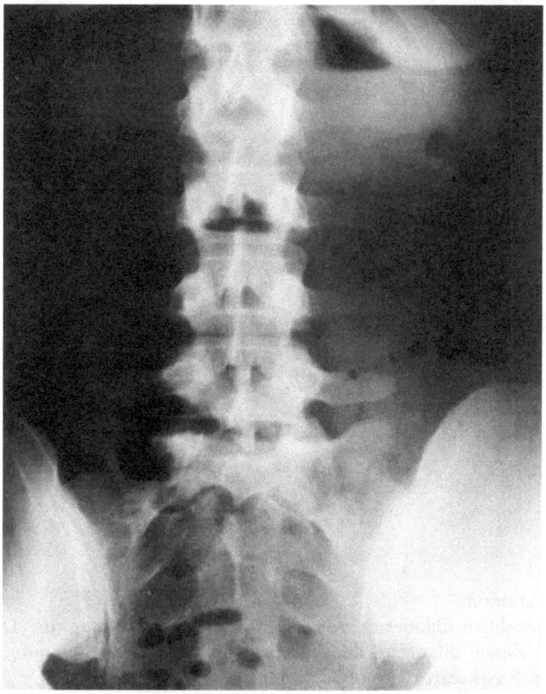

Abb. 2 Mechanischer Dünndarm-Ileus; durch Bridenbildung bedingt.
Abdomenübersicht: Mehrere kleine Dünndarmspiegel. String-of-beads-Zeichen als Hinweis auf verstärkte Flüssigkeitsretention.

Wird vorwiegend Flüssigkeit und nur wenig Gas retiniert, entstehen keine Spiegel. Aufgrund des Meniskuseffektes der umgebenden Flüssigkeit bilden sich kleine Gasbläschen zwischen den Dünndarmfalten. Dieses „string-of-beads-Zeichen" ist für einen mechanischen Dünndarm-Ileus mit erheblicher Flüssigkeitsretention typisch (Abb. 2). Im Extremfall entsteht das „gasless-abdomen" mit starker Distension der flüssigkeitsgefüllten Dünndarmschlingen. Die minimale intestinale Gasansammlung läßt sich nur noch in Seitenlage oder im Stehen nachweisen [12].

Wenn der Dünndarm an zwei getrennten Stellen stranguliert wird, bildet sich eine geschlossene, dilatierte Schlinge, die einen intraabdominellen Tumor vortäuscht. Ist die abgeknickte Schlinge gashaltig, entsteht das „coffee-bean-Zeichen" durch die beiden nebeneinander lagernden Schenkel der Schlinge. Ursache für eine geschlossene Schlinge ist ein Volvulus oder eine inkarzerierte innere Hernie. Dünndarmtumore als Ursache der Obturation sind seltener. Die Übersichtsaufnahme zeigt bei proximaler Stenose einen massiv dilatierten Magen und eine breite Spiegelbildung im Duodenum. Nach oraler Kontrastmittelapplikation wird die hochgradige Stenose im Jejunum durch ein Karzinom sichtbar (Abb. 3 a, b).

Der Gallenstein-Ileus ist durch die Trias: Dünndarmspiegel, Gas in den Cholangien und einen meist das Ileum (75%, 12) obturierenden Gallenstein gekennzeichnet. Der

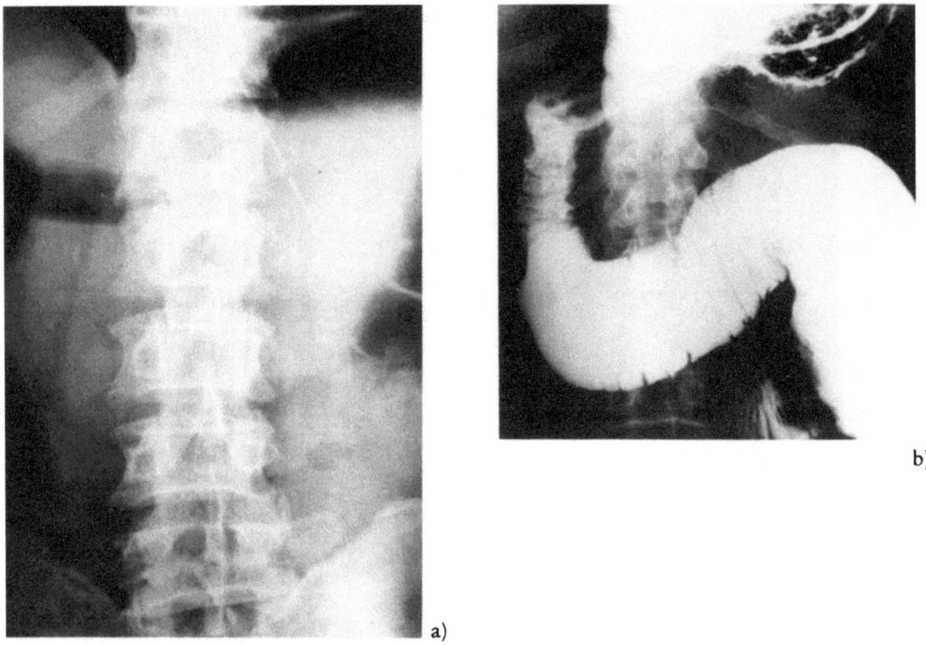

a) b)

Abb. 3 Proximales Dünndarm-Karzinom.
a) Abdomenübersicht: Erheblich dilatierter Magen. Breite Spiegelbildung im Duodenum; b) Magen-Darmpassage: Massiv dilatiertes duodenales C und proximales Jejunum. Hochgradige Jejunum-Stenose durch zirkuläres Tumorwachstum.

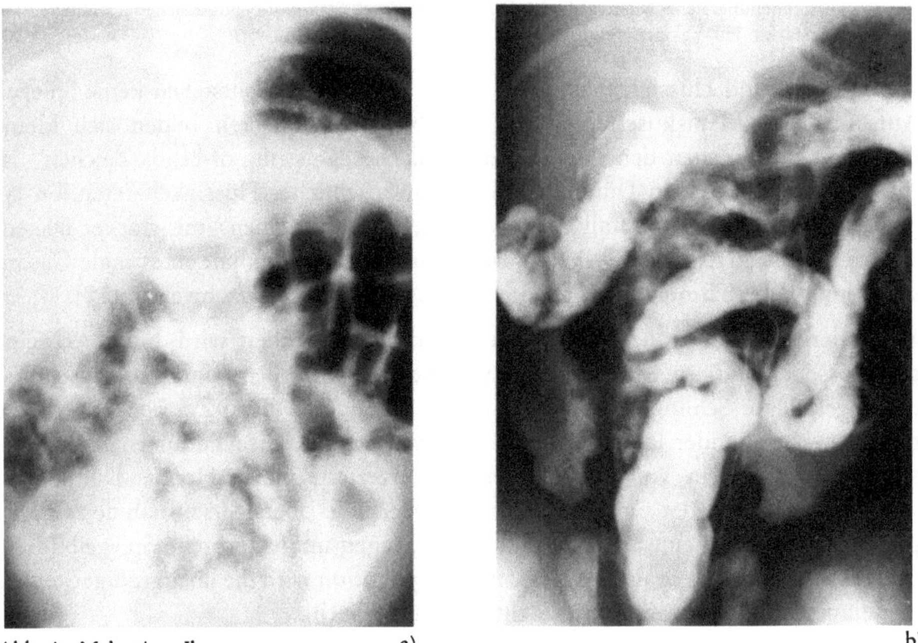

Abb. 4 Mekonium-Ileus a) b)
a) Abdomenübersicht: Erheblich geblähte Dünndarmschlingen; b) Kolon-Kontrasteinlauf: Kontrastmittelaussparungen durch das zähklebrige Mekonium.

das Ileum verlegende Gallenstein ist meist größer als 2,5 cm. Gallensteine sind jedoch in über 50% nicht-schattengebend und damit auf der Übersichtsaufnahme nicht nachweisbar. Ein Askariden-Ileus wird durch die Basis-Untersuchung nur erkannt, wenn das Askariden-Knäuel von Darmgas umgeben ist. Die Enteritis regionalis Crohn kann bei transmuralem Befall zu rezidivierenden Verschlüssen führen. Durch den Dünndarmeinlauf werden die charakteristischen „skip-lesions" dargestellt.

Bei Neugeborenen mit zystischer Fibrose tritt in ca. 10% ein Mekonium-Ileus auf. Der Darm wird durch das zäh-klebrige Mekonium obturiert. Auf der Übersichtsaufnahme sind die Dünndarmschlingen gebläht. Spiegelbildungen können fehlen. Der Kolon-Kontrasteinlauf zeigt häufig ein Mikro-Kolon (Abb. 4 a, b). Die Invagination tritt bei Kindern bis zu 2½ Jahren auf. Bei der Röntgenuntersuchung grenzt sich eine weichteildichte Raumforderung im rechten Mittelbauch ab, die sich gelegentlich kappenartig gegen die Gassäule des Kolons demarkiert. Der proximale Dünndarmabschnitt ist gebläht. Der sich anschließende Kontrasteinlauf wird zur Therapie, wenn zwischen Beginn der Invagination und der Untersuchung ein Zeitraum von 12 Stunden nicht überschritten wird (Abb. 5 a, b).

## Mechanischer Dickdarm-Ileus

Der mechanische Dickdarm-Ileus unterscheidet sich vom Dünndarm-Ileus durch breitere geblähte Schlingen, der Haustrierung und dem Fehlen des sogenannten leeren Rahmens. Die Zahl der Spiegel ist meist geringer. Das Zökum wird nach dem

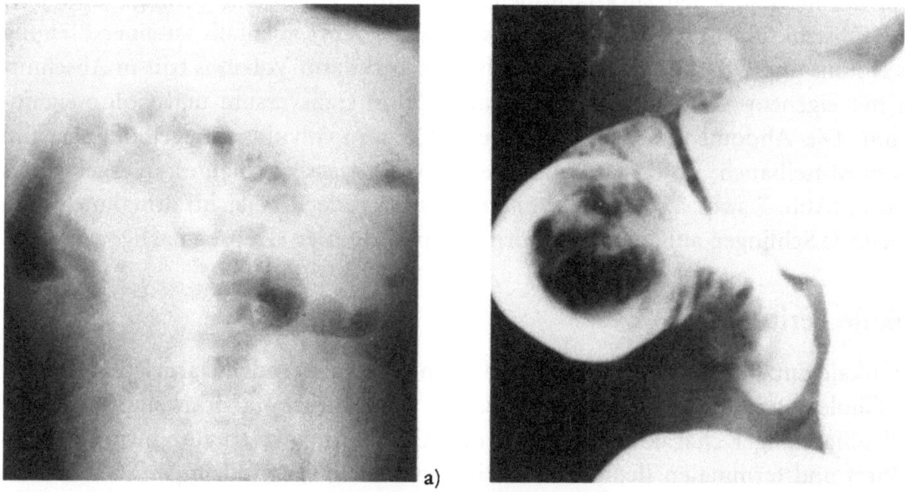

a) b)

Abb. 5 Mechanischer Dünndarm-Ileus beim Neugeborenen durch Invagination.
a) Abdomenübersicht: Weichteildichte Raumforderung im rechten Mittelbauch. Ausgeprägter Dünndarmmeteorismus; b) Kolon-Kontrasteinlauf: Durch das Invaginat bedingte, kappenartig begrenzte Kontrastmittelaussparung im Kolon.

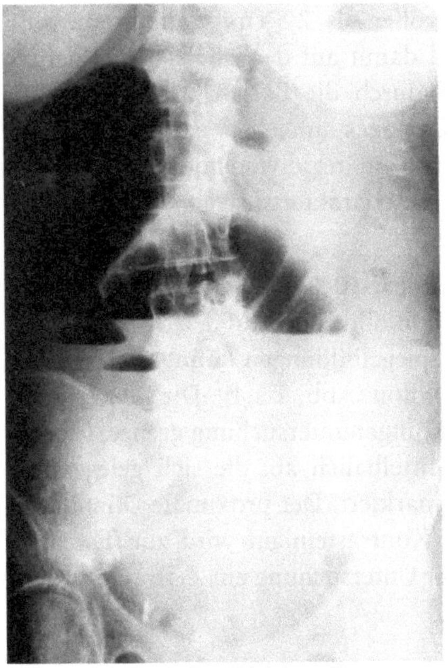

a)

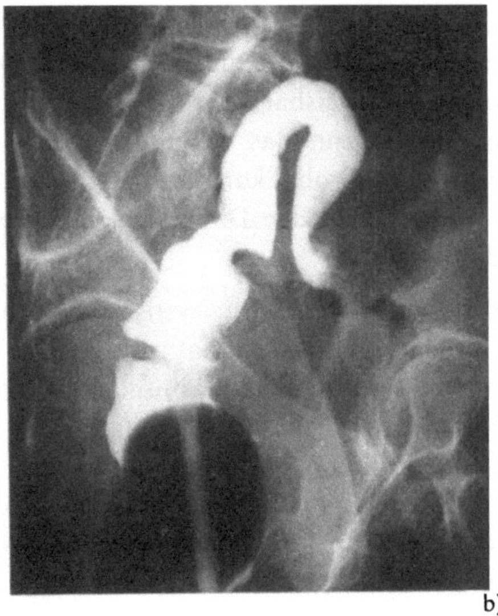

b)

Abb. 6 Mechanischer Dickdarm-Ileus.
a) Abdomenübersicht: Breite, geblähte Schlingen, Kolonhaustrierung. Nachweis des Kolon-Rahmen; b) Kolon-Kontrasteinlauf: Darstellung der radiogenen Stenose im Colon sigmoideum.

Laplaceschen Gesetz unabhängig vom Ort der Obstruktion am stärksten gebläht (Abb. 6 a, b).

60% des mechanischen Dickdarm-Ileus sind durch Karzinome bedingt. Eine partielle Obstruktion durch eine Sigma-Diverticulitis führt ebenfalls zu einer Blähung des Kolons und Dilatation des Zökalpols. Der Dickdarm-Volvulus tritt in Abschnitten mit eigenem Mesocolon auf: Coecum, Colon transversum und Colon sigmoideum. Die Abdomenübersicht zeigt beim Coecum-volvulus Spiegelbildungen im linken Mittelbauch; im Liegen demarkiert sich ein massiv geblähtes, quergelagertes Zökum (Abb. 7 a, b). Die Dickdarmhernie wird auf der Übersichtsaufnahme durch erweiterte Schlingen außerhalb der normalen peritonealen Grenzen nachgewiesen.

## Lokale Peritonitis

Die lokale Entzündung verursacht eine Blähung der anliegenden Darmschlingen. Für die Cholezystitis ist der Kolonmeteorismus bei gleichzeitig druckempfindlichem Gallenblasenlager charakteristisch. Bei der Appendizitis treten einzelne Spiegel im Zökum und terminalen Ileum auf, die in Linksseitenlage eindeutiger zu erkennen sind. Im Stehen steigt nämlich das Gas vom Zökum in die Flexura hepatica, so daß ein wichtiger Hinweis kaschiert wird. Die im Verlauf zunehmende Kolonblähung zeigt die Entwicklung einer Perityphlitis an (s. Abb. 8 a, b).

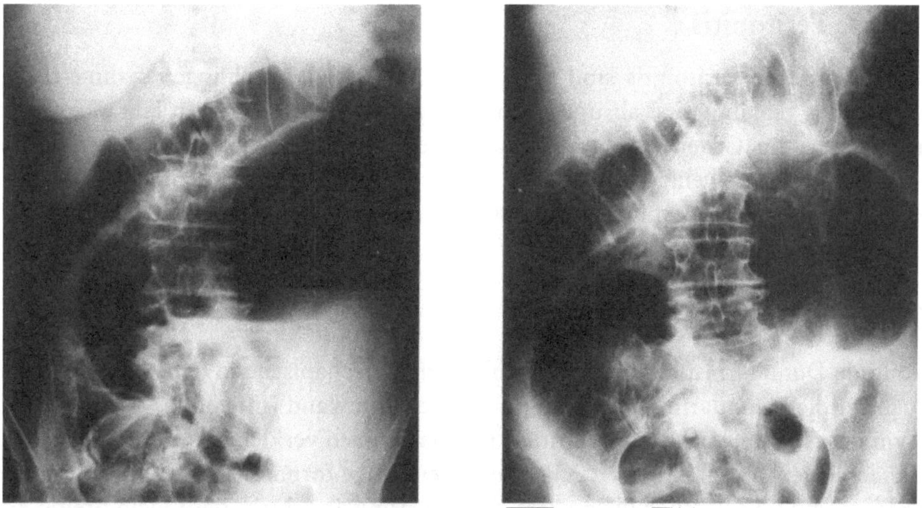

a) b)

Abb. 7 Zökal-Volvulus
a) Abdomenübersicht im Stehen: Kolonspiegel im linken Mittelbauch; b) Abdomenübersicht im Liegen: Massiv geblähtes, quergelagertes Zökum im mittleren Abdomen. Eine dilatierte Dünndarmschlinge umfaßt den gedrehten Zökalpol und wird Kaudal von ihm sichtbar.

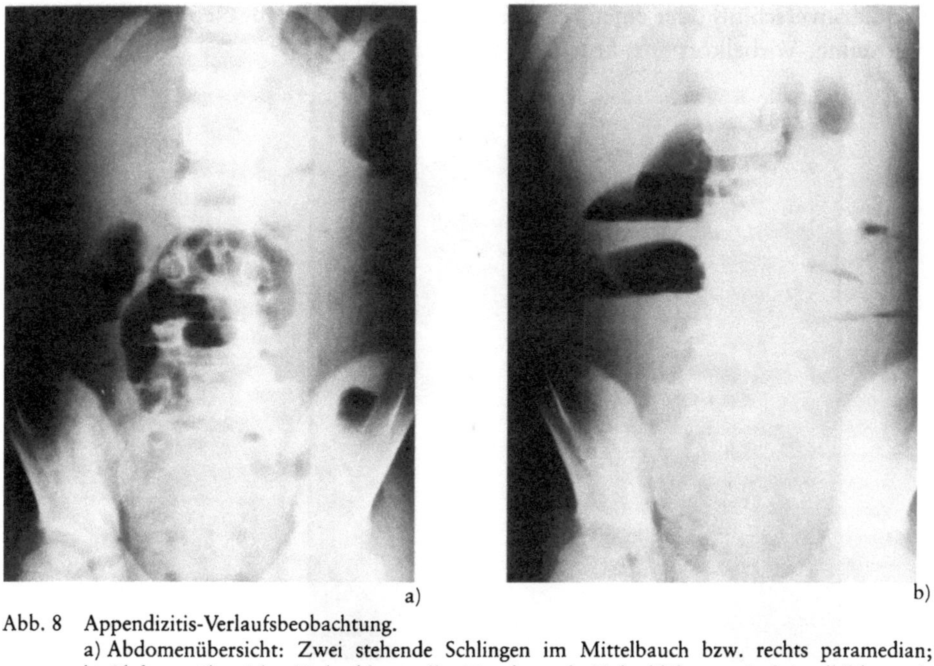

a) b)

Abb. 8 Appendizitis-Verlaufsbeobachtung.
a) Abdomenübersicht: Zwei stehende Schlingen im Mittelbauch bzw. rechts paramedian; b) Abdomenübersicht, Verlaufskontrolle. Zunehmende Kolonblähung mit Spiegelbildung als Hinweis auf eine Perithyphlitis.

## Diffuse Peritonitis

Bei der diffusen Peritonitis sind die Dünn- und Dickdarmschlingen symmetrisch, hochgradig gebläht. Eine abrupte Begrenzung der Spiegelbildungen läßt sich nicht nachweisen. Im Gegensatz zum mechanischen Verschluß wird bei der Peritonitis verstärkt Gas und weniger Flüssigkeit retiniert (Abb. 9). Der Mechanismus, der bei einer akuten, intraabdominellen Entzündung reflexartig eine intestinale Atonie und Dilatation auslöst, ist nicht geklärt.

## Gangrän

Multiple Dünndarmspiegel sind sowohl für den mechanischen Dünndarm-Ileus als auch für die Dünndarm-Gangrän typisch. Die Darmwand ist bei der Gangrän lokal asymmetrisch wellenförmig konturiert und das Lumen verkleinert (Konturumkehr). Die Schlingen zeigen eine in Rücken- und Seitenlage formkonstante röhrenförmige Steifheit und sind deutlich distanziert, da die Darmwand durch das Ödem breiter als 2 mm ist. Durch den Nachweis von Gas in der Darmwand wird die Diagnose gesichert (Abb. 10 a, b).

## Retroperitoneale Prozesse

Die isolierte oder überwiegende Kolon-Blähung ist typisch für einen mechanischen Dickdarmverschluß oder einen retroperitonealen Prozeß, z.B. Nephrolithiasis, Nierentrauma, Wirbelkörperfraktur oder Pankreatitis.

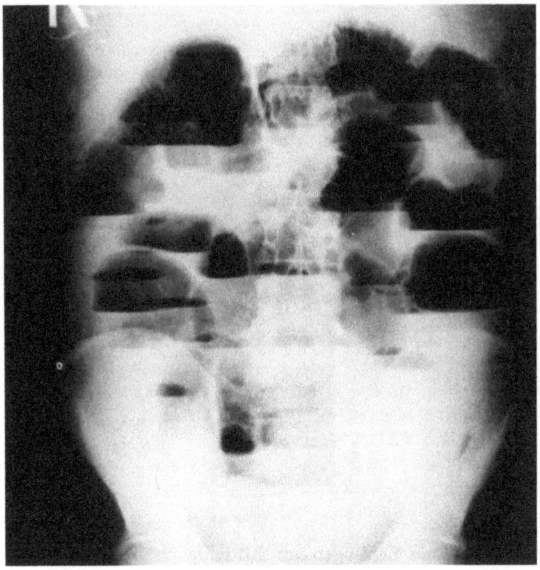

Abb. 9 Peritonitis.
Abdomenübersicht: Zahlreiche, stark geblähte Dünn- und Dickdarmschlingen.

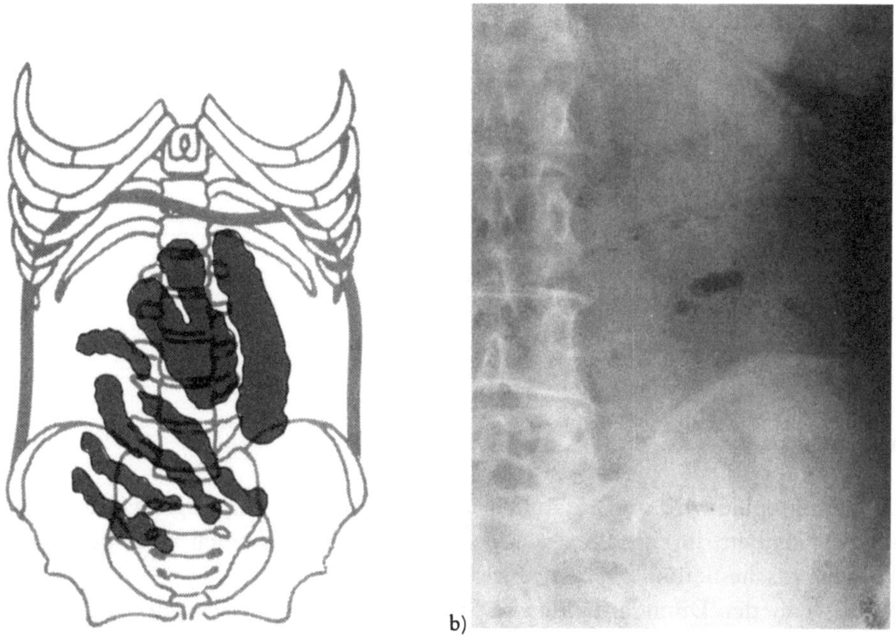

a) b)

Abb. 10 Gangrän.
a) Schema-Zeichnung (nach Swart [18]): Röhrenförmige Steifheit der Dünndarmschlingen. Konturumkehr. Verkleinerung des Lumens und Distanzierung der Schlingen; b) Abdomenübersicht: Gas in der Dünndarmwand.

Bei der akuten Pankreatitis läßt sich die zu beobachtende Duodenalblähung besser in der Linksseitenlage darstellen [1]. Tritt während der Verlaufsbeobachtung zusätzlich eine Kolon-Blähung auf, spricht das für eine Ausbreitung der Exsudation in das Mesokolon und den vorderen pararenalen Raum. Bei der *einfachen Enterokolitis* zeigt die Abdomen-Übersicht sehr kleine Spiegel in den Kolon-Haustren, die im Zusammenhang mit dem klinischen Bild entsprechend interpretiert werden können.

## Extraabdominelle Erkrankungen

Erkrankungen wie Myokard-Infarkt, Pneumonie und Hypokaliämie können mit einer Atonie und Distension des Dünn- und Dickdarms unter Spiegelbildungen einhergehen. Auch hier kommt es wie bei den anderen Formen der nonobstruktiven intestinalen Atonie zur bevorzugten Gasretention (Ausnahme: ischämische Enteritis und toxisches Megakolon mit erheblicher transperitonealer Trans- und Exsudation).

## Weiterführende Diagnostik

In 60–70% der Fälle kann durch die Abdomenleeraufnahme die Diagnose des mechanischen Dünndarm-Ileus gestellt werden [4]. Besteht jedoch eine Diskrepanz zwischen klinischem Befund und weitgehend unauffälliger Abdomenübersicht, sind weitergehende diagnostische Maßnahmen erforderlich:

Sonographie
Infusionsurographie
Orale Kontrastmittelapplikation einschließlich der Dünndarmpassage nach Sellink
Kolon-Kontrasteinlauf, eventuell Defäkogramm
Angiographie
Computer-Tomographie

## Sonographie

Die Sonographie wird immer häufiger als Basisuntersuchung eingesetzt, da sie auch am Krankenbett durchgeführt werden kann, für den Patienten nicht belastend ist und eine rasche Befunderhebung ermöglicht.
Auch wenn der Dünndarm für die Sonographie weniger geeignet ist, sind z.B. längere, starre Dünndarmabschnitte mit begleitender Wandverdickung und Lumeneinengung für die Enteritis regionalis Crohn mit transmuralem Befall typisch (Abb. 11). Praestenotisch erweiterte Schlingen mit vermehrter Flüssigkeit zeigen die Wirksamkeit der entzündlich bedingten Stenose. Von der Tumorkokarde lassen sich

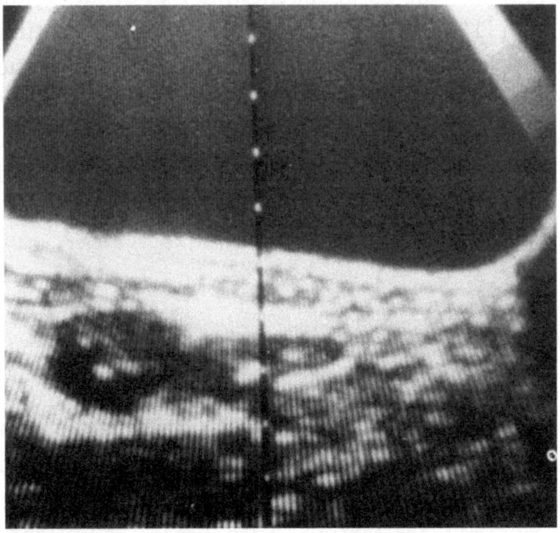

Abb. 11 Enteritis regionalis Crohn.
Sonographie: Starrer Dünndarmabschnitt mit zirkulärer Wandverdickung. Einengung des Lumens. Verminderte Peristaltik bei real-time-Sonographie.

die Kokardenphänomene bei der Invagination abgrenzen, da hier mehrere konzentrische Ringe auftreten [19].

Neben dem Nachweis von intestinalen Tumoren, Invagination, Mesenterialinfarkt und Hernien gibt die Sonographie Aufschluß über retroperitoneale Prozesse als Ursache für die Spiegelbildung. Die vermehrte intestinale Gasansammlung begrenzt jedoch den Wert der Untersuchung. Nur der sonographisch-pathologische Befund ist klinisch-relevant. Ein unauffälliger Befund dagegen schließt auch eine Tumorstenose, insbesondere im Colon sigmoideum, nicht aus, so daß die Kontrastmitteluntersuchung des Intestinums indiziert bleibt.

*Das Infusionsurogramm* ergänzt den sonographischen Nierenbefund, vor allem in der Urolithiasis-Diagnostik.

## Dünndarmpassage

Erfordert die Ileus-Symptomatik keine sofortige Operation, so kann bei diesen Patienten durch eine orale Dünndarmpassage die Transportfunktion des Darmes überprüft werden. Beim mechanischen Dünndarm-Ileus tritt auch nach 5 Stunden [8] keine Kontrastierung des Kolons ein. Beim funktionellen Ileus ist die Transportfunktion erhalten [17], so daß innerhalb von 5 Stunden die Dünndarmpassage abgeschlossen ist. Ebenso erfolgt beim inkompletten mechanischen Ileus eine Kolon-Kontrastierung vor Ablauf von 5 Stunden. Die starke Verdünnung des Kontrastmittels während der Passage verhindert aber oft eine genaue Lokalisation des Kontrastmittelstops. Nolan [14] empfiehlt deshalb statt der Gastrografin-Passage ein Barium-Entero-Klysma nach der Sellink-Methode [6, 10, 16].

Der Vorteil dieser Methode liegt in der kurzen Untersuchungszeit und der guten Darstellbarkeit des mechanischen Hindernisses. Nach Untersuchungen von Miller und Brahme [11] sowie Herlinger [7] besteht das Risiko einer Barium-Impaction nicht. Kontraindiziert ist diese Untersuchung allerdings bei Perforationen, die jedoch meist schon durch das Auftreten von freiem Gas in der Adomenübersichtsaufnahme entdeckt werden.

## Colon-Kontrasteinlauf

Durch den Kolon-Kontrasteinlauf wird die Ursache für den mechanischen Dickdarmverschluß geklärt bzw. eine Pseudo-Obstruktion (Ogilvie-Syndrom) nachgewiesen. Bei Verdacht auf Morbus Hirschsprung wird ein Defäkogramm durchgeführt. Physiologischerweise richtet sich während der Defäkation das Rektum auf und der Analkanal öffnet sich vollständig. Bei der Aganglionose richtet sich das Rektum nicht auf, sondern stülpt sich hernienartig gegen den Beckenboden vor und der Analkanal öffnet nur unvollständig (Abb. 12 a, b).

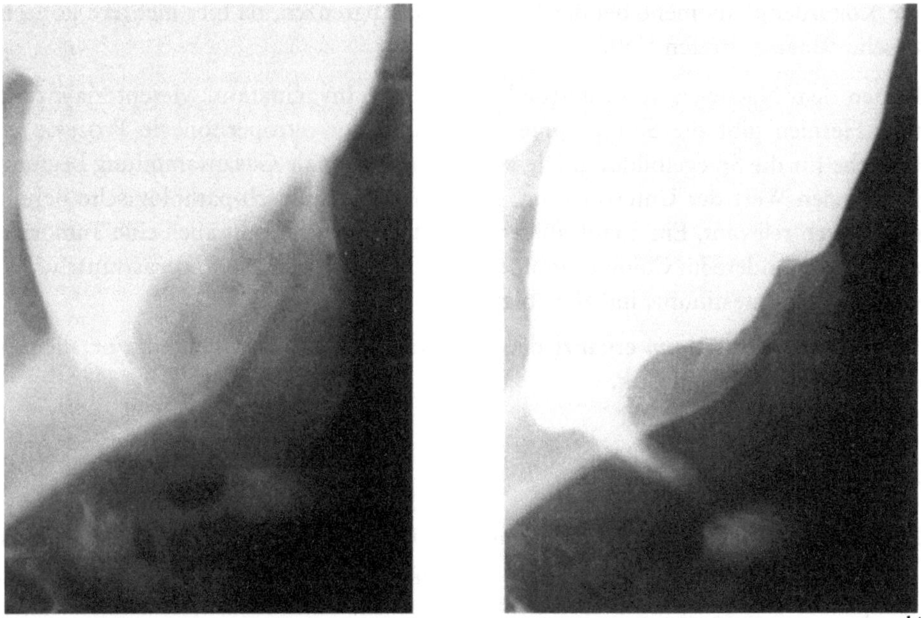

a) b)

Abb. 12 M. Hirschsprung. Defäkogramm
a) vor Beginn der Defäkation geschlossener Analkanal; b) das Rektum stülpt sich hernienartig gegen den Beckenboden vor und der Analkanal öffnet nur unvollständig.

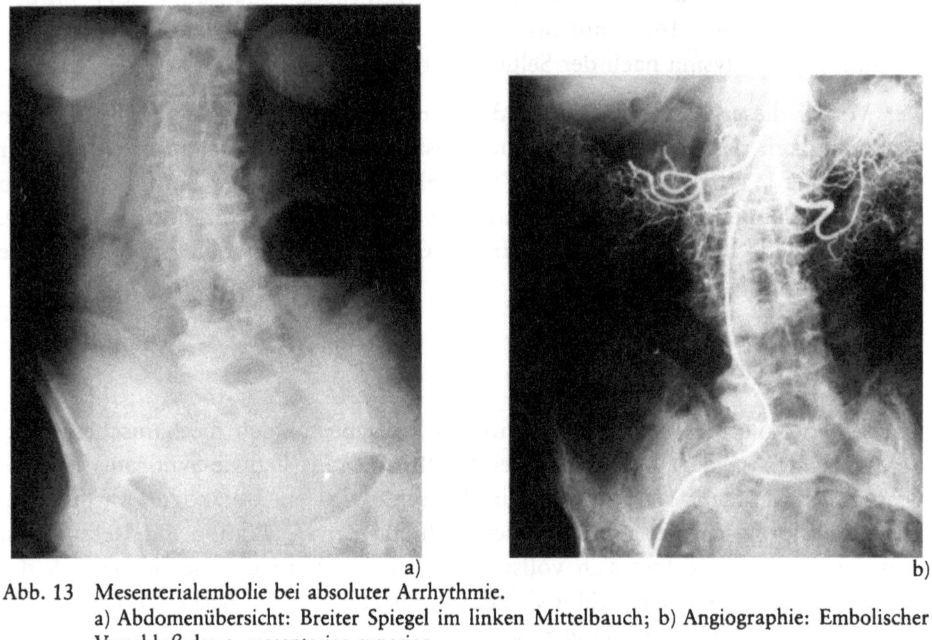

a) b)

Abb. 13 Mesenterialembolie bei absoluter Arrhythmie.
a) Abdomenübersicht: Breiter Spiegel im linken Mittelbauch; b) Angiographie: Embolischer Verschluß der a. mesenterica superior.

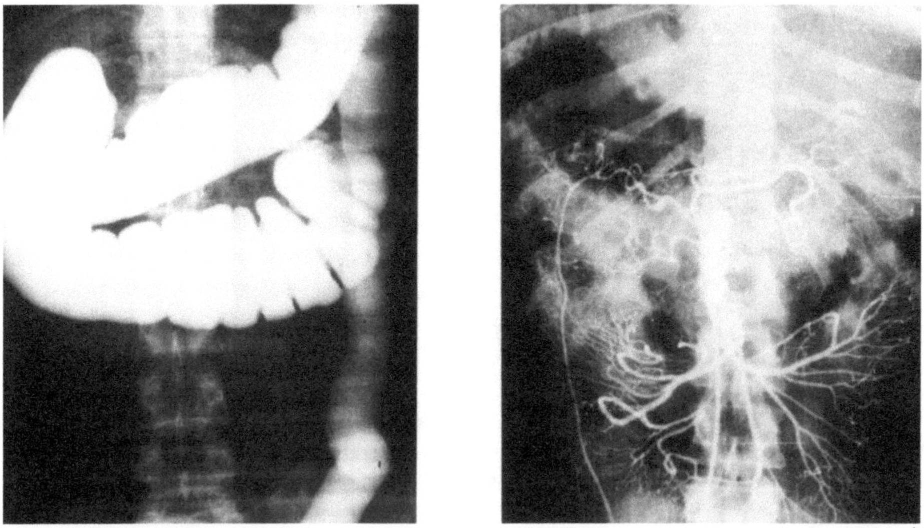

a) b)

Abb. 14 Coecum mobile.
a) Kolon-Kontrasteinlauf: Quergelagertes Colon ascendens und hochgeschlagener Zökalpol.
b) Angiographie: Mehrfache Torsion der a. mesenterica superior.

## Angiographie

Die reine Dünndarmblähung ist Hinweis auf einen mechanischen Dünndarmverschluß. Insbesondere bei herabgesetzter oder fehlender Peristaltik und evtl. begleitender Schocksymptomatik spricht der Befund aber für eine Gangrän. Bei der Gangrän handelt es sich in 65% um eine durch Strangulation bedingte Gangrän. Nur 35% sind durch primäre Gefäßprozesse bedingt [2]. Zur Abklärung der Verdachtsdiagnose muß eine Angiographie durchgeführt werden (Abb. 13 a, b, 14 a, b).

## Computer-Tomographie

Ergeben Basisuntersuchungen einschließlich der Sonographie keine Klärung des Krankheitsbildes, ist die Computer-Tomographie indiziert. Die systematische und überlagerungsfreie Darstellung des Abdomens in Transversalschnitten bei gleichzeitig hoher Dichteauflösung lassen pathologische Raumforderungen, extraintestinales Gas sowie eine Torsion der Mesenterialwurzel leichter erkennen. Der in der Sonographie störende Meteorismus beeinflußt den Bildaufbau der Computer-Tomographie nicht. Bei Nachweis von Gasbläschen in der gesamten Circumferenz der Darmwand sowie Gas in den Portalvenen ist eine Gangrän bewiesen [9]. Wegen der sich ergebenden absoluten Operationsindikation ist dann auch eine Angiographie nicht mehr erforderlich [15]. Neben Volvulus und Invagination (Abb. 15) ist auch die gedeckte Perforation durch die CT erkennbar. Retroperitoneale Prozesse, insbe-

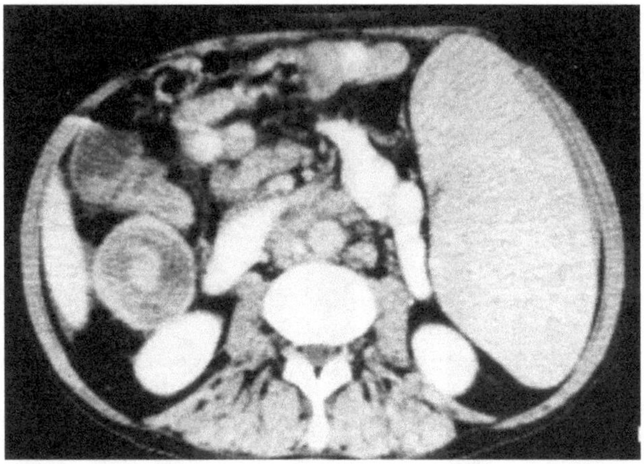

Abb. 15 Ileokolische Invagination bei lymphatischer Systemerkrankung.
CT: Invaginat im Colon ascendens. Retroperitoneale Lymphome, Splenomegalie.

sondere die Pankreatitis, werden durch die CT sicherer als mit anderen diagnostischen Maßnahmen beurteilt [5]. Durch die dynamische Computer-Tomographie kann zwischen partieller und totaler Pankreasnekrose differenziert werden [13] und so die Indikation zur sofortigen Operation gestellt werden.

## Zusammenfassung

Die Abdomenübersicht in 2 unterschiedlichen Positionen sollte als Basisuntersuchung eingeführt werden, da fixierte Darmschlingen, lokale Spiegelbildungen und formkonstante Darmkonturänderungen leichter erkannt werden. Die Linksseitenlage hat gegenüber der Übersicht im Stehen den Vorteil, daß sie bei allen Patienten durchgeführt werden kann und somit eine einheitliche Untersuchungstechnik angewendet wird. Die Zahl der Spiegelbildungen hat in der Ileus-Diagnostik nur eine geringe Aussagekraft wie z.B. das Bild des gasless-Abdomen beim mechanischen Dünndarm-Ileus zeigt. Bedeutsamer ist die lokale Spiegelbildung mit entsprechendem Abdominalbefund. Swarts Klassifikation der Spiegelbildung berücksichtigt diesen Zusammenhang und ermöglicht so sicherere Aussagen in der Beurteilung der Abdomenübersicht.

Bei den weiterführenden diagnostischen Maßnahmen liegt die Bedeutung der Sonographie in der Erhebung eines pathologischen Befundes, nicht in seinem Ausschluß. Durch die Gastrografin-Passage wird die Transportfunktion des Dünndarms überprüft. Diese zeitaufwendige Untersuchung kann durch das Entero-Klysma nach Sellink ersetzt werden. Mit dieser Methode wird nach kurzer Untersuchungszeit das mechanische Hindernis gut dargestellt. Kolon-Kontrasteinlauf und Defäkogramm klären mechanische Hindernisse bzw. eine Aganglionose im Dickdarm ab. Bei

Verdacht auf Gangrän ist eine Angiographie erforderlich, wenn in der Computer-Tomographie nicht schon Gasbläschen in der gesamten Zirkumferenz der Darmwand sowie Gas in den Portalvenen nachgewiesen worden sind. In der Diagnose ermöglicht die CT eine Differenzierung der verschiedenen Formen des akuten und chronischen Verlaufes.

# Literatur

[1] Barry, W. F.: Roentgen examination of the abdomen in acute pancreatitis. Amer. J. Roentgenol. **74**, (1955) 220.

[2] Dassel, P. M.: Roentgen demonstration of gangrene of the stomach and intestine. Amer. J. Roentgenol. **91**, (1964) 819.

[3] Frimann-Dahl, J. C.: The acute abdomen. In: Diethelm, L., O. Olsson, F. Strnad, etal. (Eds.): Handbuch der medizinischen Radiologie XI/2, S. 449. Springer, Berlin – Heidelberg – New-York (1968).

[4] Gough, I. R.: Strangulating adhesive small bowel obstruction with normal radiographs. British Journal of Surgery **65**, (1978) 431.

[5] Grabbe, E., H. G. Dammann, M. Heller: Wert der Computertomographie für die Prognose der akuten Pankreatitis. Fortschr. Röntgenstr. **136**, (1982) 534.

[6] Herlinger, H.: A modified technique for the double contrast small bowel enema. Gastrointestinal Radiology 3, (1978) 201.

[7] Herlinger H., D. J. Lintoft: Standard examination, small bowel. In: Margulis, A. R., H. J. Burhenne (Eds.) Alimentary tract radiology, 3rd edition, P. 903. C. V. Mosby Co., St. Louis, (1983).

[8] Janson, R., F. Chrsit, B. Schneider et al.: Wertigkeit der oralen Gastrographin-Passage in der Ileusdiagnostik. Fortschr. Röntgenstr. **136**, (1982) 641.

[9] Kessler, R. M., J. C. Lentz, G. E. Abdenour jr. et al.: Mesenteric vascular gas secondary to ischemic bowel in transmesenteric hernia. Radiology **140**, (1981) 645.

[10] Maglinte D. D. T., B. T. Burney, R. E. Miller: Technical factors for a more rapid enteroclysis. Amer. J. Roentgenol. **138**, (1982) 588.

[11] Miller R. E., F. Brahme: Large amounts of orally administered barium for obstruction of the small intestine. Surgery, Gynecology and Obstetrics **129**, (1969) 1185.

[12] Mindelzun R. E., J. J. McCort: Acute abdomen. In: Margulis, A. R., H. J. Burhenne (Eds.). Alimentary tract radiology, 3rd edition, P. 391, C. V. Mosby Co., St. Louis, (1983).

[13] Mödder, U., G. Friedmann, J. Rosenberger: Wert der Angio-CT für Stadieneinteilung, Verlaufsbeobachtung und Therapie bei akuter Pankreatitis. Fortschr. Röntgenstr. **134**, (1981) 22.

[14] Nolan, D. J., C. G. Marks: The barium infusion in small intestinal obstruction. Clin. Radiol. **32**, (1981) 651.

[15] Schindler, G.: Stellenwert der Computertomographie in der radiologischen Diagnostik des akuten Abdomens. Röntgenpraxis 37, (1984) 48.

[16] Sellink, J. L., R. E. Miller: Methods of examination. In: Radiology of the small bowel, P. 59, Martinus Nijhoff Publishers, (1982).

[17] Stelzner, F.: Die Frühdiagnose des Ileus durch Margen-Darm-Passage eines resorbierbaren Kontrastmittels und der rückfällige Darmverschluß. Chirurg. **50**, (1979) 704.

[18] Swart, B., G. Meyer: Die Diagnostik des akuten Abdomens beim Erwachsenen – ein neues klinisch-röntgenologisches Konzept. Radiologe **14**, (1974) 1.

[19] Weissberg, D. L., W. Scheible, G. R. Leopold: Ultrasonic appearance of adult intussusception. Radiology **124**, (1977) 791.

# Indikation und Aussagekraft der oralen Gastrografin-Passage bei der Ileusdiagnostik

W. Brandmair, H. F. Weiser, I. Gmeinwieser

## Einleitung

Als Ileus bezeichnet man schwere Störungen der peristaltischen Beförderung des Darminhaltes.
Die pathogenetische Unterscheidung zwischen mechanischem und funktionellem Darmverschluß hat sich als klinisch zweckmäßig erwiesen und ist für die einzuleitenden therapeutischen Maßnahmen von unmittelbarer Konsequenz (Abb. 1).

Zur Diagnosestellung eines Ileus ist eine Gesamtbeurteilung erforderlich, die aufgrund der Klinik unter Mitberücksichtigung des Röntgenergebnisses der Abdomenleeraufnahme erfolgt. Sie wird im allgemeinen im Rahmen der Diagnostik eines akuten Abdomens veranlaßt und gestattet bei Nachweis von freier Luft die Diagnose einer Perforation oder Ruptur im Magen-Darm-Kanal. Demgegenüber sind die beim Ileus vorliegenden röntgenologischen Kriterien in ihrer Aussagekraft beschränkt. Das bekannteste Zeichen stellt die Spiegelbildung dar. Fehlt dieses auf der Abdomenübersichtsaufnahme, so kann dennoch ein kompletter mechanischer Ileus vorliegen, z.B. ein hoher Dünndarmileus mit Erbrechen der Flüssigkeitsmenge proximal des Hindernisses. Andererseits sind Spiegelbildungen nicht immer mit dem klinischen Bild „Ileus" gleichzusetzen.

Die Unterscheidung von Dünn- und Dickdarmspiegeln ist nur in klassischer Ausprägung sicher, in vielen Fällen wird diese Differenzierung problematisch sein.

Erhebliche Schwierigkeiten kann im Einzelfall die Entscheidung bereiten, ob nach einer Laparotomie eine reversible Magen-Darm-Atonie, eine auftretende Peritonitis oder ein mechanisches Hindernis vorliegt.

Tabelle 1 Durchführung der oralen Gastrografin-Passage beim Ileus

1. Abdomen-Leeraufnahme im Stehen oder in Rücken- bzw. Seitenlage bei horizontalem Strahlengang
2. Applikation von 100 ml Gastrografin (per os oder Sonde) ohne Durchleuchtungskontrolle. Danach Patient in Rechts-Seitenlage.
3. 20 Min. p. c. Übersichtsaufnahme in Rückenlage bis Stop festgestellt ist bzw. bis Kontrastmittel das Rektum erreicht hat; ggf. zwischenzeitlich bei Unklarheiten durchleuchtungsgezielte Aufnahmen.

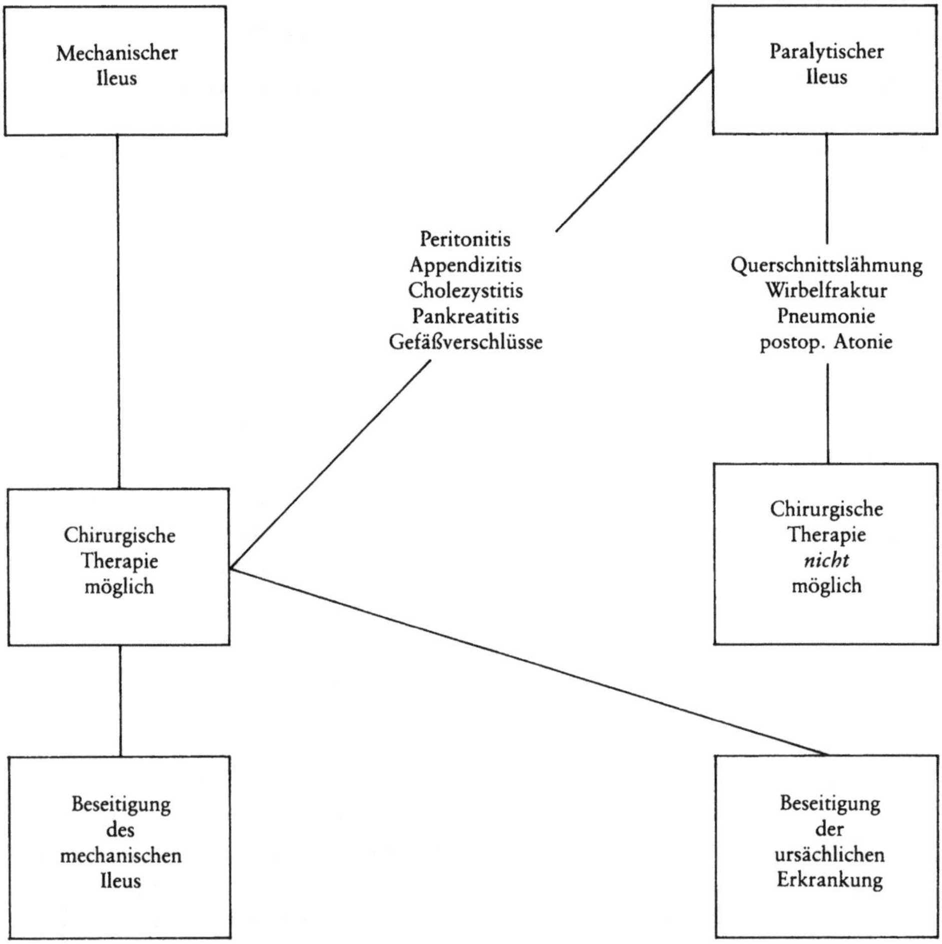


Abb. 1 Einteilung des Ileus und therapeutische Möglichkeiten.

Aus diesen Gründen haben wir vor zwei Jahren begonnen, die orale Passage mit resorbierbaren Kontrastmitteln – wie 1977 von Stelzner angegeben – in die Diagnostik des Ileus einzuführen.

## Methodik

Die Durchführung der oralen Gastrografinpassage wurde – wie in Tabelle 1 aufgezeigt – vorgenommen.

## Beurteilungskriterien

Welche Kriterien lassen die Differenzierung der verschiedenen Ileusformen zu?

1. Naturgemäß ist eine exakte Schleimhautbeurteilung mit einem wasserlöslichen Kontrastmittel nicht möglich. Die zu beobachtenden Veränderungen wie Wandödem, Dilatation der Schlingen und Verbreiterung der Falten werden überwiegend beim kompletten mechanischen Dünndarmileus gefunden, sind jedoch zur weiteren Differenzierung nicht geeignet.
2. Der Nachweis eines Kontrastmittelstops ist der Diagnose eines kompletten mechanischen Dünndarmileus gleichzusetzen.
3. Bei inkompletter Stenosierung erreicht das Kontrastmittel die tiefer gelegenen Darmabschnitte und führt innerhalb von 5 Stunden zu einer Kolonkontrastierung.
4. Beim paralytischen Ileus wird – entgegen der Erwartung – das Kontrastmittel in den allermeisten Fällen rasch transportiert. Der Dickdarm wird meist nach 2 bis 3 Stunden erreicht. In weit fortgeschrittenen Fällen ist dieser Kontrastmitteltransport aber erheblich verzögert.

Tabelle 2 Radiologische Differenzierung des mechanischen-paralytischen Ileus

| | | *Kriterien zur Differenzierung* | | |
|---|---|---|---|---|
| | | Mechanischer Dünndarmileus | | Paralytischer Ileus |
| | | Komplett | Inkomplett | |
| | Spiegel | + | + | Dünn- und Dickdarmspiegel |
| Abdomenübersicht | | | | |
| | Stehende Schlinge | + | (+) | – |
| KM-Gabe | Wandveränderungen (Ödem, Dilat. der Schlingen, Verbreiterung der Falten) | + | (+) | – |
| | KM-Stop | + | – | – |
| | Kolonkontrast innerhalb von 5 Stunden | – | + | + (oft nach 2–3 Std., in schweren Fällen länger |

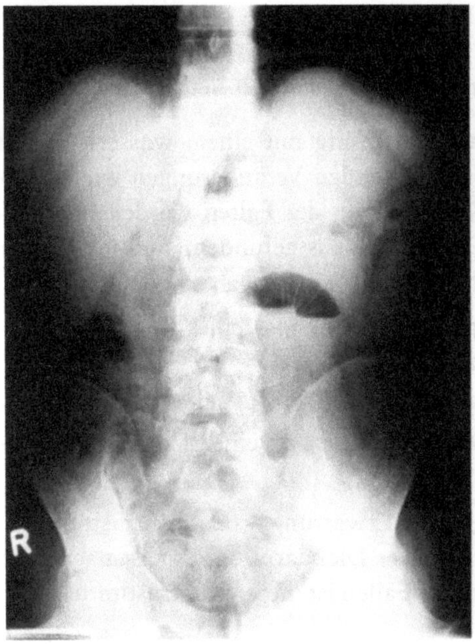


Abb. 2 Abdomenaufnahme: „Stehende Schlinge".

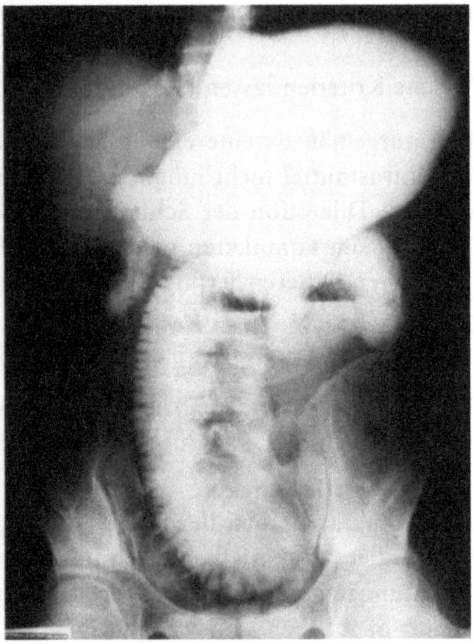

Abb. 3 KM-Stopp 3 Stunden nach Gastrografingabe. B II-Magen.

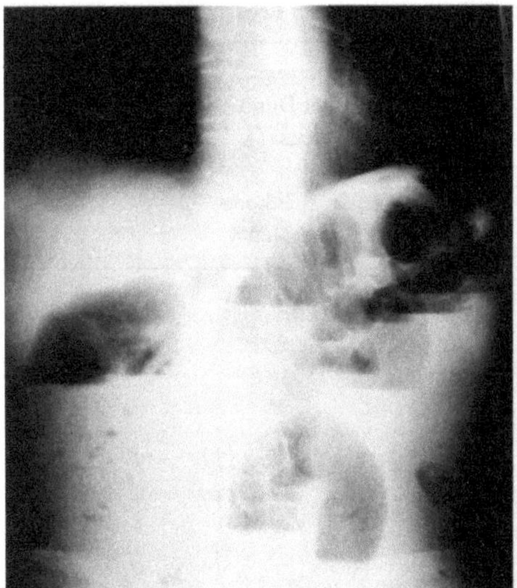

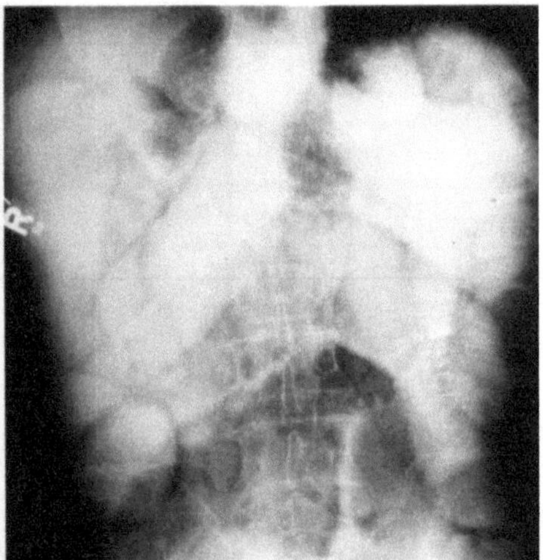

Abb. 5 Kolonkontrastierung 2 Stunden nach KM-Applikation.

Abb. 4 Überwiegender Dünndarmileus bei 69jährigem Patienten mit metastasierendem Dünndarmkarzinoid.

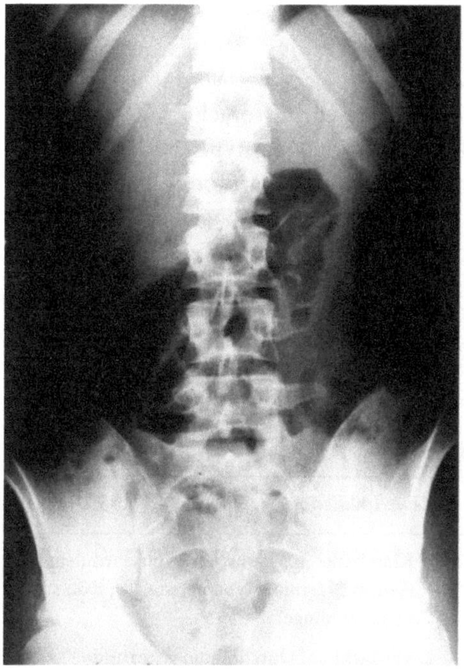

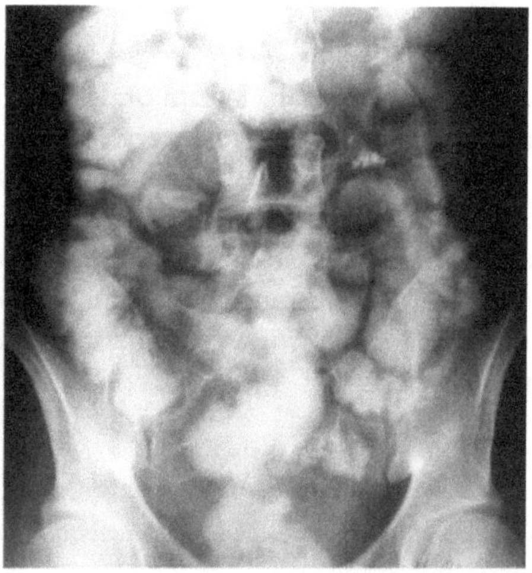

Abb. 7 KM erreicht nach 2 Stunden den Dickdarm. Postoperativer funktioneller Ileus.

Abb. 6 25jährige Patientin; 7 Tage nach Operation eines mechanischen Ileus nach Appendektomie (vor 8 Jahren). Erneut luftgefüllte Dünndarmschlingen.

## 5. Ist eine sichere Beurteilung des mechanischen Dickdarmileus durch orale Gastrografin-Passage nicht möglich, so muß in diesem Fall die Diagnostik durch einen Kontrastmitteleinlauf ergänzt werden.

**Beispiel 1**
In der Abbildung 2 ist die Abdomenübersichtsaufnahmen eines 37jährigen Patienten zu sehen. Vor 2 Jahren wurde eine Magenteilresektion nach B II vorgenommen. Erbrechen seit wenigen Stunden. Auskultatorisch erheblich gesteigerte Peristaltik. Nach 180 Minuten kompletter KM-Stopp. (Abb. 3)

Die Abdomenübersichtsaufnahme des 69jährigen Patienten zeigt einen überwiegenden Dünndarmileus. Bei der anschließenden Kontrastmittelgabe wird das Kolon in 2 Stunden erreicht. Es liegt ein inkompletter mechanischer Ileus vor. Ursache: Metastasierendes Dünndarmkarzinoid mit Stenose an der Ileo-Zökalklappe. (Abb. 4 u. 5)

**Beispiel 3**
25jährige Patientin mit Zustand nach Appendektomie bedingtem Bridenileus. Sieben Tage postoperativ erneutes Erbrechen.
Abbildung 6 zeigt mehrere luftgefüllte Dünndarmschlingen. Bei der Kontrastmittelgabe kam kein mechanisches Hindernis zur Darstellung. Bereits nach 2 Stunden (Abb. 7) wird der Dickdarm erreicht. Eine erneute Laparotomie wurde nicht notwendig.

## Indikation

Die Indikation (Tab. 3) zur oralen Gastrografin-Passage, bei Verdacht auf einen mechanischen Ileus, wird verschiedentlich als fragwürdig erachtet. Eine exakte Anamnese, die genaue Untersuchung des Patienten sowie ein typischer Röntgenbefund reichten bei weitem aus, die Notwendigkeit einer Laparotomie beurteilen zu können. Der mehrstündige Aufenthalt des Patienten in der Röntgenabteilung ohne intensive Überwachung stelle eine Gefährdung dar, zumal die mögliche Durchblutungsstörung bei Vorliegen eines Strangulationsileus bedrohliche Ausmaße annehmen könne.

Tabelle 3 Indikation zur oralen Gastrografin-Passage

| *I. Präoperativ* | *Keine Indikation* |
|---|---|
| 1. Verdacht auf inkompletten Dünndarmileus | 1. Klassischer mechanischer Dünndarmileus (Vorop.; Hernie; Hyperperistaltik; Rö.: stehende Schlinge) |
| 2. Verdacht auf hohen Dünndarmileus | 2. Verdacht auf Durchblutungsstörung |
| 3. Differenzierung Dünndarm-Dickdarmileus | |
| *Postoperativ* | |
| Differenzierung mechanischer und funktioneller Ileus | |

Tabelle 4 Differentialdiagnose des postoperativen Ileus

1. *Hindernis im oberen Verdauungstrakt*
   Gastroplegie
   Verschluß der GE (B-I, B-II, GE, Whipple)
   Volvulus (Magen, anastomosierte Schlinge)
   jejunogastrale Invagination
   Abknickung im Mesokolonschlitz (B-II, Whipple, GE, Y-Roux)
2. *Hindernis im mittleren und unteren V-Trakt*
   Anastomosenverschluß
   Bride
   Volvulus
   Hernie
   Invagination
3. *Passagestörung im ausgeschalteten Darm (Bypass als Palliativmaßnahme) bei*
   Malignom
   Entzündung
   Adipositasbehandlung
4. Paralytischer Ileus

Diese Einwände treffen unserer Meinung nach zu, für die Patienten, die eine klare Symptomatik bieten. Oftmals ist jedoch bei einem diskreten Beschwerdebild die Diagnose nicht so leicht möglich.

Der Einsatz dieser Untersuchungsmethode in der *präoperativen* Diagnostik erlaubt bei Nachweis eines inkompletten Hindernisses die intensive Vorbereitung des Patienten zu einem elektiven Eingriff. Da über 80% der Ileusursachen rein mechanischer Natur sind, verspricht diese Untersuchungsmethode eine hohe Aussagekraft.

Der *postoperative Nachweis* einer reinen oder überwiegend funktionellen Störung der Darmtätigkeit gelingt mit der oralen Gastrografin-Passage. Während im Regelfall das Kolon nach 2 bis 3 Stunden erreicht wird, kann bei weit fortgeschrittenen Fällen die Passage 6 bis 8 Stunden andauern.

Mögliche postoperative mechanische Hindernisse (Tab. 4) sind damit abgrenzbar.

Bei einer so gesicherten Indikationsstellung lassen sich unnötige Laparotomien beim Ileus weitgehend vermeiden.

Die hohe Zuverlässigkeit der oralen Gastrografin-Passage wird in der Literatur von mehreren Autoren bestätigt. Bei Verdacht auf das Vorliegen eines Dickdarmileus ist vorrangig ein Gastrografin-Einlauf durchzuführen.

Die Erweiterung der Ileusdiagnostik durch zusätzliche radiologische Verfahren (orale Gastrografin-Darmpassage, Kolonkontrasteinlauf) führt zu einer wesentlichen Verbesserung der diagnostischen Sicherheit. Durch die exakte präoperative Diagnostik läßt sich die Gesamtletalität reduzieren.

# Literatur

[1] Janson, R., F. Christ, B. Schneider, et al.: Wertigkeit der oralen Gastrografin-Passage in der Ileus-Diagnostik. Fortschr. Röntgenstr. **136** (1982) 641.

[2] Schriefers, K. M.: Der mechanische Ileus. Chirurg **46** (1975) 49.

[3] Schriefers, K. M., P. Gerometta, L. Döbler: Postoperativer Ileus, Klinik und chirurgische Therapie. Chirurg **51** (1980) 202.

[4] Stelzner, F.: Die Frühdiagnose des Ileus. Med. Welt **28** (1977) 799.

[5] Stelzner F.: Die Frühdiagnose des Ileus durch Magen-Darm-Passage eines resorbierbaren Kontrastmittels und der rückfällige Darmverschluß. Chirurg **50** (1978) 704.

[6] Swart, B., G. Meyer: Die Diagnostik das akuten Abdomens beim Erwachsenen – ein neues klinisch-röntgenologisches Konzept. Radiologe **14** (1974) 1.

[7] Vogel, M.: Röntgendiagnostik des postoperativen Ileus. Radiologische Diagnose **20** (1979) 322.

[8] Waclawiczek, H. W., W. Wayand, S. Silli: Die Wertigkeit der Röntgenuntersuchung in der Ileusdiagnostik. Langenbecks Arch. Chir. **362** (1984) 97.

# Der Stellenwert des Gastrografin-Einlaufs in der Ileusdiagnostik

A. Schafmayer, E. Imschweiler, H. Schnelle, P. Müller, H. D. Becker

Bei akuten Erkrankungen des Dickdarms ist für ein häufig unmittelbar notwendiges operatives Eingreifen eine möglichst umfassende, schnelle, risikoarme und sichere Diagnosestellung wünschenswert.

Die Diagnose des Dickdarmileus erfolgt dabei klinisch wie radiologisch. Die Indikationsstellung zur Operation sollte natürlich nur in der Synopsis geschehen. Von besonderer Bedeutung sind dabei für den Chirurgen neben der Anamnese allgemeine diagnostische Kriterien wie Inspektion, Palpation, Perkussion und Auskultation.

Die begleitenden Laboruntersuchungen informieren über Entzündungszeichen, Tumorparameter, Elektrolytveränderungen oder metabolische Störungen.

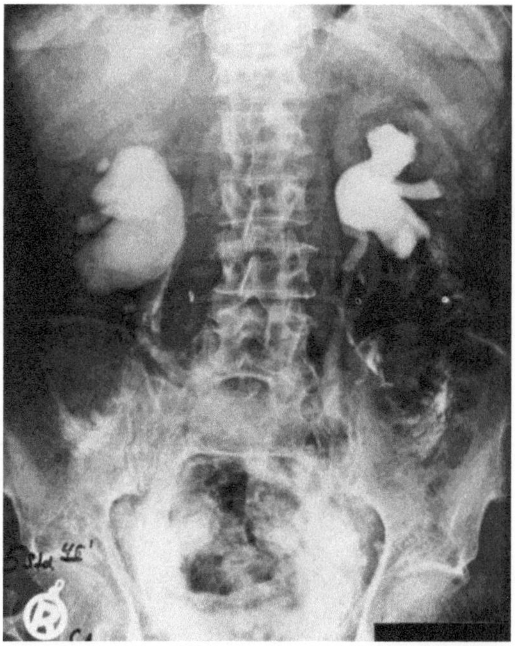

Abb. 1 Retroperitoneale Fibrose: Zustand nach Bariumperforation bei Sigmadivertikulitis; Harnstauungsnieren beiderseits mit Ureterhautfisteln.

Die Röntgenuntersuchung mit Leeraufnahmen des Abdomens im Stehen, im Liegen und in Linksseitenlage gibt Anhaltspunkte über Veränderungen der parenchymatösen Oberbauchorgane, zeigt verkalkende Prozesse auf und informiert über (pathologische) Flüssigkeits- und Gasansammlungen: dabei können mit Hilfe des Verteilungsmusters im Konsens mit dem klinischen Befund und der Anamnese beim Ileus Zuordnungen hinsichtlich der Art – mechanisch, pseudoobstruktiv, paralytisch – als auch der zugrundeliegenden Ursache, der Lokalisation (Dünndarm, Dickdarm) und Komplikationen (Perforation) gegeben werden. Die Sonographie erlaubt den Nachweis entzündlich veränderter Darmschlingen und zum Teil tumoröser Prozesse. Sie zeigt ergänzende Befunde, z. B. mit Nachweis von Lebermetastasen, einer Harnabflußstörung oder freier intraabdomineller Flüssigkeit.

Bei erschwerter klinischer Beurteilung oder Problemen in der präoperativen Diagnostik hat sich die Kontrastmitteldarstellung des Dickdarms bewährt. Da die Barium-Applikation in der Akutphase mit einem erhöhten Risiko behaftet ist (Abb. 1), wird die Untersuchung bevorzugt mit wasserlöslichem jodhaltigen trijodierten Kontrastmittel (Gastrografin*) durchgeführt. Die Indikationen zum Gastrografin-Einlauf sind in Tabelle 1 wiedergegeben: Dickdarmileus unklarer Genese und Lokalisation, anamnestischer Unterbauchtumor sowie abdominell Strahlentherapie, entzündlicher linksseitiger Unterbauchtumor, Verdacht auf gedeckte Perforation, Zustand nach Dickdarmresektion und rezidivierende Subileuszustände sowie Verdacht auf Koprostase bilden die Indikationen zur Kontrastmitteldarstellung.

Tabelle 1 Indikation zum Gastrografineinlauf beim Dickdarmileus

1. Dickdarmileus unklarer Genese/Lokalisation
2. Anamnestischer Unterbauchtumor, z. B. Ovarial-Ca., Crohn
3. Anamnese abdominale Strahlentherapie
4. Entzündlicher linksseitiger Unterbauchtumor
5. Verdacht auf gedeckte Perforation
6. Postoperativ nach Dickdarmresektion
7. Rezidivierende Subileuszustände
8. Verdacht auf Koprostase

* eingetragenes Warenzeichen der Fa. Schering AG

# Patientengut und Methodik

Das Patientengut hinsichtlich der Anwendung von jodhaltigem Kontrastmittel im unteren Gastrointestinaltrakt ist bezüglich der Anzahl, der Verteilung und der primären Fragestellung sowie der Entwicklung der ausgewerteten Untersuchungszahlen von 1978–1983 aus den Abbildungen 2–4 ersichtlich. Die Untersuchung erfolgte unter Berücksichtigung der oben angegebenen Vordiagnostik und Indikationen. Dabei wurde in üblicher Prallfüllungstechnik mit 2:1 (Wasser : Gastrografin) verdünntem Kontrastmittel untersucht. In Einzelfällen wurde die Doppelkontrasttechnik ergänzt.

# Ergebnisse

Im 5-Jahreszeitraum (1978–1983) wurde das Kolon bei 246 Patienten mit jodhaltigem Kontrastmittel untersucht (Abb. 5). Die allgemeine Indikationsstellung berücksichtigte das „unklare Abdomen" (n = 138), postoperative Fragestellungen (n = 106) und im geringen Maße die untere gastrointestinale Blutung (n = 2). 119

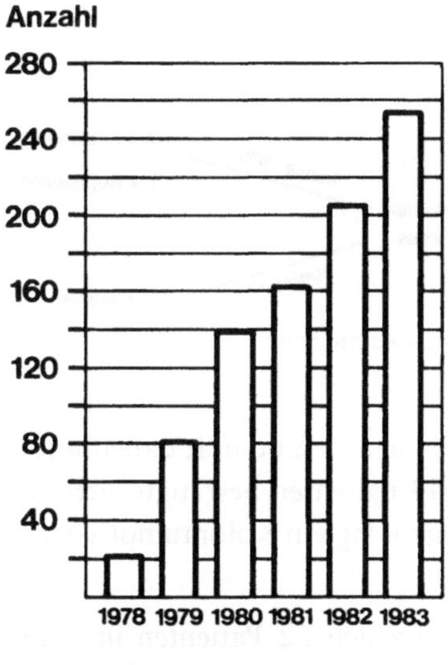


Abb. 2 Anwendung jodhaltiger KM im Gastrointestinaltrakt (1978–1983).

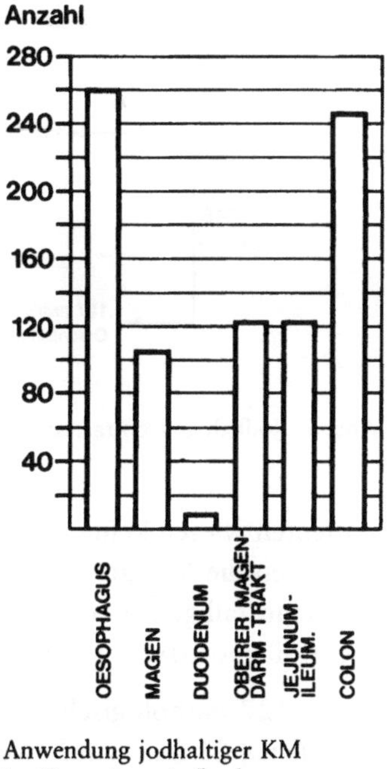


Abb. 3 Anwendung jodhaltiger KM im Gastrointestinaltrakt (von 1978–1983 – Lokalisation).

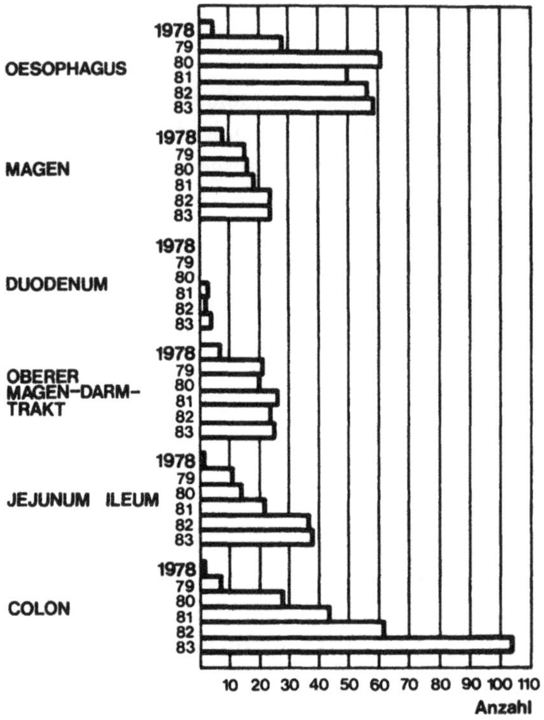


Abb. 4 Anwendung jodhaltiger KM im Gastrointestinaltrakt (von 1978–1983 – Lokalisation).

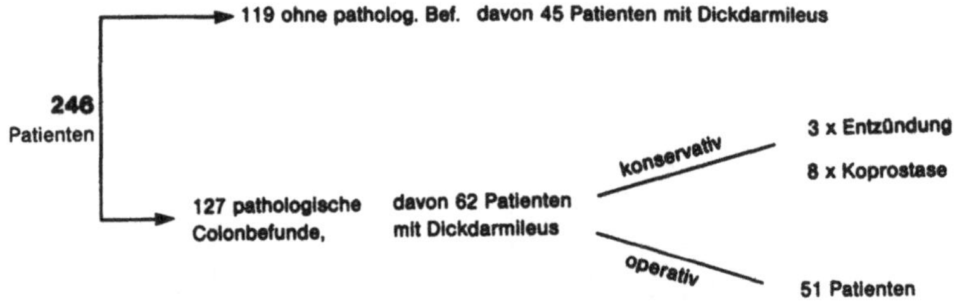


Abb. 5 Jodhaltige Kontrastmitteluntersuchung beim Dickdarmileus.

Patienten wiesen keinen eindeutig pathologischen Befund auf; dabei bestand bei 45 Patienten die Verdachtsdiagnose Ileus. Bei 44 Patienten bestätigte sich in der Folge das unauffällige Untersuchungsergebnis; einmal lag ein Kolontumor vor, der primär nicht diagnostiziert wurde.

Unter 127 pathologischen Befunden befanden sich 62 Patienten mit einem Dickdarmileus; 11 mal wurde wegen einer Entzündung oder Koprostase eine konserva-

Anmerkung: Abbildg. 2–4 aus Dissertation H. Schnelle

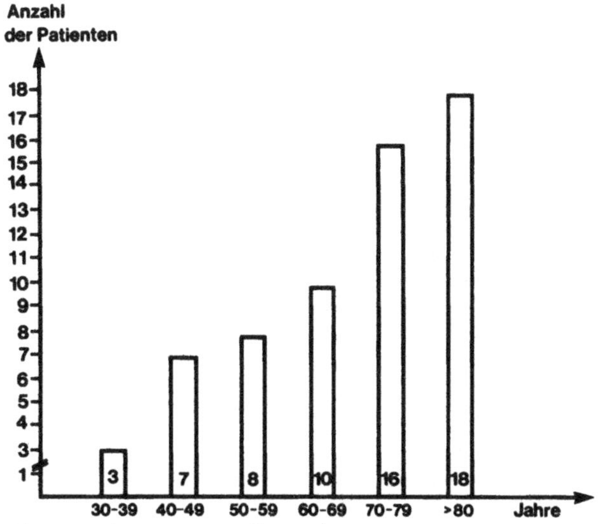


Abb. 6 Altersverteilung operierter Ileuspatienten.

Tabelle 2 Grunderkrankungen der operierten Patienten mit Dickdarmileus

| Ileusursache | n = 51 |
|---|---|
| Intraluminaler Tumor | 23 |
| Extraluminaler Tumor | 18 |
| Entzündung mit Perforation | 5 |
| Paralyse bei Abszeß | 3 |
| Zustand nach Kolon-Operation mit Insuffizienz | 1 |
| Mesenterialarterienthrombose | 1 |

tive Therapie eingeleitet. Dagegen war ein operativer Eingriff bei 51 Patienten notwendig. Die Altersverteilung der 51 operierten Ileuspatienten ist in der Abb. 6 ersichtlich. 34 Patienten waren 70 Jahre und älter. Art und Ursachen des Ileus sind bei 51 Patienten in Tabelle 2 veranschaulicht: 23 von 51 operierten Patienten hatten einen Kolontumor, bei 18 Patienten lag ein extraluminärer Tumor vor, wie z. B. ein Ovarialkarzinom oder ein Unterbauchtumor anderer Genese. Eine Entzündung mit Perforation zeigten 5 Patienten und eine Dickdarmparalyse beim ausgedehnten Abszeß war bei 3 Patienten vorhanden. Einmal handelte es sich um einen Zustand nach Kolon-Operation mit Insuffizienz, und einmal um eine Mesenterialarterienthrombose.

Aufgrund des fortgeschrittenen Alters der Patienten wurde bei 30 Patienten eine Entlastungsoperation in Form eines Stomas angelegt. Bei 21 Patienten konnte eine Kolonresektion durchgeführt werden (Tab. 3).

Tabelle 3 Durchgeführte Operationsverfahren bei Dickdarmileus

| | n = 51 |
|---|---|
| Stoma | 30 |
| Kolonresektion | 21 |

Tabelle 4 Korrelation Gastrografineinlauf–Operationsbefund

| | n = 51 |
|---|---|
| richtig, positiv | 48 |
| falsch, negativ | 1 |
| unsicher | 1 |
| falsch, positiv | 1 |

Vergleicht man die Befunde des Gastrografineinlaufs mit den Operationsbefunden (Tab. 4), so wurde in 48 Fällen durch den Operationsbefund der Diagnose des Gastrografin-Einlaufs bestätigt. Einmal war durch den Gastrografin-Einlauf im Bereich der rechten Flexur ein Tumorrezidiv in einer Anastomose nicht diagnostiziert worden. Aufgrund einer Koprostase war einmal der Befund unsicher – es wurde intraoperativ bei der Patientin im Sigmabereich ein Kolonkarzinom gefunden. Ein falsch positiver Befund im Gastrografin-Einlauf ergab sich durch eine Fehldeutung einer fraglich gedeckten Perforation des *Colon descendens*. Die Perforation konnte intraoperativ nicht nachgewiesen werden. Somit ergibt sich eine Gesamttreffsicherheit der operativ kontrollierten Gastrografin-Untersuchungen von 96%. Eine ähnliche Treffsicherheit ergibt sich bei den nicht pathologischen Befunden im Gastrografin-Einlauf.

## Diskussion

Die Indikation zur Anwendung wasserlöslicher jodhaltiger Kontrastmittel am Kolon ergeben sich aus den Kontraindikationen für bariumhaltige Kontrastmittel – Verdacht auf Perforation, Fistel, Abszeß (Abb. 7), Nahtinsuffizienz und nachfolgender Endoskopie –, mangelnden Möglichkeiten – akutes Abdomen, unzureichende Vorbereitung, Patientenalter – oder wenn ergänzende endoskopische oder radiologische Untersuchungen – Angiographie, CT – nach kurzem Zeitintervall erfolgen sollen. Als Kontraindikation zur Untersuchung gilt bei bestehender Perforationsgefahr das toxische Megakolon. Anamnestisch ist auf Reaktionen bei früherer Kontrastmitteldisposition und auf Schilddrüsenfunktionsstörungen zu achten. Bei 246 Kolonunter-

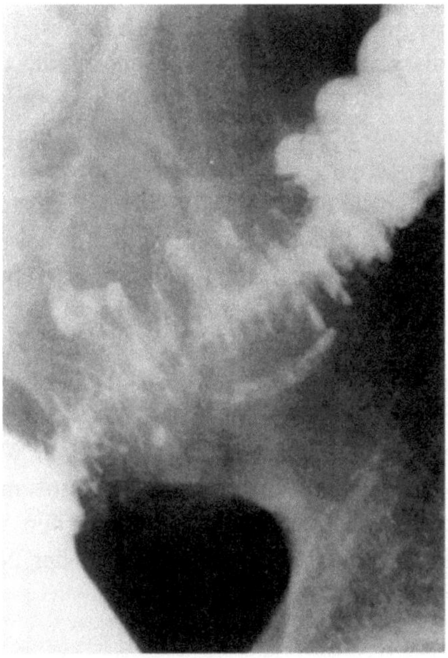

Abb. 7 Sigmadivertikulitis mit Fistel und Abszeß.

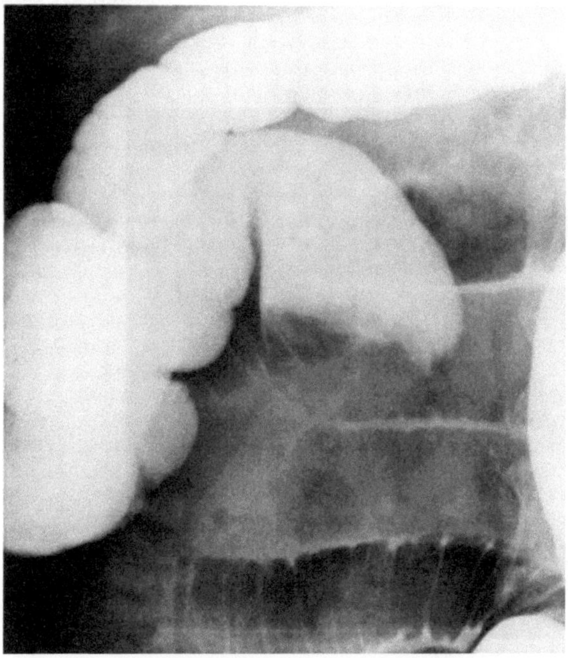

Abb. 8 Komplett stenosierender Zökaltumor mit Dünndarmileus.

suchungen konnte eine sichere Kontrastmittelreaktion nicht nachgewiesen werden, wobei leichte Reaktionen, z. B. Elektrolytstörungen bei den oft sehr schwer erkrankten Patienten mit entsprechender Infusionstherapie übersehen worden sein könnten. Entsprechend klinisch auffällige Nebenwirkungen lagen nicht vor. Aufgrund der hypertonen Gastrografin-Lösung sollten dehydrierte Patienten entsprechend substituiert werden. Bei Prallfüllungstechnik wurde der Abklärung der Lokalisation und der Art der pathologischen Veränderung und möglichen Komplikationen der Vorzug gegeben gegenüber der Schleimhautdarstellung im Doppelkontrastverfahren.

Die Vorteile der Applikation von wasserlöslichem jodhaltigen Kontrastmittel in der Ileusdiagnostik sind seit langem bekannt und gesichert [1, 5, 6, 7]. Daher kann heute bei mechanischer Passagestörung nicht – wie früher angegeben [3] – in jedem Fall ein Bariumkontrasteinlauf empfohlen werden. Die drohende Gefahr einer Wandperforation besteht in der Akutsituation weiterhin, eine Bariumperitonitis mit ihren Folgen wird jedoch vermieden. Interpretationsschwierigkeiten ergeben sich bei unkooperativen Patienten und aus der mangelnden Vorbereitung in der Notfallsituation, woraus Möglichkeiten zur Fehldiagnose resultieren.

Durch die Kontrastmitteluntersuchung ist in der präoperativen Ileusdiagnostik bei erschwerter klinischer Untersuchung oder differierenden präoperativen Befunden eine sichere Unterscheidung zwischen Pseudoobstruktionen und mechanischem Ileus möglich [8]. Bei einer Passagestörung kann der Ort und das Ausmaß der Engstellung

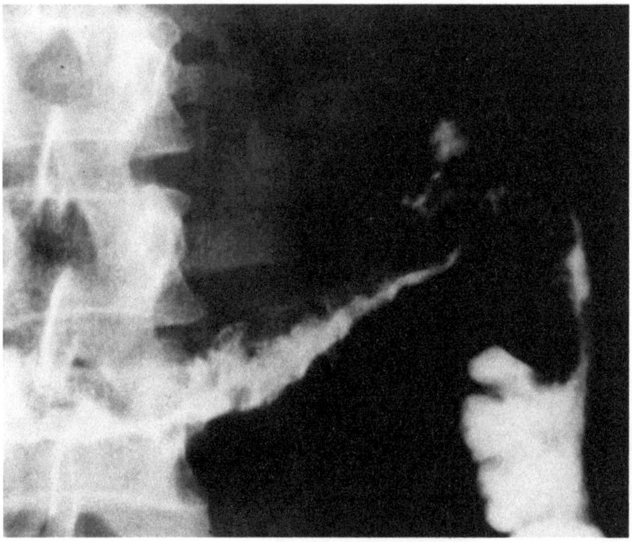

Abb. 9 Stenose an der linken Kolonflexur: Perforation und Abszedierung bei Colitis ulcerosa.

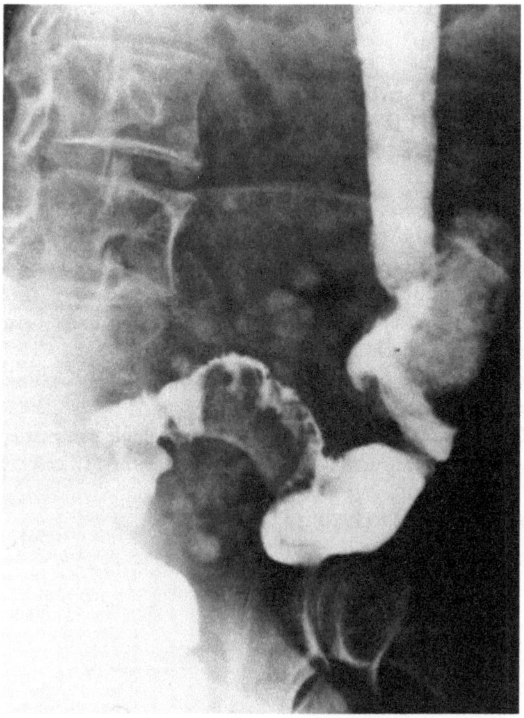

Abb. 10 Multiple Einengungen im Sigma bei verkalkenden Metastasen eines Ovarialkarzinoms.

bestimmt sowie Hinweise zur zugrundeliegenden Pathologie – Tumor (Darmtumor, extraluminärer Tumor), Entzündung, Bride, Koprostase – und zu evtl. Komplikationen – gedeckte Perforation, Fistel, Abszeß – gegeben werden (Abb. 8–10).

Diese Unterscheidung ist von der primären Abdomenübersicht nicht zu erhalten. Daraus resultiert nicht selten der Fehler, daß eine Pseudoobstruktion [2, 4, 9] operiert wird. Nur mit Hilfe des Gastrografineinlaufs sind solche Patienten vor einer unnötigen Operation zu bewahren. In dem vorliegenden Krankengut konnten 44 Patienten, die keinen pathologischen Befund aufwiesen, und 11 Patienten mit einem pathologischen Befund konservativ behandelt werden. In der Gesamtzahl der so kontrollierten 107 Patienten ergab sich dabei in 3 Fällen eine Fehldiagnose.

Der Gastrografin-Einlauf ist in der täglichen Praxis komplikationsarm anwendbar, nicht invasiv, bis auf die Umlagerung bei der Untersuchung wenig belastend und von vorhersehbarer Untersuchungsdauer. Bei guter Treffsicherheit in der Aussage wird das Untersuchungsergebnis nachprüfbar dokumentiert. Damit erhält die Untersuchungsmethode in Ergänzung zu den eingangs geschilderten Voruntersuchungen einen wichtigen Stellenwert in der präoperativen Diagnostik des Dickdarmileus.

# Literatur

[1] Birzle, H., W. Berka, M. Predić, L. Pötz: Fortschritte der Röntgendiagnostik bei akuten abdominalen Erkrankungen. Dtsch. Med. Wschr. **51** (1965) 2287–2289.

[2] Caves, P. K., H. A. Crockard: Pseudo-obstruction of the large bowel. Br. Med. J. 2 (1970) 583–586.

[3] Diethelm, L.: Die spezielle Röntgendiagnostik des akuten Abdomens. Internist **2** (1967) 73–84.

[4] Gillet, D. J.: Non-mechanical large bowel obstruction. Aust. NZ J. Surg. **41** (1972) 47–50.

[5] Janson, R., F. Christ, B. Schneider, C. Engel: Wertigkeit der oralen Gastrografin-Passage in der Ileus-Diagnostik. Fortschr. Röntgenstr. **136** (6) (1982) 641–648.

[6] Löhr, E.: Röntgenuntersuchungen des Verdauungstraktes mit Gastrografin unter besonderer Berücksichtigung von Notfallsituationen. Fortschr. Röntgenstr. **1** (1964) 75–80.

[7] Poser, H., A. Thiede: Dickdarmdiagnostik chirurgischer Erkrankungen mit wasserlöslichen trijodierten Kontrastmitteln. Langenbecks Arch. Chir. **346** (1978) 97–108.

[8] Steward, J., P. J. Finan, D. F. Courtney, T. G. Brennan: Does a water soluble contrast enema assist in the management of acute large bowel obstruction: a prospektive study of 117 cases. Br. J. Surg. **71** (1984) 799–801.

[9] Watkins, D. F. L.: Spinal ileus. Br. J. Surg. **57** (1970) 142–147.

# Sonographische Diagnostik und Motilitätskontrolle beim Ileus

S. Truong, G. Zlatarski, M. Bauer

In der Ileus-Diagnostik gibt es außer dem Röntgen-Befund keine objektivierbaren, reproduzierbaren Parameter, wenn man von den noch immer nicht standardisierten Befunden der akustischen Dokumentation der Darmgeräusche absieht. Das Röntgenbild ermöglicht uns jedoch nur eine einmalige Befunderhebung, ohne daß eine Verlaufsbeobachtung möglich wird. So stellt sich die Frage, ob nicht weitere objektivierbare und reproduzierbare diagnostische Untersuchungsverfahren möglich sind, die uns eine bessere Information über die Verlaufsentwicklung des Darmverschlusses geben. Wir untersuchten unter dieser Fragestellung die Leistungsfähigkeit der Sonographie.

## Methodik

Wir bedienen uns bei unseren Untersuchungen der Apparatur Realtime-Scanner Modell SAL 50 A von Toshiba mit linearer Abtastung und direkter Umwandlung des Bildes in ein Videobild.

## Ergebnisse

Der normale Dünndarm hat eine Wandstärke von circa 0,2 cm und eine Lichtung von ca. 4 cm. Bei gleicher Wandstärke erreicht der Dickdarm eine Lichtungsweite von etwa 6 cm. Durch die in der Minute 5 bis 6mal wiederkehrenden peristaltischen

Tabelle 1 Früh-Ileus: Frequenz und Intensität der Darmkontraktion

| | Durchschnittliche Häufigkeit der Kontraktion pro Minute | Durchschnittliche Verkleinerung des Lumenquerschnittes Kontraktion |
|---|---|---|
| gesunder Darm | 5–6 | 9–10 mm |
| früher Ileus | 8–9 | 14–15 mm |

**Früh-Ileus**

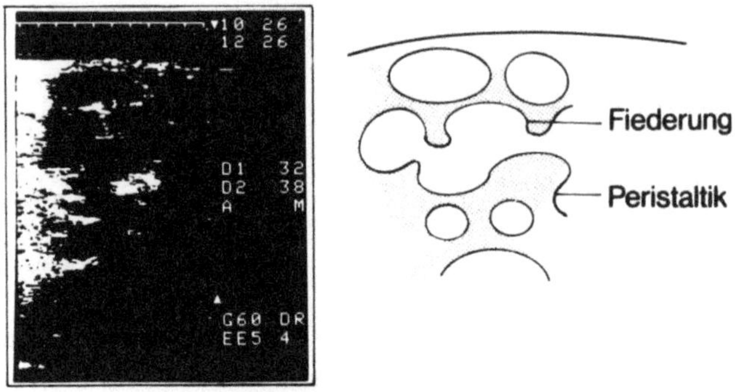


**Mäßige Dilatation des Ileusdarmes**
**Lebhafte Pendel-Peristaltik im**
**Real-time-Bild**

Kontraktionen wird die gesunde Dünndarmlichtung um jeweils durchschnittlich 9 bis 10 mm eingeengt. Wir untersuchten 21 Patienten mit einer klinisch und röntgenologisch eindeutigen Symptomatik eines mechanischen Ileus. Der Altersdurchschnitt der Patienten betrug 49 Jahre, die Anamnesedauer 6 Stunden bis 4 Tage. Bei den im Frühstadium zur Aufnahme gekommenen Patienten fanden sich folgende Ileus-typische sonographische Befunde:

1. Ein dilatierter, mit Flüssigkeit und Luft gefüllter Dünndarm.
2. 8–9 Peristaltikwellen pro Minute.
3. Eine Lumenverminderung um 14–15 mm während der Kontraktion.
4. Eine lebhafte Pendelperistaltik im Real-time-Bild.

(Tab. 1, Abb. 1).

Bei einer Ileusdauer von 18 Stunden wurden die Peristaltikkontraktionen seltener und kehrten dann nur noch 1mal in der Minute zurück. Auch ihr Kontraktionsausmaß verminderte sich allmählich bis auf 2 mm. Morphologisch fand sich sonographisch eine deutliche Flüssigkeitsansammlung im Darmlumen bei geringer Pendelperistaltik im Real-time-Bild. Die Darmwanderschlaffung, also eine Zunahme der

Tabelle 2 Spät-Ileus: Frequenz und Intensität der Darmkontraktion

| | Durchschnittliche Häufigkeit der Kontraktion pro Minute | Durchschnittliche Verkleinerung des Lumenquerschnittes Kontraktion |
|---|---|---|
| gesunder Darm | 5–6 | 9–10 mm |
| später Ileus | 1 | 1–2 mm |

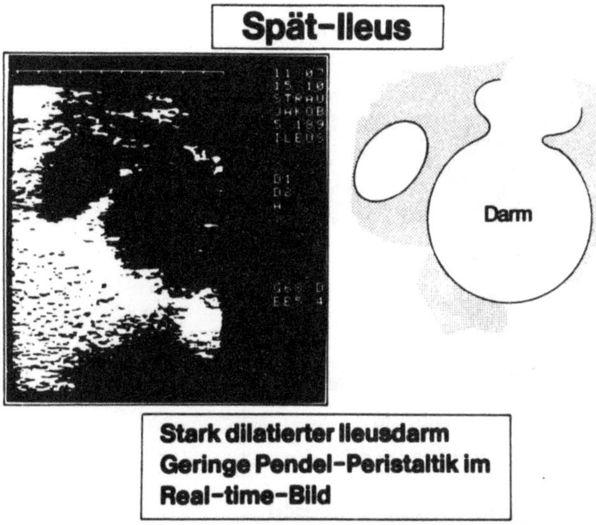


Atonie, war an diesen Kriterien deutlich ablesbar, so daß man den Verlauf der Ileus-Dekompensation im Schallbild eindeutig objektivieren konnte (Tab. 2, Abb. 2).

Auch beim inkompletten Verschluß ergab die Untersuchung bei 12 Patienten ein von der Ileusdauer abhängiges Verhalten der oralen Darmschlingen, vor allem nach Gabe von Ache-Hemmern. In der Frühphase des Ileus, das heißt in den ersten 2 Tagen, zeigten sich 10 Minuten vor der i.v.-Gabe von 1 mg Neostigmin im Vergleich zum Vorbefund eine Verengung des Lumenquerschnittes um 8 mm, d.h. um 20%. Außerdem wurde eine deutliche Zunahme der Peristaltikwellen bis 12mal pro Minute beobachtet (Tab. 3).

Tabelle 3 Spät-Ileus: Frequenz und Intensität der Darmkontraktion unter Einfluß von ACHE-Hemmern

| | Vor Gabe | 10 Minuten nach i. v.-Gabe von 1 mg Neostigmin |
|---|---|---|
| Mittlerer Lumenquerschnitt in mm | 46 × 29 | 44 × 27 |
| Frequenz der Darmkontraktion pro Minute | 1–2 | 3–5 |

Tabelle 4 Früh-Ileus: Frequenz und Intensität der Darmkontraktion unter Einfluß von Ache–Hemmern

| | Vor Gabe | 10 Minuten nach i. v.–Gabe von 1 mg Neostigmin |
|---|---|---|
| Mittlerer Lumenquerschnitt in mm | 40 × 26 | 32 × 22 |
| Frequenz der Darmkontraktion pro Minute | 8–9 | 12 |

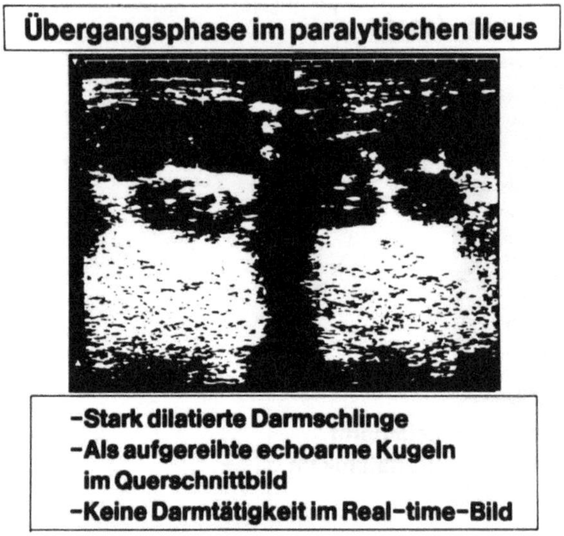


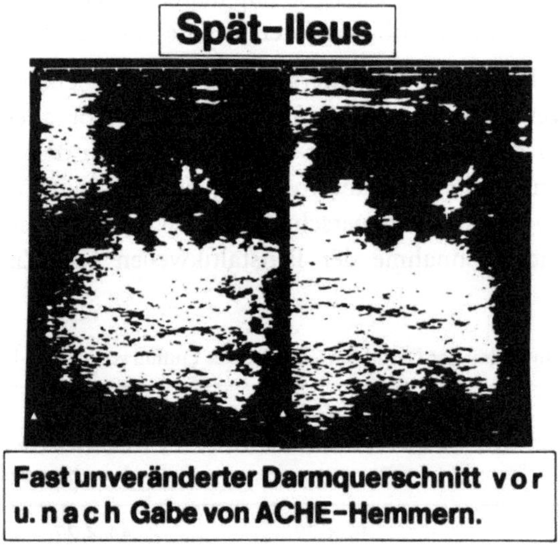


Dagegen wurde bei länger bestehendem mechanischem Ileus nach Prostigmin-Gabe nur eine ganz geringe Verengung des Darmlumenquerschnittes und zwar um 2 mm und mäßige Zunahme der Peristaltikwellen 3 bis 5mal pro Minute beobachtet (Tab. 4, Abb. 3).

In der Spätphase eines mechanischen Ileus sowie auch bei paralytischem Ileus erscheinen die extrem dilatierten Darmschlingen sonographisch als nebeneinander aufgereihte echoarme Kugeln, und im Real-time-Bild ist keine Darmtätigkeit mehr zu beobachten (Abb. 4).

# Diskussion

Mit der Sonographie eröffnet sich eine Möglichkeit, die geblähten und mit Flüssigkeit gefüllten Darmschlingen darzustellen, die Darmwandkontraktionen zu verfolgen, also das Funktionsverhalten des Ileusdarmes zu beobachten. Bereits eine sich über 3 Minuten erstreckende Verlaufsbetrachtung läßt beurteilen, wie und in welcher Zeit sich der Lumenquerschnitt verändert. In früheren Ileus-Stadien sind die noch starken und häufigen Darmwandkontraktionen zu sehen. Bei fortgeschrittenem Ileus sind die fehlenden oder sehr schwachen sowie seltenen Kontraktionen zu objektivieren.

# Zusammenfassung

In der Diagnostik, insbesondere aber in der Verlaufskontrolle des Ileus-Patienten, finden heute die bewährten Untersuchungsverfahren wie klinische und radiologische Untersuchungen, in der Sonographie eine wertvolle Ergänzung. Dieses Untersuchungsverfahren erlaubt eine direkte visuelle, bildgebende Darstellung, die frei von Strahlenbelastung beliebig wiederholbar ist und da sie lageunabhängig durchgeführt werden kann, den Patienten auch in seinem Allgemeinbefinden nur wenig beeinträchtigt. Die Sonographie vermittelt uns einen orientierenden Funktionsquerschnitt von der Tätigkeit des gestauten Ileusdarmes und trägt so zur Entscheidungsfindung für die Operationsindikation bei, zumal die Methode hilfreich bei der differentialdiagnostischen Abgrenzung vom mechanischen und paralytischen Ileus und bei der Abschätzung der Verschlußlokalisation ist.

# Literatur

[1] Morris, A. I., L. A. Turnberg, L. Hall et al.: The influence of a parasympathetique agonist and antagonist in human intestinal transport in vivo. Gastroenterology 79 (1980) 861–866.

[2] Schwerk, W. B., C. D. Stahlknecht.: Sonographische Befunde beim mesenterialen Gefäßverschluß und Dünndarmileus. In: Ultraschalldiagnostik (Hrsg. A. Kratochwil, E. Reinold). Thieme, Stuttgart 1981.

[3] Weiss H., A. Weiss: Ultraschall-Atlas. Edition Medizin, Weinheim, Deerfield Beach, Florida, Basel 1983.

# Die Wertigkeit diagnostischer Maßnahmen in der Indikationsstellung und Therapie des Ileus

E. Deltz, H. Hamelmann

Aus der Akutsituation der Ileuskrankheit, in der sich Patient und Chirurg befinden, ergeben sich bestimmte Bedingungen und Erfordernisse für die Diagnostik, die auch hier vor jeglicher Therapie stehen muß.

Neben bestimmten technischen Voraussetzungen, die erfüllt sein müssen, sind der Zeitaufwand und die Aussagefähigkeit in Relation zur Belastung des Patienten zu berücksichtigen.

Alle diagnostischen Maßnahmen sind jedoch nur dann sinnvoll, wenn sie einhergehen mit der gleichzeitigen Verbesserung des Zustandes des Patienten während der Zeit, die für die Diagnostik erforderlich ist. Sie führen dann zu einer Operation, die auf ein ausreichendes diagnostisches Fundament gestützt ist und bei guter allgemeiner Operabilität durchgeführt werden kann.

Verschlechtert sich der Patient unter der Diagnostik und wird der Bereich der Operabilität sogar verlassen, so ist diese Diagnostik wertlos.

## Ziele der Diagnostik

Neben der Diagnose „Ileus" als solcher ist vor allem der Schweregrad des Ileus zu bestimmen. Aus diesen diagnostischen Schritten ergibt sich:
1. die Operationsindikation
2. die Wahl des Operationszeitpunktes.

Tabelle 1 Diagnostische Maßnahmen und ihre Ziele beim Ileus

| | | |
|---|---|---|
| Anamnese | | |
| Klinik | Diagnose | Indikation |
| Labor | → | Operationszeitpunkt |
| Abdomenübersicht | | |
| Kolonkontrastuntersuchung | Ätiologie | |
| Magendünndarmpassage | → | Operationsplanung |
| Endoskopie | Lokalisation | |

Tabelle 2 Aussagefähigkeit der diagnostischen Methoden für die Diagnose der Ätiologie und Lokalisation des Ileus

| | | |
|---|---|---|
| Kolonkontrastuntersuchung | 27/50 | 54,2 |
| Magendünndarmpassage | 11/28 | 39,3 |
| Rekto-Koloskopie | 12/34 | 35,3 |

Die Bestimmung der Ätiologie und der Lokalisation des Ileus ist die Grundlage für die Planung der operativen Maßnahmen.
Zu diesen Entscheidungsprozessen tragen folgende diagnostischen Schritte bei (Tab. 1):
Die sorgfältige Erhebung der Anamnese; die klinische Untersuchung, einfache Laboruntersuchungen wie Blutbild und Elektrolytbestimmung sowie die Abdomenübersichtsaufnahme im Stehen oder Seitlage ermöglichen es, die Diagnose „Ileus" zu stellen und die Operation und den Operationszeitpunkt festzulegen. Diese diagnostischen Mittel sind einfach. Die nächsten Schritte der Diagnostik, die die Ätiologie und Lokalisation des Ileus festlegen und damit die Grundlage für die Operationsplanung sind, erfordern aufwendigere diagnostische Maßnahmen. Hier sind die Kolonkontrastuntersuchung, die Magen-Dünndarm-Passage, beide mit wasserlöslichen Kontrastmitteln, und die Rekto- und Koloskopie als effektive Methoden angezeigt.

# Eigenes Krankengut

Bei unseren 457 Patienten mit Ileus der Jahre 1978 bis 1983 konnte die Diagnose einer Darmpassagestörung durch einen Kolonkontrasteinlauf in 62%; durch die Magen-Dünndarm-Passage in 53,6% durch die Rekto-Koloskopie in 38,2% und die Sonographie in 35,0% objektiviert werden.

Darüberhinaus konnte durch den Kontrasteinlauf in 54%, durch die MDP in 39% und durch die Rekto-Koloskopie in 35% die Lokalisation und die Ätiologie präoperativ festgelegt und die Operation entsprechend geplant werden (Tab. 2).

In der Bestimmung der Ätiologie und Lokalisationsdiagnostik sind also die radiologischen Methoden als effektiv anzusehen und den endoskopischen Verfahren überlegen.

Diese diagnostischen Verfahren sind im Verlauf der Ileuskrankheit zeitlich adäquat einsetzbar (Tab. 3). Die überwiegende Anzahl der diagnostischen Maßnahmen mit hoher Aussagekraft werden am Aufnahmetag oder am ersten Tag des stationären Aufenthaltes durchgeführt. Im weiteren Verlauf der Behandlung wurden nur noch einige wenige Untersuchungen vorgenommen.

Tabelle 3 Zeitpunkt der diagnostischen Maßnahmen beim Ileus

| | | Aufnahmetag | 1. Tag | 2. Tag und später |
|---|---|---|---|---|
| Kolonkontrasteinlauf | n = 50 | 32 | 10 | 8 |
| Rekto-Koloskopie | n = 34 | 22 | 7 | 5 |
| Magen-Dünndarm-Passage | n = 28 | 20 | 4 | 4 |
| Gastroskopie | n = 21 | 18 | 2 | 1 |
| Sonographie | n = 20 | 18 | – | 2 |

Tabelle 4 Anteil der Patienten mit röntgenologischer und endoskopischer Zusatzdiagnostik

| Alter (Dekade) | n | % |
|---|---|---|
| 1. | 23 | 17,4 |
| 2. | 27 | 18,5 |
| 3. | 18 | 22,2 |
| 4. | 32 | 25,2 |
| 5. | 37 | 35,1 |
| 6. | 49 | 28,6 |
| 7. | 91 | 34,1 |
| 8. | 112 | 34,8 |
| 9. | 68 | 45,6 |
| | 457 | $\bar{m}$ = 32,6 |

Diese radiologischen und endoskopischen Zusatzuntersuchungen sind im Durchschnitt bei 32,6% aller Patienten durchgeführt worden (Tab. 4). Sie konnten Patienten aller Altersstufen zugemutet werden mit ansteigender Inzidenz im höheren Lebensalter.

Trotz der aufgeführten praeoperativen Diagnostik konnte jedoch bei unseren Patienten in 20% der Fälle die Ursache des Ileus nicht festgestellt werden, wobei selbst in einem Drittel der operierten Fälle die Laparotomie die Ileusursache nicht aufdeckte.

## Diskussion

Die radiologischen Methoden, die zusammen mit der Endoskopie zusätzlich zur klinischen Untersuchung und den Laboruntersuchungen sowie der Abdomenübersichtsaufnahme zur Diagnostik im Ileus durchgeführt werden, sind effektiv, in einem adäquaten Zeitraum einsetzbar und den Patienten auch zuzumuten. Die Analyse unseres Krankengutes zeigt erneut den Wert der radiologischen Ileusdiagnostik [1, 2, 4, 5] die den endoskopischen Verfahren in der Erkennung der Ätiologie und

Lokalisation eines Darmverschlusses überlegen ist. Darüber hinaus ermöglichen die radiologischen Verfahren auch die Differentialdiagnose zwischen mechanischen und funktionell bedingten Darmpassagestörungen [1, 2, 4] und beeinflussen damit entscheidend die Operationsindikation.

Die Analyse unseres Krankengutes offenbart jedoch auch die Schwierigkeiten der Diagnose des Ileus, denn in 20% der Fälle blieb die Ileusursache unklar.

Dieses Ergebnis ist verbesserungsbedürftig und sicherlich auch verbesserungsfähig.

Für die differenzierte Ileusdiagnostik stehen aussagefähige und praktikable radiologische und endoskopische Methoden zur Verfügung. Es bleiben jedoch noch entscheidende Fragen offen:

1. sind Letalität, postoperative Morbidität und Wundheilung von der präoperativen Diagnostik und ihrem Ergebnis abhängig?
2. Kann die Zahl der unnötig durchgeführten Laparotomien verringert werden?
3. Wie kann der optimale Zeitpunkt für die Operation festgelegt werden?

Untersuchungen von Waclawiczek und Mitarbeitern [5] gaben erste Hinweise darauf, daß durch Intensivierung insbesondere der Röntgenuntersuchung die postoperative Letalität der Ileuspatienten gesenkt werden kann. Diese jedoch noch retrospektiven Untersuchungen zeigten, daß die aussagekräftigen Zusatzuntersuchungen nicht oft genug zur Anwendung kamen oder die Indikation dazu nicht richtig gestellt wurde. Prospektive Untersuchungen sind also erforderlich. Sarr und Mitarbeiter [3] haben die Wertigkeit klinischer Untersuchungsparameter und die Bedeutung von Laboruntersuchungen prospektiv im Hinblick auf die Diagnostik einer Darmstrangulation ausgewertet und fanden, daß die präoperative Diagnose einer Strangulation aufgrund klinischer Symptome, auch wenn die Untersuchung durch einen Erfahrenen vorgenommen wurde, oder durch Laboruntersuchungen allein oder die Kombination beider Verfahren nicht ausreichend sicher gestellt werden kann. Das bedeutet, daß die Wertigkeit von radiologischen und endoskopischen Diagnosemöglichkeiten und ihre Auswirkungen auf die Indikation und Therapie des Ileus prospektiv geprüft werden müssen.

Untersuchungen, die prospektiv die Wertigkeit der diagnostischen Verfahren für die Indikation und Therapie des Ileus erfassen, können einen Beitrag dazu liefern, die chirurgische Therapie dieses immer noch lebensgefährlichen Krankheitsbildes zu verbessern.

## Literatur

[1] Gremmel, H., H. E. Grewe: Die klinisch röntgenologische Operationsindikation bei funktionellem Ileus. Langenbecks. Arch. Klin. Chir. **308** (1964) 198.
[2] Janson, R., F. Christ, B. Schneider, et al.: Die Wertigkeit der oralen Gastrografin-Passage in der Ileus-Dianostik. Fortschr. Röntgenstr. **136,** 6 (1982) 641.
[3] Sarr, M. G., G. B. Bulkley, G. D. Zuidema: Preoperative Recognition of intestinal Strangulation Obstruction. Prospective Evaluation of Diagnostic Capability. Am. J. Surg. **145** (1983) 176.
[4] Stelzner, F.: Die Frühdiagnose des Ileus durch Magen-Darm-Passage eines resorbierbaren Kontrastmittels und der rückfällige Darmverschluß. Chirurg **50** (1979) 704.
[5] Waclawiczek, H. W., W. Wayand, S. Silli: Die Wertigkeit der Röntgenuntersuchungen in der Ileusdiagnostik. Langenbecks Arch. Chir. **362** (1984) 97.

## Zusammenfassung der Diskussion

H. Hamelmann, M. Friedrich

Bei der Diskussion im Anschluß an die Vorträge schält sich die altbekannte Tatsache heraus, daß bei der oft schwierigen Diagnose eines Ileus die persönliche Erfahrung des Chirurgen von entscheidender Bedeutung ist. In den meisten Fällen kann aufgrund einfacher Untersuchungsmaßnahmen: Anamnese, klinischer Untersuchungsbefund, Laborparameter und Röntgenübersicht im Stehen und im Liegen die Operationsindikation gestellt werden. Nicht immer ist durch diese Maßnahmen die Ätiologie und die Lokalisation eines Ileus abzuklären. Die besondere Kunst beim Ileus liegt darin, zu entscheiden, ob sofort operiert werden muß oder ob weitere Zeit für diagnostische Maßnahmen verwendet werden darf. In gegebenem Fall haben sich besonders die Gastrografinpassage und auch der Gastrografineinlauf für die Lokalisation eines Hindernisses oder auch für die Beantwortung der Frage, ob ein mechanischer oder dynamischer Ileus vorliegt, bewährt. Wichtig ist der Hinweis, daß sowohl für die Magenbreipassage als auch für den rektalen Einlauf kein Barium-Sulfat, sondern ein wasserlösliches Kontrastmittel verwendet wird.

Für die Diagnostik des Ileus gilt aus klinischer Sicht ganz allgemein, daß der Zustand des Patienten in umgekehrter Beziehung zur Zeitreserve bis zur Therapie besteht und damit das einsetzbare diagnostische Arsenal bemißt. Es ist also in jedem Einzelfall immer wieder abzuwägen, ob der Zeitverlust durch länger dauernde diagnostische Maßnahmen deren Informationsgewinn wert ist. Dies gilt besonders für das bei einem Patienten erstmalig und spontan eintretende akute Krankheitsbild eines Ileus. Problematischer wird diese Entscheidung bei Patienten nach wiederholten Bauch-Operationen mit rezidivierenden ileusähnlichen Zustandsbildern sowie beim postoperativen Ileus.

Beim klinischen Bild des akuten Ileus erwarten wir von zusätzlichen diagnostischen Maßnahmen die Lokalisation des Passagehindernisses, eine Differenzierung zwischen mechanischem Hindernis oder paralytischem Ileus, den Ausschluß einer stattgehabten Perforation oder einer Gefäßbeteiligung. Außerdem sollen beim sekundären Ileus lokalisatorische Hinweise auf die zugrundeliegende Organ-Erkrankung (Cholezystitis, Pankreatitis, entzündliche Darmerkrankungen, Nephro-Uretero-Lithiasis) gewonnen werden.

Die erste, überall und jederzeit schnell durchzuführende radiologische Grunduntersuchung ist die konventionelle Abdomen-Übersichtsaufnahme im Stehen. Nach den Untersuchungen von Swart ist diese Abdomen-Steh-Aufnahme vorteilhaft zu ersetzen durch eine Abdomen-Leeraufnahme im Liegen in Weichstrahltechnik mit vertikalem Strahlengang zur Darstellung der Eigenschatten von Leber, Milz, Nieren, Verteilung des Darmgases und Diagnostik von Gallen- oder Nieren-Konkrementen und Pancreasverkalkungen. Als zweites sollte eine Aufnahme in Linksseitenlage mit horizontalem Strahlengang zur Darstellung von freiem Gas und der Spiegelbildungen erfolgen. Diese zwei Aufnahmen in unterschiedlicher Einstellung erlauben eine leichtere Zuordnung der Spiegelbildung und Erkennung von Fixationen der Darmschlingen. Die reine Anzahl der Spiegel ist diagnostisch viel weniger relevant als deren Anordnung, speziell lokale Häufung als lokalisatorischer Hinweis zusammen mit der klinischen Schmerzzuordnung.

Als nächster diagnostischer Schritt folgt, je nach vermuteter Ileus-Lokalisation, die orale Gastrografin-Passage oder der Gastrografin-Einlauf. Die orale Gastrografin-Passage erlaubt die Beurteilung der Transportfunktion des Dünndarms, oft eine Unterscheidung zwischen mechanischem Ileus (keine KM-Passage in den Dickdarm während der ersten 5 Stunden) und funktionellem Ileus mit verzögerter Passage. Das in der Literatur beschriebene Enteroklysma mit verdünntem Barium findet im Kreis der Diskussionsteilnehmer keine Anwendung, generell ist Barium bei Verdacht auf Perforation und Gefäßbeteiligung mit Gangrän kontraindiziert. Beim tiefsitzenden Ileus bzw. beim Dickdarm-Ileus ist mittels Gastrografin-Kontrasteinlauf die Lokalisation des Passage-Hindernisses in 60–90% der Fälle möglich.

In jüngster Zeit ist die Sonographie als diagnostische Sofortmaßnahme beim Ileus eingesetzt worden. In der Tat erlaubt die Sonographie mit Ausnahme der klinischen Auskultation als einziges Verfahren die direkte Beurteilung der Peristaltik, die Erkennung von Pendel-Peristaltik, Beurteilung der Zahl der peristaltischen Einzelbewegungen und in einem gewissen Prozentsatz auch die Lokalisation des Passagehindernisses durch charakteristische Schallbilder (Kokardenphänomen bei Tumor oder entzündlicher Darmerkrankung, Doppelflinten-, Kokardenphänomen bei Invagination). Der stellenwert der Sonographie wird durch den Meteorismus des Patienten und die sehr von der Erfahrung des Untersuchers abhängige Trefferquote relativiert, so daß der generelle Einsatz der Sonographie in der Ileus-Akut-Diagnostik nur mit

Einschränkung empfohlen werden kann. Insbesondere ist ihr Wert nur im Nachweis eines pathologischen Befundes, nicht in seinem Ausschluß zu sehen.

Die Computer-Tomographie in der Ileus-Diagnostik dient insbesondere dem Nachweis entzündlicher retroperitonealer Prozesse wie der aktuen Pankreatitis und zum Nachweis der Aorten-Dissektion mit retroperitonealer Blutung. Bei Darm-Gangrän ist der Nachweis von Gasbläschen in der Darmwand sowie in den Portalvenen pathognomonisch. – Bei Verdacht auf Gefäßbeteiligung ist, sofern es der Zustand des Patienten zuläßt, die Angiographie indiziert zur Darstellung der embolisch oder durch Strangulation bzw. Volvulus verursachten Gefäßverschlüsse.

# III Mechanischer Ileus

# Ursache und Risiko des mechanischen Ileus

B. Husemann

Die Einteilung der Darmunwegsamkeit in mechanischen und dynamischen Ileus geht auf Leichtenstern zurück. Unter anatomischen und klinischen Gesichtspunkten wurde sie in der Folgezeit mehrfach modifiziert [1,7]:

Während es sich beim *dynamischen Ileus* mit den beiden Spielarten spastischer und paralytischer Darmverschluß um eine Stagnation des Transportes bei freier Durchgängigkeit des Darmlumens handelt, wird beim *mechanischen Ileus* das Darmlumen von außen (Kompression) oder von innen (Obturation) verschlossen [5,8].

## Häufigkeit und Lokalisation

Der akute, mechanische Darmverschluß ist verhältnismäßig selten, wenn man von Einklemmungen in natürliche, angeborene oder erworbene Bruchpforten absieht. Unter 23 652 Laparotomien, die in der Chirurgischen Klinik Erlangen von 1969 bis 1981 durchgeführt wurden, waren nur 1004 Patienten (4,2%) mit einer mechanischen Verlegung des Magendarmtraktes.

Der Dickdarm ist in 28% aller Fälle betroffen, bei 72% aller Patienten liegt die Ursache im Bereich des Dünndarms (Tab. 1). 440 Patienten waren wegen anderer Erkrankungen im Bereich des Abdomens bereits früher laparotomiert worden, vor allem wegen einer Appendicitis acuta oder eines kolorektalen Tumors (Tab. 2).

Tabelle 1 Lokalisation des mechanischen Ileus (n = 1004, unbestimmt n = 148, Chirurgische Univ. Klinik Erlangen, 1969–1981)

| Lokalisation | Häufigkeit |
|---|---|
| Dünndarm | 72% |
| Kolon | 22% |
| Rektum | 6% |

Tabelle 2 Appendektomie und kolorektale Resektion sind die häufigsten, einem Bridenileus vorausgegangenen Operationen

| vorausgegangene Operationen | n | % |
|---|---|---|
| Appendektomie | 94 | 21% |
| Kolonresektion | 70 | 16% |
| Rektumexstirpation | 41 | 9% |
| Magenresektion | 26 | 6% |
| Dünndarmresektion | 19 | 4% |
| Cholezystektomie | 9 | 2% |
| Sonstige | 181 | 42% |

Tabelle 3 Ursachen des mechanischen Ileus (Literaturübersicht)

| Autor | n | Adhäsion | Hernie | Tumor | Volvulus | Invagination | Sonstiges |
|---|---|---|---|---|---|---|---|
| Balangero | 275 | 34% | 8% | 37% | 5% | – | 16% |
| Guiffrè | 123 | 74% | 2% | 10% | 1% | – | 13% |
| Giehl | 724 | 15% | 47% | 20% | 8% | – | 10% |
| Schriefers | 81 | 42% | 15% | 19% | 3% | 6% | |
| Erlangen | 1004 | 48% | 6% | 23% | 6% | 4% | 13% |

# Ursache des mechanischen Ileus

Die Ursachen des mechanischen Ileus variieren in Abhängigkeit von der Zusammensetzung des Krankengutes. Bride und Tumor sind bei allen Autoren am häufigsten vertreten (Tab. 3). Analysiert man die Ursachen des mechanischen Ileus getrennt für Dünn- und Dickdarm, so ergeben sich auffällige Unterschiede: Während in der Hälfte aller Fälle ein Dickdarmileus durch Tumor bedingt ist, überwiegt beim Dünndarm die Adhäsion (Tab. 4).

Invagination und Volvulus sind zwar überwiegend eine Erkrankung im Säuglings- und Kleinkindalter, es wäre jedoch verfehlt, aus dem Alter des Patienten im Hinblick auf Ursache Konsequenzen zu ziehen. Unter der irrigen Vorstellung, es handele sich um ein Sigmakarzinom, wurde bei einer 63jährigen Patientin im Ileus eine Kolostomie angelegt. Die Ursache, ein Sigmavolvulus, wurde erst 2 Tage später bei zunehmender abdomineller Symptomatik richtig erkannt (Tab. 5).

Tabelle 4 Ursachen des mechanischen Ileus, getrennt für Dünndarm und Dickdarm (Chirurg. Univ. Klinik Erlangen)

| Ursachen | Dünndarm n = 824 | Dickdarm n = 308 |
|---|---|---|
| Tumor | 5,5% | 50,0% |
| Entzündung | 2,3% | 6,5% |
| Bride | 48,8% | 11,5% |
| Hernie | 4,8% | 2,9% |
| Volvulus, Invagination | 8,3% | 4,5% |
| Sonstiges | 30,3% | 24,7% |

Tabelle 5 Altersmedian verschiedener Erkrankungen bei Patienten mit mechanischem Ileus (Chirurg. Univ. Klinik Erlangen)

| Ursache | n | Q 50 (Jahre) |
|---|---|---|
| Tumor | 229 | 62,0 |
| Morbus Crohn | 19 | 51,0 |
| Bride | 479 | 46,0 |
| Hernie | 58 | 69,5 |
| Volvulus<br>Invagination | 95 | 11,0 |

Tabelle 6 Operative Therapie beim Dünndarm- und Dickdarmileus

| | Dünndarm | Kolon |
|---|---|---|
| Stomie | 2,3% | 28,2% |
| Resektion | 26,3% | 38,3% |
| Adhäsiolyse | 39,4% | 5,5% |
| Sonstiges | 32,0% | 28,0% |

Tabelle 7 Operative Therapie bei Bridenileus, Volvulus und Invagination

| | | Adhäsiolyse | Dünndarm-resektion Entero-Enterostomie | Kolostomie mit/ohne Resektion | Derotation/ Desinvagination | Sonstige |
|---|---|---|---|---|---|---|
| Bridenileus | 457 | 75% | 14% | 3% | – | 8% |
| Volvulus | 56 | 5% | 31% | 5% | 56% | 3% |
| Invagination | 35 | – | 36% | 8% | 56% | – |

# Therapie

Die Therapie hängt vom intraoperativen Befund ab. So wird man beim Bridenileus in der Regel auf eine Resektion verzichten können (Tabellen 6, 7). Trotzdem mußte bei 14% aller unserer Patienten mit einer Adhäsion wegen irreversibler Wandschädigung eine Dünndarmresektion vorgenommen werden. Ähnlich liegen die Verhältnisse bei Invagination und Volvulus.

Liegt die Ursache der Stenose im Bereich des Kolons, so haben wir uns in über 80% aller Fälle zur Anlage einer Kolostomie entschlossen. Bei 48 Patienten wurde eine primäre Kolonresektion vorgenommen, vor allem im Bereich des rechtseitigen Kolons. Hierbei handelte es sich um ein Mischkollektiv von malignen Tumoren und divertikulitischen Stenosen.

# Risiko

Das Risiko des mechanischen Ileus beruht auf 3 Komplexen:

1. dem gestörten Wasser- und Elektrolythaushalt mit dem überwiegenden Verlust von Natrium und Kalium,
2. der zu späten Indikationsstellung und
3. inadäquater Operationstechnik.

Präoperative Elektrolytstörungen lassen sich ohne Schwierigkeiten diagnostizieren und gezielt ausgleichen. Problematischer ist die Erkennung des rechten Zeitpunktes, vor allem, da die sofortige Operationsindikation angesichts moderner intensivtherapeutischer Maßnahmen nicht mehr uneingeschränkt gilt [6]. So konnte global für alle Patienten die Letalität des mechanischen Ileus in den letzten 12 Jahren kontinuierlich reduziert werden (Tabellen 8, 9). Diese Aussage ist jedoch ungenügend. Vergleicht man die Entwicklung beim Dünndarm und Kolon getrennt, so erkennt man eine unterschiedliche Tendenz (Tab. 10). Während die Letalität beim Kolonileus kontinuierlich gesenkt werden konnte, blieb sie beim Dünndarmverschluß nahezu konstant.

Tabelle 8 Letalität beim mechanischen Ileus (Chirurg. Univ. Klinik Erlangen)

| Zeitraum | n | Letalität |
|---|---|---|
| 1969–1972 | 235 | 17,0% |
| 1973–1976 | 314 | 18,2% |
| 1977–1980 | 352 | 13,9% |
| 1981 | 103 | 7,8% |

Tabelle 9 Letalität des mechanischen Ileus beim Vergleich verschiedener Literaturangaben

| Autor | Jahr | n | Letalität |
|---|---|---|---|
| Hegemann | 1961 | 281 | 16,7% |
| Maurer | 1963 | 507 | 18,9% |
| Gill | 1965 | 147 | 16,5% |
| Giehl | 1971 | 724 | 22,7% |
| Balangero | 1972 | 275 | 9,8% |
| Schriefers | 1975 | 81 | 24,6% |
| Erlangen | 1981 | 1004 | 15,4% |

Tabelle 10 Letalität beim Dünn- und Dickdarmileus im Zeitraum von 1969–1981

| | | |
|---|---|---|
| 1969≤1972 | 15,5% | 21,3% |
| 1973–1976 | 22,2% | 19,4% |
| 1977–1980 | 20,1% | 14,4% |
| 1981 | 11,4% | 10,0% |
| total | 161/824 (19,5%) | 50/308 (16,2%) |

Die Gründe sind vielfältig. Die zu späte Indikationsstellung ist der einzige sichere, anhand des eigenen Krankengutes nachweisbare Grund [2,4]. Die Häufigkeit einer notwendigen Dünndarmresektion beim Bridenileus von 14% und die Resektionsrate bei Volvulus und Invagination von fast 40% sprechen hier eine eindeutige Sprache. Ob die höhere Letalität im Kleinkindesalter hiermit in Zusammenhang steht, kann diskutiert werden [3], in höherem Alter ist dies ein gewichtiger Faktor.

## Zusammenfassung

Der mechanische Ileus hat in den letzten Jahren nur scheinbar an Gefährlichkeit verloren. Elektrolytstörungen sind zwar weniger problematisch, geblieben ist jedoch die Gefahr der Aspiration, vor allem beim älteren Patienten, und die Neigung zur zu späten Indikationsstellung. Der mechanische Ileus des Kolons durch einen malignen Prozeß stellt auch heute noch ein großes Problem dar. Die blockierende Kolostomie erschwert die Reinigung des abführenden Schenkels bis zur Stenose, die primäre Resektion hat auch in den Händen erfahrener Chirurgen noch eine hohe Komplikationsrate. Wir bevorzugen daher zur Zeit die temporäre Diskontinuitätsresektion. Weitere Beobachtungen müssen zeigen, welchem Verfahren der Vorzug zu geben ist.

# Literatur

[1] Davis, S. E., L. Sperling: Obstruction of the small intestine. Arch. Surg. **99** (1969) 424.
[2] Giehl, H. J.: Zur Statistik des operativ lokalisierten Ileus. Zbl. Chir. **96** (1971) 1092.
[3] Joppich, I.: Ileus durch Anomalien. Chirurg **52** (1981) 134.
[4] Kalligiannis, O.: Differentialdiagnostische Probleme beim mechanischen Ileus. Zbl. Chir. **92** (1967) 692.
[5] Matsukara, S., A. Shirota: Diagnosis and treatment of acute abdominal conditions with special reference to roentgenographic findings. Am. J. Surg. **115** (1968) 804.
[6] Maurer, W., F. Enderlin, S. Krupp: Ileus. Konservative und operative Therapie. Chir. Praxis **7** (1963) 191.
[7] Schriefers, K. H.: Der mechanische Ileus. Chirurg, **46** (1975) 49.
[8] Varney, M., M. Pförtner: Mechanischer Ileus durch submucöse Hämatome der Dünndarmwand unter Anticoagulantien-Therapie. Chirurg **54** (1983) 114.

# Eine Auswertung operierter Darmverschlüsse über einen Zeitraum von 12 Jahren

D. Weber, R. Häring, F. J. Kruse

Fast 1000 operierte Darmverschlüsse innerhalb von 12 Jahren haben uns zu einer eingehenden Betrachtung des Krankengutes und zu einer differenzierten Analyse der Ileusursachen aufgefordert. Im Vergleich mit der Bundesrepublik stellt Berlin hinsichtlich der Altersstruktur eine Besonderheit dar, da die Berliner 1969 im Durchschnitt 6,9 Jahre und 1980 immerhin noch 3,8 Jahre älter als die Bundesbürger waren.

## Material und Methode

Über einen Zeitraum von 12 Jahren wurden sämtliche Operationen mit der Diagnose „Ileus" ausgewertet, auch wenn neben der Ileus-Diagnose noch eine Reihe weiterer Diagnosen aufgeführt war. Maßgebend für die Beurteilung waren die archivierten Operationsprotokolle sowie anschließend die Krankengeschichten. Sie wurden mit Hilfe eines EDV-gerechten Fragebogens ausgewertet und an einem Großrechner mit dem SPSS-Programm berechnet.

### Alters- und Geschlechtsverteilung

Das Durchschnittsalter aller operierten Patienten betrug 59,7 Jahre. Der jüngste Patient war 15, der älteste 95 Jahre alt. Frauen dominierten mit 60,3% gegenüber den Männern mit nur 39,7%. Dies entspricht annähernd der Berliner Bevölkerung über dem 30. Lebensjahr. Der Morbiditätsgipfel des operierten Darmverschlusses lag zwischen dem 60. und 80. Lebensjahr. In diese Gruppe fielen 48,0% aller Ileusoperationen [1, 2, 4].

### Analyse des Krankengutes

Insgesamt wurden 986 Operationen an 912 Patienten durchgeführt. Das bedeutet, daß neben 844 einmal operierten Patienten, 62 zweimal und 6 dreimal wegen eines Darmverschlusses innerhalb desselben Klinikaufenthaltes laparotomiert werden mußten. (Tab. 1)

Tabelle 1

| Patienten | operiert | Operationen |
|---|---|---|
| 844 | 1 × | 844 |
| 62 | 2 × | 124 |
| 6 | 3 × | 18 |
| n = 912 | | 986 |

Der mechanische Ileus war mit 82,5% aller Ileusoperationen die häufigste Form des Darmverschlusses. Die wesentlichen Ursachen waren Briden und Adhäsionen (38,5%), Tumoren (36,0%) und Hernien (5,9%).

Zum besseren Verständnis der Pathomechanik haben wir den mechanischen Ileus in drei Komponenten zerlegt: Die Obturation, die Kompression und die Strangulation (Abb. 1).

Deutliche Unterschiede der drei mechanischen Ileusarten zeigten sich in der Lokalisation des Ileusgeschehens. Der Obturationsileus trat nur zu 46,0% als Dünndarmileus auf. Beim Kompressionsileus betrug der Anteil schon 83,9% und stieg beim Strangulationsileus auf 95,8%.

Der funktionelle Ileus stellte 15,9% aller Ileusoperationen. Bei mehr als 40% der Eingriffe fanden sich eine Peritonitis oder intraabdominelle Abszesse. Die Ursache war im wesentlichen Darmperforation (28,0%) und Anastomoseninsuffizienz (12,1%).

Der gemischte Ileus war nur bei 1,6% der Ileusoperationen zu finden. Er war zu 68,8% ein postoperativ aufgetretener Ileus. Die häufigsten Ursachen waren eine Kombination von Adhäsionen und Peritonitis.

Mehr als ein Fünftel der Ileusoperationen (22,3%) wurde wegen eines postoperativen Darmverschlusses durchgeführt. Dieser postoperative Ileus manifestierte sich überwiegend als mechanischer Darmverschluß (61,8%). Der Anteil des funktionellen Ileus war mit 33,2% etwas höher als im Gesamtkollektiv.

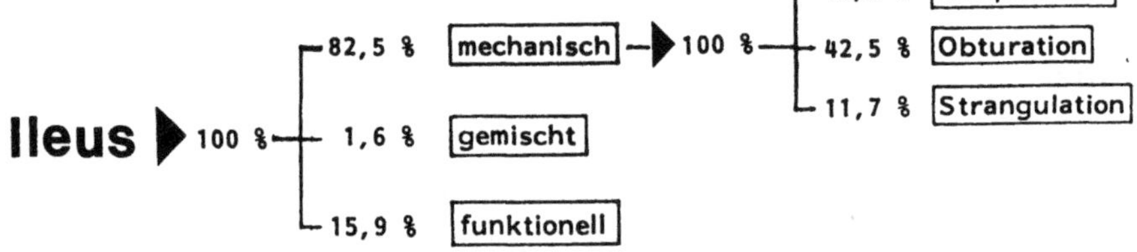


Abb. 1 Einteilung der Ileusformen bezogen auf 986 Operationen.

Tabelle 2 Operatives Vorgehen beim mechanischen Ileus

| | Resektion | Anus praeter |
|---|---|---|
| Obturationsileus | 23,7% | 44,8% |
| Kompressionsileus | 8,6% | 6,5% |
| Strangulationsileus | 48,4% | 3,2% |

Nach 12,3% aller Ileusoperationen mußte eine Relaparotomie angeschlossen werden. Die am häufigsten genannten Indikationen waren der rezidivierende Ileus (37,6% der Relaparotomien) und die Peritonitis (12,8%).

Bezogen auf alle Darmverschlüsse waren in 30,6% der Fälle Tumoren beteiligt. Es handelte sich zu 53,6% um Primärtumoren, weiterhin waren 12,6% Tumorrezidive, 8,3% Tumorinfiltrationen und 25,5% Tumormetastasen für den Darmverschluß verantwortlich.

## Operatives Vorgehen

Die Resektionsquote betrug für den Obturationsileus 23,7%, für den Kompressionsileus 8,6% und für den Strangulationsileus 48,4%. Umgekehrt verhielt es sich mit den Anus praeter-Anlagen. Beim Obturationsileus wurden bei 44,8% künstliche Darmausgänge geschaffen, beim Kompressionsileus waren es 6,5% und beim Strangulationsileus nur 3,2% (Tab. 2).

## Letalität

Bei der Berechnung der Letalität ermittelten wir einen Gesamtwert von 35,2%. Diese in der Gesamtheit hoch anmutende Letalitätsquote war aber in den letzten 4 Jahren unserer Untersuchung weiter abgefallen und betrug im letzten Jahr 26,9%. Dabei entfielen auf den mechanischen Ileus, bedingt durch den hohen Anteil an Tumoren, 30,9%. Der funktionelle Ileus hatte mit 58,9% eine außerordentlich hohe Letalität, die ihre Ursache in dem multifaktoriellen Krankheitsgeschehen mit schweren Infektionen und zusätzlichen Komplikationen hat. Die Letalität beim gemischten Ileus betrug 25,0%. Der postoperative Ileus fiel mit 43,9% Letalität ins Gewicht. Eine Steigerung wurde dann nur noch in der Gruppe der Relaparotomien mit 51,6% verzeichnet [3]. Die Gesamtletalität der tumorbedingten Ileusformen betrug 45,5%, wobei Primärtumoren mit 41,1% eine bessere Prognose als Tumormetastasen mit 52,0% hatten. Schlüsselt man die gesamte Ileusletalität nach Altersgruppen auf, so zeigt sich sehr deutlich die niedrigere Letalität in den unteren Altersgruppen und die erschreckend hohe Letalität in den Gruppen der 80jährigen und über 90jährigen (Abb.2).

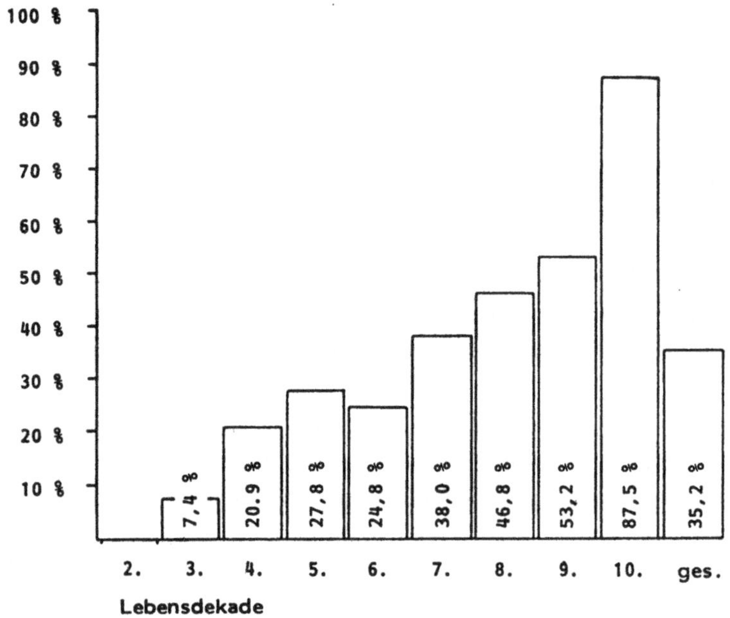


Abb. 2 Letalität nach Ileus-Operationen in den einzelnen Altersgruppen.

Bemerkenswert erschien uns die Tatsache, daß in Berlin bei 34,8% der Ileusoperationen die Patienten älter als 70 Jahre waren. Die Gesamtletalität für diese Altersgruppe betrug 49,6%.

## Schlußfolgerung

Von der Tendenz her wird der Ileus in zunehmendem Maße ein Problem der Alters- und Tumorchirurgie. Jedoch ist gerade hier bei den alten Patienten oft eine rasche und entschlossene operative Behandlung – auch bei einer Letalität von fast 50% – viel besser als ein therapeutischer Nihilismus.

## Literatur

[1] Blask, K.-D.: Die Ileuskrankheit. Diss. Tübingen (1982).
[2] Giehl, H. J.: Zur Statistik des operativ lokalisierten Ileus. Zbl. Chirurgie 96 (1971) 1092.
[3] Hirner, A., Häring, R.: Frühe postoperative Relaparatomie. In: Häring, R. (Hrsg.) Dringliche Bauchchirurgie, p. 482. Thieme, Stuttgart–New York.
[4] Rupprecht, R.: Behandlungsergebnisse beim Darmverschluß unter der besonderen Berücksichtigung des postoperativen Ileus. Diss. München (1977).

# Retrospektive 11-Jahresanalyse des Ileus-Krankengutes einer chirurgischen Klinik

M. M. Linder, G. Wesch, M. Trede

## Einleitung

In den 11 Jahren von 1972 bis 1982 wurden in Mannheim fast 26 000 Baucheingriffe durchgeführt (Tab. 1). 922 Kranke (3,6%) mußten akut wegen Ileus operiert werden. Zum besseren Verständnis der Größenordnung hier noch die Operationszahlen wegen Peritonitis: 603 und akuter oberer Gastrointestinal-Blutung: 462 aufgeführt [2]. In dieser Arbeit wird das retrospektiv ausgewertete Ileus-Krankengut vorgestellt. Besonders soll auf die Ileus-Ursachen und ihre Bedeutung für die Operationsletalität eingegangen werden.

## Krankengut

### Alter

Das mittlere Alter aller 922 erwachsenen Ileus-Kranken betrug 57,6 Jahre (Tab. 2). Es lag deutlich höher im Vergleich zu den Ulcus-Kranken mit 49 Jahren und auch den Peritonitis-Patienten mit 55 Jahren. Über die Hälfte der Kranken, 54,3%, waren

Tabelle 1 Abdominales Operations-Krankengut der Chirurgischen Universitätsklinik Mannheim (1972–1982) mit Zahlenangaben der Operationen wegen Ileus, Peritonitis und akuter oberer gastrointestinaler Blutung

| | | |
|---|---|---|
| Am Abdomen | *25 968* | |
| Wegen Ileus | 922 | (3,6%) |
| Wegen Peritonitis | 603 | (2,3%) |
| Wegen akuter oberer gastro-intestinaler Blutung | 462 | (1,8%) |

Tabelle 2 Operatives Ileus-Krankengut (1972–1982)

| | | |
|---|---|---|
| Anzahl | 922 | |
| Mittleres Alter (Jahre) | 57,6 | |
| Männer | 410 | (44,5%) |
| Frauen | 512 | (55,5%) |

Tabelle 3 Mittleres Lebensalter bei den einzelnen Ileus-Ursachen

| | |
|---|---|
| Bride | 47 Jahre |
| Peritonitis | 52 Jahre |
| Volvulus | 52 Jahre |
| Durchschnittsalter | 57,6 Jahre |
| Funktionell | 59 Jahre |
| Karzinose | 59 Jahre |
| Radiatio | 59 Jahre |
| Fremdkörper, Gallensteine | 65 Jahre |
| Tumoren | 66 Jahre |
| Invagination | 68 Jahre |
| Hernie | 69 Jahre |
| Konvolut | 71 Jahre |

Tabelle 4 Geschlechtsverteilung bei den einzelnen Ileus-Ursachen

| | Frauen (%) | Männer (%) |
|---|---|---|
| Invagination | 28,6 | 71,4 |
| Metastasen | 38,1 | 61,9 |
| Postoperativ | 38,6 | 61,4 |
| Peritonitis | 48,7 | 51,3 |
| Funktionell | 53,6 | 46,4 |
| Tumoren | 57,2 | 42,8 |
| Hernie | 58,5 | 41,5 |
| Bride | 58,6 | 41,4 |
| Fremdkörper, Gallensteine | 64,3 | 35,7 |
| Karzinose | 65,7 | 34,3 |
| Konvolut | 66,7 | 33,3 |
| Volvulus | 77,8 | 22,2 |
| Radiatio | 93,7 | 6,3 |

über 60 Jahre alt. Jede Altersstufe hat ihre typische Ileus-Ursache: Neugeborene die Atresie, Säuglinge und Kleinkinder die Invagination, Kinder und Erwachsene Briden und Adhäsionen. Bei älteren Erwachsenen dominieren die Darmtumoren. Deshalb interessiert das Durchschnittsalter bei den einzelnen Ileus-Ursachen (Tab. 3): Kranke mit Briden, Peritonitis oder Volvulus waren im Mittel jünger als der Durchschnitt, Patienten mit Fremdkörper, Tumor, Invagination oder Hernie als Ileus-Ursache, deutlich älter.

Tabelle 5 Häufigkeit der einzelnen Ileus-Ursachen mit Letalitätsangabe

| | Anzahl | Letalität (%) |
|---|---|---|
| Bride | 186 | 10,8 |
| Peritonitis | 156 | *28.8* |
| Tumoren | 145 | *33,1* |
| Funktionell | 138 | *55,1* |
| Hernien | 106 | 15,1 |
| Postoperativ | 57 | 19,3 |
| Karzinose | 35 | *45,7* |
| Fremdkörper und Gallensteine | 28 | 7,1 |
| Metastasen | 21 | *33,3* |
| Volvulus | 18 | 5,6 |
| Radiatio | 16 | 25,0 |
| Invagination | 7 | – |
| Konvolut | 3 | *66,7* |
| Gravidität | 1 | – |
| Gesamt | 922 | 27,3 |

## Geschlechtsverteilung

Im gesamten Ileus-Krankengut überwogen die Frauen – mit 55,5%. Sie litten im Vergleich zu den Männern häufiger an Ileus wegen Tumor, Hernie, Bride, Fremdkörper – insbesondere Gallensteine, Volvulus oder aktinischem Darmschaden (Tab. 4).

## Ileus-Ursachen

Die Ursachen des Ileus lassen sich in 5 größere Gruppen zusammenfassen, die bereits ⅘ aller Fälle ausmachen und in Tabelle 5 der Häufigkeit nach aufgeführt sind: Briden, Peritonitis, Tumoren, funktioneller Ileus und Hernien. Seltenere Ursachen addieren sich zu 20%: wie postoperativer Ileus, Karzinose, Gallensteine, Metastasen, Volvulus usw. Die Häufigkeitsverteilung entspricht dem Krankengut anderer Zentren wie in Barcelona, Freiburg oder Magdeburg [1, 3, 4]. Gleichzeitig ist für jede Ursache die Operationsletalität angegeben.

## Letalitätsbezogene Faktoren

Die chirurgische Therapie der Ileus-Kranken ist in Tabelle 6 zusammengefaßt. In jedem 6. Fall mußte im Ileus reseziert werden! Das Risiko bei den einzelnen Ileus-Ursachen läßt sich an der Operationsletalität abschätzen. Bei den die Letalität

Tabelle 6 Die operative Therapie bei 922 Ileus-Kranken

| | % | | |
|---|---|---|---|
| Bridenlösung | 25,3 | Übernähung | 8,6 |
| Resektion | 13,3 | Darmschienung | 8,1 |
| Anus praeter | 13,2 | Umgehungsanastomose | 6,9 |
| Herniotomie | 11,5 | Zökalfistel | 5,6 |
| Appendektomie | 8,7 | Probelaparotomie | 3,3 |

Tabelle 7 Letalität bei den einzelnen Ileus-Ursachen

| | % | | |
|---|---|---|---|
| Invagination | 0 | Peritonitis | 28,8 |
| Volvulus | 5,6 | Tumoren | 33,1 |
| Fremdkörper, Gallensteine | 7,1 | Metastasen | 33,3 |
| Bride | 10,8 | Peritonealkarzinose | 45,7 |
| Hernie | 15,1 | Funktionell | 55,1 |
| Postoperativ | 19,3 | Konvolut | 66,7 |
| Radiatio | 25,0 | | |
| Gesamt | 27,3 | | |

beeinflussenden Faktoren gibt es solche 1. Ordnung: wie Ileus-Ursache, Lokalisation des Darmverschlusses und Patientenalter, und solche 2. Ordnung: wie Verschlußdauer und Ausbildung einer Peritonitis, die in den Ileus-Gruppen nur modulierenden Einfluß haben.

## Ileus-Ursache

Die durchschnittliche Letalität betrug 27,3%, jeder 4. Kranke verstarb postoperativ. Die zunehmende Letalität bei den einzelnen Ileus-Ursachen geht aus Tabelle 7 hervor: bei Invagination, Volvulus und Ileus wegen Gallensteinen, Briden oder Hernien findet sich eine unterdurchschnittliche Letalität. Dies mag an der akuten Symptomatik und der eher unkomplizierten Therapiemöglichkeit liegen. Ileus-Patienten wegen Peritonitis, Tumor oder funktioneller Ursache haben eine deutlich überdurchschnittliche Letalität.

## Lokalisation des Ileus

⅔ der Ileus-Kranken hatten einen Darmverschluß im Dünndarm mit einer Letalität unter dem Durchschnitt (Tab. 8). Verschluß-Lokalisation im Dickdarm und noch mehr im Dünn- und Dickdarm zeigte eine überdurchschnittliche Operationsletalität.

Tabelle 8 Letalität bei verschiedener Darmverschlußlokalisation

| | Anzahl | % | † (%) |
|---|---|---|---|
| Dünndarm | 632 | 68,5 | 22,3 |
| Dickdarm | 199 | 21,6 | 32,3 |
| Generalisiert | 91 | 9,9 | 51,6 |
| Gesamt | 922 | 100 | 27,3 |

Tabelle 9 Letalität in den einzelnen Altersgruppen

| Jahre | Anzahl | Letalität (%) |
|---|---|---|
| 14– 20 | 52 | 5,8 |
| 21– 30 | 50 | 6,0 |
| 31– 40 | 90 | 17,8 |
| 41– 50 | 99 | 21,2 |
| 51– 60 | 130 | 23,9 |
| 61– 70 | 230 | 29,6 |
| 71– 80 | 220 ⎫ 54,3% | 37,7 |
| 81– 90 | 47 ⎭ | 53,3 |
| 91–100 | 4 | 50,0 |
| Gesamt | 922 | 27,3 |

Dies mag unter anderem an dem fortgeschrittenen Stadium der Erkrankung und dem zunehmenden Keimreichtum liegen (3].

## Lebensalter

Die Letalität steigt mit dem Lebensalter an (Tab. 9). Sie erreicht bei den über 60-jährigen Kranken überdurchschnittliche Werte. Das Alter ist hier sicher als Ausdruck der verschiedenen, schwer quantitativ-faßbaren Risikofaktoren und Begleitkrankheiten zu bewerten.

## Intervall: Symptom → Operation

Nur sekundären Einfluß auf die Letalität hat das Intervall zwischen Beginn der Ileus-Symptomatik und der Operation, das im Mittel 5 Tage betrug (Tab. 10). Es ergibt sich eine überdurchschnittliche Letalität bei einem 4 Tage und länger dauernden Intervall; davon sind 62% der Kranken betroffen.

## Zusätzliche Peritonitis

292 Ileus-Kranke hatten eine Peritonitis (Tab. 11). Der Peritonitis-Anteil bei den einzelnen Ileus-Ursachen war zahlenmäßig bedeutsam beim Volvulus und beim funktionellen und postoperativen Ileus. Er erreicht definitionsgemäß 100% beim peritonitisbedingten Ileus. Ein Vergleich mit den Letalitätszahlen der einzelnen Ileus-Ursachen belegt die nur mittelbare Bedeutung der Peritonitis als Risikofaktor (Tabellen 5, 11).

Tab. 10 Letalität in bezug auf das Intervall zwischen Symptom-Beginn und Ileus-Operation

| Tage | Anzahl | Letalität (%) |
|---|---|---|
| 1–3 | 354 | 17,8 |
| 4–10 | 421 | 32,1 |
| 11 und mehr | 147 | 36,7 |
| Gesamt | 922 | 27,3 |

Tabelle 11 Anteil einer zusätzlichen Peritonitis bei den verschiedenen Ileus-Ursachen

| | % | | |
|---|---|---|---|
| Invagination | 0 | Hernie | 11,3 |
| Karzinose | 0 | Volvulus | 27,8 |
| Fremdkörper, Gallensteine | 3,6 | Funktionell | 40,6 |
| Radiatio | 6,3 | Postoperativ | 43,9 |
| Tumoren | 7,6 | Konvolut | 66,7 |
| Metastasen | 9,5 | Peritonitis | 100,0 |
| Bride | 10,8 | | |

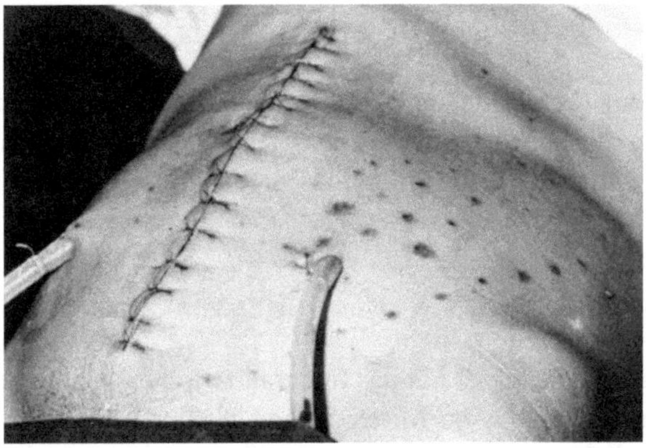

Abb. 1 Präoperative Akupunktur-Effekte bei einer 56jährigen Ileus-Kranken; stationäre Aufnahme wegen Erbrechens bei akutem Abdomen.

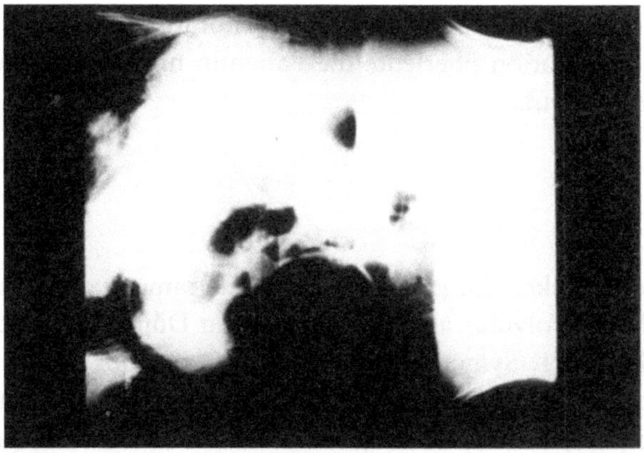

Abb. 2 Abdomen-Leeraufnahme bei der gleichen Patientin: Luftgeblähtes und dilatiertes Colon ascendens mit einigen Spiegelbildungen in Dünn- und Dickdarm.

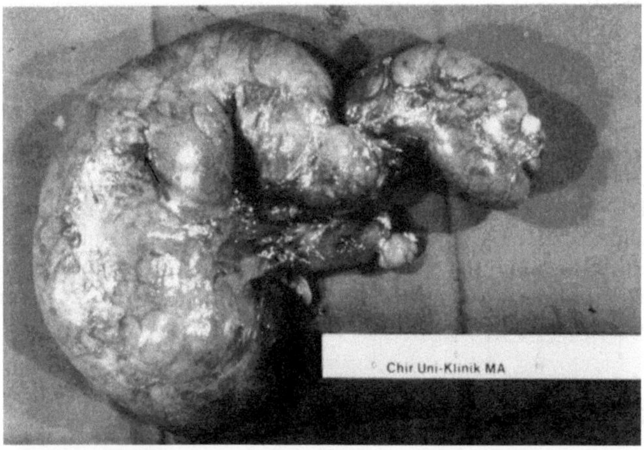


Abb. 3 Das rechtsseitige Hemikolektomie-Präparat zeigt das durch Volvulus geschädigte terminale Ileum und Colon ascendens. Der schwarze Pfeil deutet auf eine perforationsgefährdete Ischämie-Stelle.

## Abschließende Fallvorstellung

An einer 56jährigen Ileus-Kranken lassen sich einige der dargestellten Faktoren demonstrieren: Sie war 5 Tage wegen krampfartiger Unterbauchschmerzen mit Akupunktur behandelt worden (Abb. 1). Hier zu erkennen die punktförmigen Hautblutungen. Die Aufnahme erfolgte wegen Erbrechens und Bauchschmerzen unter der Diagnose eines Dünn- und Dickdarm-Ileus mit Unterbauchperitonitis. Retrospektiv läßt die Abdomen-Leeraufnahme die Diagnose eines Zökal-Volvulus vermuten (Abb. 2). Laparatomie am Aufnahmetag. Das Hemikolektomie-rechts-

Resektat zeigt die Ischämie, die Durchwanderungs-Peritonitis und die drohende Perforation (Abb. 3). Die Operation überlebte die Patientin nach durch Wundheilungsstörung verzögertem Verlauf.

## Schlußfolgerung

Zu erkennen ist bei dieser Kranken das ganz individuelle Parameter: Alter unter 60 Jahre, weibliches Geschlecht, Volvulus als Ileus-Ursache im Dünn- und Dickdarm-Bereich, 5 Tage Intervall vom 1. Symptom zur Operation, und lokale zusätzliche Peritonitis. Nach unserer Analyse des Gesamt-Krankengutes hat sie ein Letalitätsrisiko von 5,6%! Erst eine prospektive Erfassung dieser Patienten wird eine genauere und über die Möglichkeiten einer retrospektiven Analyse hinausgehende Risikobeurteilung ermöglichen. Die retrospektive Analyse ergibt aber Parameter, die dabei beachtet werden müssen!

## Literatur

[1] Giehl, M. J.: Statistik des operativ lokalisierten Ileus. Zbl. Ch. **96** (1971) 1092–1104.

[2] Linder, M. M., Ch. Petermann, B. Arens: Standardisierte Ulcus-Chirurgie 1974–1983. Dtsch. Med. Wschr. (1984) im Druck.

[3] Marinez Vea, A. J. Blade Creixenti, M. J. Perez Ayuso: La obstrucción intestinal coma causa de abdomen agudo. Revision de 211 casos. Rev. Clin. Exp. **156** (1980). 159–163.

[4] Oehlert, W.: Ileus-Ursachen aus der Sicht des Pathologen. In: Richter, H., P. Eckert (Hrsg.): Intensivmedizin, Notfallmedizin, Anästhesie **10** (1978). 60–69.

## Zusammenfassende Diskussion

H. K. Wellmer

Nach den 3 Erfahrungsberichten der Erlanger, Berliner und Mannheimer-Kliniken stellte Lorenz heraus, daß eine Ileusoperation mit 4% des Gesamtkrankengutes kein seltenes Ereignis darstellt.

Die Häufigkeit gynäkologischer Voroperationen als Ursache des postoperativen Ileus (früh und spät) scheint großen regionalen Schwankungen zu unterliegen. (Kremer u. a.).

Wegen der hohen Letalität der Ileusoperation *mit* Darmresektion wird nicht nur in der Erlanger Klinik die Operation nach Hartmann favorisiert (Husemann, Hamelmann), wobei eine spätere gefahrlose Wiederherstellung der Passage möglich bleibt, aber keinesfalls immer von den Kranken gewünscht wird. Alternativ sollte bei primärer Anastomose unbedingt eine vorgeschaltete Kolostomie oder Rohrzökostomie zur Risikominderung angelegt werden. (Wellmer).

# Operationstaktik und -technik

M. Hentschel

## Zugangswege

Bei Dünndarmeinklemmung in Leisten- oder Schenkelbrüchen erfolgt der Zugang über einen Leistenschnitt. Bei Schenkelbrüchen wird eine Durchtrennung des Leistenbandes gelegentlich nicht zu umgehen sein (Abb. 1, 2). Alle anderen Ileusformen werden über einen Unterbauchmittelschnitt angegangen, der bedarfsweise nach oben oder unten erweiterungsfähig ist (Abb. 3). Besteht bereits eine alte Unterbauchmittelschnittnarbe, beginnt die Schnittführung etwas höher, um hier in die verwachsungsfreie Bauchhöhle eindringen zu können (Abb. 4). Einen sicheren Bauchdeckenverschluß des Mittelschnittes gewährleisten durchgreifende Flaschenzugnähte mit

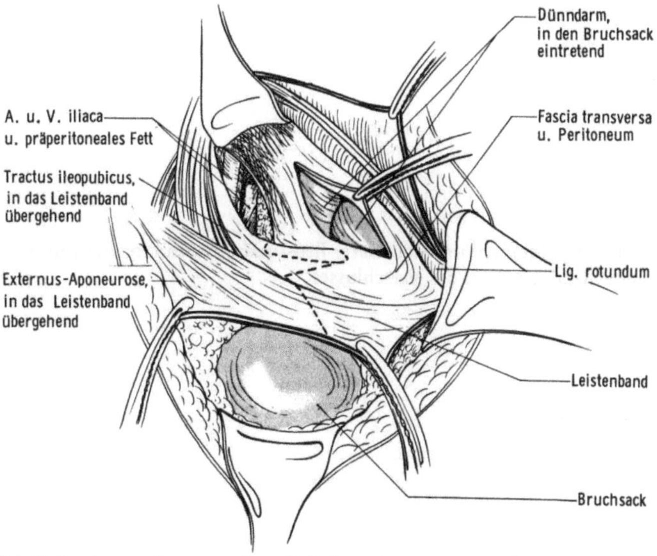


Abb. 1 Muß damit gerechnet werden, daß die inkarzerierte Schlinge avital ist, so ist es wichtig, den Bruchsackinhalt unbeschädigt zu entfernen, um eine Kontamination der Wunde und Bauchhöhle zu vermeiden. Unter diesen Umständen wird der Bruchsack nach unten hin dargestellt und aus der Umgebung freipräpariert. Das Leistenband wird sodann z-förmig gespalten, um seine spätere Naht zu erleichtern. Der den Bruchring bildende Teil des Leistenbandes wird fallweise umschnitten, so daß er am Bruchsack verbleibt. (Abb. 1, 2 nach [18])

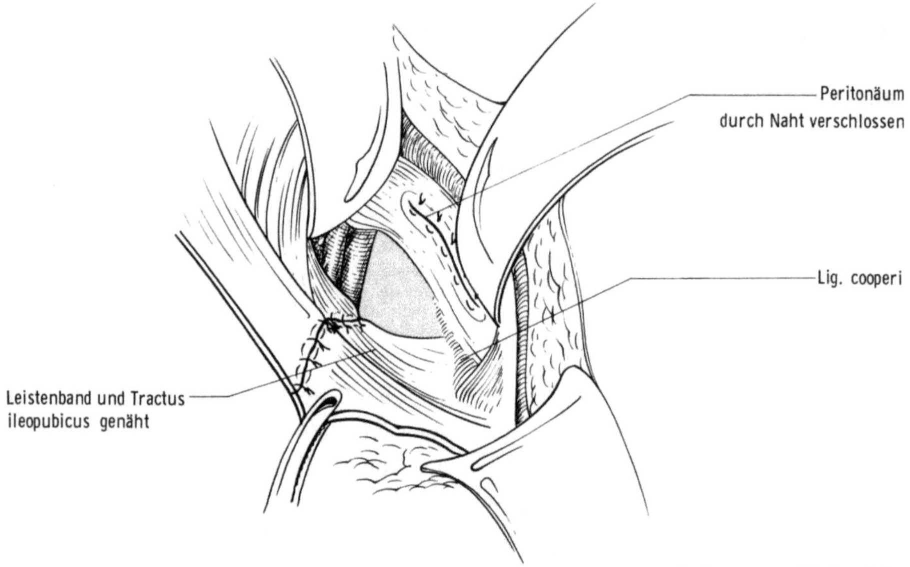


Abb. 2 Verschluß des Bauchfelles und Naht des Leistenbandes. Der Bruchpfortenverschluß erfolgt in der Tiefe ein- oder zweireihig ohne Einengung der V. femoralis. Nach Rückverlagerung des Lig. rotundum bzw. des Samenstranges Naht der Externus-Aponeurose.

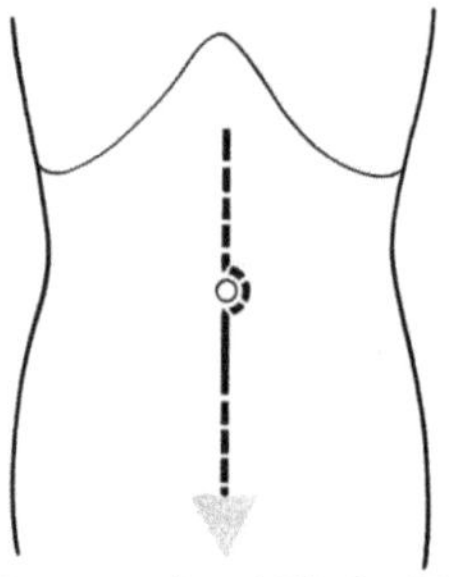

Abb. 3 Kurzer subumbilikaler Mittelschnitt bei unklarer Ileussituation. Schnittverlängerung nach unten oder oben entsprechend der Lage des Verschlusses.

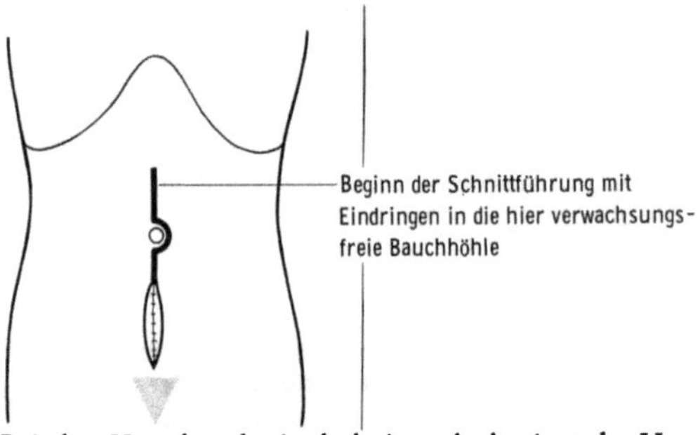


Abb. 4 Bei alter Unterbauchmittelschnittnarbe beginnt der Haut- und Bauchdeckenschnitt oberhalb der alten Narbe. Das ermöglicht die Eröffnung der Bauchhöhle in einem verwachsungsfreien Bereich und schützt vor Verletzung von Darmschlingen, die an der alten Narbe adhärent sind.

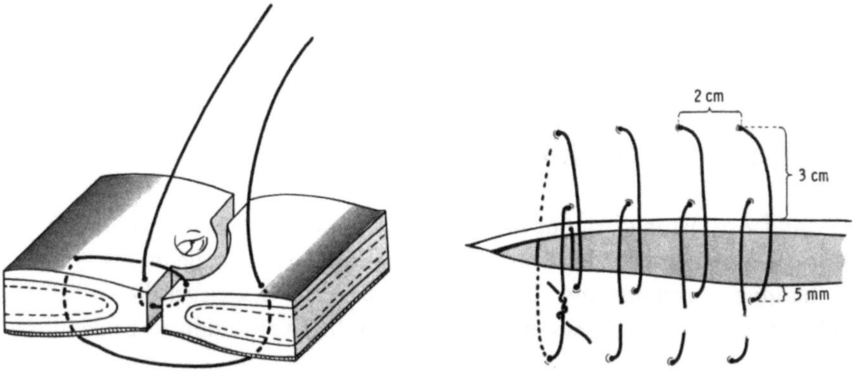


Abb. 5 Verschluß des Mittelschnittes
a) Die Nabelregion im Querschnitt. Eine Flaschenzugnaht liegt; b) Schematische Aufsicht der Lage der Flaschenzugnähte.
5 a, b) Mittelschnitt-Verschluß mit Flaschenzugnähten. Nahtmaterial: PG Stärke 1 oder 2 (Vicryl oder Dexon).

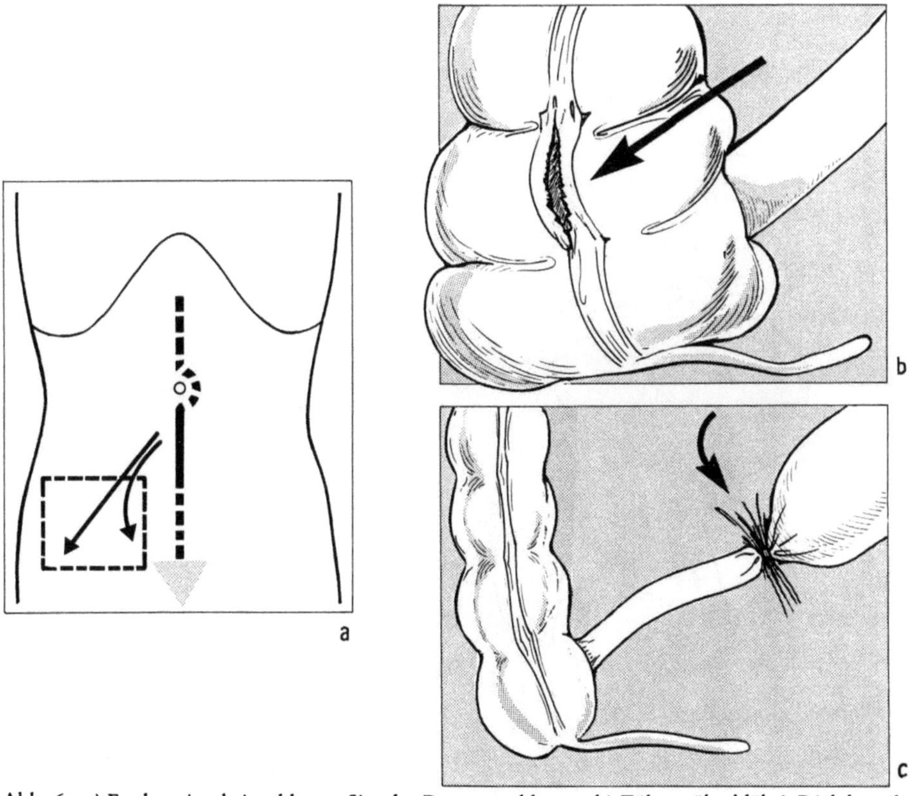


Abb. 6 a) Exploration bei unklarem Sitz des Darmverschlusses; b) Zökum überbläht? *Dickdarmileus!* c) „Hungerdarm“ im terminalen Ileumbereich? *Dünndarmileus!*

Polyglykol, einem verzögert resorbierbaren synthetischen Nahtmaterial, also Vicryl oder Dexon (Abb. 5).

## Lokalisation des Verschlusses

Inspektion und Austastung beginnt man im rechten Unterbauch: Überblähung des Zökum spricht für einen Dickdarmverschluß. Liegt das terminale Ileum als Hungerdarm vor, handelt es sich um einen Dünndarmileus. (Abb. 6). Gelegentlich wird sich erst nach Entleerung eines aufgestauten Dünndarms die Exploration zu Ende führen lassen.

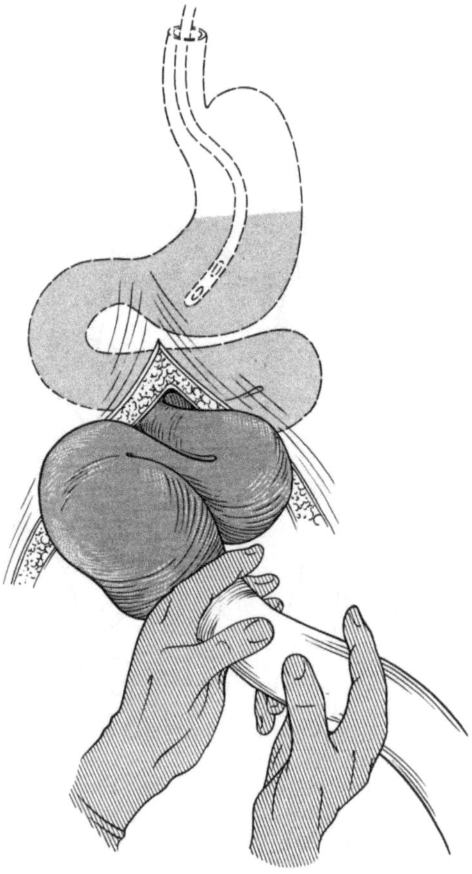

Abb. 7 Retrogrades Ausstreichen des Dünndarms in Richtung Magen nach Korn, zwecks Absaugen ohne Darmeröffnung; intraoperativ temporärer Magenschlauch.

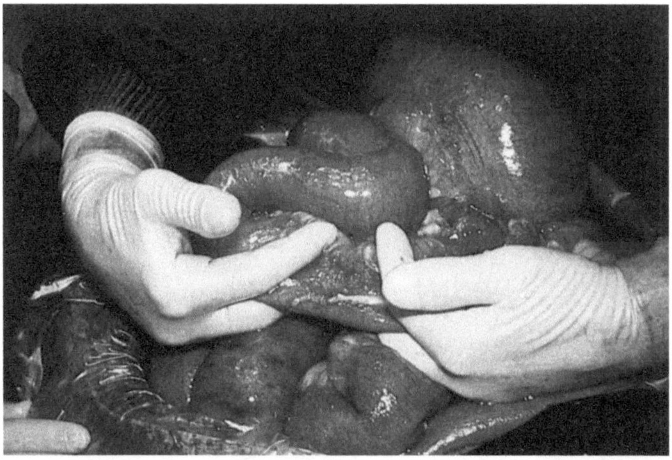

Abb. 8 Operationssitus.

## Technik der Darmentleerung

Die offene Dekompression über eine Enterotomie im gestauten Darmgebiet ist wohl effektiv, jedoch gefährlich hinsichtlich Infektion und Darmfistel. Eleganter und besser ist zweifellos die Dünndarmentleerung auf geschlossenem Weg. Zwei Methoden sind zu nennen:

1. Das schonende Ausstreichen des gestauten Dünndarms in Richtung Magen nach Korn (1943) (Abb. 7, 8). der Anästhesist saugt dann den Mageninhalt mit einem dicken Magenschlauch ab.

2. Die intraoperative Absaugung und innere Schienung des Dünndarms mit langer Sonde (Abb. 9). Leider ist das Vorbringen der langen Sonde vom Magen durch das Duodenum in das Jejunum technisch nicht einfach und zeitaufwendig. Oft bleibt der Versuch ein frommer Wunsch, wenn man nicht gröbere Gewalt anwendet, die beim Ileus nicht angebracht ist (wie schon Nissen betonte). Wir haben das Verfahren aufgegeben – zu Gunsten des Ausstreichens des Dünndarms in den Magen nach Korn.

## Versorgung von Serosadefekten und Prophylaxe eines Rezidiv-Adhäsions-Ileus

Aktuell sind heute hierzu 3 Verfahren:

1. Die lokale Nahtplikatur nach Wichmann [17]

2. Die totale Dünndarmfaltung nach Childs u. Phillips [2]

3. Die innere Schienung des Dünndarms mit langer Sonde.

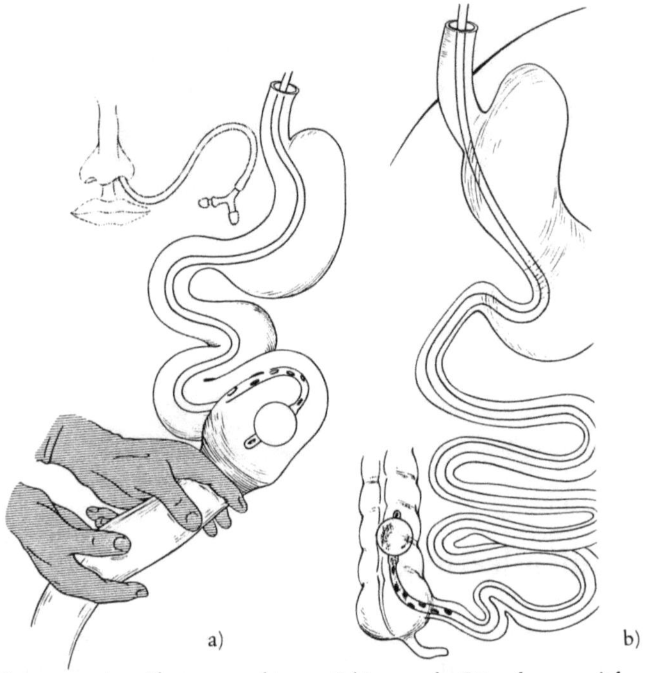


Abb. 9 Intraoperatives Absaugen und innere Schienung des Dünndarmes mit langer Darmsonde aus [9]. a) Miller-Abbott-Sonde *transnasal* über den Magen bis in das Jejunum geleitet. Schrittweises Absaugen des Darminhaltes und weiteres Herunterleiten der Sonde; b) Endgültige Lage der Sonde. Aufblasen des im Zökum liegenden Ballons für 48 Stunden. Das Verfahren wird vom Autor nicht mehr angewendet aus im Text näher angegebenen Gründen.

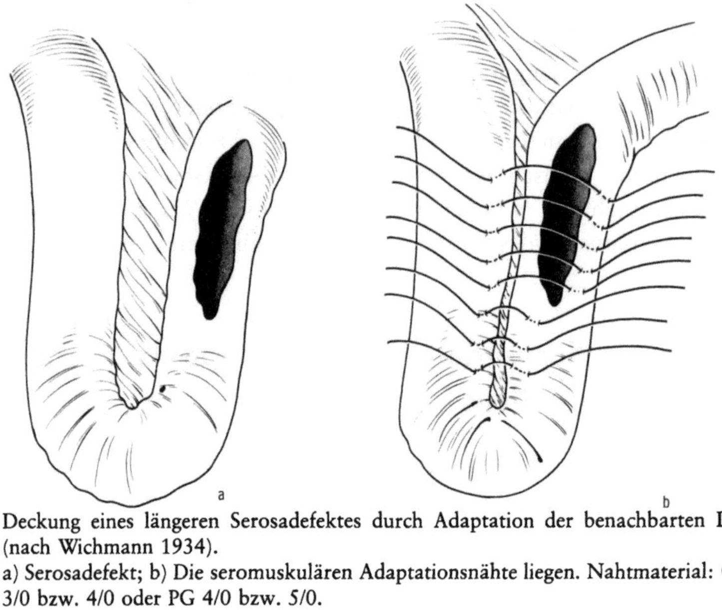


Abb. 10 Deckung eines längeren Serosadefektes durch Adaptation der benachbarten Darmschlinge (nach Wichmann 1934).
a) Serosadefekt; b) Die seromuskulären Adaptationsnähte liegen. Nahtmaterial: Chromcatgut 3/0 bzw. 4/0 oder PG 4/0 bzw. 5/0.

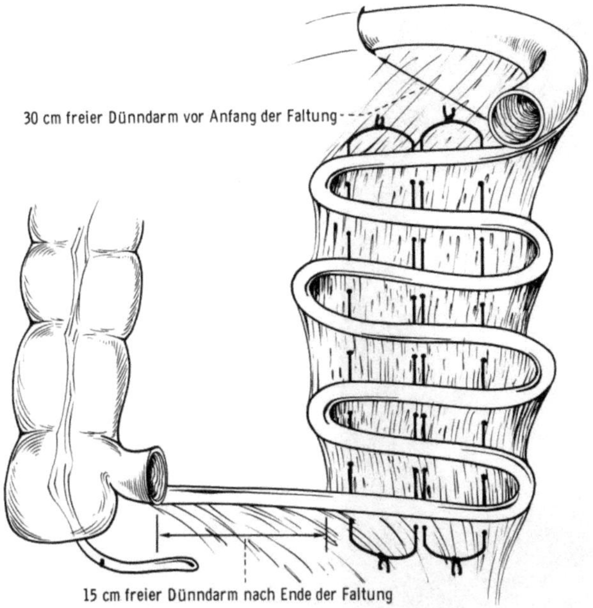


Abb. 11 Totale Dünndarmfaltung nach Childs-Phillips. Modifikation mit 4 Fäden. – Die beiden mittleren Fäden werden gemeinsam in das Öhr der Knopfsonde eingezogen und damit gemeinsam durch den mittleren Teil des Dünndarmmesenteriums geführt.

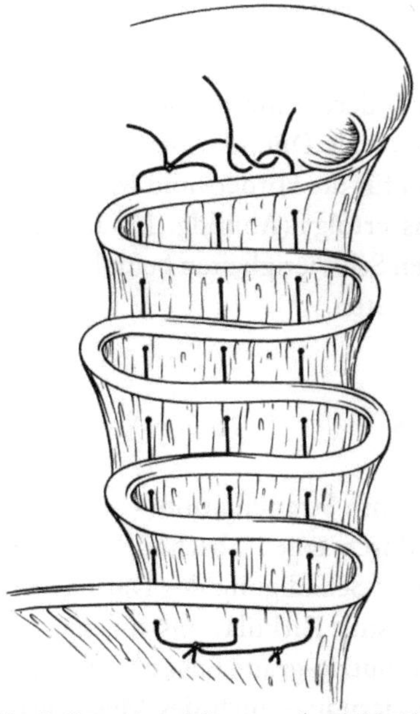

Abb. 12 Totale Dünndarmfaltung nach Childs-Phillips. Modifikation mit 3 Fäden. – Es wird nur ein Faden durch den mittleren Teil des Dünndarmmesenteriums geführt. Dieser Faden wird erst mit einem der äußeren Fäden verknüpft, anschließend mit dem anderen.

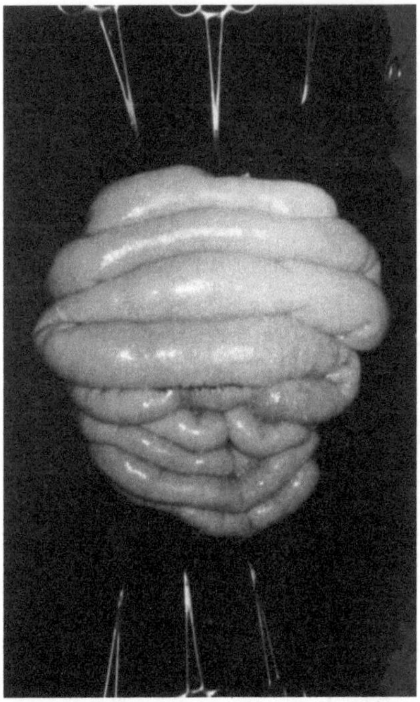

Abb. 13 Zustand nach Bridenabtragung, Ausmelken des aufgestauten Ileusdarmes in den Magen n. Korn und Darmfaltung n. Childs-Phillips (Modifikation), kombiniert mit lokaler Plikatur der geschnürten Stelle nach Wichmann. Die Catgutfäden, Stärke Nr. 2, sind durch das Mesenterium gestochen und mit Klemmen versehen; sie müssen noch geknotet werden.

Die Nahtplikatur nach Wichmann (Abb. 10) deckt einzelne Serosadefekte mit einer benachbarten Dünndarmschlinge ab. – Die totale Dünndarmfaltung nach Childs u. Phillips läßt dem Dünndarm genügend Spiel für die Förder- und Mischperistaltik, da die Fixation im Bereich des Mesenteriums erfolgt (Abbildg. 11–13). Die Sondenschienung haben wir aufgegeben. Neben den Schwierigkeiten beim Plazieren können solche auch beim Entfernen der Sonde auftreten.

## Dünndarm-Strangulations-Ileus

Dünndarm-Ileus mit Gefäßbeteiligung, d. h. mit Strangulation – sei es durch Schlingeneinklemmung in einer Hernie, sei es durch einen abschnürbaren Strang oder Volvulus – geht mit unterschiedlich schwerer Schädigung des Darmes einher (Abb. 14, 15). Für eine schwerste, nicht mehr reversible Zirkulationsstörung sprechen eine matte Serosa mit Fibrinbeschlägen, tief schmutzig-graue Schnürringe, die bereits in Gangrän übergehen, hämorrhagische Infarzierung – auch des Mesenteriums – und fast Schwarzfärbung der Schlinge. Bei eingeklemmten Hernien kommt dazu ein schlechter Geruch des Bruchwassers; fehlender Farbwechsel des betroffenen Darm-

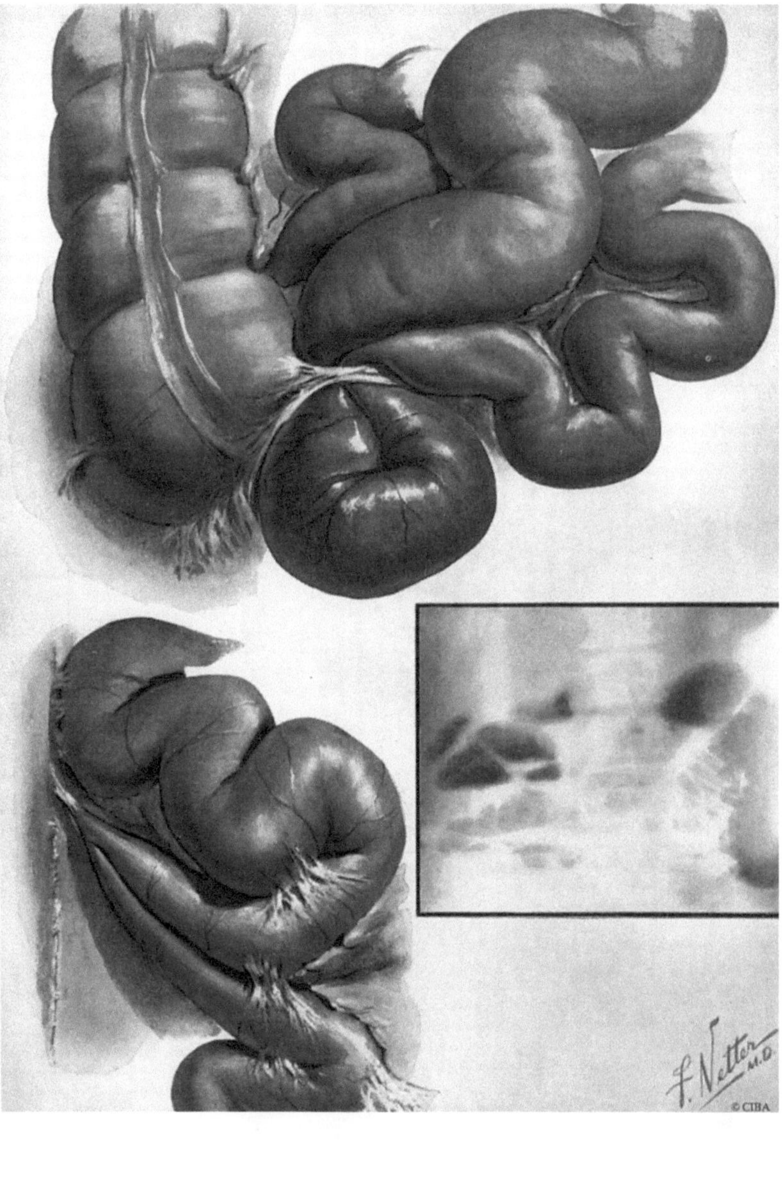


Abb. 14 Dünndarm-Strangulationsileus durch Bridenstrang *mit Gefäßbeteiligung* (oben) und *Bridenileus* durch strangförmige und flächenförmige Adhäsionen *ohne Gefäßbeteiligung* (unten). Die Röntgenleeraufnahme des Abdomens im Stehen zeigt eher beim einfachen mechanischen Dünndarmverschluß, dem Bridenileus ohne Gefäßbeteiligung, multiple Spiegelbildungen. (aus: F. H. Netter: The Ciba Collection of Medical Illustrations. Mit freundlicher Genehmigung der Ciba-Geigy AG, Basel).

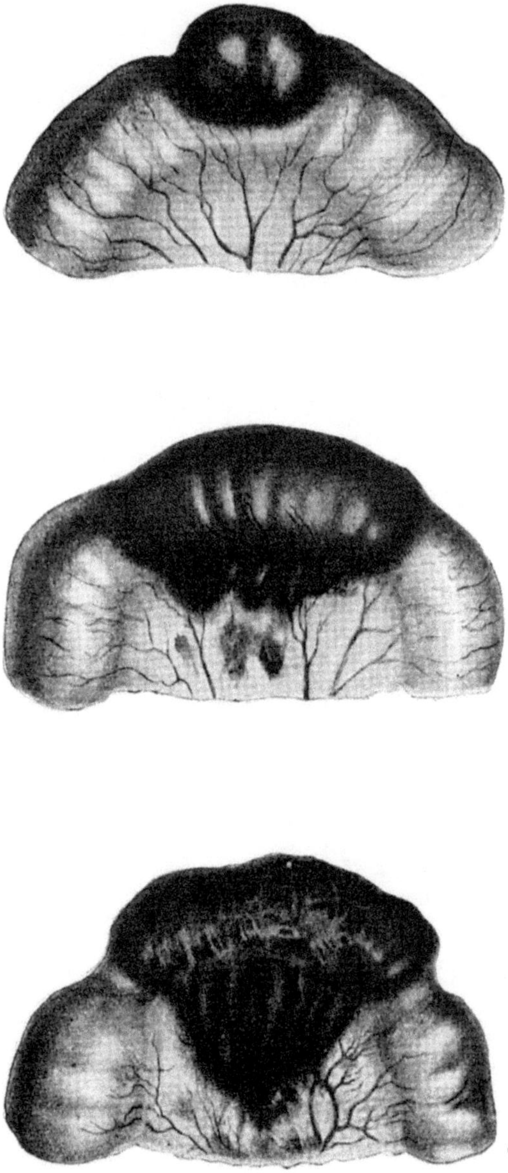

a)

b)

c)

Abb. 15 Verschiedene Schweregrade von Durchblutungsstörungen infolge Dünndarmeinklemmung (aus G. Sultan: Atlas und Grundriß der Unterleibsbrüche. Lehmann's medizinische Handatlanten, Band 25, München 1901).

a) Eingeklemmter Darmwandbruch im Sinne der Richterschen Hernie, frühes Stadium der Einklemmung ohne schwerere Ernährungsstörung. Intensive Rötung, besonders der Schnürringe; b) Eingeklemmte Darmschlinge mit stärkerer Zirkulationsstörung, Serosa noch glatt und glänzend. Deutliche Schnürringe, aber noch keine Gangrän. Schlinge dunkelblau; c) Eingeklemmte Darmschlinge mit schwerster Zirkulationsstörung. Serosa matt, mit Fibrinbeschlägen, tiefe schmutziggraue Schnürringe bereits in Gangrän übergehend, hämorrhagische Infarzierung des Mesenteriums.

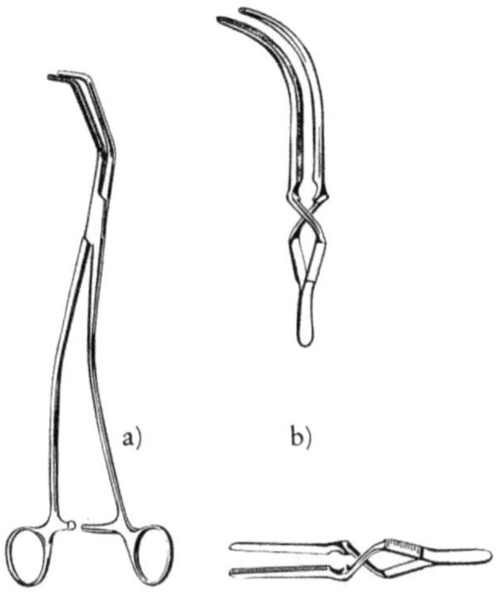


Abb. 16 Atraumatische Gefäßklemmen zum Abklemmen in der Gastrointestinalchirurgie. a) Satinsky-Klemme; b) Springklemmen.

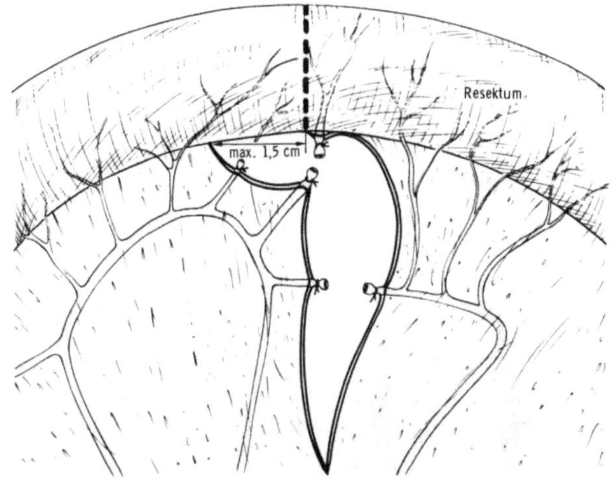


Abb. 17 Dünndarmresektion mit wiederherstellender End-zu-End-Anastomose in einreihiger Nahttechnik. Eine gefäßschonende Skelettierung des Mesenteriums sichert die Anastomosendurchblutung. Am Darmrand sollten nicht mehr als 1,5 cm Mesenterium befreit werden.

segmentes, fehlende Peristaltik – Wanderung über die verfärbte Darmregion und Fehlen der arteriellen Pulsation indizieren – wie die anderen Zeichen eine Dünndarmresektion. Andererseits ist in der Regel ein Darmsegment, das sich bei Einleitung der Narkose spontan reponiert, vital.

Insbesondere im Ileus ist atraumatisch zu operieren. Deshalb haben sich zur Darmabklemmung atraumatische Gefäßklemmen (Abb. 16) bewährt. Bei der Skelettierung zur Resektion gehe man gefäßarkadenerhaltend vor (Abb. 17). Für die

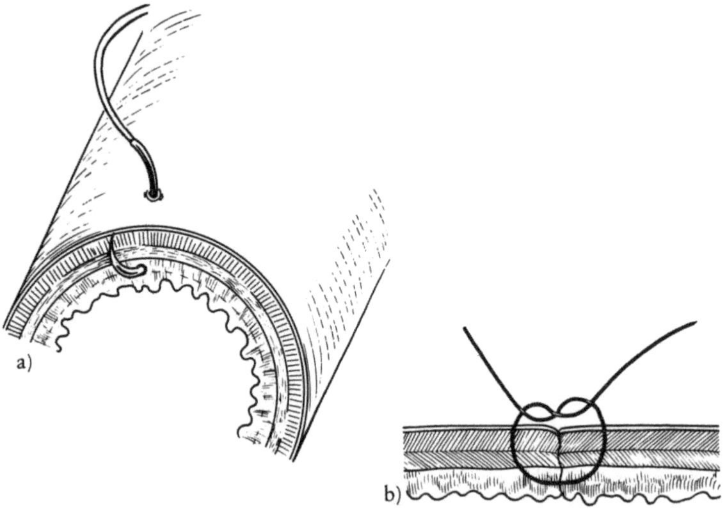


Abb. 18 Einreihige extramuköse Allschichtnaht;
a) Stichführung; b) geknüpfte Naht, Stoß auf Stoß mit angedeuteter Einstülpung. Nahtmaterial: 4/0 bzw. 5/0 PG (= oder Dexon).

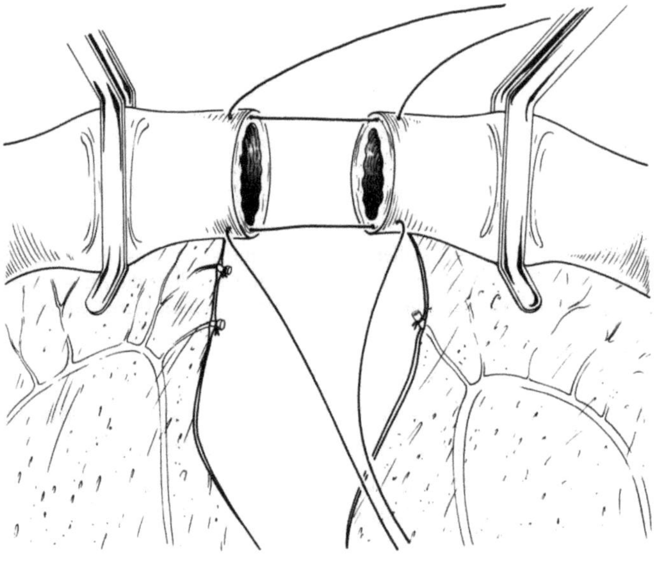

Abb. 19 Dünndarm-End-zu-End-Anastomose mit einreihiger extramuköser Allschichtsknopf-Mesenteriale und antimesenteriale Haltenähte sind gelegt.

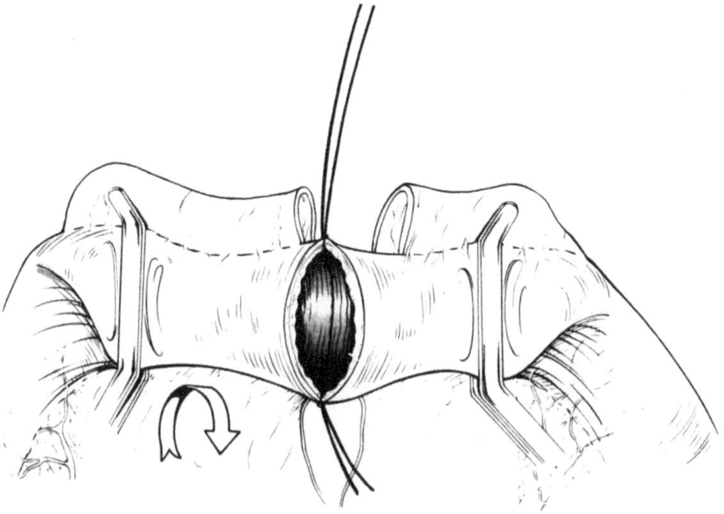

Abb. 20 Die Anastomose wird um ihre Längsachse gedreht. Die Hinterwand läßt sich danach in gleicher Weise wie die Vorderwand vernähen, so daß die Knoten der extramukösen Allschichtnähte außen liegen.

Dünndarm-End-zu-End-Anastomose bevorzugen wir eine einreihige extramuköse Allschichtknopfnaht (Abb. 18) mit Legen von mesenterialen und antimesenterialen Haltenähten (Abb. 19). Nach Vollendung der Vorderwandnaht wird der Darm um seine Längsachse gedreht, so daß sich die Hinterwand der Anastomose in gleicher Weise wie die Vorderwand vernähen läßt (mit außen liegenden Knoten) (Abb. 20.). Als Nahtmethode – einreihig oder mehrreihig – sollte der Operateur gerade im Ileus die ihm geläufige Methode anwenden. Auch im Dickdarm lassen sich gleich gute Ergebnisse erzielen [1, 15].

## Dickdarmileus

Beim Dickdarmileus ist zwischen Rechtskolonverschluß einerseits und einem Linkskolonverschluß andererseits zu unterscheiden. Seit der Jahrhundertwende galt als operative Standardregel beim Dickdarmileus: „Primäre Darmentlastung, keine Dickdarmresektion im Ileuszustand". Beim verschleppten Dickdarmileus mit Verschluß im linken Kolon ist diese Regel nach wie vor eine gute Richtschnur. Seit von Haberer [7] und Crile [3] auf die Gefährdung des Patienten durch neuerliche Eingriffe nach einem klein gehaltenen Notfalleingriff hingewiesen haben, mehren sich im Weltschrifttum die Befürworter der primären Dickdarmresektion im Ileus bei geeigneten Fällen. Hierfür plädiert auch Goligher seit 1957 [5]. Als Vorteil einer Dickarmresektion im Ileus ist die sofortige definitive Beseitigung; erstens des meist bösartigen Tumors und zweitens des überdehnten prästenotischen Darmabschnittes

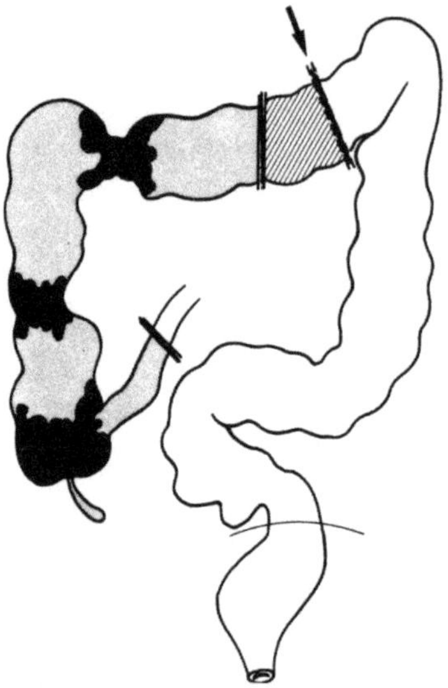

Abb. 21 Primäre Resektionstypen bei Dickdarmileus: Hemikolektomie rechts bei Karzinomen des Zökums, Colon ascendens, der rechten Flexur und des Querkolons. Bei Querkolonkarzinomen Resektionslinie weiter links ( ↓ ).

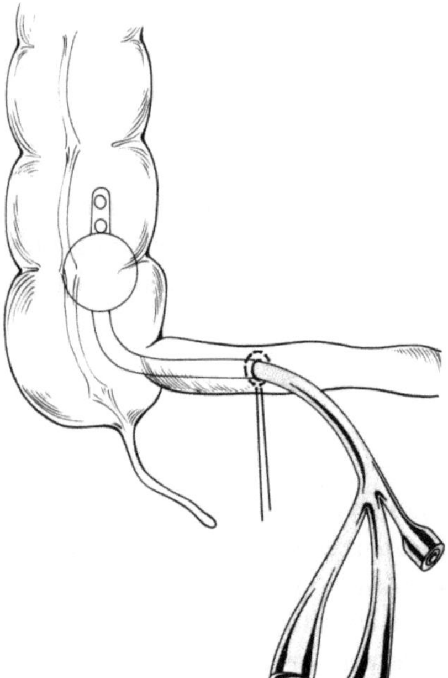

Abb. 22 Absaugen des Dickdarms vor Hemikolektomie rechts mit einem über das terminale Ileum eingeführten doppelläufigen dicken Ballonkatheter (nach Jones). Bei Rückstau in das Ileum erlaubt die Methode auch die Entleerung des Dünndarms, indem sein Inhalt in Richtung Zökum massiert wird. Die Enterotomie kommt mit der Resektion in Wegfall. Bei Verstopfung des Saugkanals kann über den zweiten Kanal des Katheters gespült werden. Ansonsten kann der Kanal als „Nebenluftkanal" dienen und vermindert damit ein Ansaugen von Darmwand an der Hauptkanalöffnung.

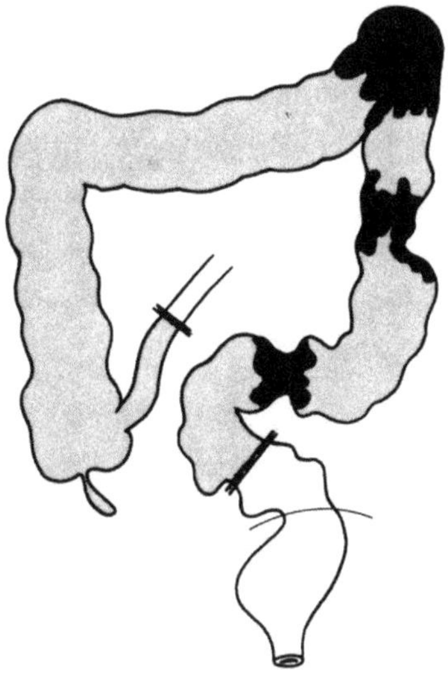

Abb. 23 Erweiterte Hemikolektomie rechts bei Karzinomen der linken Flexur, des Descendens und oberen Sigmas.
Die einfach und erweiterte Hemikolektomie rechts enden mit einer relativ sicheren Dünndarm-Dickdarm-Anastomose, die keiner Protektion bedarf. Der aufgestaute Darminhalt und das Karzinom kommen in Wegfall. Verbleiben bei der erweiterten Hemikolektomie rechts noch etwa 50–60 cm Sigma-Rektum, spielt sich in der Regel bald postoperativ eine annähernd normale Stuhlfrequenz wieder ein.

mit seinem aufgestauten toxischen Darminhalt anzusehen. Das organische Substrat der Ileuskrankheit kommt damit in Wegfall. Eine erfolgreiche primäre Resektion verkürzt signifikant die Hospitalisationsdauer und verbessert die Gesamtprognose gegenüber dem mehrzeitigen Vorgehen.

Bei stenosierenden Prozessen des Rechtskolons – sei es ein Tumor oder sei es ein Morbus Crohn – fällt der Entschluß zur primären Resektion bei halbwegs gutem Allgemeinzustand leicht (Abb. 21). Die Rechtshemikolektomie ist technisch einfach und die wiederherstellende Ileotransversostomie sicher. Bei starker Überdehnung im prästenotischen Bereich empfiehlt sich eine Dekompression des Resektums vor seiner Entfernung über einen via terminales Ileum eingeführten Katheter (Abb. 22). Die Vorteile der Hemikolektomie rechts, nämlich die Beseitigung der Stenoseursache und die Beseitigung des aufgestauten Darminhaltes, lassen sich auch für Verschlüsse des Querkolon, des Descendens und oberen Sigma nutzen durch eine erweiterte Hemikolektomie rechts unter Mitnahme der genannten Dickdarmanteile (Abb. 23). Goligher hatte mit diesem Vorgehen der subtotalen Kolektomie ausgezeichnete Erfahrungen, die wir bestätigen können. Er wendet sie sogar für Rektosigmoidkarzinome an. Die Wiederherstellung erfolgt dann durch Ileum-Sigma-Anastomose bzw. durch Ileum-Rektum-Anastomose.

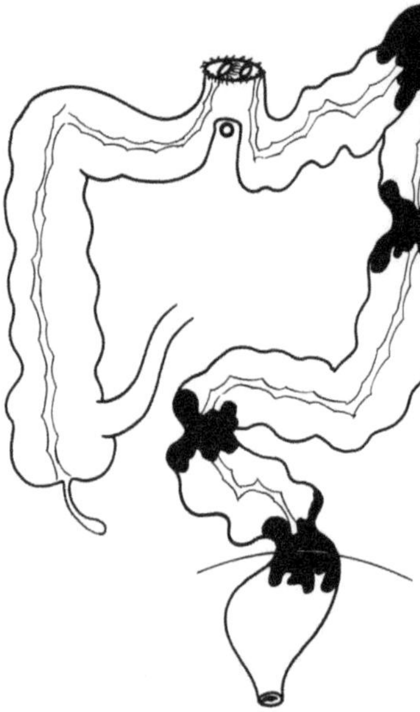

Abb. 24 Äußere Dickdarmentlastung bei Tumor-Verschluß.
Doppelläufiger Querkolonkunstafter rechts: Methode der Wahl.

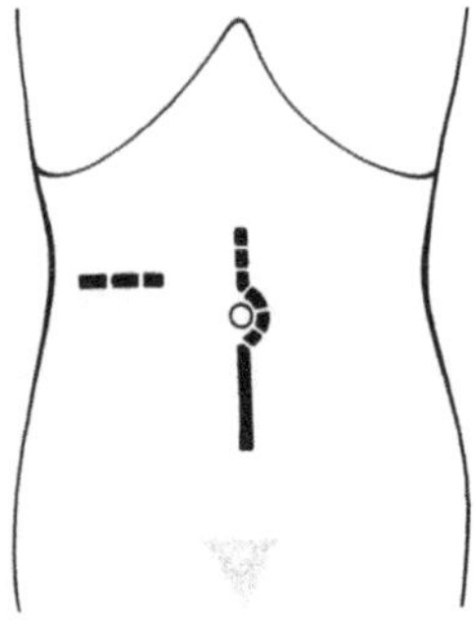

Abb. 25

Kleiner subumbilikaler Schnitt bei Dickdarmileus. Erweiterung desselben nach oberhalb des Nabels, falls ein Querkolonkunstafter rechts angelegt werden soll.
Durch präoperatives Anlegen eines Hollister-Beutels im Stehen wird der Hautschnitt für den Kunstafter markiert. Um eine gute Abdichtung des Beutels zu garantieren, ist der quere Hautschnitt entsprechend klein zu halten. Die intraoperative Exploration und das Vorbereiten des Querkolons zum Herausleiten aus der Querschnittwunde findet über einen Mittelschnitt ober- und unterhalb des Nabels statt.

# Äußere Darmableitung

Bei einer Vielzahl, wenn nicht der Mehrzahl von Linkskolon-Verschlüssen ist als Primäreingriff nach wie vor die äußere Ableitung angezeigt. Es stellt sich die Frage: Welche Darmfistel primär beim Linkskolon-Ileus? Der doppelläufige Sigma-Kunstafter ist auch bei tiefem Rektosigmoid-Karzinom im Ileuszustand in Übereinstimmung mit Häring [8] nicht zu empfehlen. Er ist bei kurzem Sigma technisch schwierig anzulegen und erschwert bei Resektionsfähigkeit des Tumors dessen spätere Beseitigung. – Zökostomie und Querkolon-Kunstafter rechts hatten in etwa gleichem Maße ihre Befürworter. Die Zökostomie ist indes zur dauernden Darmentleerung ungeeignet. Der Abgang von dünnem Stuhl kann hohe Wasser- und Elektrolytverluste verursachen und führt wegen seines Fermentreichtums häufig zu Reizerscheinungen der umgebenden Haut. Außerdem beseitigt die Zökostomie nach der Kopenhagener Studie von Kronborg u. Mitarbeiter [12] in etwa 5–10% nicht den Ileus; während der Querkolon-Kunstafter rechts immer effektiv erscheint (Abb. 24). Er ist als befriedigende Dauerlösung anzusehen, falls sich intra- oder postoperativ Inoperabilität aus lokalen oder allgemeinen Gründen herausstellt. Der Hautschnitt für das Stoma ist klein zu halten, so daß die Beutelabdichtung in gesunder, narbenfreier Umgebungshaut voll wirksam werden kann. Ein genügend vom Stoma entfernter Explorationsschnitt ist deshalb notwendig (Abb. 25). Der Ort des queren Hautschnittes für den Kunstafter sollte durch präoperatives Beuteltragen festgelegt werden. Dies garantiert guten Beutelsitz und gute Abdichtung. Die intraoperative Vorbereitung des Kunstafters erfolgt über den explorativen Mittelschnitt ober- und unterhalb des Nabels. Um ein primäres sauberes Einnähen der Darmschenkel zu gewährleisten, empfiehlt sich in Übereinstimmung mit Wellmer [16] als Reiter ein Redon-Drain (Abb. 26). Seine Enden werden durch die Subkutanschicht des oberen

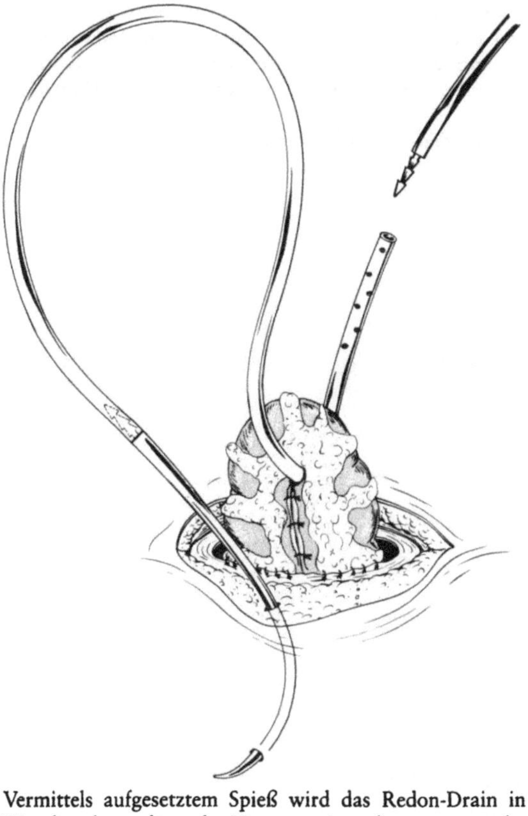

Abb. 26 Vermittels aufgesetztem Spieß wird das Redon-Drain in die Subkutanschicht des unteren Wundrandes und aus der Haut soweit entfernt ausgestochen, daß das Aufkleben des Hollister-Beutels nicht gestört wird.

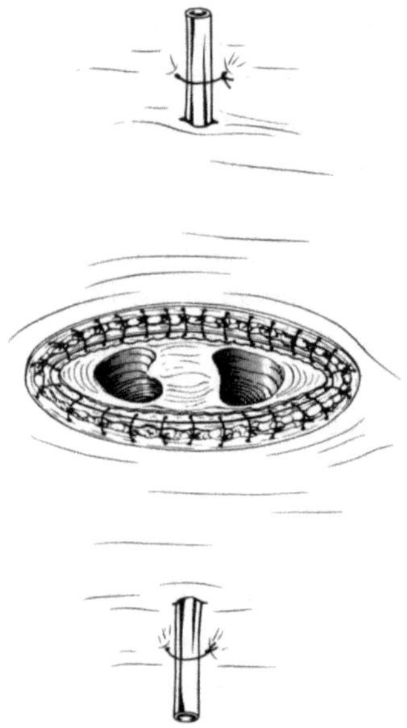

Abb. 27 Nachdem Fettfalten des Darmes an das subcutane Fett adaptiert wurden, wird das Kolon sofort umschrieben eröffnet und abgesaugt. Sodann Eröffnung im Tänienbereich längs und primäres Einnähen mit Chromcatgutnähten 3 × 0. Am Darm fassen die Nähte alle Schichten außer der Mukosa, an der Haut nur die Lederhaut. Dadurch läßt sich die Haut auch mit runder Nadel fassen.
Die Enden des Redon-Drain werden mit 2 Hautnähten fixiert (Nylon 3/0).

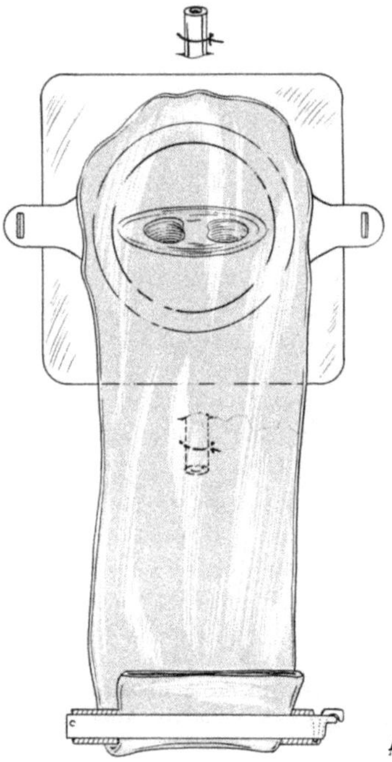

Abb. 28 Hollister-Beutel aufgeklebt.

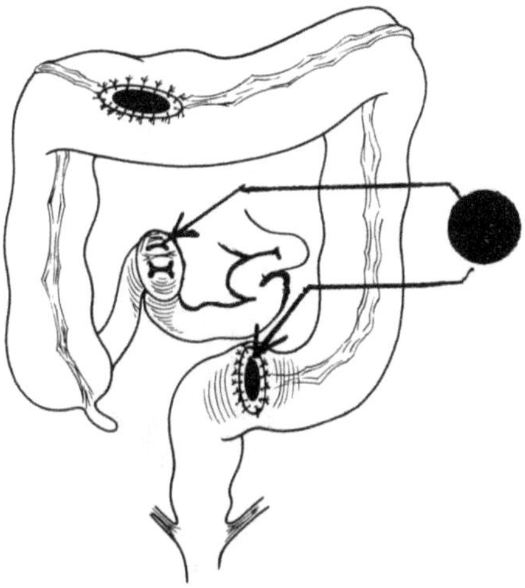

Abb. 29 Doppelläufige Ileostomie in Kombination mit einer Querkolon-Dekompressions-Kolostomie und, falls nötig einer gleichartigen Sigmoidostomie bei toxischem Megakolon ohne freie Perforation auf dem Boden einer Colitis ulcerosa nach [14]. Ileostomie und Sigmoidostomie dürften meist entbehrlich sein.

und unteren Wundrandes nach oben und unten geführt und aus der Haut soweit entfernt ausgestochen, daß das Aufkleben eines Hollister-Beutels nicht gestört wird (Abb. 27, 28). Zur Entlastung des Dickdarmes beim toxischen Megakolon – solange noch keine freie Perforation in die Bauchhöhle vorliegt – genügt eine einfache Querkolon-Dekompressionskolostomie ohne Reiter (Abb. 29). Dieser verbietet sich wegen der Brüchigkeit des Dickdarmes. Auf die ursprünglich angegebene zusätzliche entlastende doppelläufige Ileostomie und eine weitere Sigma-Dekompressions-Kolostomie hat Turnbull bei seinen letzten 8 Patienten erfolgreich verzichtet. Die gleichen Erfahrungen haben wir inzwischen bei 3 Patienten gesammelt.

## Innere Darmableitungen

Beim Rechtskolonverschluß und ungünstigen Umständen, die gegen eine primäre Hemikolektomie-rechts sprechen, ist die Ileo-Transversostomie (Abb. 30) ein bewährtes Verfahren. Bei späterer Resektion kann die Anastomose belassen werden, auch wenn sie anisoperistaltisch angelegt wurde. Eine Ileo-Sigmoidostomie (Abb. 31) ist nur als ultima ratio in entsprechend gelagerten Fällen anzusehen. Der rückbleibende Blindsack ist problematisch. Ein Kunstafter vor dem Hindernis ist meist der bessere Weg. – Dickdarm-Dickdarm-Umgehungsanastomosen sind möglichst zu vermeiden. Neben der allgemeinen Problematik der Dickdarmanastomose tritt noch die des Ileus. Sie darf nicht unterschätzt werden, denn die überdehnte zuführende Schlinge ist oft wenig für die Darmnaht geeignet, wie schon Dick 1962

Abbildungen 30, 31, 32 Innere Dickdarmentlastung bei Tumorverschluß (aus [9]).

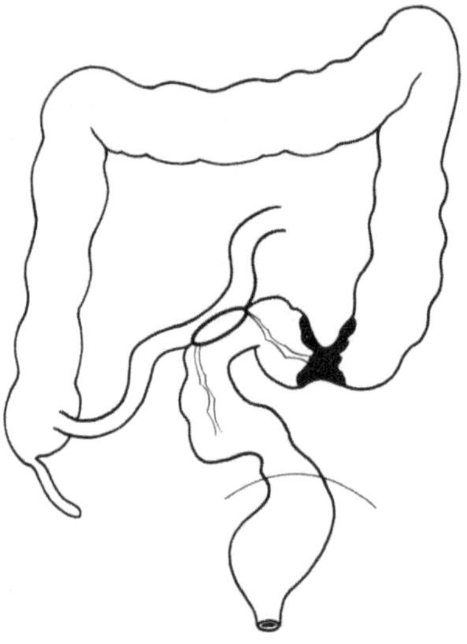

Abb. 31 Ileo-Sigmoidostomie zur Entlastung von Descendens- und hohen Sigmaverschlüssen. Es verbleibt ein langer Blindsack.

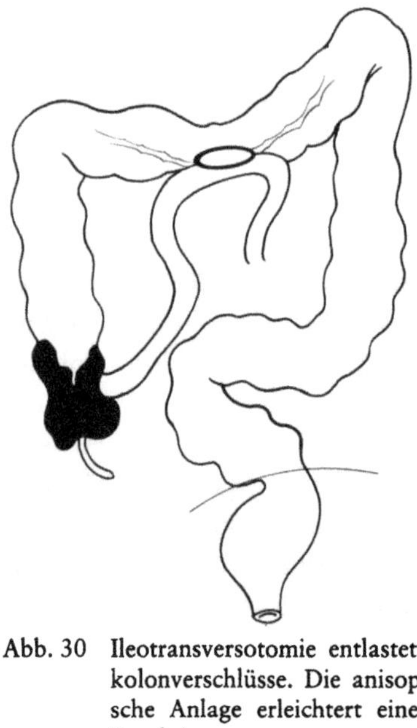

Abb. 30 Ileotransversotomie entlastet Rechtskolonverschlüsse. Die anisoperistaltische Anlage erleichtert eine spätere Resektion.

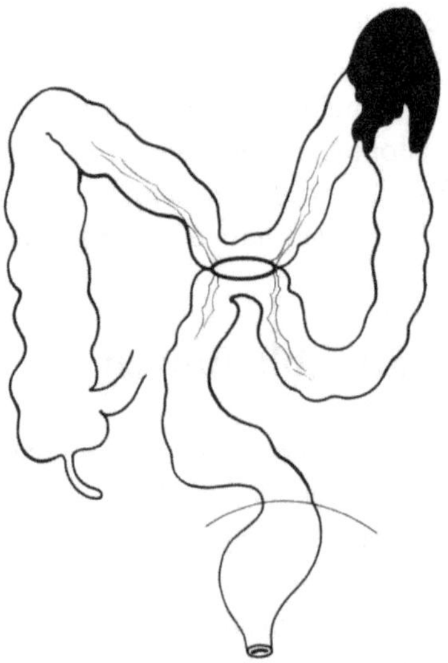

Abb. 32 Transverso-Sigmoidostomie entlastet Verschlüsse der linken flexur und des Descendens. Problem der Kolon-Kolon-Anastomose im Ileus, die später bei Retraktion des überdehnten Transversums unter Spannung geraten kann. Erschwert spätere Resektion.

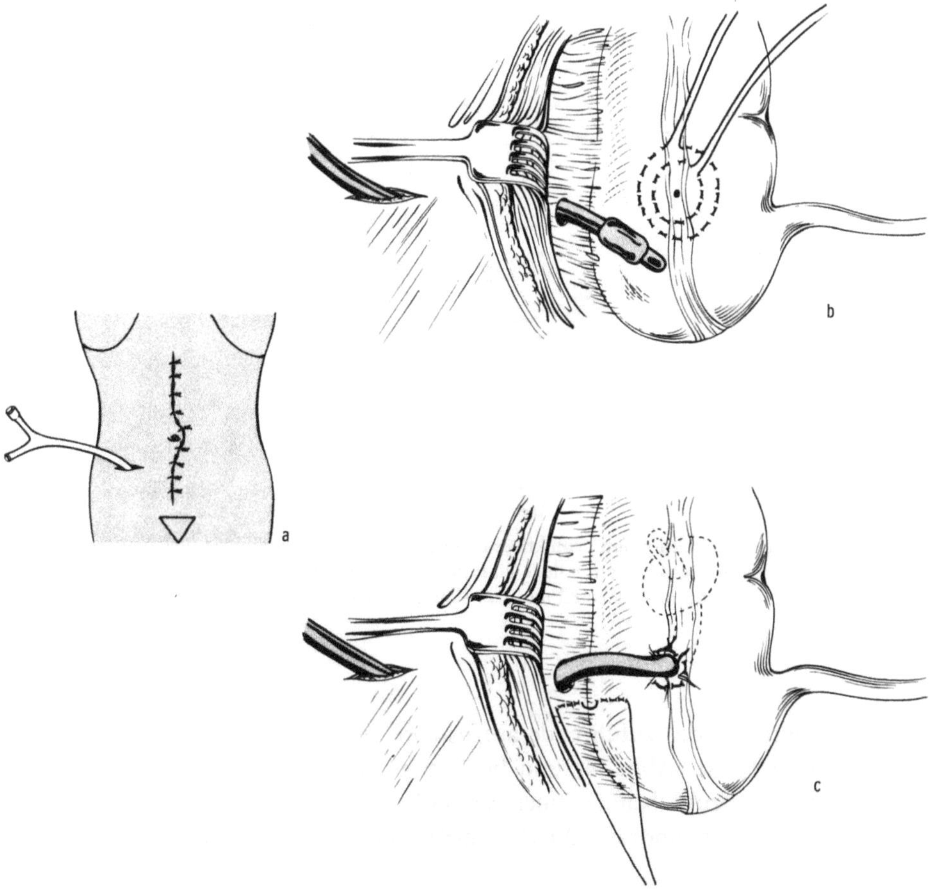


Abb. 33 Ballonkatheter-Zökostomie zur Protektion von Kolon-Kolon-Anastomosen (Abb. a–c aus: M. Hentschel: Akuter Darmverschluß. [9]).
a) Ballonkatheter Zökostomie zur Protektion von Kolon-Kolon-Anastomosen; b) Nach der Kolonresektion mit End-zu-End-Anastomose wird appendektomiert und ein kleiner Querschnitt durch alle Schichten der Bauchdecke in Höhe des Zökum gelegt. Einbringen eines dicken Ballonkatheters in die Bauchhöhle über den kleinen Querschnitt. Legen von 2 Tabaksbeutelnähten am Zökum. Nahtmaterial: 2/0 PG (Vicryl oder Dexon), c) Nach Stichinzision Einführen des Ballonkatheters in das Zökum unter Knoten der Tabaksbeutelnähte. Nahtadaptation des Zökum an das Bauchwandperitoneum in der Umgebung der Kathetereinführung.

[4] betonte. Läßt die Überdehnung nach transanalem intraoperativem Absaugen oder dem ersten Stuhlgang nach, kann die Anastomose unter Spannung geraten infolge der Tendenz der verbundenen Dickdarmanteile, sich in die Ausgangslage zurückzuziehen. Beim sicher inoperablen Karzinom der linken Flexur mag man sich gelegentlich bei durchhängendem Querkolon und langem Stigma zur Transversosigmoidostomie entschließen (Abb. 32), wenn ein ausdrücklicher Wunsch des Kranken oder Pflegeunfähigkeit eine Kunstafter-Anlage ausschließen. Eine Ballon-Katheter-

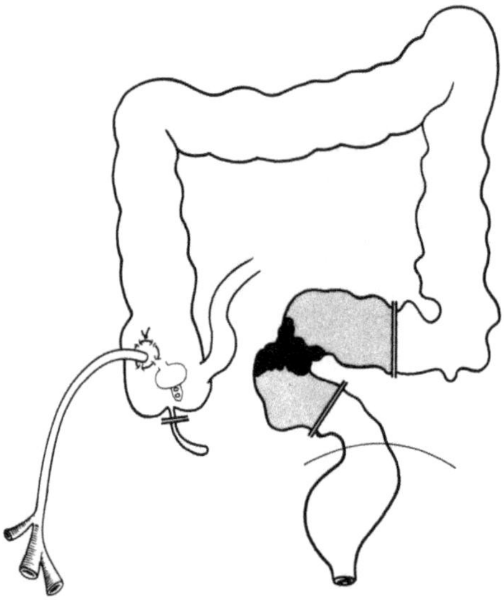

Abb. 34 Sigmasegmentresektion mit protektiver Doppelballonkatheter-Spülfistel. Bei delikater Anastomosen-Situation erscheint im Ileus eine protektive Transversum-Kolostomie günstiger. Die Anastomose kann instrumentell mit dem Klammeranastomoseninstrument EEA durchgeführt werden.

Zökalfistel entlastet das zuführende aufgestaute Segment intraoperativ und in der postoperativen Phase (Abb. 33) und begünstigt die Anastomosenheilung. Ihr gebührt auch Platz zum Schutz einer Sigma-Segment-Resektion. Besseren Schutz gewährt jedoch der temporäre Querkolon-Kunstafter rechts (Abb. 34).

Die Abbildungen 1, 2, 10, 11, 13, 16–34 stammen aus M. Hentschel: Akuter Darmverschluß. In: Dringliche Bauchchirurgie (Hrsg. R. Häring). Thieme, Stuttgart 1982.
Die Abbildungen 3–7, 9, 12, 14, 15 stammen aus M. Hentschel: Praxis der Chirurgie des Ileus. Enke, Stuttgart 1984.

# Literatur


[1] Allgöwer, M.: Diskussion über die Frage der einreihigen oder mehrreihigen Naht am Darm. Tagung d. Dtsch. Ges. f. Chir. 1978, München.

[2] Childs, W. A., R. B. Phillips: Experience with intestinale plication and a proposed modification. Ann. Surg. 152 (1960) 258.

[3] Crile, G. jr.: Dangers of conservative surgery in abdominal emergencies. Surgery 35 (1954) 122.

[4] Dick, W.: Dünndarm und Ileus. In: O. Diebold, H. Junghanns, L. Zukschwerdt (Hrsg.), Klinische Chirurgie für die Praxis, Bd. III, Bauchorgane, 361. Thieme, Stuttgart 1962.

[5] Goligher, J. C.: Surgery of the Anus, Rectum and Colon, 5. Aufl. Baillière Tindall, London, 1984.
[6] Haberer, H. v.: Verbesserung der Resultate bei Dickdarmresektion, namentlich im subakuten und akuten Ileus. Arch. Klin. Chir. **167** (1931) 443.
[7] Haberer, H. v.: Erfahrungen mit der einzeitigen Dickdarmresektion. Langenbecks Arch. Klin. Chir. **200** (1940) 398.
[8] Häring, R.: Mastdarm und Analregion. In: F. Baumgartl, K. Kremer, H. W. Schreiber (Hrsg.), Spezielle Chirurgie für die Praxis, Bd. II, Teil 2. Thieme, Stuttgart 1972.
[9] Hentschel, M.: Akuter Darmverschluß. In: Dringliche Bauchchirurgie (Hrsg. R. Häring). Thieme, Stuttgart 1982.
[10] Hentschel, M.: Praxis der Chirurgie des Ileus. Enke, Stuttgart 1984.
[11] Korn, R.: Erfahrungen und Erkenntnisse bei der Behandlung des akuten, nicht malignen Darmverschlusses. Zbl. Chir. **68** (1943) 612.
[12] Kronborg, O., O. Backer, M. Sprechler: Acute Obstruction in Cancer of the Colon and Rectum. Dis. Col. Rect. **18** (1975) 22.
[13] Nissen, R., W. Maurer: Zur Pathogenese und Behandlung des Darmverschlusses. Zbl. Chir. **90** (1965) 1533.
[14] Turnbull, R. B., F. L. Weakley, W. A. Hawk: Choice of Operation for the Toxic Megacolon Phase of Nonspecific Ulcerative Colitis. In: K. Kremer, H. Kivelitz (Hrsg.), Colitis ulcerosa. Thieme, Stuttgart 1977.
[15] Ungeheuer, E.: Diskussion über die Frage der einreihigen oder mehrreihigen Naht am Darm. Tagung d. Dtsch. Ges. f. Chir. 1978, München.
[16] Wellmer, H. K.: Diskussionsbemerkung, 1. Symposium über aktuelle Chirurgie: „Aktuelle Probleme des Kolon- u. Rektumkarzinoms“. Berlin 1976.
[17] Wichmann, S. E.: Über die Peritonisierung von Wundflächen am Dünndarm (Peritonisatio intestini tenius). Langenbecks Arch. Klin. Chir. **179** (1934) 589.
[18] Zollinger, R. M., R. M. Zollinger jr.: Atlas of surgical operations, 4. Aufl. Macmillan, New York 1975.

# Operationstaktik beim Dünndarmileus

W. Wayand, H. W. Waclawiczek

Von 1972–1983 wurden an der I. Chirurgischen Abteilung der Landeskrankenanstalten Salzburg 234 Patienten wegen eines Dünndarmileus operiert. In einer retrospektiven Studie haben wir die Prinzipien unserer Behandlungsmethoden analysiert. Zu diesem Zweck wurde pro Patient ein 30 Parameter umfassendes computergerechtes Datenblatt angelegt.

## Patientengut

Die Alters- und Geschlechtsverteilung zeigt Abbildung 1. 30,5% der Patienten hatten das 70. Lebensjahr überschritten. Die Geschlechtsverteilung beträgt 1 : 2,3 zu ungunsten der Frauen.

Die ätiologische Aufschlüsselung ist der Tabelle 1 zu entnehmen. Wie auch in anderen Sammelstatistiken [2, 5] überwiegen auch in unserem Krankengut Adhäsio-

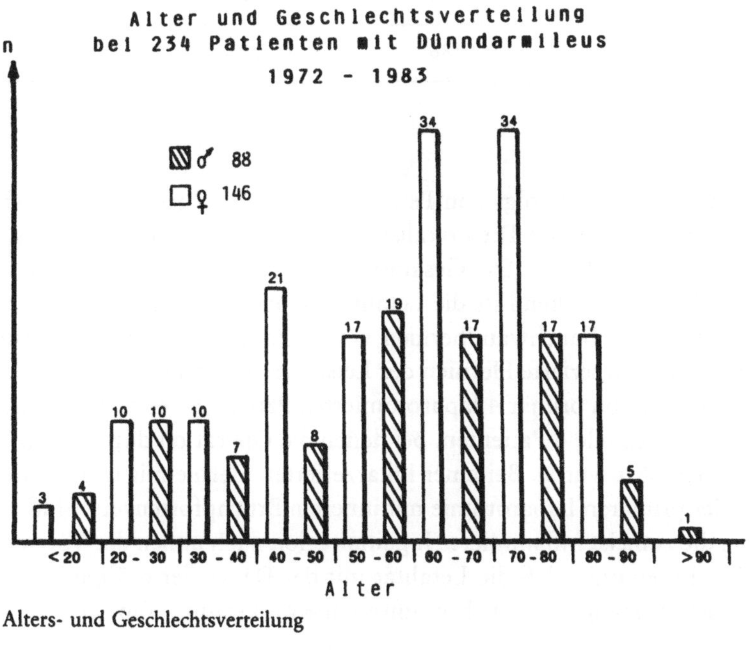


Abb. 1 Alters- und Geschlechtsverteilung

Tabelle 1 Dünndarmileus – Ätiologie

| Ursachen | n | Letalität |
|---|---|---|
| Peritonitis | 54 | 22 (41%) |
| Bride | 53 | 7 (13%) |
| Adhäsion | 46 | 9 (20%) |
| Entzündliche Darmerkrankung | 18 | 8 (44%) |
| Hernie | 17 | 12 (70%) |
| Karzinosis | 14 | 2 (14%) |
| Volvulus | 9 | 2 (22%) |
| Fremdkörper | 8 | 0 ( 0%) |
| Platzbauch | 6 | 4 (67%) |
| Anderes | 9 | 2 (22%) |
| | 234 | 68 (29%) |

Tabelle 2 Dauer der Anamnese

| Anamnesedauer | n | Letalität |
|---|---|---|
| 1 d | 28 | 5 (18%) |
| 2 d | 44 | 11 (25%) |
| 3 d | 32 | 9 (28%) |
| 4 d | 36 | 14 (39%) |
| > 4 d | 46 | 16 (35%) |
| | 186 | 55 (29%) |

nen und Briden (40%), gefolgt von Peritonitis (26%). Insgesamt lag in 35,9% ein postoperativer Frühileus vor. Die Lokalisierung des Passagehindernisses lag bei 19% im Jejunum, 81% im Ileum. Die Gesamtletalität aller operierten Patienten beträgt 29%. Besonders erschreckend ist die Letalität bei inkarzerierten Hernien mit 70%. 7mal lagen mächtige Bauchwandhernien vor; 5 Patienten verstarben. 10mal handelte es sich um inkarzerierte Hernien der Leistenregion mit einem Durchschnittsalter von 75 Jahren. Von primär 4 laparotomierten Patienten verstarb nur ein Patient; hingegen verstarben alle 6 Patienten, bei denen die Operation durch einen Inguinalschnitt durchgeführt wurde. Bei einer inkarzerierten Hernie mit Ileus sollte unseres Erachtens der primären Laparotomie mit innerem Bruchpfortenverschluß und Drainage durch die zumeist inflammierte Inguinalregion nach außen der Vorzug gegeben werden. Die Erkenntnis, daß die Letalität mit der Dauer der präoperativen Anamnese korreliert, bestätigt sich auch in unserem Krankengut. (Tab. 2).

Das primäre Ziel jeder Operation wegen Ileus ist die Dekompression des oral des Passagehindernisses befindlichen Darmabschnittes. Die herkömmliche Methode der Dünndarmdekompression durch Enterotomie ist mit einer beträchtlichen Komplikationsrate verbunden [4]. In den letzten Jahren haben geschlossene Dekompressionsverfahren mehr und mehr Verbreitung erfahren. Hier besteht die Möglichkeit des erstmals von Korn 1943 angegebenen retrograden Ausstreichens des Darminhaltes Richtung Magen [1, 3, 6, 9], sowie die Möglichkeit, eine Intestinalsonde transpylorisch bis in den Dünndarm vorzuschieben [8]. Auch unsere Zahlen bestätigen die Gefährlichkeit der Darmeröffnung im Ileus: die Letalität der geschlossenen Darmkompression beträgt 16%, sie steigt bei der offenen Absaugung via Enterotomie auf 33% (Tab. 3). Die Darmeröffnung sollte daher, wenn immer möglich, vermieden werden.

Die weiteren zur Anwendung gekommenen Operationsverfahren zeigt Tabelle 4. Die Indikation zur Schienung des gesamten Dünndarms mit langen Intestinalsonden mußten wir nur selten stellen. Wir haben uns hier an die Empfehlung von Reifferscheid gehalten, nur bei sehr ausgedehnten langstreckigen Serosadefekten diese Reileusprophylaxe anzuwenden [7]. Auch in unserer Reileusquote von 6,6% (16 Fälle) sehen wir keinen Anlaß, diese Methode generell beim Dünndarmileus in Anwendung zu bringen.

Perioperative Maßnahmen, die wir seit 4 Jahren konsequent durchführen, beinhalten eine generelle Thromboseprophylaxe (2 × 5000 E low dose Heparin), Streßulkus Prophylaxe ($H_2$Rezeptorenblocker), präoperativ beginnende Antibiotikaprophylaxe (Breitspektrum-Penicilline). Während die ersten zwei Maßnahmen unsere Erwartungen erfüllt haben (kein Todesfall an Lungenembolie oder Streßulkus seit 4 Jahren), sind die Ergebnisse der Antibiotikaprophylaxe enttäuschend, wie die Tabellen 5 und 6 zeigen.

Es muß jedoch angemerkt werden, daß es sich hierbei um keine prospektive randomisierte Studie handelt. Das gilt auch für die von uns in den letzten Jahren vielfach verwendeten transfaszìellen extraperitonealen Plattenstütznähte zur Platzbauchprophylaxe (Tab. 7).

Tabelle 3 Angewandte Methoden der Darmdekompression

| Darmdekompression | n | Letalität |
|---|---|---|
| Retrogrades Ausstreifen des Darminhaltes | 37 | 6 (16%) |
| Absaugung durch Enterotomie | 125 | 41 (33%) |
| | 172 | 47 (27%) |

Tabelle 4 Operative Maßnahmen

| Operationsverfahren | n | Letalität |
|---|---|---|
| Bridendurchtrennung | 44 | 4 ( 9%) |
| Intestinaler Bypass | 24 | 5 (20%) |
| Adhäsiolyse | 80 | 22 (27%) |
| Dünndarmresektion | 37 | 16 (43%) |
| Dünndarmschienung | 5 | 3 (60%) |
| | 190 | 50 (26%) |

Tabelle 5 Wundheilung mit und ohne Antibiotika

| Antibiotika | n | Peritonitis | Platzbauch | Intraabdominaler Abszess | Paralyse | |
|---|---|---|---|---|---|---|
| Keine | 28 | – | 1 | 1 | 1 | 3 (11%) |
| prä- und postoperativ | 63 | 8 | 4 | 1 | 1 | 14 (22%) |
| postoperativ | 143 | 11 | 2 | 2 | 2 | 17 (12%) |
| | 234 | 19 (8%) | 7 (3%) | 4 (2%) | 4 (2%) | 34 (14%) |

Tabelle 6 Komplikationen mit und ohne Antibiotika

| Antibiotika | n | p.s. |
|---|---|---|
| Keine | 28 | 6 (21%) |
| prä- und postoperativ | 63 | 27 (43%) |
| postoperativ | 143 | 58 (41%) |
| | 234 | 91 (39%) |

Tabelle 7 Platzbauchprophylaxe mit Stütznähten

| Stütznaht | n | Platzbauch |
|---|---|---|
| ja | 93 | 4 (4%) |
| nein | 140 | 3 (2%) |
| | 233 | 7 (3%) |

Der Dünndarmileus ist eine hochakute chirurgische Erkrankung, die auch im Zeitalter der modernen Intensivtherapie trotz aller perioperativen Maßnahmen nicht an Gefährlichkeit verloren hat.

Folgende Behandlungsrichtlinien haben sich bei uns bewährt:

1. Diagnostik: Dünndarmpassage mit Gastrografin bei Unsicherheit der Diagnostik zum Ausschluß einer Paralyse [10].
2. Perioperative Maßnahmen durch gezielte Infusionstherapie, Thromboseprophylaxe, Streßulkus Prophylaxe.
3. Operation: mediane Laparotomie, Vermeiden einer Darmöffnung.

Die Heterogenität des Krankenguts bei Ileus wird es sehr erschweren, andere therapeutische Maßnahmen (Antibiotika, Schienung) am Prüfstand prospektiver klinischer Studien zu erhärten.

# Literatur

[1] Fahrtmann, E. H., F. J. Lehberger: Postoperativer mechanischer Ileus. Langenbecks Arch. Chir. **347** (1978) 379.

[2] Hentschel, M.: Praxis der Chirurgie des Ileus. Enke, Stuttgart 1984.

[3] Korn, R.: Erfahrungen und Erkenntnisse bei der Behandlung des akuten, nicht malignen Darmverschlusses. Zbl. Chir. **68** (1943) 612.

[4] Kunz, H.: Das akute Abdomen. 2. Aufl. Urban & Schwarzenberg, München 1960.

[5] Maurer, W., F. Enderlin, S. Krupp: Ileus: Ätiologie und Ergebnisse. Chir. Praxis **6**, (1962) 477.

[6] Mlzoch, R.: Zur Frage der intraoperativen Darmentlastung beim Ileus. Chirurg **27** (1956) 128.

[7] Reifferscheid, M., R. Philipp: Die präventive Darmschienung zur Verhütung von mechanischem und paralytischem Ileus. Chirurg **36** (1965) 156.

[8] Richter, H.: Technik der Dekompression: Darmentleerung mit Sonde. Langenbecks Arch. Chir. **347** (1978) 393.

[9] Schriefers, K. H.: Der mechanische Ileus. Chirurg **46** (1975) 49.

[10] Waclawiczek, H. W., W. Wayand, S. Silli: Die Wertigkeit der Röntgenuntersuchungen in der Ileusdiagnostik. Langenbecks Arch. Chir. **362** (1984) 97.

# Der operierte Ileus

H. W. Waclawiczek, W. Wayand, M. Umlauft, R. Bleckmann

Von 1972–1984 wurden 351 Patienten wegen eines mechanischen Darmverschlusse operiert. In einer retrospektiven Studie wurden auf einem computergerechten Formblatt 30 Parameter pro Patienten erhoben und die Ergebnisse analysiert.

Bei 256 Patienten (72,9%) lag ein Dünndarmileus (davon in 35,9% ein postoperativer Frühileus) und bei 95 Patienten (27,1%) ein Dickdarmileus vor. Konservativ behandelte und operierte paralytische (n = 9) Ileusfälle wurden ausgeschlossen (Tab. 1).

Tabelle 1

| | Dünndarmileus (n = 256) | | Dickdarmileus (n = 95) | |
|---|---|---|---|---|
| *Alter* | 19,9%<40 Jahre | | 0%<40 Jahre | |
| | 30,5%>70 Jahre | | 53,7%>70 Jahre | |
| *Geschlecht* | 1:1,8 (♂:♀) | | 1:2,3 (♂:♀) | |
| *Ursachen* | | | | |
| entzündlich | 33,5% | | 10,5% | |
| nicht entzündlich | 60,8% | | 16,9% | |
| neoplastisch | 5,7% | | 72,6% | |
| *Lokalisation* | 81% unteres Ileum | | 81% aboral der linken Flexur | |
| *Anamnesedauer* | 4,8 Tage (+2) | | 11,5 Tage (+4) | |
| *präoperative Röntgen-Diagnostik* | Anwendung | Treffsicherheit | Anwendung | Treffsicherheit |
| Abdomen-Nativaufnahme | 88,2% | 91,2% | 94,7% | 92,2% |
| Gastrographin-Passage | 9,4% | 95,9% | – | – |
| Kolon-Kontrasteinlauf | – | – | 47,3% | 97,8% |
| *Laparotomiewahl* | p.s. | Platzbauch | p.s. | Platzbauch |
| median | 53,9% (35,6% | 2,6%) | 38,9% (47,9% | 2,4%) |
| paramedian | 39,8% (53,5% | 2,6%) | 29,6% (29,4% | 10,5%) |
| Wechselschnitt (Stoma) | 4,4% (45,4% | – ) | 30,5% (10,3% | – ) |
| *Darmentlastung* | | | | |
| Enterotomie + Absaugung | 46,8% | | 11,5% | |
| retrogr. Ausstreifen | 16,0% | | 3,8% | |
| Stoma | 0,4% | | 62,1% | |

*Fortsetzung: s. S. 188*

Tabelle 1 *(Fortsetzung)*

| | Dünndarmileus (n = 256) | Dickdarmileus (n = 95) |
|---|---|---|
| *zusätzliche Operationsmethoden* | | |
| Resektion | 16,4% | 17,9% |
| Umgehungsanastomose | 9,4% | 8,4% |
| Adhäsiolyse/Bridenlösung | 64,0% | 6,5% |
| Dünndarmschienung | 3,1% | – |
| *postoperativer Verlauf* | | |
| komplikationslos | 52,3% | 44,2% |
| beherrschbare Komplikationen | 19,5% | 12,6% |
| *Letalität* | | |
| chirurgische Komplikationen | 14,1% | 15,8% |
| int. Komplikationen | 13,3% | 17,9% |
| Karzinomkrankheit | 0,8% | 9,5% |
| | 28,2% | 43,2% |
| *chirurgische Komplikationen* | | |
| Dehiszenzen (Anast., Naht) | n = 21 (11) | n = 13 (10) |
| Reileus | n = 14 ( 3) | n = 3 ( 3) |
| Peritonitis | n = 15 (14) | – |
| Platzbauch | n = 9 ( 4) | n = 4 ( 1) |
| intraabdomaler Abszeß | n = 4 ( 2) | n = 1 ( 0) |
| Wundphlegmone | n = 9 ( 2) | – |
| Stomaretraktionen | – | n = 2 ( 1) |
| | n = 72<br>(36 verstorben) = 28,1% | n = 23<br>(15 verstorben) = 24,3% |
| *int. Komplikationen* | | |
| Pneumonie | n = 16 (12) | n = 7 ( 5) |
| Lungenembolie | n = 4 ( 1) | n = 5 ( 4) |
| kard. Dekompensationen | n = 12 (11) | n = 5 ( 4) |
| septischer Schock | n = 5 ( 5) | n = 2 ( 2) |
| Streßulcus | n = 3 ( 2) | – |
| Pyelonephritis | n = 4 ( 3) | n = 2 ( 2) |
| Anderes | n = 2 ( 1) | – |
| | n = 46<br>(34 verstorben) = 17,9% | n = 21<br>(17 verstorben) = 22,1% |

## Schlußfolgerungen

1. Eine exakte präoperative Röntgendiagnostik – zur Abgrenzung eines paralytischen Ileus beim Dünndarmileus bzw. einer Lokalisationsbestimmung einer Passage-Behinderung beim Dickdarmileus verbessert die Resultate. Dadurch konnte die Letalität auf 29% gesenkt werden (Kontrollgruppe 52%).
2. Perioperative Maßnahmen (Antibiotika, low-dose-Heparinisierung, Streßulcusprophylaxe, Infusionstherapie) sind unerläßlich und senken vor allem die postoperative internistische Komplikations-bzw. Letalitätsrate.
3. Wegen der geringeren Komplikationsrate (Wundheilungsstörungen, Platzbauch) sollte beim Dünndarmileus der medianen Laparatomie und beim Dickdarmileus dem Wechselschnitt zur Stromaanlage der Vorzug gegeben werden.
4. Zur Darmentlastung sollte beim Dünndarmileus die Enterotomie vermieden werden (Dehiszenzrate 5,8%) und das retrograde Ausstreifen des Dünndarminhaltes bzw. die Absaugung über eine Sondenschienung (keine Komplikationen) bevorzugt werden. Beim linksseitigen Dickdarmileus infolge eines Neoplasmas hat sich die reitende Transversostomie als komplikationsärmstes Verfahren erwiesen.
5. a) Die Operationstaktik bzw. – methodik hängt beim Dünndarmileus von der Ursache und vom Grad der Darmwandschädigung ab und kann deshalb nicht schematisiert werden. Die transnasale Darmschienung bis ins Zökum hat sich vor allem bei septischen Prozessen, Reileus und massiven Adhäsionen bewährt. Resektionen und Umgehungsanastomosen verschlechtern die Ergebnisse drastisch (Dehiszenzrate 17,7% bzw. 23,2%) und sollten nur bei strenger Indikationsstellung angewandt werden.
   b) Infolge der exakten präoperativen Lokalisations- und meist auch Ätiologiebestimmung durch den Kolonkontrasteinlauf kann beim linksseitigen durch ein Neoplasma bedingten Dickdarmileus meist auf eine Explorativlaparatomie verzichtet und der kleinstmöglichste Eingriff in Form einer Transversostomie vorgenommen werden. Ausnahmen sind rechtsseitige Kolonverschlüsse und stenosierende septische Prozesse im linken Kolon, bei denen die primäre Resektion und Anastomosierung bzw. Hartmann-Operation die Methoden der Wahl sind. Umgehungsanastomosen finden bei der Karzinosis peritonei Anwendung.

# Die endoskopische Adhäsiolyse beim Subileus

K. Semm

Ursprünglich diente entsprechend der Pionierarbeiten von Kalk die Laparoskopie der Leber-Diagnostik. Seit Anfang der 60er Jahre wurde die rein diagnostische Methode durch die Entwicklung entsprechender Verfahren sowie von Instrumenten und Apparaten so verbessert, daß heute – zumindest im gynäkologischen Bereich – ein breites Spektrum operativer Möglichkeit besteht, wie dies in der Tafel 1 (I–XVII) aufgezeigt ist, *siehe Seiten 196–199*.

Die technischen Voraussetzungen für diese endoskopischen Abdominal-Operationen sind gegeben durch:

1. Erzeugen des Pneumoperitoneum mit Hilfe eines elektronisch gesteuerten Kohlensäuregas-Insufflators (OP-PNEU-Elektronik, Abb. 1).
2. Intraoperative Spülmöglichkeit mit Hilfe des Aquapurators und des monofilbivalenten Spül- und Sauginstrumentes (Abb. 2).
3. Gefahrlose Blutstillung mittels destruktiver Wärme mit Hilfe des Endokoagulators und der Instrumente Punktkoagulator, Myom-Enukleator und Krokodilklemme, d. h. durch Ausschluß des unkontrollierbaren Hochfrequenzstromes zur Koagulation.

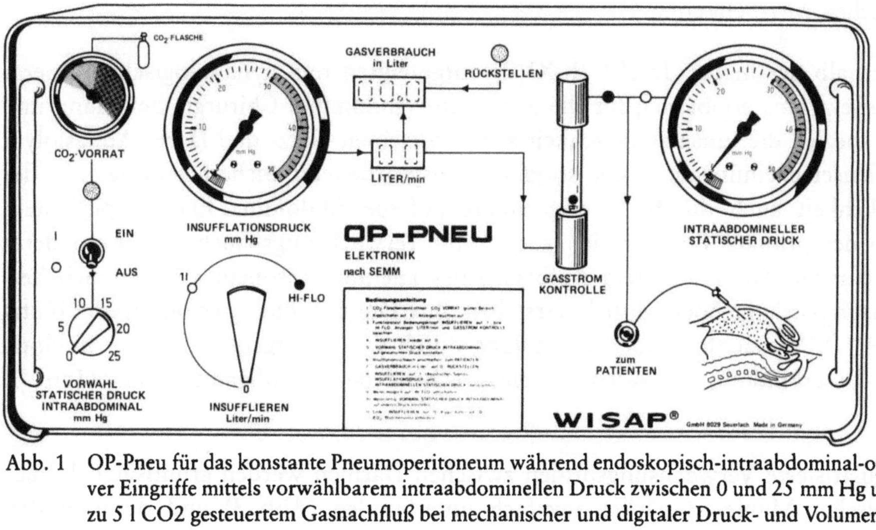


Abb. 1 OP-Pneu für das konstante Pneumoperitoneum während endoskopisch-intraabdominal-operativer Eingriffe mittels vorwählbarem intraabdominellen Druck zwischen 0 und 25 mm Hg und bis zu 5 l CO2 gesteuertem Gasnachfluß bei mechanischer und digitaler Druck- und Volumenanzeige.

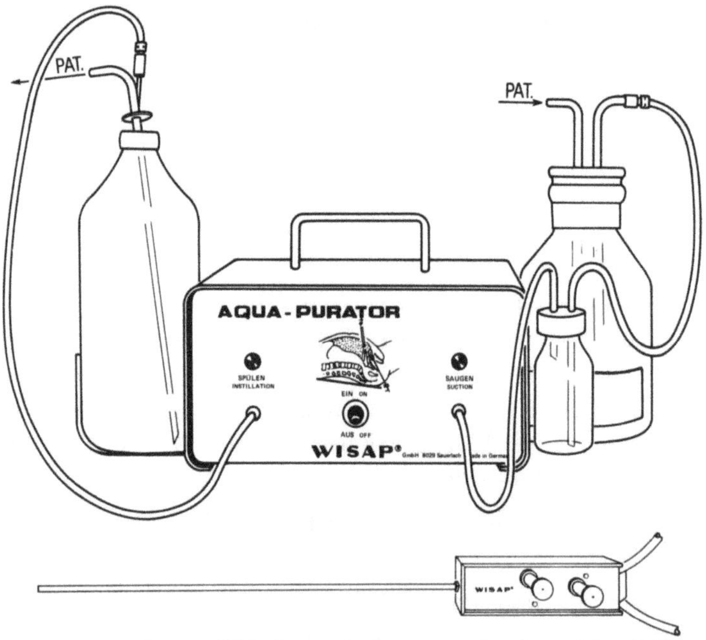


Abb. 2 Aquapurator mit monofil-bivalentem Spülsystem zur kontinuierlichen Spülung des Abdominalraumes.

4. Überführung der klassischen Blutstillungsverfahren durch Naht und Unterbindung in die endoskopische operative Tätigkeit.
5. Adaption vieler in der Abdominal-Chirurgie nötigen Instrumente an die endoskopischen Möglichkeiten.

Außerhalb des in der Tafel 1 (I–XVII) aufgezeigten rein gynäkologischen Operationsspektrums ergibt sich für die allgemeine Abdominal-Chirurgie bei Mann und Frau speziell die Einsatzmöglichkeit zur allgemeinen Netz- und Darm-Adhäsiolyse bei Ileuserscheinungen. Dank sorgfältig ausgearbeiteter Sicherheitsteste und der Möglichkeit auch durch die sogenannte „offene Abdominal-Endoskopie" stellt heute der primäre Blindeinstich auch beim Verwachsungsbauch kein besonderes Risiko mehr dar. Nach dem Aufblasen des Pneumoperitoneums lassen sich Verwachsungsstränge übersichtlich darstellen. Ihre Durchtrennung erfolgt weder blutig (Tafel 1/XIV) nachfolgender Blutstillung durch die Schlingenligatur oder unblutig nach Unterbindung der Adhäsion entsprechend der Endoligaturtechnik (Tafel 1/XV).

Vaskularisierte Verwachsungsbriden zwischen Därmen werden grundsätzlich nach klassischer Manier zunächst zweifach unterbunden (Abb. 3) und dann blutfrei durchtrennt.

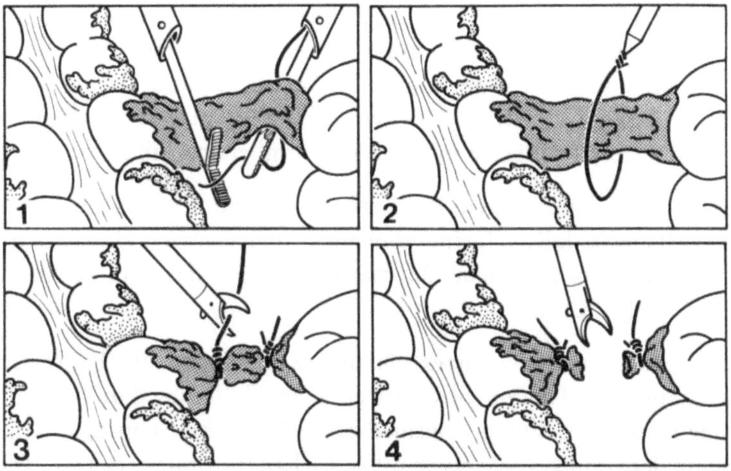


Abb. 3 Schematische Darstellung der doppelten Unterbindung einer postoperativen, stark vaskularisierten Bride, z. B. zwischen Dünndarm und Sigma, mittels unblutiger Adhäsiolyse durch Endoligatur vor der scharfen Durchtrennung.

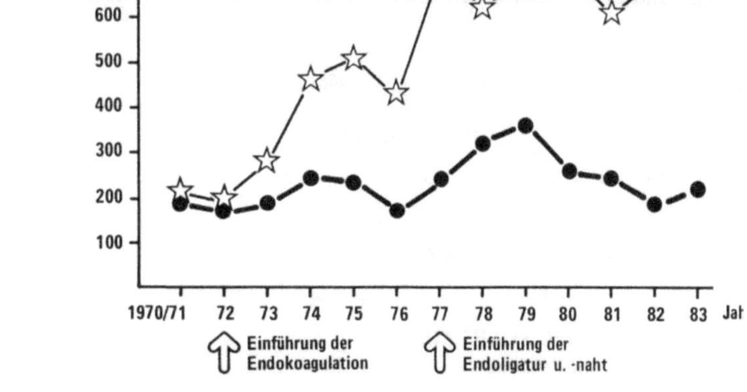


Abb. 4 Graphische Darstellung der Zunahme der pelviskopischen operativen Eingriffe an der Kieler Universitäts-Frauenklinik nach Einführung der Endokoagulation 1972 und der Endoligatur und -Nahttechniken 1977.

Im Gegensatz zur bislang klassischen Laparotomietechnik zur Netz- und Darm-Adhäsiolyse ist die Gefahr des Rezidivs nach endoskopischer Adhäsiolyse sehr gering. Es entfällt postoperativ die sonst übliche Gefäß- und Darmparalyse. Der Patient kann meist kontinuierlich per os weiter ernährt werden mit Ausnahme der Fälle, wo die Adhäsiolyse zu Serosanähten im Darmbereich führte.

Der hohe Grad der endoskopisch bislang erreichten Operationsmöglichkeiten mag dadurch aufgezeigt sein, daß auch eine Appendektomie nach der klassischen Manier nach Mac Burney und Sprengel heute durchaus im Bereich der technischen Möglichkeiten besteht (Tafel 1/XVII).

Die klinische Bedeutung des Ersatzes klassischer Verfahren der Bauch-Chirurgie durch die endoskopische Abdominal-Chirurgie zeigt Abbildung 4 in Verbindung mit der Einführung klassischer Blutstillungsmethoden. Dank ihres konsequenten Einsatzes lassen sich in der Gynäkologie bis zu 60% der Laparotomien ersetzen. Die Kieler Universitäts-Frauenklinik, die bislang Erfahrung in >10 000 Pelviskopien sammelte, hat heute mit 7,6 Tagen die kürzeste Liegezeit der gesamten Bundesrepublik.

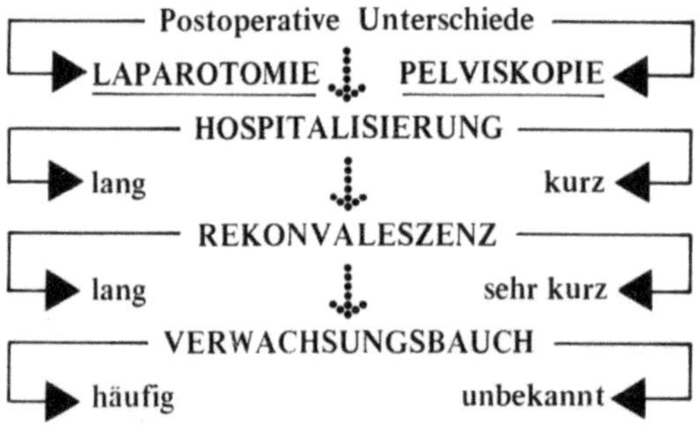


Abb. 5 Postoperative Unterschiede zwischen der Laparotomie und Pelviskopie in Bezug auf die Hospitalisierungs- und Rekonvaleszenzzeit sowie dem Entstehen eines Verwachsungsbauches.

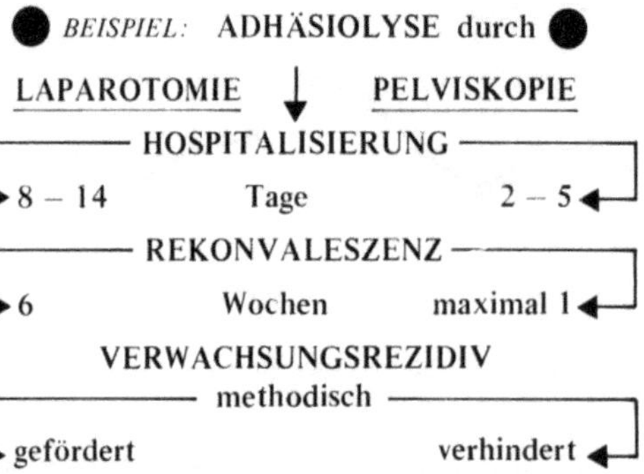


Abb. 6 Gegenüberstellung der Hospitalisierungs- und Rekonvaleszenzzeit sowie des Auftretens von Verwachsungsrezidiven nach Laparotomie und Pelviskopie.

Der Hauptvorteil der neuen Operationstechnik liegt aber nicht nur in der verkürzten Hospitalisierungszeit, sondern in der kurzen Rekonvaleszenz (Abb. 5) und praktischen Rezidivfreiheit besonders nach Adhäsiolyse (Abb. 6).

Zusammenfassend ist festzustellen, daß Patienten mit Verwachsungs- bzw. Subileusbeschwerden rechtzeitig einer Bauchspiegelung zuzuführen sind. In Kiel ließen sich in >90% die mechanischen Ileusursachen auf endoskopisch operativem Wege beseitigen. Ileus- bzw. schwerwiegende Verwachsungsrezidive wurden nicht beobachtet. Traten endoskopisch nicht beherrschbare Komplikationen (z. B. größere Darmläsionen) auf, so wurden sie bei der grundsätzlich zur Laparotomie vorbereiteten Patientin in derselben Narkose per laparotomiam korrigiert. Die prophylaktische Beseitigung postoperativer, verwachsungsbedingter Darmbeschwerden verhindert den späteren Ileus mit allen seinen Folgen.

# Literatur

[1] Frangenheim, H.: Diagnostische und operative Laparoskopie in der Gynäkologie. H. Marseille Verlag, München 1980.

[2] Semm, K.: Pelviskopie und Hysteroskopie – Farbatlas und Lehrbuch. Schattauer, Stuttgart–New York 1976.
Englisch: W. B. Saunders, Philadelphia–London–Toronto 1977.
Französisch: Masson, Paris–New York–Barcelona-Mailand 1977.
Spanisch: Toray-Masson, S. A., Barcelona 1977.
Portugiesisch: Editore Manole Ltd. Sao Paulo 1977.
Therapie der tubaren Sterilität 2. Operative pelviskopische Therapie. Gynäk. Praxis **1**, 625–636.
Pelviskopische Chirurgie in der Gynäkologie, Geburtsh. u. Frauenheilk. **37** (1977) 909–920.
Statistischer Überblick über die Bauchspiegelung in der Frauenheilkunde bis 1977 in der Bundesrepublik Deutschland. Geburtsh. u. Frauenheilk. **39** (1977) 537–544.
Pelviskopie – Hysteroskopie und Fetoskopie – Diaserie mit Textbuch (deutsch, englisch, französisch). (Hrsg. K. Semm, Kiel 1980; spanisch, Kiel 1985).
Endoskopische Intraabdominalchirurgie in der Gynäkologie. Wien. Klin. Wschr. **95** (1983) 353–367.
Physical and biological considerations militating against the use of endoscopically applied high-frequency current in the abdomen. Endoscopy **15** (1983) 282–288.
Diagnostik Tools: Instruments and techniques for endoscopic ovarian surgery. In: G. B. Serra: The

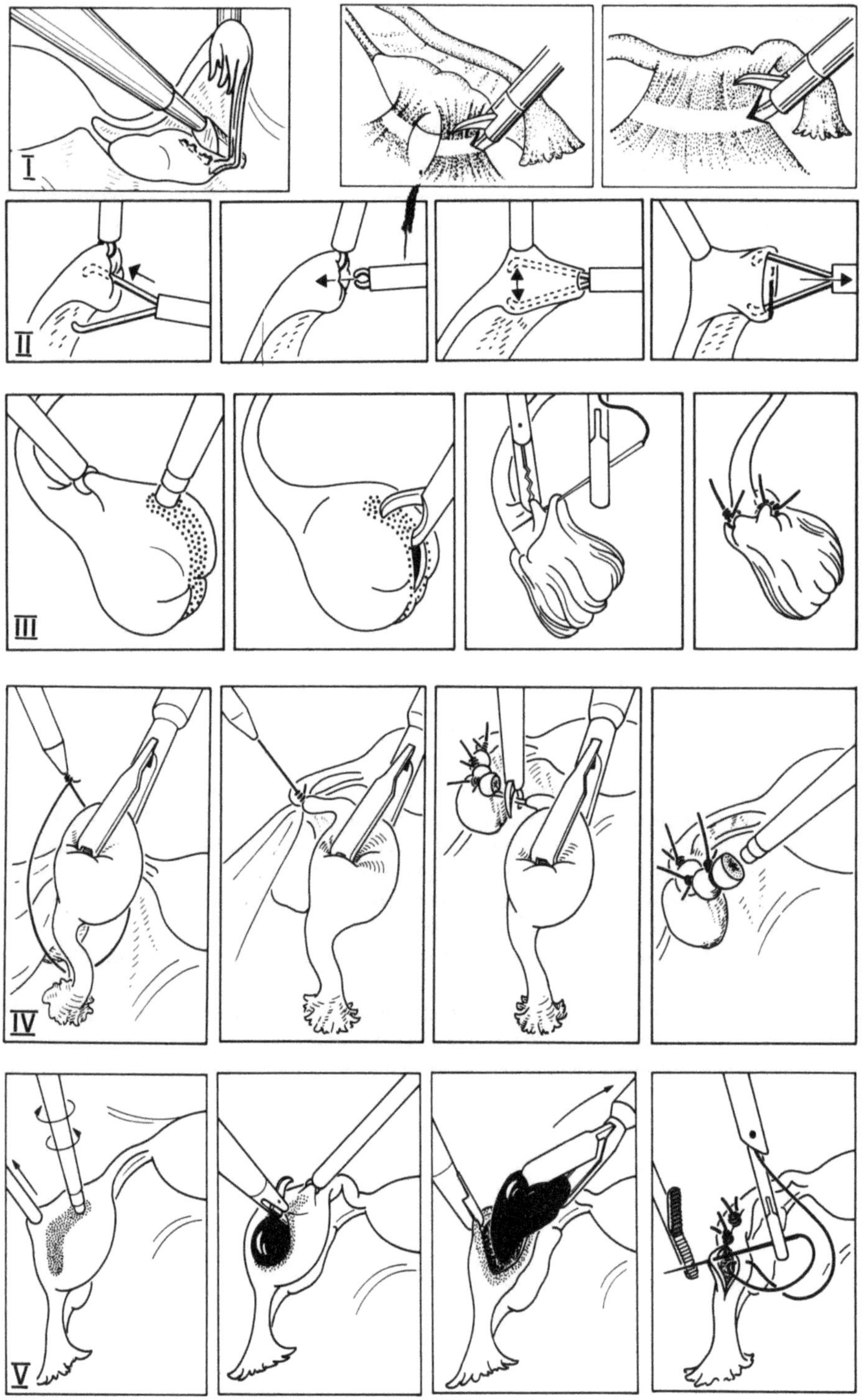
I
II
III
IV
V

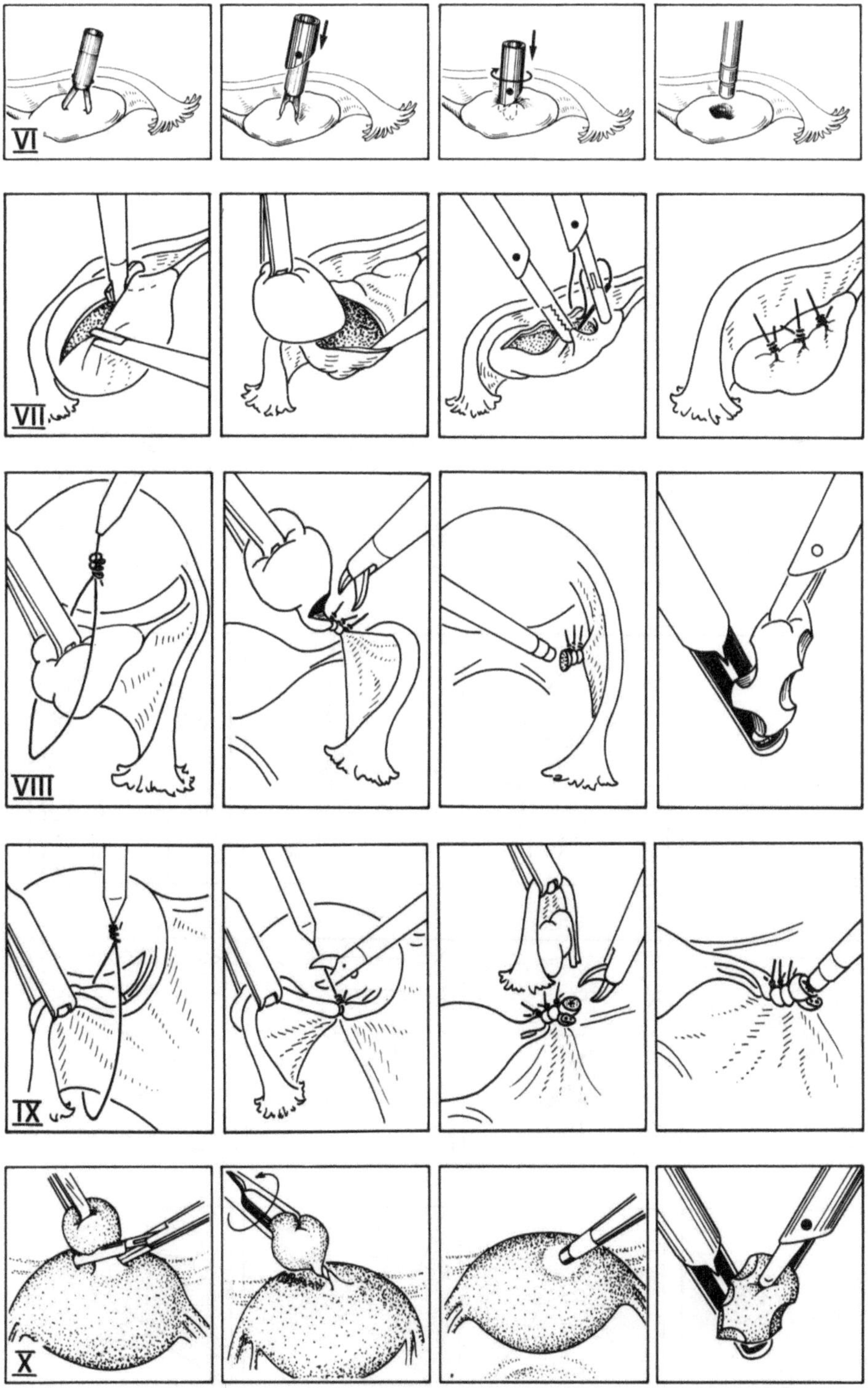
VI
VII
VIII
IX
X

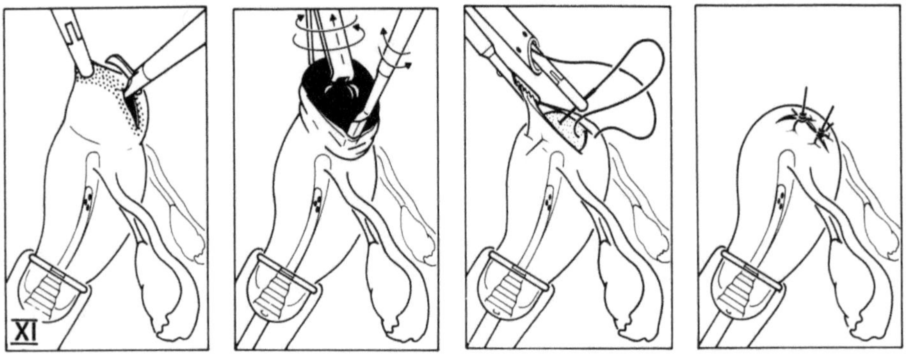
XI

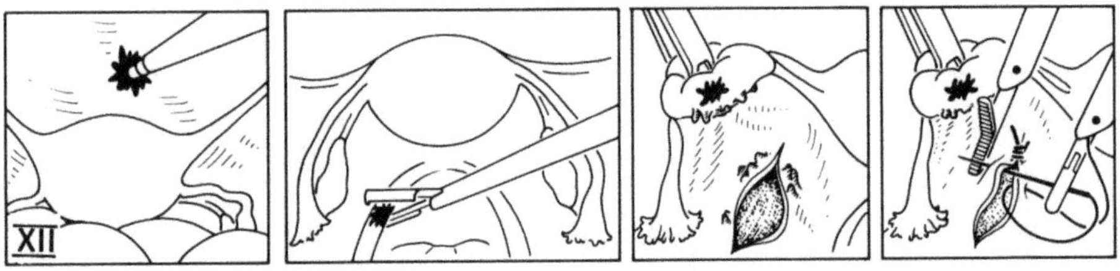
XII

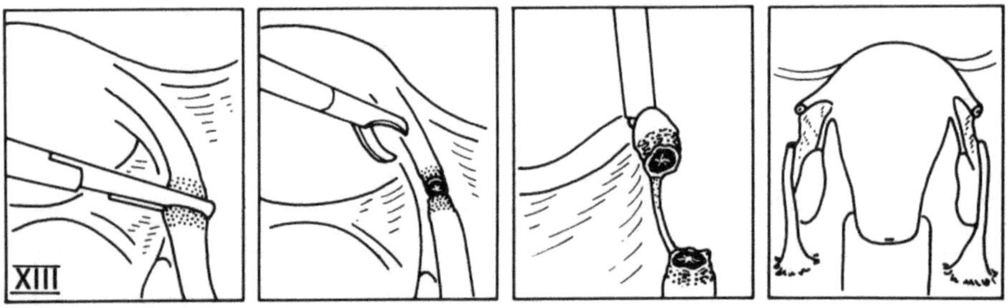
XIII

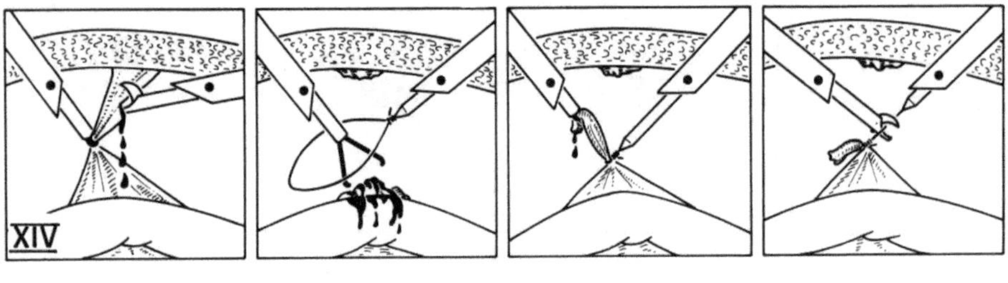
XIV

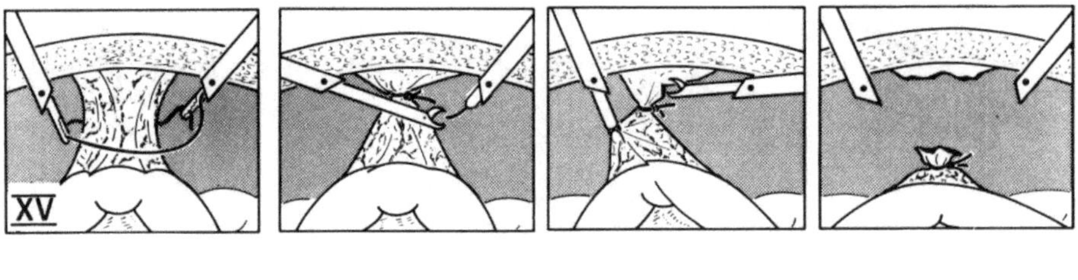
XV

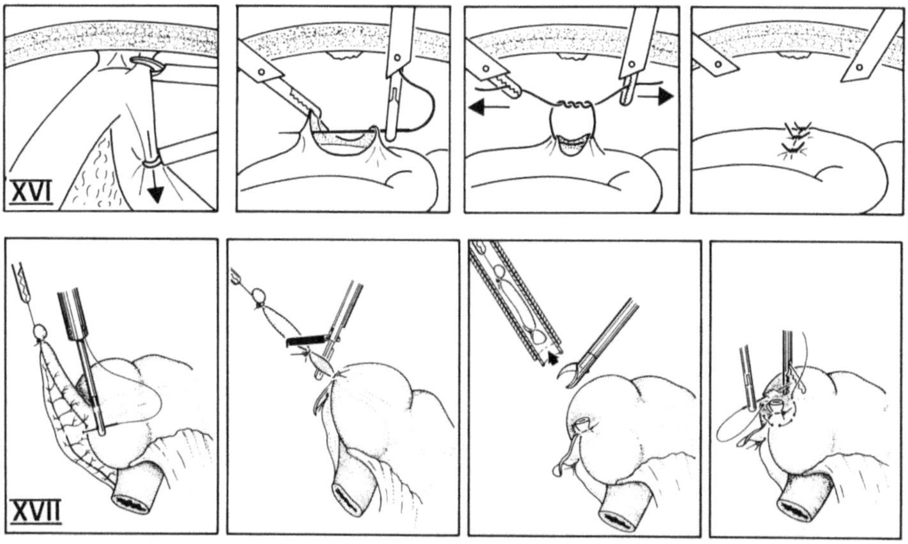


Tafel 1 Übersicht über die im Rahmen der endoskopischen Abdominalchirurgie möglichen operativen Eingriffe

I Ovario- und Salpingolyse stumpf (mit geheiztem Myomenukleator) oder scharf (mit Hakenschere)

II Fimbriolyse mittels stumpfer Dehnung (mit atraumatischem Greifer)

III Salpingostomie mittels Endokoagulation, Eversion und Endonaht

IV Radikale Operation der Eileiterschwangerschaft mittels partieller Tubektomie durch 3-Schlingen-Technik

V Konservative Operation der Eileiterschwangerschaft mittels longitudinaler Salpingotomie mit Endonaht

VI Ovarialbiopsie mittels Biopsiezange und Troikarstanzung

VII Ovarialzysten-Ausschälung mittels Spaltung der Tunica albuginea und Ovarial-Endonaht

VIII Ovarektomie mittels 3-Schlingen-Technik

IX Anektomie mittels 3-Schlingen-Technik

X Myomenukleation (gestielte) mittels Endokoagulation und Morcellement

XI Myomektomie, intramurale (mittels Kapselspaltung, Myomenukleator und Endonaht)

XII Endometrioseherd-Koagulation mittels Endokoagulation (Punktkoagulator, Krokodilklemme, Myomenukleator) und Peritoneal-Endonaht

XIII Eileitersterilisation mittels Endokoagulation und scharfer Durchtrennung

XIV Blutige Adhäsiolyse mittels Hakenschere und Röderscher Schlingenligatur

XV Unblutige Adhäsiolyse mittels Endoligatur mit nachfolgender scharfer Durchtrennung

XVI Darmadhäsiolyse mittels Haken- oder Mikroschere und nachfolgender Endonaht mit endokorporaler Knotung

XVII Appendektomie mittels Endonaht und extrakorporaler Knotung, Krokodilklemme und Endonaht mit intrakorporaler Knotung

# Intraoperative Dünndarm-Absaugung über einen Ballonkatheter nach Enterotomie

D. Schröder, Th. Böttger, J. Cappel

Erzwingt ein Ileuszustand des Dünndarms ein aktiv chirurgisches Vorgehen, besteht zunächst einmal unabhängig von der hier anzuwendenden Methodik Einigkeit in der damit verbundenen Zielsetzung.

Die maximale Überdehnung im Bereich des prästenotischen Dünndarmanteils soll beseitigt werden, was als Voraussetzung dafür anzusehen ist, daß die Darmmotilität wiedergewonnen wird über den Weg der Aufhebung von Zirkulations- und nachfolgenden Permeabilitationsstörungen im Bereich der Darmwand (Tab. 1).

Gleichzeitig erweist sich die Entfernung des toxisch wirkenden Darminhaltes segensreich für die Gesamtsituation des Organismus und ist ein wichtiger Schritt auf dem Weg zu einer Erreichung physiologischer Verhältnisse.

Bei entsprechender Indikation hat das am weitesten verbreitete konservative Verfahren mit der Miller-Abott-Sonde unserer Auffassung nach nicht zu Unrecht an Bedeutung verloren und findet nur noch vereinzelt Anwendung. Im Rahmen des operativen Vorgehens läßt sich eine Differenzierung vornehmen: in das operativ-konservative Verhalten mit dem vorsichtigen Ausstreichen des Darmes nach oralwärts – bei gleichzeitig – zuvor möglichst in der Nähe des Treitzschen Bandes plazierter Magensonde. Dieses Vorgehen wird auch von uns eindeutig favorisiert, wenngleich man seine Schwierigkeiten nicht unterschätzen sollte. Die vorsichtige Handhabung des Ileusdarmes sowie das gezielte Ausstreichen des toxischen Darminhaltes erfordern ein ebenso hohes Geschick, wie das möglichst tiefe Plazieren des Magenschlauchs. Operative Erfahrungen sind hier ebenso vonnöten, wie ein erhebliches manuelles Geschick.

Tabelle 1 Indikation zur intraoperativen Dünndarmentlastung

| |
|---|
| 1. Beseitigung der maximalen Überdehnung im Bereich des prästenotischen Darmanteils |
| 2. Wiedergewinnung der Darmmotilität mittels Aufhebung der durch Überdehnung eintretenden Zirkulations- und Permeabilitätsstörung im Bereich der Darmwand |
| 3. Entfernung des toxisch-wirkenden Darminhalts |

Dies gilt vermehrt für die von Wangensteen angegebene Methode des Einbringens einer Sonde unter Verzicht auf eine Enterotomie, die präoperativ über Nase und Ösophagus plaziert wird. Der Vorteil auf die Enterotomie verzichten zu können, wird unseres Erachtens dadurch aufgehoben, daß der Operateur die Sonde im hochgradigen Ileuszustand über das Duodenum bis ins Ileum vorleiten soll. Die extreme Schwierigkeit, eine solchermaßen oral eingeführte Sonde von abdominal aus mit der Hand weiterzuleiten, ist groß und allgemein bekannt und vom technischen Schwierigkeitsgrad her sicherlich noch schwieriger, als das reine Ausstreichen.

Gerade beim Ileus erscheint das Aufstellen starrer Regeln nicht ratsam und es hängt wesentlich von der Erfahrung bzw. der persönlichen Beurteilung des betreffenden Operateurs ab, ob er zu einem entlastenden Verfahren – das mit einer Enterotomie verbunden ist – greift. Es sollte nur in dringenden Notfällen Anwendung finden; hat aber dann unseres Erachtens nach wie vor seine eindeutige Indikation. Für den Unerfahrenen erscheint es uns manchmal weniger risikoreich, zur aktiv-chirurgischen Entlastung zu greifen.

Hierbei bieten sich verschiedene Verfahren, von teilweise nur noch historischer Bedeutung an, die aber in unsere Überlegungen einbezogen sind.

Da ist zunächst einmal der Aubertsche Sauger, sowie das Mixterrohr, sowie das Saugrohr nach Brücke, die im wesentlichen auf demselben Prinzip beruhen, sieht man einmal von der Variante der Doppelläufigkeit bei dem von Brücke angegebenen Verfahren ab (Tab. 2).

Hier erfolgt das Vorschieben relativ starrer Instrumente über eine Enterotomie bei zuvor gelegter Tabaksbeutelnaht. Ein Abdichten zur Verhinderung des Zurückfließens von nicht abgesaugtem Darminhalt ist nicht möglich. Die Gefahr der Traumatisierung der überdehnten Darmwand ist groß. Die intraoperative Darmentleerung durch Punktion und nachfolgendes Ausstreichen birgt die Gefahr einer peritonitischen Komplikation durch austretenden Darminhalt aus der Einstichstelle bei ungenügender Entlastung.

Aus diesen Gründen wollen wir ein 1966 erstmals von Ungeheuer und März [1] vorgestelltes Verfahren zur intraoperativen Dünndarmabsaugung über einen Ballonkatheter nochmals empfehlen. Wenn wir uns zu diesem Schritt entschlossen haben, so geschieht dies nicht zuletzt unter dem Gesichtspunkt einer nahezu 20jährigen Erfahrung mit dem Verfahren und der zunehmenden Überzeugung, daß gerade in der Chirurgie eine Vereinfachung und weitere Übersichtlichkeit der Methodik

Tabelle 2 Methoden zur intraoperativen Darmentleerung

| | |
|---|---|
| 1. Punktion und Ausstreichen des Darmes | 4. Saugrohr nach Brücke |
| 2. Aubertscher Sauger | 5. Wangensteen-Sonde |
| 3. Mixter-Rohr | 6. Ballonkatheter |

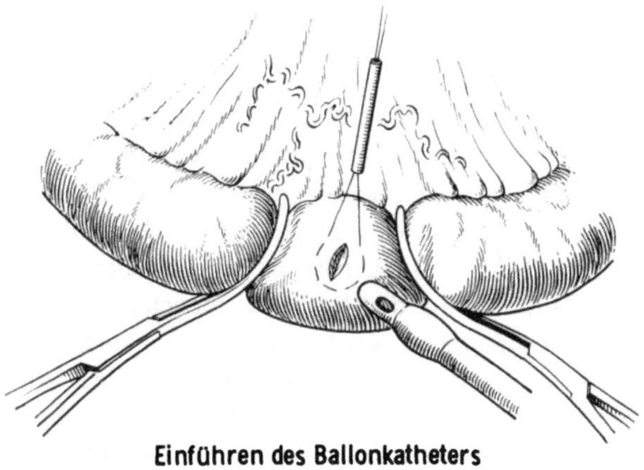

Einführen des Ballonkatheters

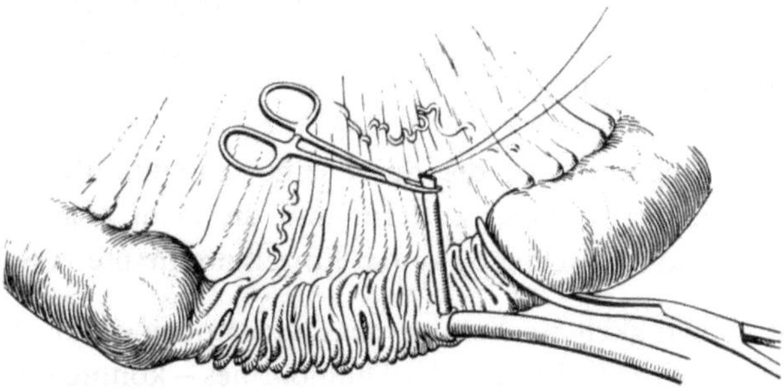

Absaugen des Ileusdarmes mit dem Ballonkatheter

vonnöten ist. Unserer Auffassung nach sind als grundsätzliche Voraussetzung und Forderung für jegliches Verfahren folgende Kriterien zu stellen:

1. Ein Operationsverfahren muß – wenn es im chirurgischen Akut- oder Notfall eingesetzt werden soll – jederzeit und an jedem Ort anwendbar sein.
2. Ein Operationsverfahren im Akut- und Notfall, wie dem Ileus, muß für jeden entsprechend ausgebildeten Chirurgen nachvollziehbar sein.
3. Die Empfehlung eines Operationsverfahrens und der einfachen Dünndarmentlastung, sollte möglichst ohne Anwendung von Spezialinstrumentarium auskommen.
4. Bei der Empfehlung eines Operationsverfahrens sind seine ubiquitäre Reproduzierbarkeit, sowie seine maximale Vereinfachung Voraussetzung.

Der Vorteil unserer Frankfurter Methode besteht zunächst darin, daß sie ohne Spezialinstrumentarium und ohne Berücksichtigung besonderer technischer Kenntnisse oder Erfahrungen beim Umgang mit den anzuwendenden Instrumenten einsetzbar ist. Das gewöhnlicherweise in einer operativ tätigen Klinik vorhandene instrumentelle Repertoire ist dafür völlig ausreichend.

Nach dem Legen einer atraumatischen Tabaksbeutelnaht erfolgt das Setzen zweier Duodenalklemmen oral und aboral der späteren Enterotomiestelle (Tab. 3). Nach erfolgter Enterotomie von ca. 0,5 cm über der zuvor gelegten Naht wird ein jederzeit verfügbarer einfacher Ballonkatheter unter Absaugung des Darminhaltes mittels eines Glassaugers eingebracht. Der Glassauger ist an den Katheter angeschlossen. Nach dem Aufblasen des Ballons wird der Katheter vorsichtig im Darm unter gleichzeitigem Absaugen – gleichgültig in welcher Richtung – vorgeschoben. Der Ballon blockiert den Darm vollkommen und verhindert das Zurückfließen von Darminhalt, was in der Gegenrichtung durch das Plazieren einer Klemme verhindert werden kann. Nach erfolgter Absaugung des betreffenden Dünndarmabschnittes wird der Katheter zurückgezogen. Die Klemme wird erneut plaziert und der Katheter in umgekehrter Richtung auf den noch nicht von Gas und Flüssigkeit befreiten Darmabschnitt vorgeschoben.

Nach Beendigung der Absaugung wird die durch eine Gummimuffe gesicherte Tabaksbeutelnaht gelockert, der Katheter entfernt und die Naht angezogen. Die Enterotomie wird nachfolgend zweischichtig durch Einzelknopfnähte verschlossen.

Das Risiko einer Nahtundichtigkeit im Bereich der Enterotomie – ein wiederholt vorgebrachter Einwand gegen die Eröffnung des Dünndarmes – konnten wir seither in unserem Krankengut nicht beobachten.

Bei 346 operativ behandelten Fällen eines Dünndarmileus haben wir die angegebene Methode 44× angewandt (Tab. 4). Die Gesamtletalität des betreffenden Krankengutes betrug 4,6%. In den Fällen, in denen die operative Dünndarmentlastung durchgeführt werden mußte, war die Letalität mit 18% verständlicherweise höher, da es sich hier jeweils um einen extrem fortgeschrittenen Ileus handelte, was einen Vergleich mit dem Gesamtkollektiv nicht zuläßt.

Tabelle 3 Instrumentarium zur intraoperativen Dünndarmabsaugung

| | |
|---|---|
| 2 Duodenalklemmen | 1 Ballonkatheter (Charr. 20–23) |
| 1 atraumatische Naht | 1 Glassauger |
| 1 Gummimuffe | |

Tabelle 4 Operativ behandelte Fälle eines Dünndarmileus (1964–1983)

n = 346 $\bar{x}$ = 42,8 ± 19,27 Jahre Gesamtletalität: 4,6% (= 15)
davon 44mal intraoperative Entlastung über Ballonkatheter; Letalität: 18,16% (= 8) $\bar{x}$ = 52,3 ± 19,1 Jahre

Tabelle 5 Operativ therapeutische Maßnahmen beim Dünndarmileus (1964–1983); n = 346

| | |
|---|---|
| 1. Strangdurchtrennung ± Ädhäsiolyse | 259 = 74,8% |
| 2. Resektion oder Umgehungsanastomose | 76 = 21,9% |
| 3. Enterotomie + Absaugung* | 44 = 12,8% |
| 4. Nobel- oder Childsche Operation | 11 = 3,2% |

* teilweise in Kombination mit 1 und 2

Als operativ-technische therapeutische Maßnahme zur Behandlung eines Dünndarmileus wurde in ⅔ der Fälle eine Strangdurchtrennung notwendig. Eine Resektion bzw. die Anlage einer Umgehungsanastomose war in 21,9% notwendig. Bei rezidivierenden, nicht hochgradig ausgeprägten Ileuszuständen wurde bei 11 Patienten eine Operation nach Nobel oder Child ausgeführt; Verfahren, die wir heute wieder weitgehend verlassen haben, zumal wir uns ihrer mit größter Zurückhaltung und Skepsis bedienten (Tab. 5).

Wir halten das angegebene Verfahren nach 20jähriger Anwendung für einfach, atraumatisch effektiv, jederzeit ohne Spezialinstrumentarium für jeden Chirurgen anwendbar, so daß wir seinen Einsatz nach wie vor und erneut nachhaltig empfehlen können.

# Literatur

[1] Ungeheuer, E., E. März: Chirurg 37 (1966) 410.
[2] Schröder, D., J. Cappel, E. Ungeheuer: Zur Technik der intraoperativen Dünndarmabsaugung über einen Ballonkatheter nach Enterotomie. Therapiewoche 51 (1980) 8606.

# Die operative Dünndarmschienung beim akuten Adhäsions-Spätileus. Fragen der Wundsepsis, hämodynamischer und metabolischer Reaktionen sowie der Streßulkusinduktion

K. Meissner, G. Meiser, E. Schwaiger

Kontinuierliche 10jährige Erfahrungen mit der operativen Dünndarmschienung weisen darauf hin, daß im eigenen Krankengut die Vorteile dieses differenzierten Verfahrens die Nachteile überwogen.

Angesichts der vorgegebenen Zeitbeschränkung liegt es nahe, aus der Fülle gesammelter Daten ein definiertes Indikationsgebiet sowie einzelne verfahrensinhärente Problemkomplexe herauszugreifen: zum einen die anspruchsvolle und lohnende Indikationsgruppe des akuten Adhäsions-Spätileus; zum anderen die Probleme septischer Wundheilungsstörungen, hämodynamischer und metabolischer Auswirkungen des Schienungsmanövers, sowie der Streßulcusgenese.

## Krankengut

Von 1974 bis November 1983 wurden 41 Patienten wegen eines akuten Adhäsions-Spätileus mit Darmkonglomeratbildung durch Schienung versorgt. Voraussetzung der Verfahrenswahl war jeweils eine ausgedehnte präparatorische Deserosierung im Sinne der „abdominalen Dekortikation" Deuchers [6]; dies traf auf 23% der Spätileusfälle des genannten Zeitraumes zu. Das Alter der Patienten betrug 7–79 Jahre im Mittelwert (43±22 a); 21 Patienten waren männlichen Geschlechtes; die anamestisch erfaßte Ileusdauer betrug 18–96, im Mittelwert 53±24 Stunden; insgesamt wurden 81 abdominale Voroperationen, davon 15 wegen Dünndarmileus erhoben.

## Methode

Die Geschichte der inneren Schienung zeigt, daß chirurgisches Erfolgsstreben von allen denkbaren Zugangs- und Austrittsmöglichkeiten des Schienungssystems Gebrauch machten

Unsere Methode war durch zunehmende Erfahrungen sowie Anpassung an die spezifischen Bedürfnisse unserer Patienten einem Wandel unterworfen. Anfangs setzten wir die naso-endozökale Schienung Reifferscheids [20] (n=2), in der Folge eine Modifikation der gastrostomisch-zökostomischen Methode Sauers [24] (n=14) ein. Derzeit halten wir bei einer Modifikation der gastrostomisch-endokolischen Schienung Richards [22] (n=22). Bei B II-Mägen erfolgt der Sondeneintritt in einer Modifikation der Bakerschienung [2] durch ein Stoma der zuführenden Schlinge (n=2), in einem Fall mit Ileorektalanastomose wurde gastrostomisch-endorektal geschient. Auf die Vor- und Nachteile dieser Methoden kann hier nicht näher eingegangen werden.

## Technische Anmerkungen

Operationstechnische Details sind für den Erfolg maßgeblich. Wir beschränken uns hier auf folgende Hinweise: in 21 Fällen wurde der Ileusdarm offen, in 20 Fällen geschlossen über die Schienungssonde dekomprimiert; 6mal wurden synchrone Eingriffe abseits des Dünndarms, 18mal Dünndarmresektionen wegen narbiger Segmentstenosen, 5mal extramuköse Erweiterungsplastiken wegen narbiger Ringstenosen durchgeführt.

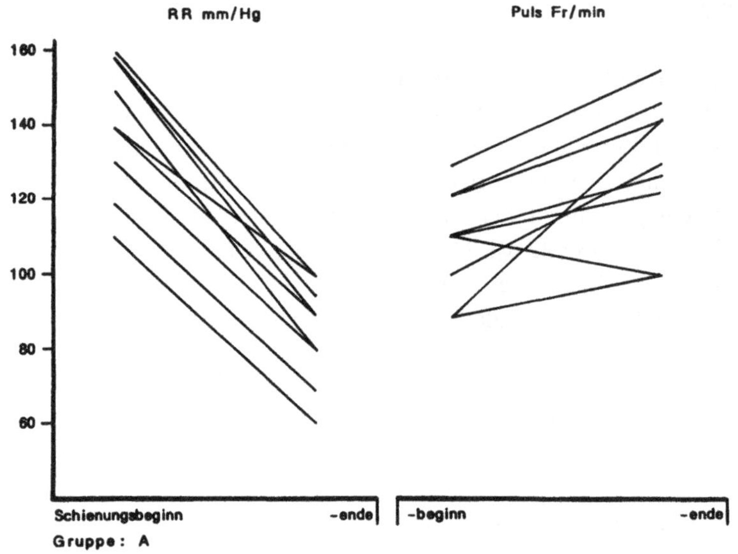


Abb. 1 Kreislaufreaktionen und metabolische Reaktionen auf Schienung im Ileus ohne flankierende Medikation.

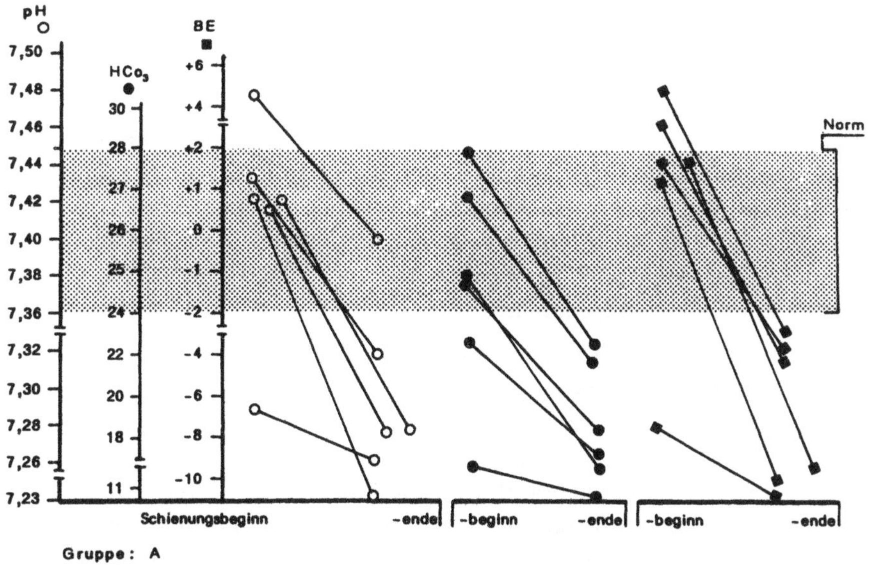


Abb. 2 Kreislaufreaktionen und metabolische Reaktionen auf Schienung im Ileus ohne flankierende Medikation.

# Ergebnisse

40 der 41 Patienten wurden geheilt entlassen. Ein Patient mit einer Ileusanamnese von 96 Stunden, Exsikkose und metabolischer Entgleisung wurde zu Beginn der Serie der Dekortikation und Schienung unterzogen; er verstab am 54. postoperativen Tag an Sepsis, infolge Notresektion wegen unstillbarer Streßulcusblutung.

38 Patienten konnten 1–10, im Mittelwert 2,7>2 Jahre postoperativ persönlich nachuntersucht (n=31) oder durch Fragebogenaktion erfaßt werden (n=7). 4 Patienten klagten über häufige, 6 Patienten über gelegentliche funktionelle Beschwerden nach der Definition Reifferscheids [21]; 28 Patienten waren beschwerdefrei. Ileusrezidiv trat keines auf.

# Septische Wundheilungsstörungen

In 22 Fällen wurde die Haut primär verschlossen. In dieser Patientengruppe beobachteten wir nach 9 geschlossenen Schienungen keine einzige; nach 13 Schienungen mit Darmeröffnung 11 Wundeiterungen. In 19 weiteren Fällen führte die primär offene Wundbehandlung nach den Kriterien Closes [5] zu ungestörter expeditiver Wundheilung.

## Hämodynamische und metabolische Soforteffekte der Schienung

Bei Einführung des Schienungsverfahrens beobachteten unsere Anästhesisten eine erhebliche Kreislaufreaktion mit Druckfall und Tachykardie auf die Manipulation am Ileusdarm im Verlauf des Schienungsmanövers. Zur Dokumentation wurden prospektiv RR- und Pulswerte vor Beginn und nach Beendigung der Schienung aufgezeichnet, sowie Blutproben zur Bestimmung von pH, HCO3 und Base-Exceß zu nämlichen Zeitpunkten abgenommen.

Abbildungen 1 und 2 zeigen Kreislaufreaktionen sowie metabolische Veränderungen bei Patienten mit Schienung im akuten Adhäsions-Spätileus ohne flankierende medikamentöse Maßnahmen. Abbildungen 3 und 4 analoge Werte bei Patienten der gleichen Indikationsgruppe, jedoch mit zeitlich vorgestaffelter Verabreichung von 500 mg Methylprednisolon, 500 000 IE Aprotinin und 250 ml 4%iger Bikarbonatlösung. Abbildung 5 Kreislaufreaktionen von Patienten, die mit dem Schienungsmanöver im Intervall, also nicht im Ileus unterzogen wurden. Abbildung 6 Kreislaufreaktionen von Patienten, die wegen akuten Bridenileus, jedoch ohne Schienung operiert wurden.

Die geringe Fallzahl sowie die Streuung der Einzelwerte gestattet nur den Hinweis auf den augenscheinlichen Trend: Kreislaufreaktionen sind bei Schienung im Ileus ausgeprägter als bei Ileusoperation ohne Schienung oder bei Schienung „ohne Ileus"; Methylprednisolon und Aprotinin beeinflussen Kreislaufreaktionen günstig.

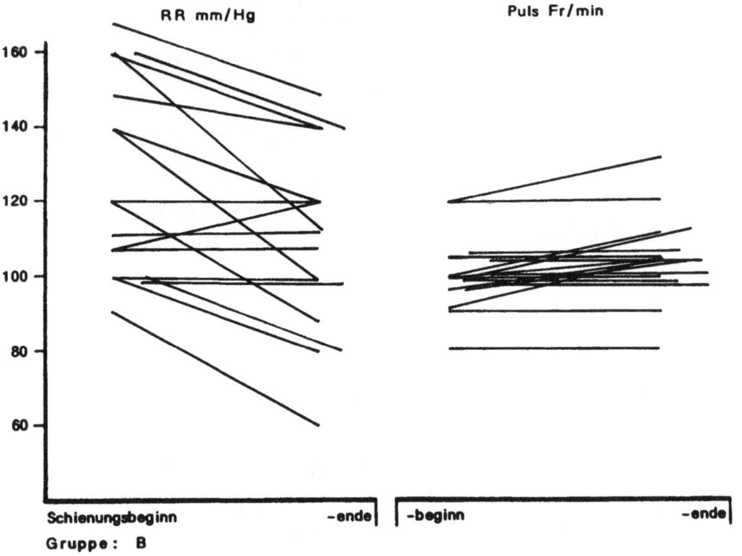


Abb. 3 Kreislaufreaktionen und metabolische Reaktionen auf Schienung im Ileus nach Gabe von 500 mg Methylprednisolon, 500 000 IE Aprotinin und 250 ml 4%iger Bikarbonatlösung.

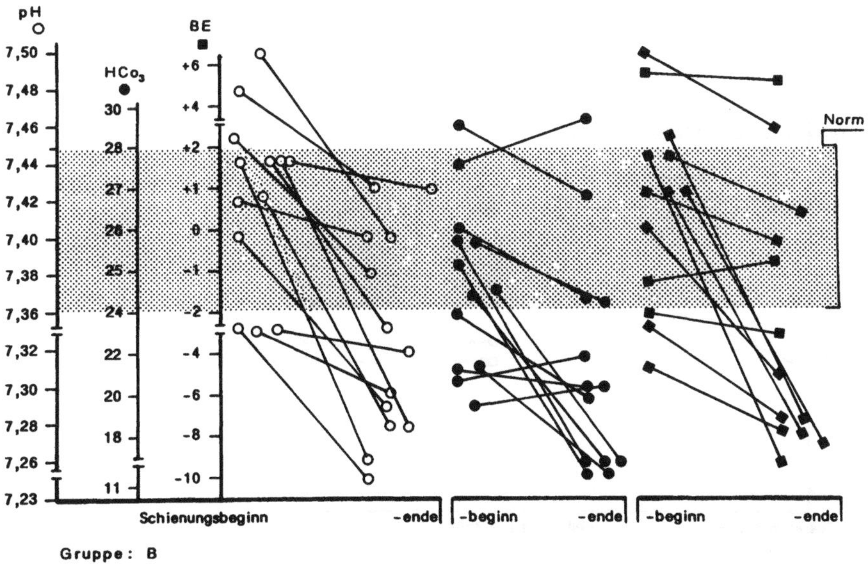


Abb. 4 Kreislaufreaktionen und metabolische Reaktionen auf Schienung im Ileus nach Gabe von 500 mg Methylprednisolon, 500 000 IE Aprotinin und 250 ml 4%iger Bikarbonatlösung.

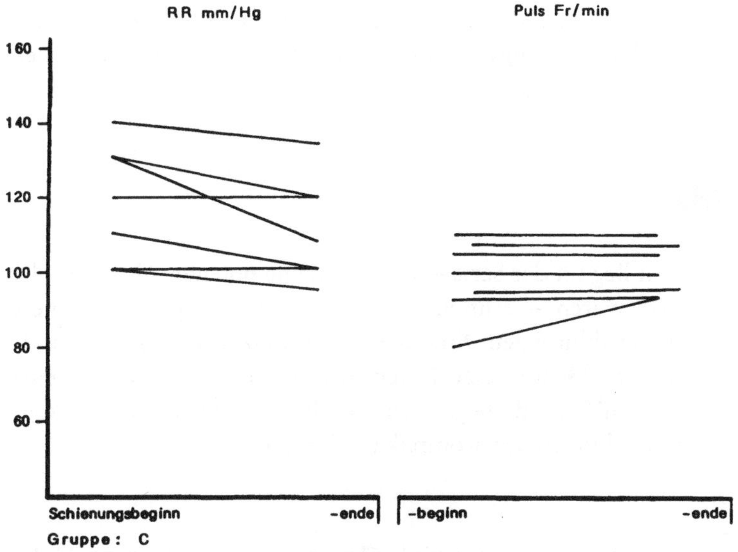


Abb. 5 Kreislaufreaktionen auf Schienung im Intervall (ohne Ileus).

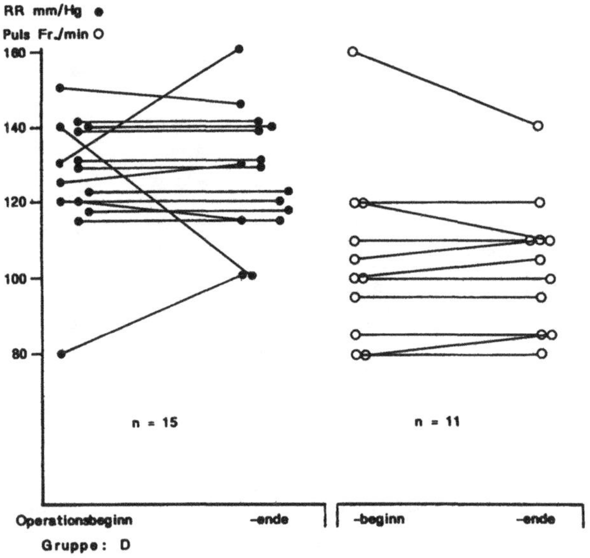


Abb. 6 Kreislaufreaktionen auf Operation bei Bridenileus (ohne Schienung).

Um vermuteten Kausalzusammenhängen mit manipulativer Histaminfreisetzung aus dem Ileusdarm näherzutreten, wurde in Stichproben der Plasmahistaminspiegel vor und nach der Schienung im Ileus sowie in vergleichbaren Phasen anderer Bauchoperationen nach der Methode von Lorenz [13] bestimmt* (Abb. 7). Die Ergebnisse deuten eine erhebliche Histaminfreisetzung durch die Schienung am Ileus an [16]; ähnliche Zweitwerte wurden allerdings auch bei belastenden Eingriffen ohne Ileus gemessen.

## Streßulkusinzidenz

In 8 konsektiven Fällen zu Beginn der Serie – als noch keine potenten Ulcusprophylactica klinisch verfügbar waren – erlitten 2 Patienten endoskopisch gesicherte kreislaufwirksame Streßulkusblutungen. Eine dieser Komplikationen löste eine letale Kettenreaktion aus. In 33 weiteren Fällen wurde intraoperativ mit einer konsequenten $H_2$-Rezeptorenblockade begonnen; bei diesen Patienten traten keine klinisch erkennbaren gastroduodenalen Komplikationen auf.

---

* Herrn Professor Dr. W. Lorenz, Abteilung für Theoretische Chirurgie, Zentrum für Operative Medizin I an der Philipps-Universität Marburg sind wir für die Bestimmung der Plasmahistaminspiegel zu großem Dank verpflichtet.

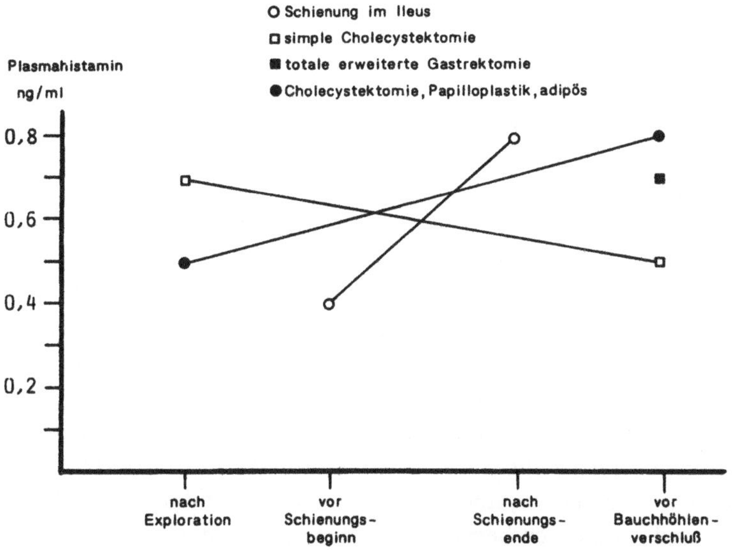


Abb. 7 Plasmahistaminwerte vor und nach Schienung im Ileus (mit Methylprednisolon und Aprotinin), sowie bei Vergleichspatienten.

# Diskussion

Unsere Zielsetzung bei der chirurgischen Versorgung des akuten Adhäsions-Spätileus liegt primär in der Rekonstruktion und unmittelbaren Sicherung einer intakten Intestinalpassage bei möglichst geringen Verlusten an funktionsfähiger Resorptionsoberfläche; das sekundäre Ziel liegt in der Vermeidung des Rezidivs.

Diesem Konzept kommt unserer Ansicht derzeit die totale Wiederherstellung der abdominalen Anatomie („abdominale Dekortikation") – was auch die Segmentresektion oder Erweiterungsplastik narbig stenosierter Dünndarmanteile einschließt – mit nachfolgender innerer Schienung am nächsten.

Die Leistungsfähigkeit dieses Verfahrens findet im eigenen Krankengut Bestätigung.

Aus der Sicht unserer heutigen Erfahrungen stehen wir der einzeitigen Dekompression, Adhäsiolyse und Schienung in verschleppten Ileusfällen ablehnend gegenüber; in dieser Situation bevorzugen wir jetzt die gegebenenfalls auch mehrfache Enterostomie in erster, die Rekonstruktion und Intervallschienung in zweiter Sitzung mit guten Ergebnissen.

Auch eine Beurteilung der Spätergebnisse ist uns noch nicht möglich: das Ausbleiben von Ileusrezidiven besagt angesichts unserer mittleren Nachbeobachtungszeit wenig, wenn man das mittlere Zeitintervall zum ersten Ileusrezidiv nach alleiniger Adhäsiolyse von 3 Jahren und einem Monat [1], nach Noblescher Plikatur von 1 Jahr und 6 Monaten [29] zugrundelegt.

Das Schienungsverfahren weist andererseits eine Reihe von Nachteilen auf, denen durch Fallauswahl, methodische Differenzierung, Technik, Materialverbesserungen, medikamentöse Maßnahmen und Nachsorge begegnet werden kann:

Als erstes sei das Problem septischer Wundkomplikationen zur Diskussion gestellt, das die operative Ileustherapie ganz allgemein [30]; in besonderen Maße aber das Schienungsverfahren belastet [4, 5, 8, 11, 12, 17, 25, 27, 28, 32]. Angesichts bakteriologischer Veränderungen des Ileusdarminhaltes [7, 19] müssen wir uns darüber im klaren sein, daß jede Eröffnung des Ileusdarms die Asepsis des Eingriffes beendet, woran auch ein konsequentes perioperatives antimikrobielles Konzept – wie wir es aus anderen Überlegungen fordern – wenig ändert. In logischer Konsequenz wurde nach Eingriffen wegen Ileus [30], besonders nach Schienung im Ileus [5] die generelle offene Wundbehandlung empfohlen. Unsere Erfahrungen legen eine etwas differenziertere Vorgangsweise nahe: nach geschlossener Schienung ist die primäre Hautnaht unbedenklich; nach Darmeröffnung im Ileus hat der Eingriff als schwer kontaminiert zu gelten, und die offene Wundbehandlung stellt die sinnvolle, ökonomische und kosmetisch befriedigende Maßnahme dar [18].

Zum zweiten Problem steht fest, daß das Schienungsmanöver im Ileus von einer erheblichen schockähnlichen Kreislaufreaktion gefolgt ist (siehe auch 3, Fall 60–2152). In Kenntnis dieses regelhaften Effektes gelingt es, durch Vorgabe von Methylprednisolon, Aprotinin und Bikarbonat diesen Kreislaufreaktionen weitgehend entgegenzuwirken sowie die metabolischen Effekte zum Teil günstig zu beeinflussen. Nun belegen experimentelle Daten eine massive Histaminfreisetzung im Ileusdarm [10, 26]. In diesem Zusammenhang ist von Interesse, daß Kortikosteroide die Phospholipase $A_2$ blockieren, die wiederum für die Histaminfreisetzung aus der Mastzelle verantwortlich ist. Das Ergebnis unserer Plasmahistaminbestimmung deutet allerdings darauf hin, daß Direktzusammenhänge zumindest der Kreislaufreaktion mit einer verfahrenseigenen Histaminausschwemmung nicht vorliegen, da hierfür wesentlich höhere Plasmahistaminwerte erforderlich sind [14, 23]; allerdings steht die Möglichkeit einer histamingetriggerten Freisetzung anderer biogener Amine als Ursache dieser Effekte durchaus im Raum [15].

Dies führt zur Frage einer möglichen verfahrenseigenen Streßulkusgefährdung. Streßulkusblutungen repräsentieren in der Tat eine typische Komplikation der Schienung [9, 11, 22, 31, 32], woraus auf eine erhebliche Dunkelziffer tatsächlicher Streßläsionen geschlossen werden kann. Der Plasmahistaminanstieg unseres klinischen Beispieles ist mit einer erheblichen gastralen Stimulation, somit einer Streßulkusinduktion vereinbar [14]. Diese Daten sowie der Erfolg unserer $H_2$-Rezeptorenblockade erheben diese Maßnahme in den Rang eines klinischen Postulates.

# Zusammenfassung

Am Modell des akuten Adhäsions-Spätileus wurde die Leistungsfähigkeit des Schienungsverfahrens aufgezeigt. Die Steuerbarkeit verfahrenseigener Risiken wurde an Hand dreier herausgegriffener Problemkreise belegt: septische Wundheilungsstörungen werden vermieden, wenn die primäre Hautnaht Fällen mit geschlossener Schienung vorbehalten bleibt. Nach operativer Eröffnung des Ileusdarmes tritt die primär offene Wundbehandlung ins Recht. Schockähnliche Kreislaufreaktionen auf das Schienungsmanöver sind einer Behandlung durch Methylprednisolon und Aprotinin, metabolische Reaktionen einer Blindpufferung durch Bikarbonat zugänglich. die verfahrenseigene Histaminfreisetzung leistet der Streßulkusgenese Vorschub: dieser wird durch intraoperativ beginnende $H_2$-Rezeptorenblockade erfolgreich begegnet.

# Literatur

[1] Aigner, P. W., C. Käufer: Operative Behandlungsmethoden und Spätprognose bei Adhäsionsileus. Aktuelle Chir. **11** (1976) 235–242.

[2] Baker, J. W.: A Long Jejunostomy Tube for Decompressing Intestinal Obstruction. Surg. Gynec. Obstet. **109** (1959) 519–521.

[3] Baker, J. W., K. J. Ritter: Complete Surgical Decompression for Late Obstruction of the Small Intestine, with Reference to a Method. Ann. Surg. **157** (1963) 759–769.

[4] Chilimindris, C. P., G. L. Stonesifer: Complications Associated with the Baker Tube Jejunostomy. Ann. Surg. **44** (1978) 707–711.

[5] Close, M. B., N. M. Christensen: Transmesenteric Small Bowel Plication of Intraluminal Tube Stenting. Am. J. Surg. **138** (1979) 89–96.

[6] Deucher, F.: Die chirurgische Behandlung des Ileus. bibl. Gastroent. **3** (1961) 77–102.

[7] Duthie, H. L.: Intestine. In: W. T. Irvine, (Ed.), Scientific basis of surgery. Churchill Livingstone, London 1982.

[8] Kapral, W.: Indikation und Kontraindikation der Dünndarmschienung mit der langen Darmsonde. Acta chir. Austr. **6** (1976) 130–135.

[9] Kapral, W.: Die Schienung des Dünndarms mit der Miller-Abbottsonde. Eine kritische Analyse von 160 Fällen. Chirurg **55** (1984) 391–394.

[10] Kusche, J., L. Jostarndt, C.-T. Stahlknecht et al.: Einfluß von intraluminärem Druckanstieg und Durchblutungsveränderungen auf den Amingehalt und Stoffwechsel der Darmwand. In: Ileus. H. Richter und P. Eckert (Hrsg.). Thieme, Stuttgart 1978.

[11] Liebeskind, R.: Erfahrungen mit der präventiven Darmschienung nach Reifferscheid und Philipp. Chirurg **42** (1971) 520–522.

[12] Lungershausen, W., H. Schramm, H. Schickedanz et al.: Frühe und späte Ergebnisse nach innerer Dünndarmschienung wegen Ileus. Z. Exper. Chirurg. **14** (1981) 75–80.

[13] Lorenz, W., H. J. Reimann, H. Barth et al.: A sensitive and specific method for the determination of histamine in human whole blood and plasma. Hoppe-Seyler's Zeitschr. Physiol. Chem. **353** (1972) 911–920.

[14] Lorenz, W., W. Seidel, A. Dönicke et al.: Elevated Plasma Histamine Concentrations in Surgery: Causes and Clinical Significance. Klin. Wschr. **52** (1974) 419–425.

[15] Lorenz, W.: Histamin-Bestimmungsmethoden und Beurteilung der klinischen Relevanz. In: Bochumer Treffen 1983. Atemwegsobstruktion und Mediatoren. Boehringer Ingelheim KG 1983.
[16] Lorenz, W.: persönl. Mittlg.
[17] Markee, R. K., B. E. Uhlig: Baker Tube Jejunostomy. Management of Small Bowel Obstruction. Minnesota Med. 54 (1971) 981–984.
[18] Meissner, K., G. Meiser: Primary Open Wound Management Following Emergency Laparotomies for Conditions Associated with Bacterial Contamination. Am. J. Surg. (im Druck).
[19] Merkle, P., H. Meyer, R. Ecknauer: Untersuchungen zu Mukosafunktion und Keimbesiedlung beim mechanischen Dünndarmileus der Ratte. In: Ileus, H. Richter, P. Eckert (Hrsg.) Thieme, Stuttgart 1978.
[20] Reifferscheid, M.: Technik und Indikation der intra- und postoperativen Darmschienung. Aktuelle Chir. **21** (1968) 91–94.
[21] Reifferscheid, M., H. Pesendorfer, E. D. Schwilden: Maßnahmen zur Verhütung des Adhäsionsileus. Eine Untersuchung der klinischen Wertigkeit von Darmplikation und Darmschienung. Bruns' Beitr. Klin. Chir. **220** (1973) 125–132.
[23] Röher, H. D., W. Lorenz, H. Lennartz et al.: Plasma Histamine Levels in Patients in the Course of Several Standard Operations: Influence of Anästhesia, Surgical Trauma and Blood Transfusion. Klin. Wschr. **60** (1982) 926–934.
[24] Sauer, H.: Dünndarmschienung als Prophylaxe und Therapie des postoperativen Ileus im Neugeborenen- und Säuglingsalter. Z. Kinderchir. **5** (1967) 261–268.
[25) Sauer, H.: Ileusprophylaxe bei Laparotomien wegen Ileus und Peritonitis im Kindesalter. Chirurg **42** (1971) 32–34.
[26] Schauer, A.: Die Mastzelle. Fischer, Stuttgart 1964.
[27] Schickedanz, H., G. Adam, W. Wagner et al.: Eine zuverlässige Ileusvorbeugung (Indikation, Technik und Modifikation der durchgehenden inneren Dünndarmschienung. Friedrich-Schiller-Univ. Jena. Wissensch. Zschr. Math.-Naturwiss. Reihe **25** (1976) 99–103.
[28] Schramm, H.: Möglichkeiten der Therapie und Prophylaxe des rezidivierenden Ileus beim Erwachsenen durch innere Dünndarmschienung. Zbl. Chirurgie **103** (1978) 1357–1362.
[29] Schwilden, E.-D., R. Philipp, H.-R. Willmen et al.: Die Noblesche Plication. Bruns' Beitr. Klin. Chir. **217** (1969) 732–745.
[30] Stewardson, R. H., C. T. Bombeck, L. M. Nyhus: Critical Operative Management of Small Bowel Obstruction. Ann. Surg. **187** (1978) 189–193.
[31] Tondelli, P., W. Müller, F. Enderlin et al.: Dünndarmschienung in der operativen Behandlung des Adhäsionsileus. Langenbecks Arch. Chir. **338** (1875) 169–180.
[32] Weigelt, J. A., W. H. Snyder, J. L. Norman: Complications and Results of 160 Baker Tube Plications. Am. J. Surg. **140** (1980) 810–815.

# Die Behandlung des Adhäsionsileus mittels einer auflösbaren Schiene – Ergebnisse einer klinischen Studie

D. Jung, W. Düben, M. Lux u. H. Heymann

## Einleitung

Um die bekannten Gefahren der zum Teil umständlichen und zeitraubenden Plikations- und Intubationsmethoden auszuschalten, haben wir eine resorbierbare Schiene mit optimalen mechanischen Qualitäten entwickelt [4].

## Material und Methoden

Die resorbierbare Schiene besteht aus einem quervernetzten Eiweißkörper; sie wird beim Befeuchten glatt und kann über eine Enterotomie leicht in den Darm vorgeschoben werden. Im alkalischen Darmsaft löst sie sich nach initialer Quellung innerhalb von 4 Tagen auf, indem sie von der Oberfläche her abschmilzt (Abb. 1). Auf diese Weise wird eine Adhärens mit der Darmschleimhaut vermieden. Im Gegensatz zu Materialien, aus denen herkömmliche Sonden gefertigt werden, bleibt die auflösbare Schiene stets knickfest (Abb. 2).

In einem Zeitraum von Mai 1982 bis Oktober 1984 führten wir 49 Schienungen durch und zwar bei insgesamt 44 Personen. 5 Patienten erhielten anläßlich einer

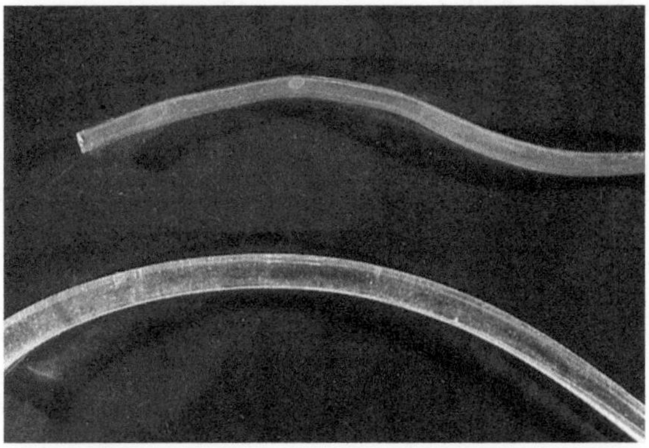

Abb. 1 Die Proteinsonde schmilzt von der Oberfläche ab; (obere Sonde nach zwei Tagen).

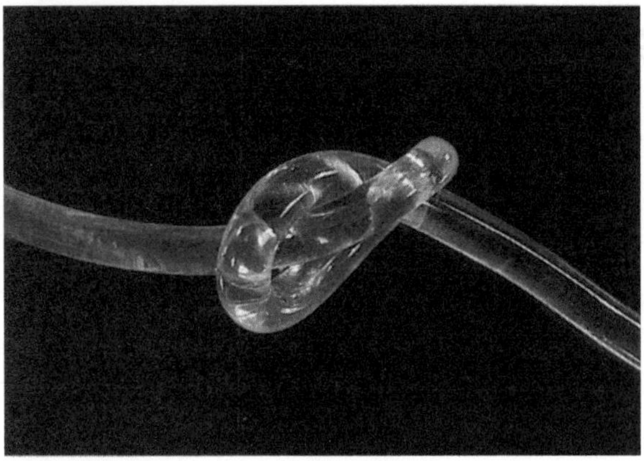

Abb. 2 Die auflösbare Schiene bleibt stets knickfest.

Tabelle 1 Klinische Studie „Ileussonde" (von Mai 1982 bis Oktober 1984)

| | n |
|---|---|
| Schienungen | 49 |
| Patienten | 44 |
| totale Dünndarmschienung | 33 |
| partielle Dünndarmschienung | 16 |
| Ileum | 15 |
| Jejunum | 1 |

Tabelle 2 Indikationsstellung zur Dünndarmschienung

| | n |
|---|---|
| akuter Adhäsionsileus | 27 |
| chronischer rezidivierender Adhäsionssubileus | 2 |
| prophylaktische Schienung nach ausgedehnter Adhäsiolyse (erhebliche Serosaschäden) | 18 |
| „Verwachsungsbeschwerden" | 2 |

Tabelle 3 Akuter Adhäsionsileus

| | n |
|---|---|
| langes Intervall nach vorausgegangener Operation | 11 |
| Erstmanifestation | 10 |
| Rezidiv | 1 |
| in der postoperativen Phase | 16 |
| mit Peritonitis | 12 |
| ohne Peritonitis | 4 |

späteren Operation erneut eine Sonde. 16mal beschränkten wir uns auf die partielle Schienung betroffener Dünndarmabschnitte (Tab. 1).

Entsprechend dem Charakter einer offenen Pilotstudie wurde die Proteinschiene nicht gegen Alternativverfahren geprüft. Den Indikationskatalog erweiterten wir mit Dauer der Studie aufgrund guter Erfahrungen (Tab. 2). Eine prophylaktische Schienung nach ausgedehnter Adhäsiolyse führten wir nur dann durch, wenn erhebliche Serosaschäden am Darm und Mesenterium zurückblieben. Beim akuten Adhäsionsileus überwog der postoperative Ileus mit begleitender Peritonitis (Tab. 3).

# Ergebnisse

## Erfahrungen während der Operation

Mit der leicht gleitenden Sonde läßt sich das gesamte Dünndarmpaket binnen 5 bis 10 Minuten schienen. Falls erforderlich wird der Darm zuvor über einen Ileussauger entlastet. Bei bewußt klein angelegter Enterotomie verzichten wir auf Halte- und Tabaksbeutelnähte, um ein Einreißen der geschädigten Darmwand zu verhindern (Abb. 3). Zweckmäßigerweise legt man die Enterotomie in der Mitte des zu schienenden Darmanteiles an, da die Sonde das Einführen des zweiten Schenkels in entgegengesetzter Richtung erlaubt (Abb. 4). Mit weitgreifenden Allschichtennähten aus resorbierbarem Material wird die Enterotomie verschlossen (Abb. 5). Der Darm ordnet sich fast von selbst und wird in Buchten in die Bauchhöhle zurückverlagert (Abb. 6).

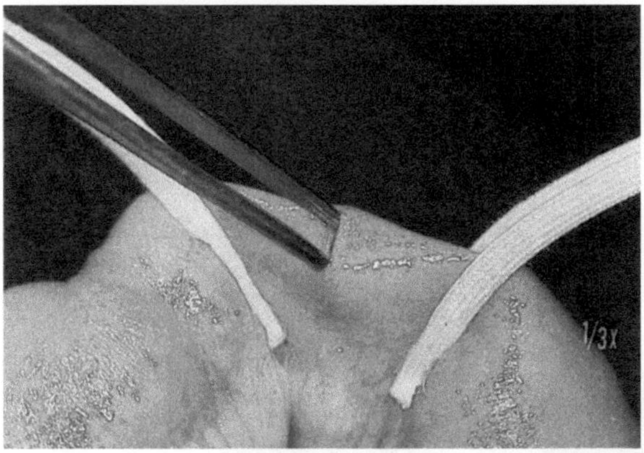


Abb. 3 Die Enterotomie wird bewußt klein angelegt. Keine Halte- und Tabaksbeutelnähte.

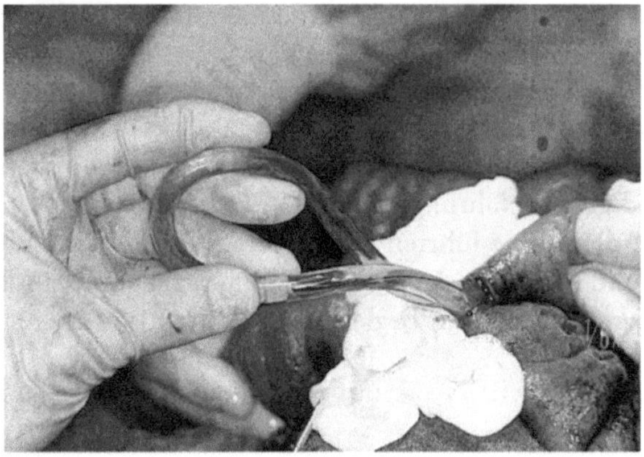

Abb. 4 Zur Erleichterung der Schienung können beide Sondenschenkel in entgegengesetzter Richtung vorgeschoben werden.

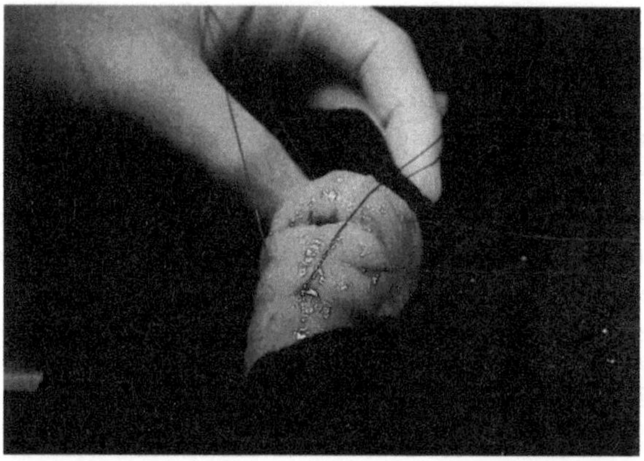

Abb. 5 Enterotomieverschluß durch weitgreifende Allschichtennähte (auf Stoß) aus resorbierbarem Material.

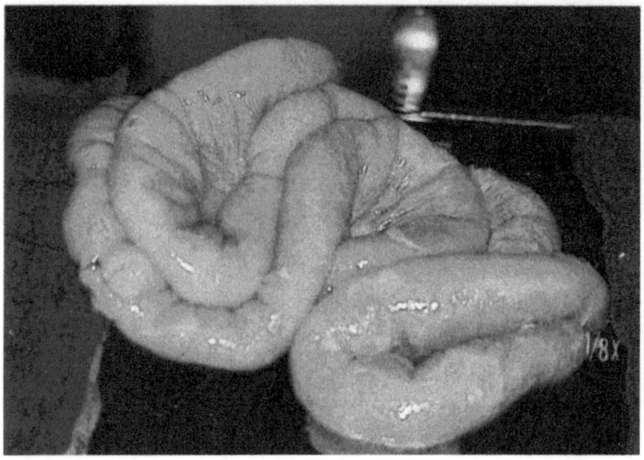

Abb. 6 Der geschiente Darm wird in großen Buchten in das Abdomen zurückverlagert.

## Erfahrungen in der postoperativen Phase

Wie im Tierexperiment registrierten wir auch beim Menschen keinerlei toxische Wirkungen auf den Gesamtorganismus. Sämtliche Komplikationen erwiesen sich als nichtmethodenspezifisch (Tab. 4). Im Falle des Rezidivileus war am 6. postoperativen Tage ein hoher Verschluß durch Abknickung des nicht geschienten Jejunumabschnittes aufgetreten, während sich der ehemals geschiente Dünndarm als leicht durchgängig erwies. Die aufgetretenen Fistelungen konnten durch die Zweitoperation behoben werden (Tab. 5). Einmal hatte eine Bauchdrainage arrodiert, in den anderen Fällen war die Sonde beim Auftreten der Insuffizienz längst resorbiert. Hier zeigt sich die große Bedeutung einer einwandfreien Nahttechnik im Ileuszustand. Unter den Todesfällen (Tab. 6) befindet sich jene Patientin mit insuffizienter Anastomose am terminalen Ileum, welche 6 Tage nach Dünndarmresektion wegen einer Endometriose manifest wurde. Die Patientin verstarb 6 weitere Tage nach der Relaparotomie an septischer Myokarditis. Die Obduktion zeigte eine suffiziente Ileoascendostomie. Der bei der Relaparotomie in höchstem Maße geschädigte Dünndarm hatte sich nach erneuter Schienung erholt. Im aufgeschnittenen Präparat sah man keinerlei Mukosaarrosionen; ein Beweis dafür, daß die Sonde die Darmwand auch bei schwerster Vorschädigung mechanisch nicht belastet.

Tabelle 4 Komplikationen nach Dünndarmschienung; 3 Ileuszustände (nicht methodenspezifisch)

| |
|---|
| 1. postoperative Paralyse bis zum 8. Tag |
| 2. Rezidivileus im ungeschienten Darmanteil; 6 Tage nach partieller Schienung |
| 3. Tumorkompression (Metastase) des Dünndarmes nach 3 Monaten |

Tabelle 5 Komplikationen nach Dünndarmschienung; 4 Dünndarmfisteln (nicht methodenspezifisch)

| Zeitpunkt | Ursache | Therapie |
|---|---|---|
| 3. postoperativer Tag | Drainagearrosion | Adhäsiolyse, Übernähung, erneute Schienung |
| 8. postoperativer Tag | fehlerhafte Darmübernähung | Übernähung |
| 6. postoperativer Tag | fehlerhafte Anastomose (terminales Ileum) | erneute Schienung Ileoascendostomie |
| 7. postoperativer Tag | Anastomoseninsuffizienz | Anhäsiolyse, erneute Schienung, Nachresektion |

Tabelle 6 Komplikationen nach Dünndarmschienung; 3 Todesfälle (nicht methodenspezifisch)

| | |
|---|---|
| 1. Lungenödem bei schlechtem AZ | (2. postoperativer Tag) |
| 2. Sepsis bei schwerster Peritonitis | (6. postoperativer Tag) |
| 3. Tumorkachexie | (nach 15 Monaten) |

Tabelle 7 Auflösbare Sonde (erste klinische Erfahrungen)

1. Verhinderung des frühen Ileusrezidivs
2. Keine mechanische Darmwandschädigung (trotz Ileus und Peritonitis)
3. Partielle Dünndarmschienung nicht ratsam
4. „Verwachsungsbeschwerden" keine Indikation

## Erfahrungen aus der Nachuntersuchung

Von den 40 heute noch lebenden Patienten sind 38 mit dem Operationsergebnis zufrieden. Bei zwei Personen mit Verwachsungsbeschwerden – ohne objektivierbare Passagestörungen – ließ sich das Beschwerdebild durch die Operation nicht beeinflussen (Tab. 7). Die Effektivität der auflösbaren Schiene wird sich erst bei hoher Fallzahl und langem Beobachtungszeitraum beurteilen lassen. Unter diesem Blickwinkel sehen wir unsere ersten klinischen Erfahrungen.

# Diskussion

Bei der Diskussion um die Notwendigkeit einer Enterotomie halten wir unabhängig von der Sonde die Darmdekompression über einen Ileussauger für die wirkungsvollste und schonendste Methode. Die Gegner einer Enterotomie seien auf die hohe methodenspezifische Letalität herkömmlicher Verfahren im manifesten Ileuszustand und bei Peritonitis hingewiesen [2, 3]. Bei der Schienung mit langen Sonden wird oft ein Enterostoma erforderlich [1]. Selbst Enterotomien werden in der Literatur zum Weiterschieben üblicher Sonden beschrieben [5].

Die Diskussion erübrigt sich in jenen Fällen, in denen der Darm während der Adhäsiolyse mehrfach eröffnet wird oder nicht lösbare Dünndarmkonvolute reseziert werden.

# Zusammenfassung

Die innere Dünndarmschienung mit der auflösbaren Sonde stellt einen kurzen, einfachen Operationsschritt dar, der auch bei schwerstgeschädigter Darmwand durchgeführt werden kann. Besonders für den postoperativen Adhäsionsileus sehen wir zum gegenwärtigen Zeitpunkt keine therapeutische Alternative.

# Literatur

[1] Bumm, H. W., M. Dimon, R. Bumm: Vorteile der temporären Darmschiene nach Devine. White und Baker. Chir. Praxis **27** (1980) 203.

[2] Daniels, V., H. Brünner, V. Lenner et al.: Die Dünndarmplikation nach Noble. Chirurg. **51** (1980) 207.

[3] Eckert, P., H. P. Eichfuß, A. Knipper et al.: Die innere Schienung des Dünndarmes. Aktuel. Chir. **12** (1977) 389.

[4] Jung, D., M. Lux, H. H. Werner et al.: Innere Darmschienung mit einer auflösbaren Sonde zur Prophylaxe und Therapie des rezidivierenden Adhäsionsileus. Chirurg. **54** (1983) 278.

[5] Tondelli, P., W. Müller, F. Enderlin et al.: Dünndarmschienung in der operativen Behandlung des Adhäsionsileus. Langenbecks Arch. Chir. (1975) **338**–169.

# Die Bedeutung der Miller-Abbott-Sonde beim Ileus

D. Maroske

## Einleitung

Die erfolgreiche Behandlung des Ileus setzt eine richtige Klassifizierung und daraus ableitend die Indikationsstellung zum operativen oder konservativen Vorgehen voraus. Entscheidungsschwierigkeiten ergeben sich besonders beim paralytischen Ileus, dessen Ursache nicht immer sogleich erkennbar ist. Die Weiterführung diagnostischer Maßnahmen, begleitet von einem Therapiebeginn und kurzfristige Kontrollen helfen, den richtigen Zeitpunkt einer erforderlichen Operation nicht unnötig zu verschieben [3]. Die Erfahrung des Chirurgen erweist sich als besonders hoch einzustufender Parameter.

Die Letalität konnte in den letzten 30 Jahren auf 20–30% gesenkt werden. Dies verdanken wir der konsequenten prä-, intra- und postoperativen Therapie. Sie schließt eine gezielte Flüssigkeitsbilanzierung, Elektrolytsubstitution, Korrektur von Stoffwechselstörungen, Digitalisierung des cardial insuffizienten Patienten, Entlastung des Gastrointestinaltraktes durch Sonden und die Antibiotikatherapie oder -prophylaxe ein. Nicht zuletzt sind eine sichere Narkoseführung und gegebenenfalls eine postoperative Nachbeatmung erforderlich.

Die 1934 von Miller und Abbott [9] vorgestellte doppellumige lange Darmsonde wurde von Lambrecht [6] und Wangensteen [19] zur rein konservativen Behandlung des Ileus empfohlen. Reifferscheid und Philipp [11] propagierten die innere Darmschienung zur Ileusprophylaxe. Welche Bedeutung kommt der Miller-Abbott-Sonde heute nach 50jähriger Erfahrung zu?

Tabelle 1 Indikation für die Anwendung der Miller-Abbott-Sonde

| |
|---|
| 1. Dekompression beim Adhäsionsileus |
| 2. Dekompression beim funktionellen Dünndarmileus |
| 3. Innere Darmschienung |
| 4. Diagnostik beim rezidivierenden unklaren Dünndarmileus |

# Krankengut

In der Zeit vom 1. 1. 74–31. 12. 83 wurde die Miller-Abbott-Sonde an der Chirurgischen Universitäts-Klinik Marburg insgesamt 476mal aus unterschiedlicher Indikation (Tab. 1) angewendet.

## Legen der Sonde

Zunächst erfolgte die Entleerung des Magens über eine transnasal plazierte Magensonde. Sie wurde bis zum Abklingen der Magenatonie oder des Ileuszustandes belassen. Die Miller-Abbott-Sonde, ebenfalls durch die Nase eingeführt, wurde unter aktivem Schlucken bis in den Magen vorgeschoben (Tab. 2). Die Pyloruspassage wurde unter Lagerung des Patienten abgewartet oder unter Röntgendurchleuchtung angestrebt, unterstützt durch i. v.-Gabe von Spasmolytika sowie partielle Auffüllung des Ballons mit Quecksilber und Luft [2]. In den letzten Jahren kam zunehmend, besonders auf der Intensivstation, die endoskopische Plazierung der Sondenspitze ins Duodenum zur Geltung [7]. Intraoperativ erfolgte der Vorschub der Sonde unter kontinuierlicher Absaugung bis ins terminale Ileum. Bildete sich der Ileuszustand unter den therepeutischen Bemühungen noch vor der Pyloruspassage zurück, so konnte die Sonde frühzeitig entfernt werden. Die Gabe von Gastrografin zur Sondenlokalisation und Passagekontrolle erwies sich häufig therapeutisch als wertvoll [16].

Tabelle 2 Intubationsverfahren der Miller-Abbott-Sonde

| | |
|---|---|
| Abwarten der Spontanpassage | 88 (18,5%) |
| Intubation unter Durchleuchtung | 136 (28,6%) |
| Endoskopische Intubation | 48 (10,1%) |
| Intraoperative Intubation | 112 (23,5%) |
| Pyloruspassage nicht abgewartet | 92 (19,3%) |
| | 476 (100%) |

Tabelle 3 Vorzeitiger Abbruch der Pylorus-Passage der Miller-Abbott-Sonde; n = 92 (19,3%)

| | |
|---|---|
| Rascher Rückgang des Ileus | n = 33 |
| Langsamer Rückgang des Ileus | n = 12 |
| Isolierter Dickdarmileus | n = 6 |
| Magenausgangsstenose | n = 14 |
| Intraoperativer Verzicht | n = 11 |
| Vom Patienten selbst gezogen | n = 5 |
| Exitusletalis | n = 11 |

Tabelle 4 Passagezeit der Miller-Abbott-Sonde; n = 272

| | |
|---|---|
| Magen-Duodenum | $\bar{x}$ = 1,5 Tage |
| Duodenum-Jejunum | $\bar{x}$ = 1,1 Tage |
| Jejunum-Ileum | $\bar{x}$ = 1,9 Tage |
| Ileum-Kolon | $\bar{x}$ = 3,1 Tage |

## Passagezeit der Miller-Abbott-Sonde

Eine fehlende Pyloruspassage beobachteten wir bei 92 Patienten (Tab. 3). Bei 272 Patienten konnte die Passagezeit aufgrund der Dokumentation – Abdomenübersichtsaufnahme und Durchleuchtungskontrollen – bestimmt werden (Tab. 4). Dabei war es allerdings nur möglich, Momentaufzeichnungen in Intervallen von 6–12 Stunden zu berücksichtigen. Im Ergebnis zeigte sich, daß nach erfolgter Pyloruspassage ein schnelles Vorwandern der Sonde eintrat, vorausgesetzt, Magen- und Darminhalt wurden kontinuierlich abgeleitet bzw. abgesaugt (Abb. 1). Die Rückbildung des Ileus in 24 Fällen, ein intraoperativer Verzicht bei 5 Patienten sowie 3 Selbstentfernungen der Sonde und der Exitus letalis in 5 Fällen waren der Grund dafür, daß nur 235 der 272 Patienten eine Passage der Miller-Abbott-Sonde über die Flexura duodenojejunalis aufwiesen. Eine Wanderung bis ins untere Ileum bzw. Kolon wurde bei 134 Patienten dokumentiert. Für eine fehlende Plazierung der Sonde im terminalen Ileum ergaben sich folgende Gründe: 6 Patienten wiesen eine komplette Stenose des Dünndarmes durch Briden auf, sie wurden operiert; 8 Patienten zeigten eine anhaltende Paralyse und wurden deshalb operiert. Hier fanden wir bei 4 Patienten einen Abszeß und bei 87 Patienten war der Ileuszustand noch vor der Sondenwanderung bis ins terminale Ileum abgeklungen.

## Magen-Darmsekretförderung

Anhaltend hohe oder zunehmende Verluste an Magensaft oder Darmsekret – regelmäßiges Anspülen der Sonden ist dabei von großem Wert – erwiesen sich als prognostisch ungünstiges Symptom und galten als Indikation zur Operation. Mengen von 1500 ml stellen ein Alarmzeichen dar, Mengen von 2500 ml und mehr zwingen zur sofortigen Operation.

## Dekompressionsbehandlung

Die Dekompressionsbehandlung des Ileus mit der Miller-Abbott-Sonde wurde rein konservativ oder aber adjuvant zu einer Operation durchgeführt (Tab. 5). Die ausschließlich konservative Behandlung erfolgte vorwiegend bei Risikopatienten mit rezidivierenden Ileuszuständen. Nur 5 Patienten waren noch nicht voroperiert. 59

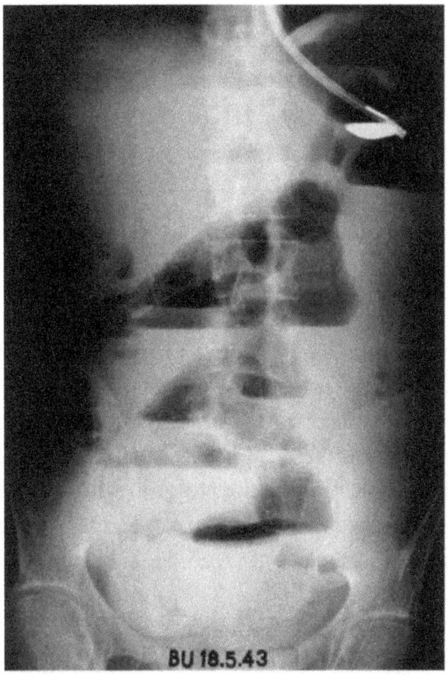


a)

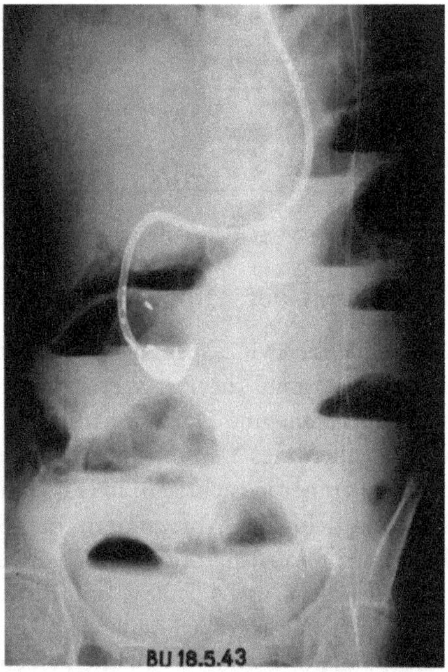


b)

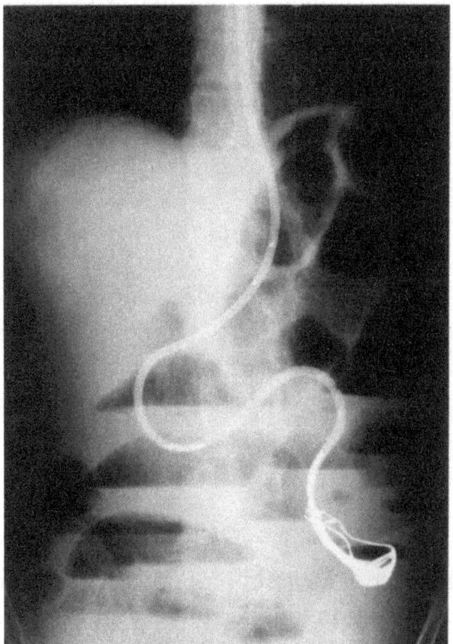


c)

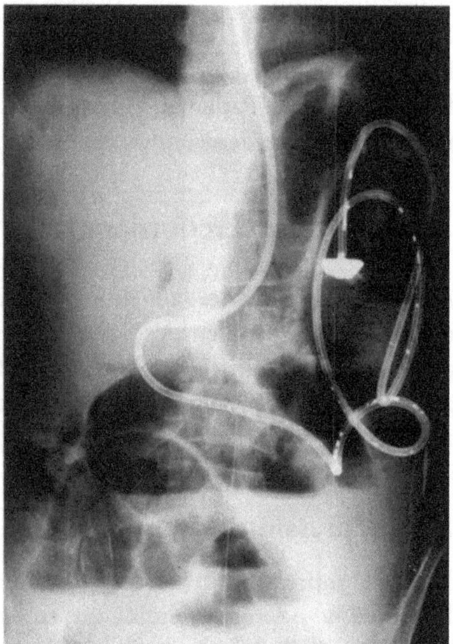


d)

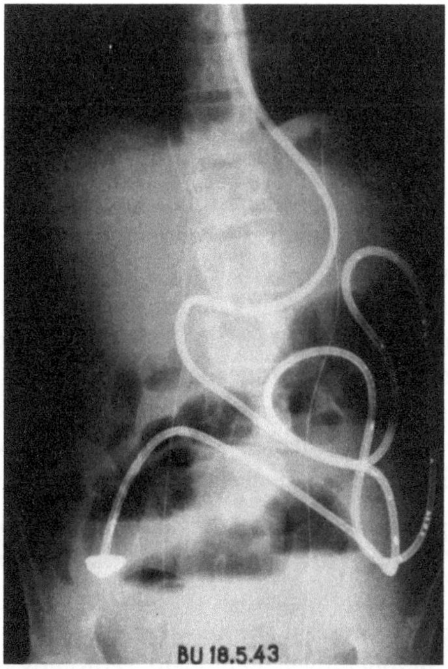


e)

Abb. 1 Postoperativer Ileus: nach perforierter Appendizitis bei einem 38jährigen Patienten ohne mechanische Ursache. Abdomenübersichtsaufnahme am 4. postoperativen Tag. Die Miller-Abbott-Sonde liegt im Magen (1 a). 12 Std. später ist der Magen entleert, die Miller-Abbott-Sonde hat den Pylorus passiert (1 b). Unter kontinuierlicher Darmentleerung über die Sonde wandert diese durch peristaltisches Vorschieben des mit Quecksilber gefüllten Ballons (1 c) innerhalb von weiteren 6 Std. durch das Jejunum (1 d) und erreicht nach insgesamt 32 Std. das Ileum (1 e).

Tabelle 5 Dekompressionsbehandlung mit der Miller-Abbott-Sonde; n = 276 (58%)

| | n | Dauer (Tage) |
|---|---|---|
| Konservative Dekompression | 126 | $\bar{x}$ = 6 (2–12) |
| Adjuvante Dekompression | | |
| nur präoperativ | 11 | $\bar{x}$ = 3 (1–11) |
| nur postoperativ | 69 | $\bar{x}$ = 8 (3–21) |
| prä- und postoperativ | 70 | $\bar{x}$ = 6 (5–23) |

Patienten dieses Kollektivs wiesen ein durch vorangegangene Operation gesichertes Malignom auf und 27 Patienten hatten mehrfach Laparotomien durchgemacht. Kardiopulmonale Risikofaktoren wiesen 38% des Kollektivs auf. Bei 61 der 126 rein konservativ behandelten Patienten (48%) war der Ileus bereits innerhalb von 2–3 Tagen weitgehend abgeklungen, die Miller-Abbott-Sonde konnte im Median nach 3 Tagen entfernt werden. Der Ileus wurde in 90% beherrscht (Tab. 6). Ein Kausalzusammenhang zwischen konservativer Sondenbehandlung des Ileus und des Exitus letalis war nur bei einem der 12 Patienten gegeben.

Im Kollektiv der Patienten mit adjuvanter Dekompressionsbehandlung wurde der Ileus bei 11 Patienten präoperativ beherrscht oder deutlich gebessert, bei tief sitzendem mechanischen Ileus erwies sich die Miller-Abbott-Sonde postoperativ nicht mehr als erforderlich. Komplikationen durch die präoperative konservative Sondenbehandlung wurden hier nicht beobachtet. Für die ausschließlich postoperative adjuvante Dekompressionsbehandlung stellte der Frühileus nach vorausgegangenen Operationen die häufigste Indikation dar. In 9 von 70 Fällen war ein stumpfes Bauchtrauma vorangegangen. Peritonitis und Peritonealkarzinose stellten mit 35 und 39% die häufigste Ursache dar, gefolgt von intraabdominalen bzw. retroperitonealen Blutungen in 14%. Bei 8 der 70 Patienten ließ sich die Ursache des fortbestehenden paralytischen Ileus intraoperativ nicht klären.

Bei 69 Patienten wurde die Therapie mit der Miller-Abbott-Sonde parallel zur weiteren Diagnostik eingeleitet und postoperativ fortgeführt. Intraoperativ wurde die Sonde bis ins terminale Ileum vorgeschoben. Nur 5 Patienten (7%) ließen intraoperativ eine Operationsindikation vermissen. Die hohe Letalität dieses Kollektivs (Tab. 7) korreliert eng mit den präoperativen Befunden: Peritonitis in 46%, vorausgegangene Mehrfachlaparotomien in 31%, Kardiopulmonale Komplikatio-

Tabelle 6 Alleinige Dekompressionsbehandlung mit der Miller-Abbott-Sonde; n = 126 (26,5%)

| | |
|---|---|
| Ileus beherrscht | 114 (90,5%) |
| Letalität | 12 ( 9,5%) |

Tabelle 7 Adjuvante Dekompression mit der Miller-Abbott-Sonde; n = 150 (31,5%)

| | |
|---|---|
| Ileus beherrscht | 65,3% |
| Relaparotomie erforderlich | 13,3% |
| Letalität | |
| bei prä- und postoperativer Intubation | 36,0% |
| bei alleiniger postoperativer Intubation | 11,0% |

Tabelle 8 Innere Schienung mit der Miller-Abbott-Sonde; n = 165 (35%)

| | |
|---|---|
| präoperative Intubation (n = 81) | |
| | $\tilde{x}$ = 8 (3–16) Tage |
| intraoperative Intubation (n = 76) | |
| | $\tilde{x}$ = 7 (4–18) Tage |
| postoperative Intubation (n = 8) | $\tilde{x}$ = 7 (3–14) Tage |

Tabelle 9 Innere Schienung mit der Miller-Abbott-Sonde; n = 165 (35%)

| | |
|---|---|
| Ileus beherrscht | 147 (89%) |
| Relaparotomie 1 × | 12 ( 7%) |
| 2 × | 6 ( 4%) |
| Letalität | 48 (29%) |

Tabelle 10 Diagnostik über die Miller-Abbott-Sonde; n = 78 (16%)

| | n | % |
|---|---|---|
| freie Passage, Therapieeffekt durch Gastrografin | 29 | 37,0 |
| komplette Stenose des Dünndarmes/Laparotomie | 12 | 15,4 |
| inkomplette Stenose des Dünndarmes/konservative Therapie | 11 | 14,1 |
| Passage frei, konservative Therapie | 14 | 17,9 |
| Passage frei, Laparotomie | 12 | 15,4 |

nen in 21%. Todesursache waren der Häufigkeit nach: Pneumonie und Peritonitis, Pneumonien, Peritonealkarzinose, Peritonitis.

## Innere Schienung

Die Miller-Abbott-Sonde zur inneren Schienung – Prophylaxe bei postoperativer Ileusgefährdung – erfolgte bei 165 Patienten (Tab. 8); dabei wurde die Sonde in 8 Fällen erst postoperativ wegen eines progredient sich anbahnenden Ileuszustandes gelegt. Es gelang, sie schnell bis ins Ileum vorwandern zu lassen. Die Indikation ergab sich aus vorausgegangener Bridendurchtrennung und Adhäsiolyse in 36%, Adhäsiolyse in 16%, Perforationsperitonitis in 26%, Peritonealkarzinose in 14% und seltenen Ursachen in 8%. Der Ileus konnte in 89% beherrscht werden (Tab. 9).

## Diagnostik über die M. A.-Sonde

Die Gabe von Kontrastmitteln über die liegende Miller-Abbott-Sonde erfolgte aus diagnostischen Gründen bei 78 Patienten (Tab. 10). Die Ileussymptomatik hatte bei diesen Patienten zur Zeit der Diagnostik im Median 5 (3–11) Tage angedauert und dabei einen wechselhaften Verlauf gezeigt. Es galt, in diesem Kollektiv die Indikation zur Operation zu erhärten. Eine Laparotomie erwies sich bei 12 dieser Patienten aufgrund einer nachgewiesenen Stenose als erforderlich (Abb. 2). 3 Patienten hatten einen Gallensteinileus (Abb. 3). Obwohl eine freie Passage bestand, wurden 12

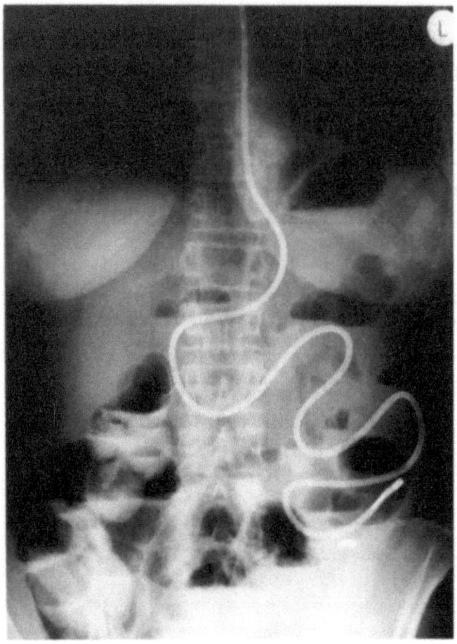

a)

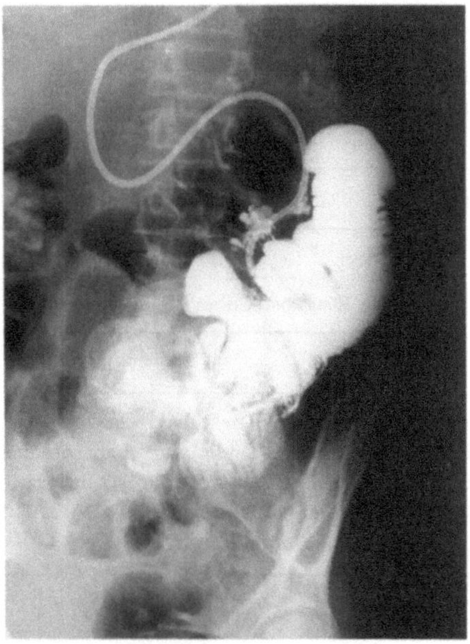

b)

Abb. 2 Dünndarmileus: 6 Monate nach Hemikolektomie wegen eines Karzinoms bei einer 64jährigen Patientin. 2 a) Abdomenübersichtsaufnahme im Stehen. Die Miller-Abbott-Sonde liegt im Jejunum; wässriges Kontrastmittel ist bereits im Kolon vorhanden. 2 b) Nach Gabe von Barium über die Miller-Abbott-Sonde füllen sich dilatierte Jejunumschlingen; die lokalisierte Stenose läßt sich darstellen (2 c).

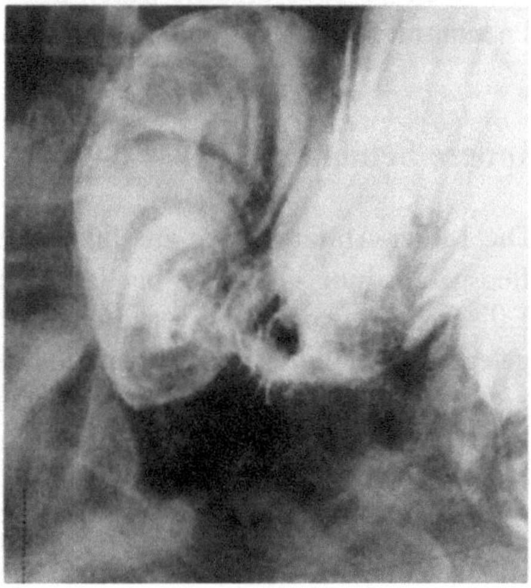

c)

Tabelle 11 Komplikationen durch die Miller-Abbott-Sonde; n = 476

| | |
|---|---|
| Sonde nicht toleriert | 11 |
| Phlegmonöse Halsentzündung | 1 |
| Perforiertes Ösophagusulcus | 1 |
| Ösophagusvarizenblutung | 2 |
| Dünndarmperforation | 2 |
| Letale Komplikation (0,01%) | 5 |

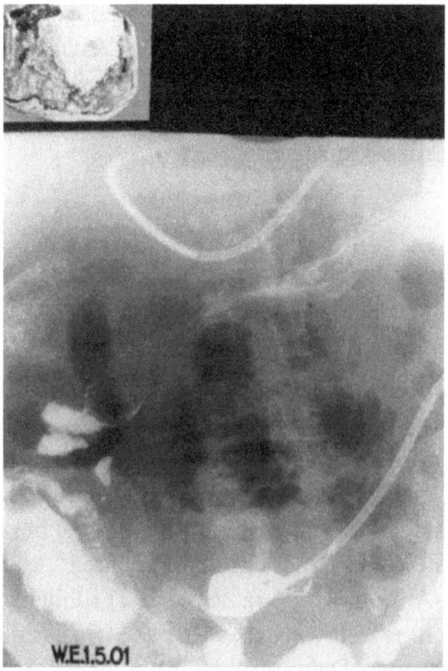


Abb. 3 Gallensteinileus: bei einer 77jährigen Patientin. Abdomenübersichtsaufnahme, durch Gastrografin über die Miller-Abbott-Sonde und den gleichzeitig durchgeführten Kolonkontrasteinlauf wird der im Ileum gelegene Gallenstein dargestellt.

Patienten wegen fortbestehenden Ileuszustandes laparotomiert: 5mal Bridenileus ohne Durchblutungsstörung, 2mal intraabdominelle Abszesse, 3mal Peritonealkarzinose, 2mal keine erkennbare Ursache.

## Komplikationen

Technische Schwierigkeiten beim Legen der Sonde wurden 38mal beobachtet (26mal Schleifen- oder Knotenbildung im Magen, 4mal umgeschlagene Sonde im Ösophagus oder Duodenum, 8mal zu stark aufgefüllter oder geplatzter Ballon) und konnten durch Sondenwechsel überwunden werden. Bei 11 Patienten sahen wir die Indikation zur Fortsetzung der Dekompressionsbehandlung mit der Miller-Abbott-Sonde für gegeben, mußten sie aber wegen fortbestehender sondenbedingter Beschwerden vorzeitig entfernen. 6 Patienten wiesen sondenbedingte Komplikationen auf (Tab. 11), die bei 5 Patienten eine wesentliche Ursache für den letalen Ausgang bedeuteten. Inwieweit die Dünndarmperforationen, in beiden Fällen lagen multiple Dünndarmfistelungen bei fehlender Distension und makroskopisch intakter Durchblutung vor, als Folge der Sondenbehandlung anzuschuldigen sind, bleibt ungeklärt. Beim Auftreten der Fistelungen lag die Sonde 18 bzw. 11 Tage. Aufgrund der intraoperativen Befunde mußte bei 11 Patienten festgestellt werden, daß der Versuch der Ileusbehandlung mit der Miller-Abbott-Sonde letztlich zur Verzögerung der Operationsindikation beigetragen hatte. 5 dieser Patienten verstarben an den Folgen des Ileus und seiner Komplikationen (1%), wobei die zeitliche Verzögerung nur in 2 Fällen als sichere Ursache gewertet werden kann.

## Diskussion

50 Jahre nach Einführung langer Darmsonden in die Ileustherapie gibt es noch kein einheitliches Konzept für ihre Anwendung, und vielerorts sind sie unbekannt. Zur Behandlung des paralytischen Ileus propagiert [6, 9, 20] wurde und wird bei der Anwendung der Miller-Abbott-Sonde zwischen Früh- und Spätileus nicht differenziert. Gerade diese Unterscheidung ist für die Anwendung häufig von Bedeutung. So bedeutet die erfolgreiche Vermeidung einer Relaparotomie zwangsläufig eine Senkung der Letalität; denn diese ist selbst noch mit einer Letalität um 40% belastet [1, 10, 17]. Selbst bei einer negativen Auslese von „inoperablen Patienten" konnte ein therapeutischer Erfolg mit der Miller-Abbott-Sonde in 92% des Frühileus und in 16% des Spätileus (Verwachsungsbauch) erzielt werden, dies bei einer Letalität von nur 7% [8]. Dabei dürfte der geschlossenen Dekompression des Ileusdarmes prä- und intraoperativ in Übereinstimmung mit unseren Ergebnissen die größte Bedeutung beigemessen werden [20]. Den intraoperativen Austritt von Darminhalt in die freie Bauchhöhle gilt es zu vermeiden, und dies gelingt am besten durch Dekompression des Darmes, bevor die Stenose aufgesucht und mit der eigentlichen Operation begonnen wird. Andererseits ist gerade im Ileus die Intubation des Magens nicht unproblematisch. Durch Entlastung des Magens über einen Magenschlauch gilt es, dem Erbrechen und der Aspiration vorzubeugen. Die Miller-Abbott-Sonde durch den verschlossenen Pylorus im Ileuszustand zu bringen [15], gelingt am sichersten und schnellsten endoskopisch. Danach gilt es, durch häufiges Spülen der Sonde und intermittierendes Absaugen Luft und Flüssigkeit aus dem Darm zu entfernen. Werden die Indikationen zur Anwendung der Miller-Abbott-Sonde streng gestellt und die erforderlichen Maßnahmen beachtet (Tab. 11), so wird das Resultat in der Ileusbehandlung von der Effektivität dieser Methode überzeugen.

Die in unklaren Fällen eines Dünndarmileus angezeigte Diagnostik über die Miller-Abbott-Sonde gestattet die Anwendung von Bariumbrei – eine Perforation zuvor ausgeschlossen – ohne den Patienten zu gefährden. Die intraoperative Dekompression über die Miller-Abbott-Sonde setzt voraus, daß eine genügend große Laparotomie das manuelle Vorschieben der Sonde unter Anspülung und Absaugung ermöglicht. Postoperativ erlaubt die Miller-Abbott-Sonde eine Fortsetzung der Dekompressionsbehandlung, weshalb hier von vielen Autoren die hauptsächlich zu propagierende Indikation gesehen wird [12, 18]. Die Miller-Abbott-Sonde zur inneren Schienung des Dünndarmes dient einer gesteuerten Adhäsionslenkung und so zur

Ileus-Rezidivprophylaxe [5, 14]. Ob die Mesenterialplikatur nach Childs und Phillips zur Prophylaxe und Therapie des Dünndarmileus einfacher, ungefährlicher und mit besseren Ergebnissen einhergeht [4, 13], ist nicht erwiesen. Der Vorteil der inneren Schienung liegt in der adjuvanten Dekompression.

# Zusammenfassung

Im Zeitraum 1.1.74–31.12.83 wurde die Miller-Abbott-Sonde bei insgesamt 476 Patienten eingesetzt. Indikationen waren eine Dekompressionsbehandlung, eine Ileusprophylaxe sowie eine Ileusdiagnostik. Eine alleinige Dekompression erfolgte in 26,5%, die adjuvante Dekompression in 31,5%. Die innere Schienung wurde bei 35% der Patienten vorgenommen. Eine subtilere Diagnostik durch Gabe von Kontrastmitteln über die liegende Miller-Abbott-Sonde erfolgte bei 16% der Patienten. Bei 92 Patienten passierte die Miller-Abbott-Sonde den Magen nicht. Die Letalität des Patientenkollektivs betrug 19,3%. Eine Indikation ist gegeben: 1. zur konservativen Behandlung des Adhäsionsileus durch Dekompression, 2. zur konservativen Behandlung des funktionellen Ileus durch Dekompression, 3. zur inneren Schienung des Dünndarmes mit dem Ziel einer gesteuerten Adhäsionslenkung und 4. zu diagnostischen Maßnahmen bei rezidivierenden unklaren Ileuszuständen.

Folgende Maßnahmen haben sich bei der Anwendung der Miller-Abbott-Sonde als unentbehrlich herausgestellt:

1. Kombination mit einem Magenschlauch
2. Häufiges Ausspülen der Sonde
3. Kontrolle des Flüssigkeitsverlustes
4. Lagerung zur Vorwärtswanderung
5. Endoskopische Plazierung
6. Überwachung von klinischem Befund, Laborparametern, Nierenfunktion und Röntgenbefund
7. Wiederholte Überprüfung der Indikation

Unter strenger Beachtung aller für die Methode erforderlichen Maßnahmen und der richtigen Indikationsstellung bedeutet die Miller-Abbott-Sonde eine sehr gute, wenig belastende Behandlungsmaßnahme und läßt operative Eingriffe bei oft schwerkranken Patienten erfolgreich vermeiden.

# Literatur

[1] Fahrtmann, E.H., F.J. Lehberger: Postoperativer mechanischer Ileus. Langenbecks Arch. Chir. 347, 379–385. Springer, Berlin – New York 1978.

[2] Hamelmann, H., H. Pichlmaier: Die Bedeutung langer Darmsonden bei der Ileusbehandlung. Chirurg 32 (1961) 555–560.

[3] Hentschel, M.: Praxis der Chirurgie des Ileus. In: Praktische Chirurgie, Bd. 96. Enke, Stuttgart 1984.

[4] Kern, E., L. Lehmann, E. Eckert et al.: Die Mesenterialplikatur nach Childs und Phillips zur Prophylaxe und Therapie des Dünndarmileus. Chirurg **51** (1980) 308–312.

[5] Kornmann, G., Ch. Wuttke: Transnasale Dünndarmschienung bei Ileus und Peritonitis. Zbl. Chirurgie **108** (1983) 984–991.

[6] Lambrecht, R.: Erfahrungen mit der Darmsonde nach Miller-Abbott. Brun's Beitr. klin. Chir. **179** (1950) 557–572.

[7] Meissner, K., W. Weissenhofer: Die gezielte funktionsgerechte Einführung der Miller-Abbott-Sonde unter endoskopischer Kontrolle. Endoscopy **8** (1976) 10–14.

[8] Meissner, K.: Möglichkeiten und Grenzen der konservativen Ileusbehandlung. Erfahrungswerte aus 27 Behandlungsfällen mit Hilfe endoskopisch gelegter Miller-Abbott-Sonden. Langenb. Arch. Klin. Chir. **346** (1978) 239–253.

[9] Miller, T. G., W. O. Abbott, Intestinal intubation: a practical technique. Amer. J. Med. Sc. **187** (1934) 595–601.

[10] Ranke, E.: Probleme der frühen Relaparotomie. Zbl. Chirurgie **95** (1970) 73–77.

[11] Reifferscheid, M., R. Philipp: Die präventive Darmschienung zur Verhütung von mechanischem und paralytischem Ileus. Chirurg **36** (1965) 156–159.

[12] Reifferscheid, M., H. Pesendorfer, E. Schwilden: Maßnahmen zur Verhütung des Adhäsionsileus. Eine Untersuchung der klinischen Wertigkeit von Darmplikation und Darmschienung. Brun's Beitr. Klin. Chir. **220** (1973) 125–132.

[13] Reinbacher, L.: Technik, Indikation und Ergebnisse der Mesenterialplikatur nach Childs-Phillips beim Adhäsionsileus. Zbl. Chirurgie **105** (1980) 982–989.

[14] Schippers, E., S. Langer: Erfahrungen mit der Dünndarmschienung beim chronischen Adhäsionsileus und dem frühen postoperativen Ileus anhand von 124 Fällen. Akt. Chir. **17** (1982) 92–94.

[15] Shipps, F. C., C. B. Sayler, J. F. Egan et al.: Fluoroscopic placement of intestinal tubes. Radiol. **132** (1979) 226–227.

[16] Stelzner, F.: Die Frühdiagnose des Ileus durch Magen-Darm-Passage eines resorbierbaren Kontrastmittels und der rückfällige Darmverschluß. Chirurg **50** (1979) 704–706.

[17] Tera, H., C. Åberg: Relaparotomy. Acta Chir. Scand **141** (1975) 637–644.

[18] Tondelli, P., W. Müller, F. Enderlin et al.: Dünndarmschienung in der operativen Behandlung des Adhäsionsileus. Langenb. Arch. Klin. Chir. **338** (1975) 169–180.

[19] Wangensteen, O. H.: Historical aspects of the management of acute intestinal obstruction. Surgery **65** (1969) 363–383.

[20] Wangensteen, O. H.: Alte und neue Ansichten über therapeutische Probleme beim Darmverschluß. Zbl. Chirurgie **100** (1975) 1089–1098.

# Prophylaxe und Therapie des Dünndarmileus mit der Mesenterialplicatur nach Childs und Phillips

L. Lehmann, W. Düsel, R. Arbogast, B. Bäumer

Peritoneale Adhäsionen, ihre Prophylaxe und Therapie sind immer noch ungelöste Probleme in der Chirurgie. Die Briden- und Adhäsionsbildungen zwischen den Serosaflächen des Abdomens sind meistens Folge von Abdominaloperationen; seltener von Verletzungen oder entzündlichen Prozessen im Abdominalraum [8, 12–15]. Je nach Zusammensetzung des Krankengutes wird in 0,2–1,6% der Laparotomien eine Reintervention wegen eines postoperativen Ileus notwendig [8, 9, 14]. Trotz subtiler Blutstillung, atraumatischer, nicht deserosierender und aseptischer Operationstechnik kann durch die unterschiedlich hohe Reaktionsfähigkeit des Peritoneums die peritoneale Adhäsions- und Bridenbildung bisher nicht vermieden werden. Es gibt bis heute keine sichere Prophylaxe, die potentiell gefährlichen Peritonealadhäsionen zu verhindern [5, 13, 14].

Zur Prophylaxe und Therapie des Adhäsions- und Bridenileus mit der dualen Zielsetzung einer Dünndarmdekompression und einer Prävention von Dünndarmabknickungen stehen die Sondenbehandlung [1, 7, 13, 15], die operativen Modifikationen der Dünndarmfältelung nach Noble [4, 12] oder Childs und Phillips [2, 3, 6, 10, 11] zur Diskussion. Ziel aller erwähnten Maßnahmen ist es, die Adhäsionsbildungen so zu steuern, daß möglichst keine erneuten, zum Verschluß führenden Darmabknickungen, Torsionen oder Lumeneinengungen entstehen können.

Die Noblesche Operation war das erste Verfahren, das eine effektive Behandlung von Patienten mit einem rezidivierenden Dünndarmileus versprach [12]. Jedoch ereigneten sich bei diesem Verfahren in 8–13% schwerwiegende Komplikationen [2, 4, 14]. Die Situation änderte sich jedoch als Childs und Phillips die Noblesche Operation modifizierten [2]. Prinzipiell wird das gleiche Vorgehen angewendet mit der Ausnahme, daß die Dünndarmschlingen nicht miteinander vernäht werden, sondern durch zwei oder drei Mesenterialnähte aneinander gelagert werden.

Tabelle 1 Kriterien der prophylaktischen und therapeutischen Maßnahmen beim Dünndarmileus

| |
|---|
| Letalität |
| Recidiv-Ileus |
| nicht vermeidbare Komplikationen |
| verfahrenseigene Komplikationen |

Die Leistungsfähigkeit der einzelnen Methoden in der Abwendung eines Verwachsungsileus sollte wie folgt bemessen werden (Tab. 1):

1. der Letalität;
2. den verfahrenseigenen und verfahrensunabhängigen, vermeidbaren und nicht vermeidbaren Komplikationen;
3. der Effizienz der Methode, gemessen an der Verhütung eines Ileusrezidivs.

## Technik der Mesenterialplicatur nach Childs und Phillips

Zunächst muß der gesamte Dünndarm vom Treitzschen Band bis zur Ileozökalregion von Adhäsionen befreit werden. Die notwendige Entleerung des Dünndarmes wird durch schonendes, oralwärts gerichtetes Ausstreichen des Dünndarminhaltes und Absaugen über eine liegende Magensonde erreicht. Für die Mesenterialplikatur wird der Dünndarm mäanderförmig auf einer Breite von 20–25 cm gefaltet und das Mesenterium durch drei Fäden fixiert. Das oberste Jejunum und das terminale Ileum werden auf eine Länge von 10-15 cm nicht in die Plicatur mit einbezogen. Das distale Ileum wird an das Zökum fixiert. Beim Legen der drei Mesenterialfäden wird eine stumpfe Sonde mit Öhr verwendet um Verletzungen von Mesenterialgefäßen zu vermeiden. Der Abstand der durchgezogenen Mesenterialfäden vom Dünndarmlumen sollte 2 cm betragen. Als Nahtmaterial verwendeten wir in den ersten sechs Jahren nicht resorbierbares und seit 1976 resorbierbares Nahtmaterial (Abb. 1).

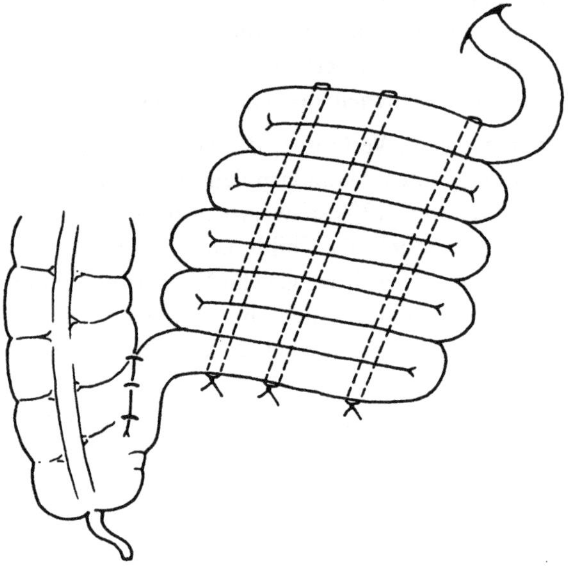

Abb. 1 Technik der Mesenterialplikatur.

Tabelle 2 Eigenes Krankengut (n = 185)

| Mesenterialplikatur nach Childs und Phillips | | | |
|---|---|---|---|
| | | 1. 1970 – 9. 1984 | |
| prophylaktisch: | 16 | Kinder: | 51 |
| therapeutisch: | 169 | Erwachsene: | 134 |

Tabelle 3 Indikation zur Mesenterialplikatur bei 185 Patienten (n = 185)

| | | |
|---|---|---|
| *Spätileus* | | 77 |
| *postoperativer Frühileus* | | 92 |
| ohne Begleitkomplikationen: | 29 | |
| mit Begleitkomplikationen: | 7 | |
| mit Peritonitis: | 56 | |
| *Prophylaxe* | | 16 |
| mit Peritonitis: | 2 | |
| | | 185 |

# Krankengut

In den Jahren Januar 1970 bis September 1984 wurden an der Chirurgischen Universitäts-Klinik Würzburg insgesamt 185 Mesenterialplikaturen bei 51 Kindern und 134 Erwachsenen durchgeführt (Tab. 2).

# Indikation

Die Indikation zur Mesenterialplikatur kann in vier Indikationsbereiche untergliedert werden (Tab. 3):

1. In prophylaktischer Absicht bei 16 Patienten mit ausgedehnten Organeingriffen, Deserosierungen, Peritoneal- und Bauchwanddefekten sowie diffuser Peritonealkarzinose;
2. in therapeutischer Absicht wegen eines postoperativen Spätileus bei 77 Patienten;
3. wegen eines postoperativen Frühileus bei 92 Patienten; bei sieben Patienten bestanden hierbei Begleitkomplikationen in Form von Fisteln, lokal entzündlichen Komglomeraten sowie gravierenden Dünndarmschädigungen;
4. wegen einem gemischten peritonitisch-mechanischen Ileus bei 56 Patienten.

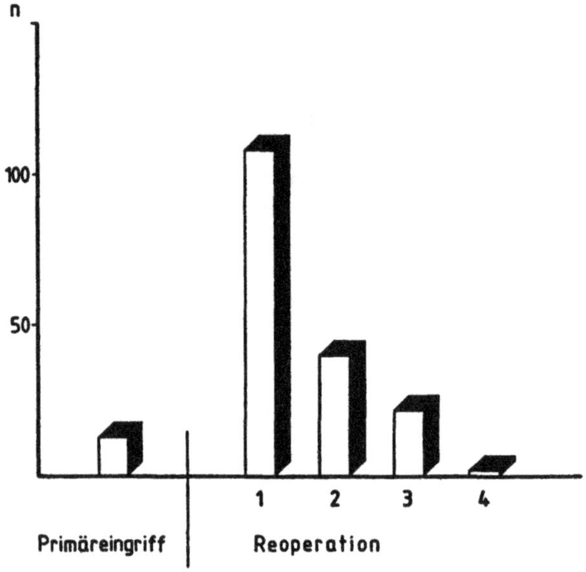


Abb. 2 Zeitpunkt der Mesenterialplikatur (n = 185).

# Zeitpunkt der Mesenterialplicatur

14mal wurde die Mesenterialplicatur beim Primäreingriff, bei 108 Patienten bei der ersten Reoperation und bei 40 Patienten bei der zweiten und bei 23 bei der dritten und vierten Reoperation durchgeführt (Abb. 2).

# Ergebnisse

## Reoperationen

Bei unseren 185 Patienten nach Mesenterialplicatur waren bei 23 Patienten (12,4%) Reoperationen notwendig. Noch während der stationären Behandlung mußte bei 10 Patienten (5,4%) wegen eines Rezidivileus relaparotomiert werden; nach der stationären Entlassung war diese bei einem weiteren Patienten notwendig. Wegen intraabdominellen Nachblutungen bei 3 Patienten, einmal aus breitflächigen Adhäsionen und 2mal aus Mesenterialgefäßverletzungen, war eine operative Reintervention erforderlich. Wegen einer weiterbestehenden Peritonitis nach Anlegen der Mesenterialplikatur bei gemischt peritonitisch-mechanischem Ileus mußte die Indikation zur Relaparotomie bei 9 Patienten gestellt werden. In allen Fällen mit Peritonitis lag bereits beim ersten Eingriff eine Peritonitis vor (Tab. 4).

Tabelle 4 Reoperationen nach Mesenterialplikatur

| | |
|---|---|
| Recidivileus (während stationärer Behandlung) | 10 |
| Recidivileus (nach stationärer Entlassung) | 1 |
| Peritonitis | 9 |
| Nachblutungen | 3 |
| Gesamt | 23 |

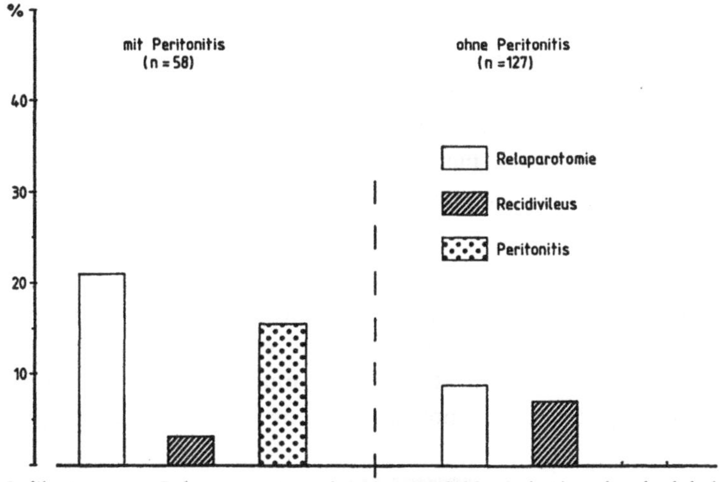


Abb. 3 Indikationen zur Relaparotomie nach Mesenterialplikatur bei bestehender lokaler oder diffuser Peritonitis.

## Peritonitis

Betrachtet man die Indikation zur Relaparotomie nach Mesenterialplikatur unter dem Gesichtspunkt, ob zum Zeitpunkt der Mesenterialplikatur eine Peritonitis vorlag, so ergibt sich, daß bei den insgesamt 58 Patienten mit einer Peritonitis in 21% eine Relaparotomie notwendig war. Der Grund hierfür war in 15,5% eine weiterbestehende Peritonitis und in 3,4% ein Rezidivileus. Bei den 127 Patienten ohne Peritonitis wurde in 8,7% relaparotomiert, in 7% ausschließlich wegen eines Rezidivileus (Abb. 3).

## Komplikationen

Von den möglichen Komplikationen nach Eingriffen wegen eines Dünndarmileus (Tab. 5) wurden nach Mesenterialplikatur nach Childs und Phillips Blutungen, Fehllage der Darmschlinge und Perforation des Dünndarmes beobachtet. Bei insge-

Tabelle 5 Mögliche Komplikationen nach prophylaktischen und therapeutischen Maßnahmen beim Dünndarmileus

| |
|---|
| *Blutung* |
| *Fehllage einer Darmschlinge* |
| Invagination/Verknotung |
| Darmwandschädigung |
| *Perforation*, Ruptur |
| Fistel |
| Ulkus |
| Nekrose |

samt 6 der 21 Patienten, die nach der Mesenterialplikatur reoperiert werden mußten, waren methodenspezifische Komplikationen der Grund für eine erneute operative Intervention. 3mal zwang die Fehllage einer Darmschlinge, die zu einem Rezidivileus führte, einmal eine Dünndarmverletzung und zweimal eine Nachblutung aus Mesenterialgefäßen nach Durchschneiden des Fadens zur Reoperation. Von den 6 Patienten (3,2%) mit methodenspezifischen Komplikationen nach Mesenterialplicatur verstarb keiner an diesen Komplikationen (Tab. 6).

## Rezidivileus

Nach 185 Mesenterialplikaturen kam es bei 12 Patienten (6,5%) zu einem Rezidivileus, 9mal durch Adhäsionen und einmal durch technische Komplikationen, wie Fehllage der Dünndarmschlingen. 10 Patienten mußten wegen eines Rezidivileus reoperiert werden, 2 Patienten konnten konservativ behandelt werden (Abb. 4).

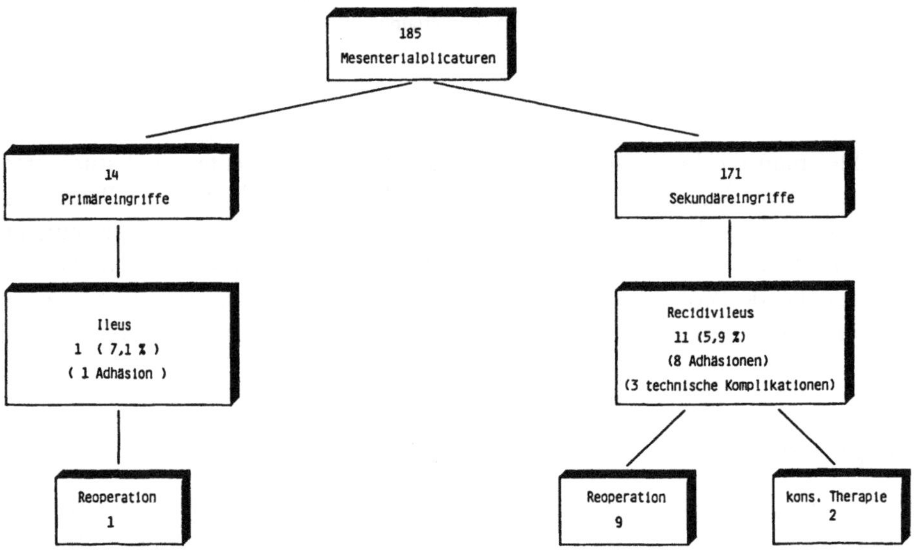


Abb. 4 Rezidivileus nach 185 Mesenterialplikaturen.

Tabelle 6 Relaparotomie wegen methodenspezifischer Komplikationen nach Mesenterialplikatur

| | |
|---|---|
| Mesenterialgefäßblutung | 2 |
| Fehllage einer Darmschlinge | 3 |
| Dünndarmverletzung | 1 |
| Gesamt | 6 (3,2%) |
| Letalität | 0 |

Tabelle 7 Röntgenologische Nachuntersuchungsergebnisse bei 124 Patienten nach Mesenterialplikatur

| | | |
|---|---|---|
| Passagezeit: | normal | 93% |
| | verzögert | 7% |
| Fältelung: | erhalten | 19% |
| | aufgehoben | 81% |

## Nachuntersuchung

Eine röntgenologische Nachuntersuchung von 124 Patienten 1 bis 6 Jahre ergab, daß in 93% röntgenologisch eine normale Passagezeit vorlag, in 7% war diese verzögert. Nur noch in 19% zeigte sich röntgenologisch die typische Fältelung des Dünndarmes (Tab. 7).

# Diskussion

In der Behandlung eines postoperativen Dünndarmileus wie auch in dessen Prophylaxe bestehen hinsichtlich der Effektivität in der Rezidivileusverhütung nach Sondenschienung, Dünndarmpexierung nach Noble oder Mesenterialplikatur nach Childs und Phillips kontroverse Ansichten. Das Auftreten eines Rezidivileus muß unter dem Aspekt einer weitgefächerten Indikationsstellung gesehen werden, die von der akuten diffusen Peritonitis über den gemischt peritonitisch-mechanischen Ileus, den Adhäsionsileus bis hin zur prophylaktischen Anwendung reicht.

In der uns zugänglichen Literatur wurde über die Ergebnisse von über 500 Mesenterialplikaturen nach Childs und Phillips berichtet. Die Rate eines Rezicivileus wird nach Mesenterialplikatur mit 2,4–14,3% angegeben [2, 3, 6, 9, 11]. Von den 185 Patienten unseres Krankengutes trat bei 6,5% ein Rezidivileus auf. Bei 10 Patienten war eine operative Reintervention notwendig, 2 Patienten konnten konservativ behandelt werden. Die Ursachen des Rezidivileus waren hierbei erneute Adhäsionen mit Lumeneinengungen bei 9 Patienten sowie Fehllage einer Dünndarmschlinge infolge einer mangelhaften technischen Durchführung bei 3 Patienten. In dem gleichen Zeitraum wurde bei 142 Patienten wegen eines postoperativen Früh- und

Spätileus eine alleinige Adhäsiolyse durchgeführt. Ein erneuter Dünndarmileus, der zur Relaparotomie zwang, trat hier in 9,9% auf. Die Inzidenz eines Rezidivileus nach Pexierung des Dünndarmes nach Noble wird mit 8,2–26,6% angegeben [4, 11, 12, 14].

Methodenspezifische Komplikationen traten bei 3,2 der Patienten unseres Krankengutes auf, bei 3 Patienten kam es zu einem Rezidivileus infolge Abknickens oder einer Hernierung einer Dünndarmschlinge. Abknickungen und Hernierungen sind Folgen technischer Fehler, die auf zu lange Schlingenwahl, ungenügender Verknotung der durchgezogenen Fäden oder Verwendung ungeeigneten Nahtmaterials wie Catgut zurückzuführen sind. Bei 2 Patienten wurden die Mesenterialgefäße beim Durchziehen der Fäden verletzt. Dies kann weitgehend durch Verwendung einer Sonde mit stumpfem Ende und Öhr vermieden werden. In einem Fall unseres Krankengutes wurde das Dünndarmlumen infolge Durchschneidens eines zu nah an das Darmlumen gelegten Fadens verletzt. Keine der sechs methodenspezifischen Komplikationen führte zu einem letalen Ausgang. Bei der Dünndarmpexierung nach Noble werden in einer Größenordnung von 8–13% ernsthafte Komplikationen wie Fistelungen und Darmperforationen beschrieben [4, 5, 12, 14]. Die Letalität durch methodenspezifische Komplikationen kann bei diesem Verfahren bis zu 5% betragen. Beim akuten Adhäsionsileus muß bei der Nobleschen Dünndarmpexierung mit einer doppelt so hohen Komplikationsrate und vierfach höheren Letalität gerechnet werden [4].

Hinsichtlich der Indikationsstellung zur Mesenterialplicatur und Dünndarmpexierung bestehen kontroverse Ansichten. Eine prophylaktische Dünndarmpexierung beim Ersteingriff wird von einer Reihe von Autoren [3, 11] abgelehnt, da bei diesem Verfahren die Komplikationen zu hoch seien. Bei den 16 Patienten unseres Krankengutes, bei denen eine prophylaktische Mesenterialplikatur vorgenommen wurde, traten keine Komplikationen auf, wie dies auch von anderen Autoren [9] mitgeteilt wurde. Bei Vorliegen einer Peritonitis wird die Durchführung einer Mesenterialplikatur oder einer Dünndarmpexierung von einigen Autoren abgelehnt [4, 11]. In dem hier dargelegten Krankengut hatten 58 Patienten zum Zeitpunkt der Mesenterialplicatur eine diffuse oder lokalisierte Peritonitis. Die Relaparotomierate betrug hierbei 20,7%, in 15,5% wegen einer weiterbestehenden Peritonitis und in 3,4% wegen eines gemischt peritonitisch-mechanischen Dünndarmileus. Bei einem vergleichsweise kleineren Krankengut von 26 Patienten, bei denen bei bestehender Peritonitis eine alleinige Adhäsiolyse vorgenommen wurde, mußte über die Hälfte der Patienten relaparotomiert werden, allein in einem Drittel wegen weiterbestehender Peritonitis. Ebenfalls günstige Ergebnisse nach Mesenterialplikatur wegen eines Dünndarmileus und bestehender Peritonitis werden von Hollender [9] berichtet.

Die Vorteile der Mesenterialplikatur nach Childs und Phillips gegenüber anderen Verfahren sind:

1. die kurze Operationszeit; diese beträgt im Durchschnitt 15–20 Minuten zum Anlegen der Mesenterialfäden;
2. der mäanderförmig gefaltete Dünndarm wird nicht gegeneinander fixiert und bleibt in seiner Motilität frei;
3. durch die Mesenterialplikaturen wird das Ausmaß von Dünndarmresektionen reduziert, die Spannung auf einer Dünndarmanastomose ist durch Fixierung des Mesenteriums geringer und durch das dichte Aneinanderlegen der Serosaflächen können Anastomosen geschützt werden;
4. bei einem akuten Adhäsionsileus ebenso wie bei einer durch eine Peritonitis geschädigten und ödematös veränderten Darmwand kann die Mesenterialplikatur ohne Perforationsgefahr bei Beachtung einer darmfernen Nahttechnik durchgeführt werden.

## Zusammenfassung

Bei 185 Patienten (51 Kinder, 134 Erwachsene) wurde eine Mesenterialplikatur nach Childs und Phillips vorgenommen. Die Indikation in prophylaktischer Absicht wurde bei 16 Patienten bei ausgedehnten Deserosierungen des Dünndarmes, bei diffuser Peritonealkarzinose und als adjuvante Therapie bei Peritonitis gestellt. Die therapeutische Plicatur wurde bei 77 Patienten wegen eines postoperativen Spätileus, bei 92 Patienten wegen eines postoperativen Frühileus und hierbei bei 56 Patienten wegen eines gemischten peritonitisch-mechanischen Ileus durchgeführt. Eine lokale oder diffuse Peritonitis lag bei insgesamt 58 Patienten zum Zeitpunkt der Mesenterialplikatur vor. Ein Rezidivileus, der zu einer operativen Reintervention zwang, trat nach Mesenterialplicatur in 5,4% auf. Bei 3 von 10 Patienten mit einem Rezidivileus war dieser durch technische Komplikationen bedingt. Bei 3,2% der 185 Mesenterialplicaturen kam es zu methodenspezifischen Komplikationen, wie Mesenterialgefäßblutungen, Fehllage der Darmschlinge und Dünndarmverletzungen. Kein Patient verstarb an methodenspezifischen Komplikationen.

## Literatur

[1] Baker, J. W.: A long jejunostomy tube decompressing intestinal obstruction. Surg. Gynecol. & Obstet. 109 (1959) 519–539.

[2] Childs, W. A., R. B. Phillips: Experience with intestinal plication and a proposed modification. Ann. Surg. 152 (1960) 258–265.

[3] Close, M. B., N. M. Christensen, Transmesenteric small bowel plication or intraluminal tube stenting. Amer. J. Surg. 138 (1979) 89–96.

[4] Daniels, U., H. Brünner, U. Lenner et al.: Die Dünndarmplikation nach Noble. Kritische Wertung unter Berücksichtigung eigener Ergebnisse. Chirurg 51 (1980) 207-212.

[5] Dinstl, K., F. Hofbauer, R. Schiessel et al.: Behandlungsergebnisse beim mechanischen Ileus. Zbl. Chirurgie 101 (1976) 1420–1426.

[6] Hollender, L. F., C. Meyer, F. Otteni et al.: Die Stellung der Mesenterialduplikatur nach Childs und Phillips in der Behandlung und Prophylaxe des Dünndarmileus. Chirurg **46** (1975) 56–62.
[7] Kapral, W.: Die Schienung des Dünndarmes mit der Miller-Abbott-Sonde. Chirurg **55** (1984) 391–394.
[8] Kern, E.: Die Relaparotomie im Rahmen der Intensivtherapie bei Peritonitis und Ileus. Langenbecks Arch. Chir. **337** (1974) 301–310.
[9] Kern, E., L. Lehmann: Surgical techniques for the prevention of recurrent small bowel obstruction due to peritoneal adhesions. Tijdschrift voor Gastro-enterologie **9** (1984) 287–296.
[10] Lehmann, L., E. Kern, W. Düsel: Klinische Ergebnisse der Mesenterialplicatur nach Childs und Phillips zur Prophylaxe und Therapie des Dünndarmileus. Zbl. Chir. **107** (1982) 1517–1526.
[11] McCarthy, J. D.: Further experience with Childs-Phillips plication operation. Amer. J. Surg. **130** (1975) 15–19.
[12] Noble, T. B. jr.: Plication of small intestine as prophylaxis against adhesions. Amer. J. Surg. 35 (1937) 41–49.
[13] Reifferscheid, M., M. Pip: Indikationen und Risiko der inneren Darmschienung. Chirurg 55 (1984) 395–398.
[14] Shatilla A. H., B. E. Chamberlain, W. R. Webb: Current status and management of strangulation obstruction of the small bowel. Am. J. Surg. **132** (1976) 299–303.
[15] Weigelt, A. J., W. H. Synder, I. L. Norman: Complications and result of 160 Baker tube plications. Amer. J. Surg. **140** (1980) 810–815.

# Zusammenfassende Diskussion

Das ausgezeichnete Übersichtsreferat von Hentschel ließ keine Frage offen, was wohl auch durch die Verbreitung seines jüngst erschienenen Ileus-Buches, aus dem mehrfach Abbildungen zitiert wurden, zu erklären ist.

Beim Bericht über die Salzburger Erfahrungen fiel die deutlich erniedrigte Letalität der Ileusoperation bei geschlossenem Ausstreifen des Dünndarminhalts in den Magen gegenüber der offenen Enterotomie-Absaugung auf. (16 gegen 27%) Hier blieben erfahrungsbedingte Kontroversen (Ungeheuer) unentschieden im Raume stehen. Für den weniger erfahrenen Chirurgen ist die *geschlossene* Ausstreifmethode zu empfehlen (Hamelmann, Wellmer).

Alle Diskussionsredner waren sich darin einig, daß Indikationsstellung und Durchführung einer Ileusoperation in die Hand des jeweils erfahrensten Chirurgen gehört!

Beim Dünndarmileus ist ein *mehrzeitiges* Verfahren mit Ileostoma nur bei Mehrfach-Laparotomie wegen Peritonitis und gelegentlich bei Crohnscher Erkrankung in Erwägung zu ziehen (Kümmerle). Eine Vorlagerungskolostomie ist nach einhelliger Meinung heute obsolet, da die Operation nach Hartmann klarere Verhältnisse schafft.

Die von Semm gezeigten Möglichkeiten operativ endoskopischer Behandlung von Briden und Adhäsionen als Ursache von Subileuszustand und Verwachsungsbeschwerden waren außerordentlich imponierend. Bei entsprechender Beherrschung der Technik scheint sich hier für die Zukunft ein weites Betätigungsfeld abzuzeichnen, das junge Chirurgen reizen sollte. (Ungeheuer).

In der Kinderchirurgie scheint die Methode bereits Eingang gefunden zu haben (s. Waldschmidt, Seite 483).

# Gefahren und Komplikationen der inneren Darmschienung

V. Rötzscher, P. Verreet

Im Rahmen der Behandlung des Adhäsionsileus hat die innere Schienung heute Vorrang gegenüber den früher geübten Verfahren der Operation nach Noble und Child.

Verschiedene Sondenanwendungen, die entweder nasogastral oder transkutanintestinal vorgenommen werden, stehen zur Disposition.

Es sind dies die Miller-Abbott-Sonde, Denis-Sonde, Cantor-Sonde, Baker-Sonde, Levine-Sonde und jüngst experimentell erprobte auflösbare Sonde nach Jung et al. [4].

Im wesentlichen verfolgen die Sonden eine Doppelfunktion, die in der Absaugung von Darminhalt und in der Verhinderung von Schlingenabknickungen bei der inneren Schienung bestehen.

Wir betrachten die Absaugung insofern als nebensächlich, als vor dem Plazieren der Sonde der Darm retrograd ausgestrichen und damit dekomprimiert wird. Die Hauptbedeutung kommt der schienenden Wirkung der Sonde zu.

Obwohl heute die innere Darmschienung als überlegene Methode in der Rezidivprophylaxe des Adhäsionsileus angesehen wird, weist sie im Einzelfall doch ernstzunehmende Komplikationen auf (Tab. 1).

Tabelle 1 Ursächlich Zuordnung von Sondenkomplikationen

| Druckbedingt | Funktionell | Mechanisch |
|---|---|---|
| Perforation | Invagination | Sondenverknotung |
| Blutung | – Prograd | Sondendislokation |
| – Darm | – Retrograd | Sondenverklebung |
| – Ösophagus-Varizen | Aspirations-Pneumonie | Ballonblockierung |
| Fistel | | |
| Larynxobstruktion | | Ballonruptur |
| Otitis Media | | |
| Sinusitis | | |
| Striktur | | |
| Stenose | | |

Eine tabellarische Auflistung von ursächlich sondenbedingten Komplikationen beschreibt druckbedingte, funktionelle und mechanische Auswirkungen, deren wichtigste Vertreter Perforation, Blutung und Fistel, pro- und retrograde Invagination, Sondenverknotung und Ballonblockierung sind. Das eigene Krankengut weist im Rahmen der intraoperativen transanalen Darmschienung mit der Denis-Sonde z. B. einen Invaginationsileus mit Intussuseption über der Sondenspitze aus. Durch operative Reintervention wurde die Invagination aufgelöst und die Sonde gezogen. In einem zweiten Fall lag eine enterokutane Fistel über die Operationswunde vor, die als Folge einer Druckschädigung der Darmwand entstanden war.

Wenngleich eine Zusammenstellung aus der Weltliteratur zeigt, daß schwerwiegende Komplikationen als selten einzustufen sind, liegt die Gesamtkomplikationsrate dieser gesammelten Fälle bei 7,9%.

Im eigenen Krankengut, das mit 102 Sondenanwendungen aus 20 Jahren (1963–1983) 2 Invaginationen, 1 Blutung, eine freie Perforation und eine Fistel aufweist, liegt die Komplikationshäufigkeit mit 5 Fällen bei 4,9% (Tab. 2).

2 postoperative Todesfälle sind auf Sondenkomplikationen zurückzuführen; das bedeutet eine sondenkomplikationsabhängige Letalität von 2% (Tab. 3).

Bei einer Analyse der Gefahren, die die intraluminäre Schienung in sich birgt, scheint die Frage nach ihrer Vermeidbarkeit entscheidend zu sein (Tab. 4).

Tabelle 2

| Autor | Jahr | Anzahl | Invagination | Blutung | Perforation | Fistel | Sonstige* | n | % |
|---|---|---|---|---|---|---|---|---|---|
| Kapral | 1984 | 160 | 2 | | 1 | | | 3 | 1,9 |
| Schippers | 1982 | 124 | | 3 | | 9 | 8 | 20 | 16,1 |
| Sarr | 1981 | 13 | 5 | | | | | 5 | 38,0 |
| Waag | 1980 | 88 | 1 | | | | 1 | 2 | 2,3 |
| Weigelt | 1980 | 154 | 1 | | | 5 | 5 | 11 | 7,1 |
| Farthmann | 1978 | 21 | 1 | | 1 | | 3 | 5 | 23,8 |
| Schramm | 1978 | 20 | | | 1 | | | 1 | 5,0 |
| Eckert | 1977 | 98 | 1 | 2 | 1 | | 1 | 5 | 5,1 |
| Tondelli | 1975 | 28 | | | 2 | 3 | 2 | 7 | 25,0 |
| Ginzberg | 1974 | 8 | 3 | | | | | 3 | 37,5 |
| Schumann | 1974 | 26 | | | | | 3 | 3 | 11,5 |
| Rueff | 1968 | 70 | | | | | 2 | 2 | 2,9 |
| Eig. Kr. Gut | 1983 | 102 | 2 | 1 | 1 | 1 | | 5 | 4,9 |
| Gesamt | | 912 | 16 | 6 | 7 | 18 | 25 | 72 | 7,9 |

* Mechanische Sondenkomplikationen [9]; „Ileusrezidiv" – nicht differenziert [12]; Sondendislokationen [4]

Tabelle 3 Komplikationen u. Letalität der Darmschienung

| | Darmschienung | Komplikation | Letalität |
|---|---|---|---|
| n | 102 | 5 | 2 |
| % | 100 | 4,9 | 2,0 |

Tabelle 4 Vermeidbare Fehler bei der Sondenanwendung zur inneren Darmschienung

| |
|---|
| Zu langes intraluminäres Verweilen der Sonde |
| Unzulängliche Darmentfaltung über der Sonde |
| Unterlassene Magenausheberung |
| Verlängerte Ballonextension |

Gängige Fehler sind zu langes intraluminäres, intestinales Verweilen, unzulängliches Strecken des Darmes über der Sonde (Ziehharmonikaphänomen), Unterlassen der kontinuierlichen Magenausheberung durch zusätzliche Magensonde und die protrahierte Ballonextension. Unter Umgehung solcher Fehler und bei standardisierter Anwendung nur einer Sondenart, sollte es möglich sein, die Komplikationsraten zu senken.

# Literatur


[1] Eckert, P., H. P. Eichfuss, A. Kippner et al.: Die innere Schienung des Dünndarmes. Akt. Chir. **12** (1977) 20–28.

[2] Farthmann, E. H., F. J. Lehberger: Postoperativer mechanischer Ileus. Langenbecks Arch. **347** (1978) 379–385.

[3] Ginzburg, L., I. H. Friedmann: Delayed Intussusception. N. Y. State Journal Med. (1974) 2009–2013.

[4] Jung, D., M. Lux, H. H. Werner et al.: Innere Darmschienung mit einer auflösbaren Sonde zur Prophylaxe und Therapie des rezidivierenden Adhäsionsileus. Chir. **54** (1983) 278–282.

[5] Kapral, W.: Die Schienung des Dünndarms mit der Miller-Abbott-Sonde. Chir. **55** (1984) 391–394.

[6] Meissner, K.: Möglichkeiten und Grenzen der konservativen Ileusbehandlung. Langenbecks Arch. Chir. **346** (1978) 239–253.

[7] Reifferscheid, M., M. Pip: Indikation und Risiko der inneren Darmschienung. Chirurg **55** (1984) 395–399.

[8] Rueff, F. L., R. Bedacht, M. Wilhelm: Die Anwendung langer Darmsonden bei der Ileus-Behandlung. Münch. Med. Wschr. (1968) 470–480.

[9] Sarr, M. G., D. M. Nagorney, D. C. Mellrath: Postoperative Intussusception in the adult. Arch. Surg. **116** (1981) 144–148.

[10] Schippers, E., S. Langer: Erfahrungen mit der Dünndarmschienung beim chronischen Adhäsionsileus und dem frühen postoperativen Ileus anhand von 124 Fällen. Akt. Chir. **17** (1982) 92–94.

[11] Schramm H.: Möglichkeiten der Therapie und Prophylaxe des rezidivierenden Ileus beim Erwachsenen durch innere Darmschienung. Zbl. Chir. **103** (1978) 1357–1361.

[12] Schumann, J., H. Wehling: Möglichkeiten und Grenzen der Ileusbehandlung mit der Miller-Abbott-Sonde. Chirurg **45** (1974) 33–38.

[13] Spelsberg, F., G. Salzmann, R. Kuntz: Seltene Komplikation bei der operativen Darmschienung mit der Miller-Abbott-Sonde. Chirurg **46** (1975) 430–431.

[14] Stutzer, H.: Komplikationen bei der inneren Darmschienung mit der Miller-Abbott-Sonde. Aktuelle Chir. **11** (1976) 243–246.

[15] Tondelli, P., W. Müller, F. Enderlin et al.: Dünndarmschienung in der operativen Behandlung des Adhäsionsileus. Langenbecks Arch. Chir. **338** (1975) 169–180.

[16] Waag, K. L., G. Menardi, W. Brands: Mesenterialplikatur und innere Darmschienung bei rezidivierenden postoperativen Adhäsionen im Kindesalter. Z. Kinderchir. **30** (1980) 46–48.

[17] Weigelt, J. A., W. H. Snyder, J. L. Normann: Complications and Results of 160 Baker Tube Plications. Amer. J. Surg. **140** (1980) 810–814.

# Spätergebnisse nach innerer Sondenschienung und Mesenterialplikation beim rezidivierenden Adhäsionsileus

V. Zumtobel, U. Finke, K. Schäfer

Nach Lösung ausgedehnter Verwachsungen zwischen den Darmschlingen untereinander oder mit der Bauchwand ist eine Reserosierung der gelösten Oberflächen nicht möglich und somit ein erneutes Verwachsen unvermeidbar. Da alle Versuche, Verwachsungen zu verhindern, bisher keine klinische Bedeutung erlangt haben, müssen zur Verhütung eines erneuten Ileus die nach jeder Lösung wiederum eintretenden Verwachsungen in möglichst physiologischer Lage der Darmschlingen erfolgen. Dieses Ziel läßt sich am ehesten durch eine intraoperative, gezielte, mechanische Fixation des Dünndarms mittels Mesenterialfaltung und -fixation [3, 5, 6, 10] oder temporärer innerer Darmschienung auf langen, halbelastischen Sonden erreichen [2, 7, 8, 9, 11, 12].

## Patientengut und Operationsverfahren

Im Zusammenhang mit einem besonderen Interesse an dieser Fragestellung wurden im Verlauf der Weiterbildung des Erstautors alle von 1967 bis 1972 an der Chirurgischen Universitätsklinik Köln Lindenthal [15] und ab 1973 an der Chirurgischen Klinik der Universität München mit einer inneren Sondenschienung oder Mesenterialplikation versehenen Patienten erfaßt und in etwa 2jährigen Abständen kontrolliert. Die Indikation zur intraoperativen mechanischen Adhäsionsausrichtung wurde gestellt, wenn mindestens zwei Ileusoperationen vorausgegangen waren oder bei einer ausgedehnten Adhäsiolyse mehr als ⅓ der gesamten Dünndarmserosaoberfläche deserosiert waren. Die Auswahl des Verfahrens, Sondenschienung oder Mesenterialfaltung, erfolgte zufällig nach der persönlichen Bevorzugung des jeweils zuständigen Operateurs. Der Dünndarm wurde immer in seiner ganzen Länge einschließlich eventueller nichtserosageschädigter Abschnitte geschient oder gefaltet. Die Sonde wurde nach 8–14 Tagen gezogen bzw. über den Dickdarm ausgeschieden. Die Faltung erfolgte über 3 unter Diaphanie mit stumpfer, gerader Nadel parallel ca. 2–3 cm vom Mesenterialansatz entfernt eingezogene, kräftige, resorbierbare U-Nähte, die nur so locker geknotet wurden, daß ein Eintauchen einzelner Darmanteile zwischen die Mesenterialfalten ausgeschlossen war. [10].

Bei lokaler oder diffuser Peritonitis wurde keine mechanische Schlingenfixation vorgenommen. Die Funktionskontrolle erfolgte über Verlaufsbeobachtungen des postoperativen Beschwerdebildes und Dünndarmkontrastmittelpassagen. Als beschwerdefrei wurden Patienten eingestuft, die nach ihrer eigenen Auffassung nicht häufiger Leibschmerzen hatten als nichtoperierte im engeren Familien- oder Bekanntenkreis.

## Operationsergebnisse

Inzwischen wurden 88 Patienten mit mechanischer Ileus-Rezidiv-Prophylaxe zwischen 5 und 15 Jahre nach der Operation beobachtet. 43 Patienten erhielten eine Mesenterialplikation, 45 Patienten eine innere Sondenschienung. In der Gruppe mit Plikation waren 33 Patienten (76,7%) beschwerdefrei, 8 (18,5%) klagten über gelegentliche bis häufigere spastische Beschwerden. 1 Patient (2,4%) gab regelmäßig auftretende postcoenale spastische Beschwerden im Sinne eines chronischen Subileus an, und bei einer weiteren Patientin (2,4%) mußte wegen erneuten Ileus relaparotomiert werden. In der Patientengruppe mit Sondenschienung blieben 30 Patienten (66,6%) ohne Beschwerden, 11 (24,4%) gaben spastische Beschwerden an, einer (2,2%) lebt mit einem chronischen Subileus und 3 Patienten (6,8%) wurden wegen eines Ileusrezidivs erneut operiert (Tab. 1).

Die Aufschlüsselung der Patienten mit Beschwerden zeigte, daß in beiden Gruppen ähnlich verteilt bei etwa ¼ sich die Beschwerden direkt postoperativ, bei mehr als der Hälfte innerhalb der ersten 3–6 Monate nach der Operation und bei dem Rest später als 1 Jahr postoperativ einstellten (Tab. 2). Auffällig und zugleich erfreulich war die Beobachtung, daß jeweils etwa die Hälfte der betroffenen Patienten die

Tabelle 1 Spätergebnisse (5–15 Jahre) nach Mesenterialplikation bzw. Sondenschienung beim Adhäsionsileus

| | n | ohne Beschwerden | spastische Beschwerden | chronischer Subileus | Reoperation wegen Ileus |
|---|---|---|---|---|---|
| Plikation | 43 | 33 | 8 | 1 | 1 |
| Sondenschienung | 45 | 30 | 11 | 1 | 3 |

Tabelle 2 Auftreten von Beschwerden nach Mesenterialplikation und Sondenschienung

| | n | direkt pop. | 3–6 Monate | >1Jahr |
|---|---|---|---|---|
| Plikation | 9 | 2 | 6 | 1 |
| Sondenschienung | 12 | 2 | 7 | 3 |

Tabelle 3 Beschwerdenverlauf nach Mesenterialplikation und Sondenschienung

| | n | Zunahme | Abnahme | Konstanz |
|---|---|---|---|---|
| Plikation | 9 | 1 | 5 | 3 |
| Sondenschienung | 12 | 6 | | 4 |

Tabelle 4 Ursachen für Ileusrezidive nach Mesenterialplikation und Sondenschienung

| | n | Adhäsionen | Strangulation |
|---|---|---|---|
| Plikation | 1 | – | 1 |
| Sondenschienung | 3 | 3 | – |

Intensität ihrer Beschwerden als mit der Zeit eher abnehmend bezeichneten und nur eine kleine Anzahl eher eine Zunahme empfand (Tab. 3). Irgendeine Korrelation des Beschwerdenausmaßes zum Zustand vor der mechanischen Rezidivprophylaxe ließ sich nicht erkennen. Bei den Röntgen-Kontrastpassagen fiel auf, daß sowohl nach Sondenschienung als auch nach Mesenterialplikation intraoperativ mitfixierte Dünndarmanteile ohne Serosaschädigung im weiteren Verlauf offenbar nicht miteinander oder mit der Umgebung verwachsen sind, sondern ihre intraoperativ fixierte Lage später nicht beibehalten haben. Dagegen blieb insbesondere nach Mesenterialplication bei Serosaschädigung der gesamten Dünndarmlänge auch späterhin das typische Faltungsbild der Schlingen bei der Röntgendarstellung gut erkennbar.

Erneute operative Eingriffe wegen Ileusrezidivs wurden einmal nach vorausgegangener Mesenterialplikation und dreimal nach Sondenschienung erforderlich (Tab. 4). Ursache für den Rezidivileus war einmal eine Strangulation der untersten Schlinge des in guter Lage fixierten Darmpakets durch eine geschrumpfte Einzelbride im Zusammenhang mit einer abgeklungenen Sigmadivertikulitis, deren einfache Durchtrennung die Situation bereinigte. Dreimal führte eine Abknickung freibeweglicher Darmanteile am Übergang zu fixierten Darmabschnitten im Bereich breitflächiger Adhäsionen zum Ileusrezidiv, welche wiederum eine ausgiebige Adhäsiolyse verlangte und jeweils mit einer Plikation versorgt wurde.

# Diskussion

Da es über atraumatisches Operieren hinaus bisher keine wirksame Adhäsionsprophylaxe gibt, stellt der postoperative Adhäsionsileus besonders bei mehrfach operierten Patienten ein großes Problem dar. Die Gefahr, nach Dünndarmileus-Operationen erneut einen Darmverschluß zu bekommen, wird mit 15% angegeben und soll mit jeder weiteren Operation steigen, bis sie bei vollständiger Verwachsung des gesamten Dünndarmpakets wieder deutlich abnimmt. Das ursprünglich von Noble und Wichmann angegebene Verfahren der direkten Nahtfixation von Darmschlingen aneinander ist wegen hoher Komplikations- und Beschwerderaten [3, 11, 15] von der einfacheren Methode der Mesenterialfaltung nach Childs und Phillips weitgehend verdrängt worden [6, 10]. Eine Alternativmöglichkeit stellt die temporäre innere Darmschienung mit langen halbelastischen Sonden dar [2, 4, 7, 8, 9, 11, 12]. Beiden Verfahren wird eine Reduktion der Ileusrezidivrate auf 2–8% zugesprochen, jedoch ist das jeweilige Krankengut meist sehr unterschiedlich zusammengesetzt und die Indikation zur mechanischen Rezidivprophylaxe ausgesprochen uneinheitlich gestellt. Sowohl nach Faltung als auch nach Intubation des Darms kommt es nach unseren Beobachtungen nach Auflösung der Mesenterialnähte bzw. Entfernung der Sonde sekundär wieder zur „Befreiung" der nicht wesentlich serosageschädigten Dünndarmanteile mit der Möglichkeit, gegenüber den fixiert bleibenden Darmabschnitten abzuknicken. Dieses Verhalten des Darms relativiert die theoretische Sicherheit beider Verfahren gegenüber einem erneuten Ileusrezidiv und erklärt die Versagerquote. Die Frühkomplikationen der Mesenterialfaltung bestehen in intraoperativen Läsionen der Mesenterialgefäße und erschwertem Wiedereintritt der postoperativen Darmfunktion besonders bei Formung eines Darmpakets, das nicht den Größenverhältnissen des individuellen Kolonrahmens entspricht. Die Intubationsverfahren können Schädigungen im Nasopharyngealbereich, Darmwandnekrosen, Perforationen und intraluminäre Arrosionen bedingen [1, 5, 13, 14]. Häufig bereitet auch die intraoperative Pylorus-Duodenalpassage der Sonde erhebliche Schwierigkeiten und verlangt eine kraniale Verlängerung der Laparotomiewunde oder bei Verzicht auf die Magenpassage eine zusätzliche Enterostomie. Ebenso wurde über ernste Probleme bei der Sondenentfernung berichtet [13, 14]. Die Rate dieser Komplikationen wird nach Adhäsiolysen sehr gering angegeben, steigt jedoch bei akutem Ileuszustand und besonders bei Peritonitis auf 15–30% an. Daher erscheint der Nutzen einer Darmplikation oder -intubation zumindest bei Infektionen der Bauchhöhle fragwürdig [3, 5, 9].

Funktionelle Langzeitergebnisse liegen in der Literatur kaum vor. Nach den eigenen Erfahrungen sind sowohl nach Sondenschienung als auch nach Mesenterialplikation etwa ⅔ der operierten Patienten postoperativ über einen Beobachtungszeitraum von mehr als 5 Jahren weitgehend beschwerdefrei, was besonders für die Patienten mit ausgedehnten Läsionen am gesamten Dünndarm zutrifft. Darüber hinaus gibt die Mehrzahl der Patienten mit postoperativen spastischen Beschwerden eher eine Abnahme der Beschwerden im Verlauf der Beobachtungsjahre an. Insgesamt erscheinen uns die Spätergebnisse sowohl nach Mesenterialplikation als auch nach Sondenschienung zufriedenstellend und die mechanische Rezidivprophylaxe in dieser Form bei strenger Indikationsstellung ein empfehlenswertes Verfahren zur

Verminderung sowohl der Ileusrezidivrate als auch der funktionellen Beschwerden beim sog. Verwachsungsbauch. Die kleine Zahl der Ileusrezidive erlaubt nach unserer Meinung keine Unterscheidung zu Gunsten des einen oder anderen Verfahrens, da sich bei den Reoperationen keine verfahrensspezifischen Ursachen für die erneute Darmabknickung feststellen ließen.

## Literatur

[1] Aigner, P. W., C. Käufer: Operative Behandlungsmethoden und Spätprognose bei Adhäsionsileus. Aktuel. Chir. **11** (1976) 235.

[2] Bumm, H. W., M. Dimoh, R. Bumm: Vorteile der temporären Darmschiene nach Devine. White und Baker. Chir. Praxis 27 (1980) 203.

[3] Daniels, V., H. Brünner, V. Lenner et al.: Die Dünndarmplikation nach Noble. Chirurg **51** (1980) 207.

[4] Dinstl, K., F. Hofbauer, R. Schiessel et al.: Behandlungsergebnisse beim mechanischen Ileus. Zentralbl. Chir. **101** (1976) 1420.

[5] Eckert, P., H. P. Eichfuß, A. Knipper et al.: Die innere Schienung des Dünndarmes. Aktuel. Chir. **12** (1977) 389.

[6] Hollender, L. F., Ch. Meyer, F. R. Otteni et al.: Die Stellung der Mesenterialplikatur nach Childs und Phillips in der Behandlung und Prophylaxe des Dünndarm-Ileus. Chirurg **46** (1975) 56.

[7] Jung, D., M. Lux, H. H. Werner et al.: Innere Darmschienung mit einer auflösbaren Sonde zur Prophylase und Therapie des rezidivierenden Adhäsionsileus. Chirurg **54** (1983) 278.

[8] Kapral, W., H. Sauer: Stellt die Schienung des Dünndarmes mit der langen Darmsonde eine Methode zur Prophylaxe des späteren postoperativen Ileus dar? Aktuel. Chir. **14** (1979) 259.

[9] Menardi, G.: Die Dünndarmschienung als Ileusprophylaxe im Kindesalter. In: R. Pichlmayr (Hrsg.), Postoperative Komplikationen, S. 159. Springer, Berlin – Heidelberg – New York 1976.

[10] Merguet, H.: Technische Modifikation der Mesenterialplikatur nach Noble-Childs. Chirurg **44** (1973) 308.

[11] Reifferscheid, M., H. Pesendorfer, E. D. Schwilden: Maßnahmen zur Verhütung des Adhäsionsileus. Eine Untersuchung der klinischen Wertigkeit von Darmplikation und Darmschienung. Bruns' Beitr. Klin. Chir. **220** (1973) 125.

[12] Schickedanz, H., G. Adam, W. Sellentin et al.: Ileusprophylaxe bei Kindern durch Dünndarmschienung. Zbl. Chir. **100** (1975) 112.

[13] Spelsberg, F., G. Salzmann, R. Kuntz: Seltene Komplikation bei der operativen Darmschienung mit der Miller-Abbott-Sonde. Chirurg **46** (1975) 430.

[14] Tondelli, P., W. Müller, F. Enderlin et al.: Dünndarmschienung in der operativen Behandlung des Adhäsionsileus. Langenbecks Arch. Chir. **338** (1975) 169.

[15] Zumtobel, V., U. Laufenberg: Innere Sondenschienung oder Noblesche Plicatur zur Rezidivprophylaxe des mechanischen Ileus. Zbl. Chir. **98** (1973) 1338.

# Zusammenfassende Diskussion

E. Ungeheuer, H. K. Wellmer

Zu den einzelnen Vorträgen fanden lebhafte Diskussionen statt, die man entsprechend den inhaltlichen Aspekten in sechs Abschnitte unterteilen kann:

1. Klinische Erfahrungsberichte über Ursache und Risiko des mechanischen Ileus im Sinne retrospektiver Analysen
2. Beiträge zur Operationstaktik
3. Endoskopisch-operative Möglichkeiten der Adhäsiolyse bei rezidivierenden Subileuszuständen.
4. Die direkte intraoperative Absaugung beim Ileus zur Entlastung
5. Die Entlastung beim Ileus über die innere Schienung
6. Prophylaxe und Therapie des Ileus durch Mesenterialduplikatur, teilweise mit innerer Schienung kombiniert.

Zu den Vorträgen Seite 139–156 wurde von Lorenz, Marburg, darauf hingewiesen, daß man bei einer Häufigkeit von 4% Ileusoperationen am Gesamtkrankengut nicht von einem seltenen Ereignis sprechen könne.

Die Häufigkeit gynäkologischer Voroperationen als Ursache des frühen oder späten postoperativen Ileus scheine regionalen Schwankungen zu unterliegen (Kremer, Düsseldorf).

Wellmer wies darauf hin, daß die im Ileus angelegte Anastomose am Dickdarm durch eine vorgeschaltete Kolostomie oder Rohrzökostomie zur Risikominderung geschützt werden solle. Die Dickdarmresektion im Ileus stelle allerdings den Ausnahmefall dar.

Ausführlich wurde die von Semm, Kiel, vorgestellte Methode der endoskopischen Adhaesiolyse diskutiert. Ungeheuer wies am Anfang der Diskussion darauf hin, daß der Referent erfreulicherweise sich auf die Therapie des Subileus beschränkt habe und das eigentliche Thema des Ileus durch ihn nicht abgehandelt worden sei. Einigkeit herrschte darüber, daß die von Semm erreichten hervorragenden Ergebnisse nur in enger Zusammenarbeit mit einem guten Chirurgen im Hintergrund sowie bei entsprechendem Training und sorgfältigster Ausbildung des endoskopisch tätig werdenden Operateurs möglich sind.

Die von Schröder, Frankfurt, vorgestellte Methode der intraoperativen Entlastung wurde von Kremer, Düsseldorf, durch den Hinweis ergänzt, daß es bei einer im Ileuszustand erfolgenden Enterotomie zur Einbringung eines Absaugkatheters Probleme mit der Abdichtung geben könne und daß bei einem möglichen Zurückziehen des Katheters eine Kontamination durch den fäkulenten Dünndarminhalt erfolgen könne. Die empfohlene Tabaksbeutelnaht könne außerdem einreißen. Der Referent wies die Einwände damit zurück, daß die Befürchtungen bei exakter Handhabung und Berücksichtigung der üblichen intraoperativen Kautelen bei Anwendung der empfohlenen Methode hinfällig seien. Die Abdichtung sei kein Problem. Das empfohlene Ausstreichen für den ungeübten und weniger erfahrenen Operateur oftmals schwieriger als die Enterotomie und Absaugung. Allerdings solle man die Enterotomie mit Absaugung nur in wirklich seltenen Fällen, wie auch im vorgestellten Krankengut geschehen, anwenden. Die auch im Krankengut der Salzburger Klinik nachweisbare höhere Letalität der Fälle, in denen die Absaugung angewandt wurde, läßt sich dadurch erklären, daß es sich jeweils um fortgeschrittene, hochgradige Ileuszustände gehandelt hat.

Zur Anwendung der inneren Schienung wies Denk, Wien, auf die Gefahr der Aspiration bei Applikation entsprechender Sonden im Ileuszustand hin. Zur intraoperativen Weiterleitung einer eingeführten Sonde wurde die Durchführung eines Kocher-Manövers empfohlen. Es wurde der Einwand gemacht, daß im ausgeprägten Ileuszustand von dem gewöhnlicherweise propagierten Zugang im medialen Unterbauch aus die Durchführung eines Kocherschen Manövers extrem schwierig sei. Wellmer, Bielefeld, sprach sich für eine ausreichend weite Oberbauchlaparotomie zur Sondenweiterleitung aus.

Die Vorträge von Lehmann, Würzburg und Zumtobel, Bochum, berichteten über gute Erfahrungen mit der Mesenterialduplikatur, wobei Kümmerle, Mainz, nochmals auf die Möglichkeit das Nobelsche Verfahren anzuwenden hinwies.

Im Zuge der Diskussion machte Wellmer, Bielefeld, auf die paradoxe Wirkung von Leinsamen und ähnlicher Kost, die zur Obstipationsprophylaxe eingenommen wird, aufmerksam. Es sind hier mehrere Ileusfälle beschrieben. Die Stuhlregulierung sollte mit Weizenkleie erfolgen.

Ungeheuer, Frankfurt, bemerkte zu Beginn seiner abschließenden Zusammenfassung, daß er den Eindruck habe, trotz der lebhaften Diskussion sei es für das Auditorium schwer, ein klares Bild über den einzuschlagenden Weg beim Ileus mit nachhause zu nehmen. Eine Abstimmung über das Vorgehen im einzelnen sei wegen der Kürze der zur Verfügung stehenden Zeit nicht möglich. Er wolle jedoch in Kenntnis der Meinungsbildung schweizer, deutscher und französischer Chirurgen auf einem Symposium der Sektion de Collège international de Chirurgiens, in dessen Mittelpunkt die Ileusproblematik gestanden habe, den derzeit in Westeuropa erkennbaren Trend wie folgt zusammenfassen:

1. Methoden der inneren Schienung treten mehr und mehr in den Hintergrund und finden derzeit keinerlei breite Anwendung.
2. Im Ileuszustand sei – wenn immer möglich – dem oral- d.h. ventrikelwärtigen Ausstreichen der Vorzug vor allen anderen Verfahren zu geben.
3. Die Verfahren zur Mesenterialduplikatur finden nur noch sehr selten Anwendung.

4. Bei gezielter Indikation habe die intraoperative Absaugung nach wie vor ihre hinreichende Berechtigung.
5. Wie bei jedem Notfall setze die Diagnose und Therapie des Ileus eine kontinuierliche Beobachtung und Behandlung durch den jeweils erfahrensten Arzt und Operateur voraus.

# Der hohe Dünndarm-Ileus

D. Rühland, P. Langhans, K. Böttcher

Während der Ileus (der Genese nach ein mechanischer Ileus) von einem funktionellen – und dem seltenen vaskulären Ileus abgegrenzt wird, erscheint es gelegentlich sinnvoll, den Aspekt der Lokalisation zu berücksichtigen. Dabei kann grundsätzlich zwischen einem hohen Ileus, einem tiefen Dünndarmileus und einem Dickdarmileus unterschieden werden [2].

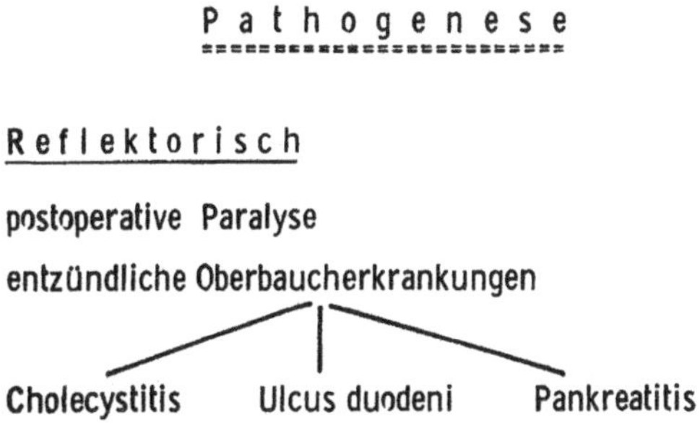


Abb. 1 Pathogenese des hohen Dünndarmileus.

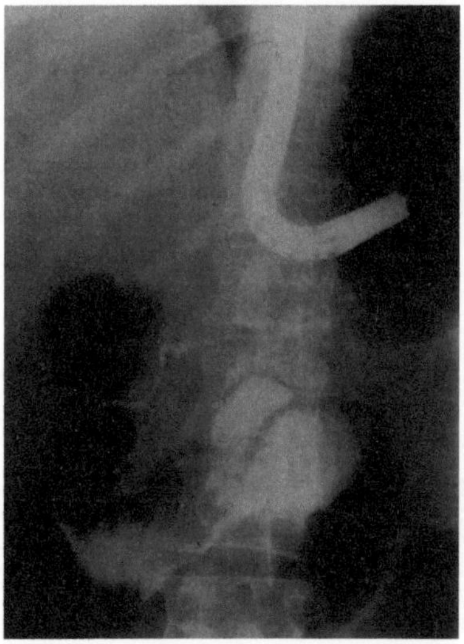

Abb. 2 Reflektorische Dilatation des Duodenum bei Pankreatitis.

Insbesondere der hohe Dünndarmileus, dessen Lokalisation hier im wesentlichen bis in Höhe des Treitzschen Bandes eingeordnet werden sollte, bietet bezüglich der Pathogenese, der Symptomatik und der Therapie einige Besonderheiten.

## Pathogenese

Pathogenetisch können bei dieser Erkrankung reflektorische Ursachen eine Kompression des Duodenums von außen oder eine Kompression vom Lumen her unterschieden werden.

Eine reflektorische duodenale Passagestörung kann durch postoperative Paralyse, durch entzündliche Oberbaucherkrankungen wie Cholezystitis, Ulcus duodeni oder Pankreatitis bedingt sein (Abbildg. 1, 2).

Häufiger jedoch wird der hohe Dünndarmileus durch eine Kompression von außen hervorgerufen (Abb. 3). Dabei sind insbesondere raumfordernde Prozesse des Pankreas, wie Entzündungen, Zysten, Karzinome und das Pancreas anulare (Abb. 4) zu nennen; weiterhin retroperitoneale Lymphome oder zum Beispiel ein Aortenaneu-

P a t h o g e n e s e

Kompression von außen

Raumforderung an Pankreas und Gallenwegen

Raumforderung retroperitoneal

Malrotation

Briden

Treitz sche Hernie

Mesenterica superior Syndrom

Abb. 3 Pathogenese des hohen Dünndarmileus.

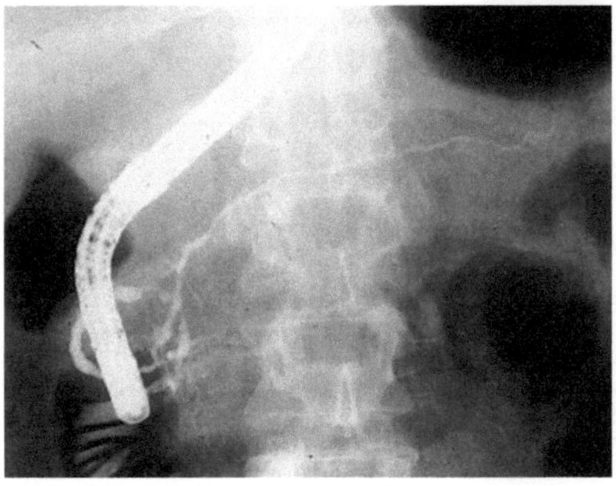

Abb. 4 Duodenalstenose bei Pancreas anulare.

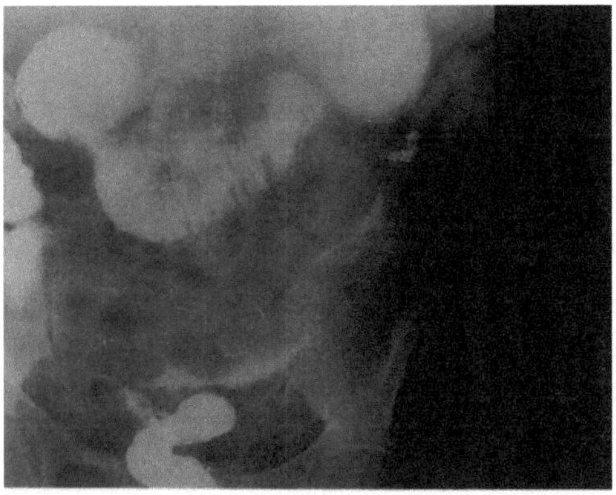

Abb. 5 Hoher Dünndarmileus mit Dilatation des Duodenum bei Treitzscher Hernie.

P a t h o g e n e s e

Obturation vom Lumen her

kongenitale Stenosen

intraluminäre Tumoren

Divertikel

Fremdkörper

Abb. 6 Pathogenese des hohen Dünndarmileus.

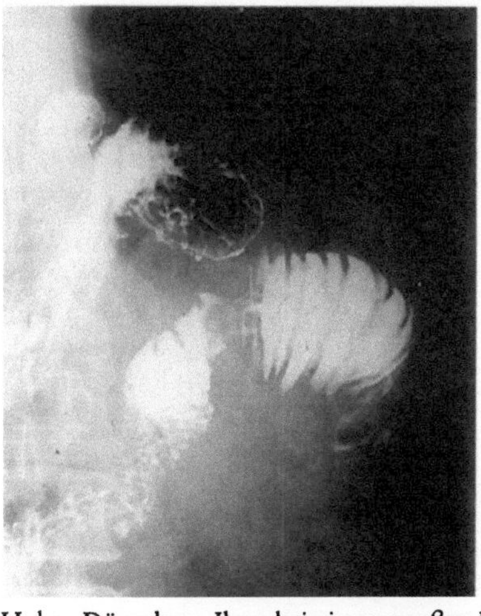

Abb. 7 Hoher Dünndarm-Ileus bei einem großen Polypen der Pars horicontalis inferior duodeni.

rysma. Auch bei einer Malrotation wird dieses Krankheitsbild beobachtet. So kann in seltenen Fällen ein Upside-down-Magen in einer kongenitalen Zwerchfellhernie das Bild eines hohen Dünndarmileus provozieren. Weitere Ursachen der Erkrankung durch Kompression von außen können Briden, eine Treitzsche Hernie (Abb. 5) oder ein Mesenterica-superior-Syndrom sein, worauf im folgenden wegen der Besonderheiten – dieses schwer diagnostizierbaren Leidens – noch näher eingegangen wird.

Besonders selten sind duodenale Passagebehinderungen, die ihre Ursache im Lumen selbst haben, wobei kongenitale Störungen (z. B. Megaduodenum bei aganglionärem Segment), intraluminär wachsende Tumoren, Duodenaldivertikel mit Retention von Speiseresten und Fremdkörper in Frage kommen (Abbildg. 6, 7). Hier ist auch der seltene Fall eines hohen Dünndarmileus durch einen in das Duodenum perforierten Tonnenstein der Gallenblase zu nennen.

## Symptomatik und Diagnostik

Zur Symptomatik des hohen Dünndarmileus ist zu bemerken, daß neben krampfartigen postprandialen Oberbauchschmerzen, Völlegefühl, Übelkeit und Singultus mit mehrfachem täglichem Vomitus bei anschließendem Wohlbefinden der Patienten

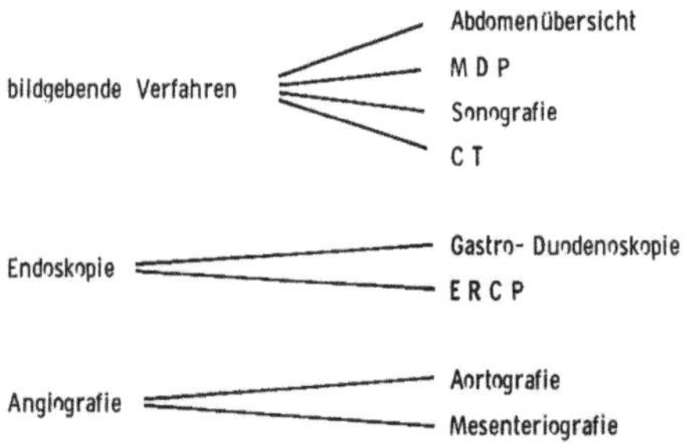


Abb. 8 Diagnostik des hohen Dünndarmileus.

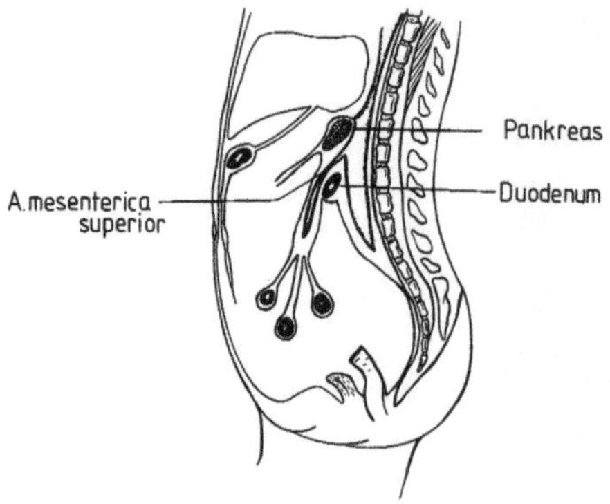


Abb. 9 a Überkreuzung des Duodenum durch die Mesenterialwurzel.

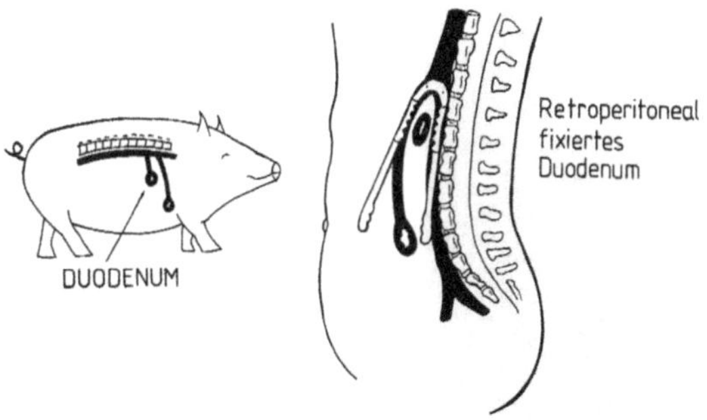


Abb. 9 b Durch Verkleinerung des Abgangswinkeln der Arteria mesenterica superior kann es zur Kompression des Duodenums kommen.

imponieren, wobei anamnestisch das Erbrechen unverdauter – zumeist gallig tingierter – Speisen einen differentialdiagnostischen Hinweis zum Miserere beim tiefen Dünndarmileus liefert [7].

Die Diagnostik umfaßt je nach Art des Krankheitsbildes alle modernen bildgebenden Verfahren, die heutigen Möglichkeiten der Endoskopie und gegebenenfalls auch eine Gefäßdarstellung (Abb. 8).

## Besonderheit: Arteriomesenteriale Duodenalkompression

Eine besonders heimtückische Form des hohen Dünndarmileus stellt die arteriomesenteriale Duodenalkompression oder das Arteria-mesenterica-superior-Syndrom dar, da hierbei die beschriebene Symptomatik der Patienten oft wechselt und bei häufig jahrelangem Verlauf Phasen leidlichen Wohlbefindens mit zum Teil ausgeprägten Krankheitsperioden wechseln [3].

Das Krankheitsbild ist bedingt durch eine Kompression der Pars horicontalis inferior durch die Arteria mesenterica superior, die hier in die Mesenterialwurzel zieht und den retroperitoneal fixiert liegenden Teil des Duodenums gleichsam „in die Zange nimmt" [1, 7]. Aus der schematischen Darstellung ist ersichtlich, daß dieses Leiden sich nur beim Menschen durch die aufrechte Körperhaltung enwickeln kann (Abbildg. 9 a, b, 10).

Als Ursache für die Lage- oder Verlaufsanomalie werden angeborene Veränderungen der Mesenterialarterie oder erworbene Veränderungen vermutet, wobei langdauernden, schwerwiegenden Krankheitsverläufen und konsumierenden Prozessen eine Bedeutung beigemessen wird [4].

Ist einmal ein wirksames Passagehindernis entstanden, so führt der Rückstau zu einer prästenotischen Dilatation des Pars descendens duodeni mit nachfolgendem duodenogastralem Reflux und zunehmender Dilatation des Magens mit dehnungs-

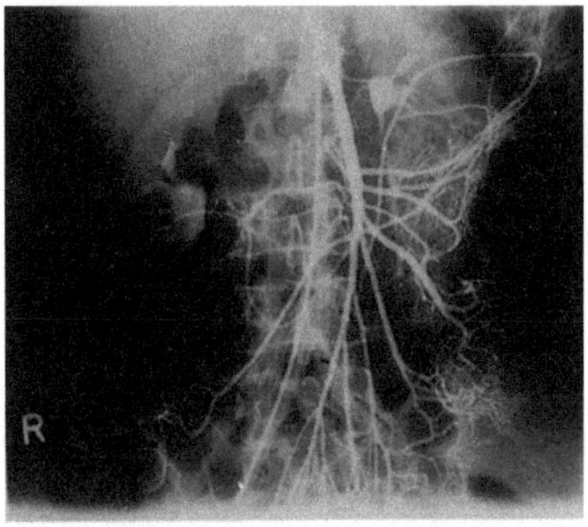

Abb. 10 Mesenterikographie bei kleinem Abgangswinkel der Arteria mesenterica superior aus der Aorta.

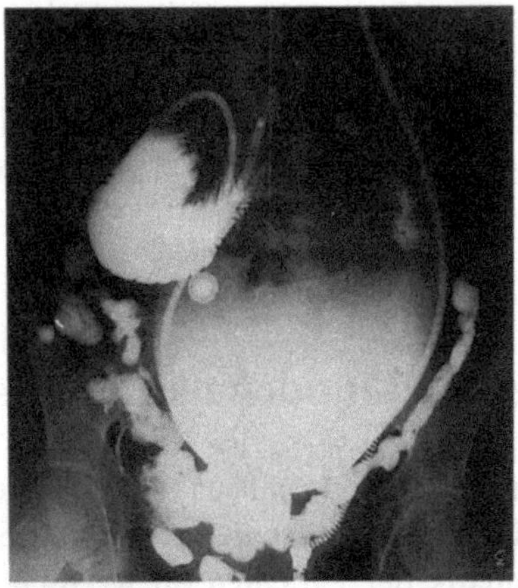

Abb. 11 Massive Erweiterung des Magens und Abdrängung der Mesenterialwurzel bei arteriomesenterialer Duodenalkompression (19jährige Patientin).

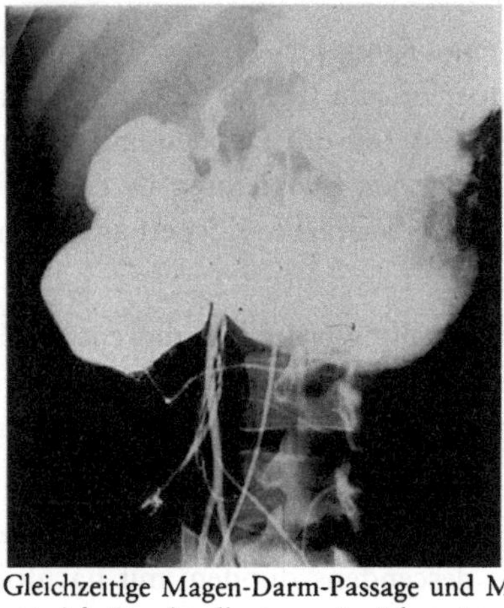

Abb. 12 Gleichzeitige Magen-Darm-Passage und Mesenterikographie (für die Diagnose „Arteriomesenteriale Duodenalkompression" beweisend).

bedingter gastraler Hypersekretion bis zum Erbrechen. Durch die Vergrößerung des Magens wird das Dünndarmkonvolut noch weiter nach distal abgedrängt und somit auch der Zug auf die Mesenterialwurzel verstärkt, wobei sich der Abgangswinkel der Arteria Mesenterica aus der Aorta noch verkleinert und ein Circulus vitiosus entsteht, der zum Vollbild des hohen Dünndarmileus mit schweren Elektrolyt- und Stoffwechselentgleisungen führen kann [5] (Abb. 11).

Die endgültige Klärung der Diagnose gelingt durch Röntgenkontrastuntersuchung einschließlich Doppelkontrastverfahren und hypotoner Duodenographie, wobei die Dilatation der Pars descendens duodeni sowie eine bandförmige Impression der Pars horicontalis inferior duodeni und oralwärts gerichtete Pendelperistaltik nachweisbar sind. Für die Diagnose beweisend ist die gleichzeitige Mesenterikographie und Magenbreipassage [7] (Abb. 12).

# Behandlungsverfahren

Wenn alle konservativen Behandlungsmöglichkeiten ausgeschöpft sind, bleibt nur noch die Operation. Die prästenotische Entlastung des Duodenum durch eine Duodenojejunostomie mit einer Roux-Schlinge stellt bei diesem Krankheitsbild das Therapieverfahren der Wahl dar (Abb. 13 a, b). Da diese Patienten, bedingt durch den kompressionsbedingten Reflux, häufig durch ein Ulcusleiden belastet sind, werden die herkömmlichen Resektionsverfahren zur Behandlung der Ulcera nicht

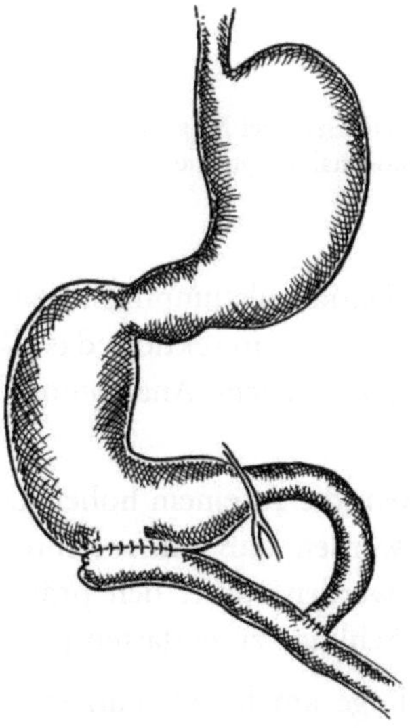

Abb. 13 a Schematische Darstellung einer Roux-Schlinge im Bereich des unteren Duodenalknies bei arteriomesenterialer Duodenalkompression.

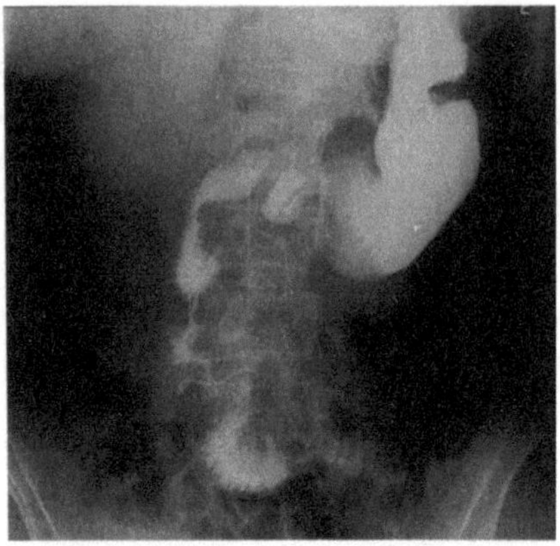

Abb. 13 b Postoperative Magen-Darm-Passage bei Zustand nach Roux-Schlinge im Bereich des unteren Duodenalknies bei arteriomesenterialer Duodenalkompression.

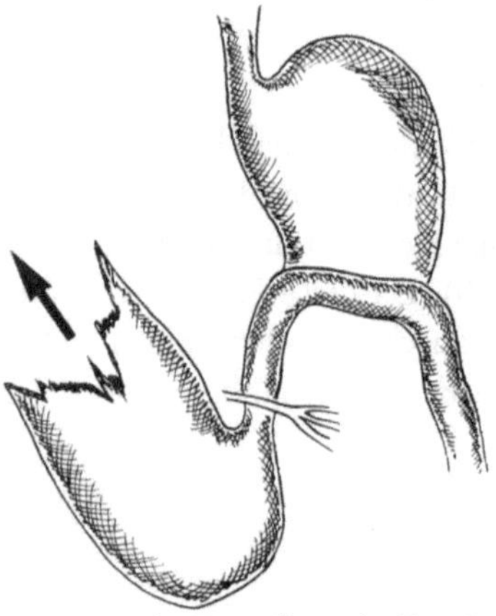

Abb. 14 Schematische Darstellung der Duodenalstumpfinsuffizienz bei Magenresektion und Rückstau des Duodenalsaftes durch arteriomesenteriale Duodenalkompression.

ausreichen, da durch den Rückstau die Duodenalstumpfinsuffizienz droht (Abb. 14). Man ist also gezwungen, bei einer Magenresektion das Duodenum ebenfalls zu entlasten, das heißt, entweder eine zusätzliche Anastomose oder eine zweite Rouxsche Y-Schlinge anzulegen.

Zur Behandlung der übrigen Krankheitsursachen, die zu einem hohen Dünndarmileus geführt haben, kann grundsätzlich gesagt werden, daß immer dann, wenn eine kausale Therapie nicht möglich ist, versucht werden sollte, den prästenotischen Anteil des Duodenum durch eine Rouxsche Y-Schlinge zu entlasten [6].

Wir sind der Ansicht, daß die Rouxsche Schlinge am Duodenum eher zu selten eingesetzt wird. Mit der Gastroenterostomie im Bereich des Magens sind wir nach unseren bisherigen Erfahrungen nicht zufrieden, da diese, ganz gleich, wie man sie auch anlegt, häufig in ihrer Funktion völlig unzureichend ist. So leiten die vorgegebenen Magenstraßen den Speisebrei an der Gastroenterostomie vorbei in das Duodenum, und die Funktion des Pylorus führt zu einer Pendelperistaltik im Duodenum, was zwangsläufig ein Fortbestehen von Beschwerden der häufig nicht kausal zu behandelnden Patienten zur Folge haben muß.

# Literatur

[1] Albrecht, A.: Über arterio-mesenterialen Darmverschluß an der Duodeno-Jejunalgrenze. Virch. Arch. **156** (1899) 285.

[2] Hentschel, M.: Praxis der Chirurgie des Ileus. Enke, Stuttgart 1984.

[3] Hülshoff, T.: Arterio-mesenteriale Duodenalkompression. Münch. Med. Wschs. **100** (1958) 1353.

[4] Kern, E., H. Gropp: Stenosen im Bereich des Treitzschen Bandes. Chirurg **40** (1969) 126.

[5] Lessmann, F., F. Baum: Zur Frage der Differentialdiagnostik des chronischen arteriomesenterialen Darmverschlusses. Ärztl. Wochenschr. **41/42** (1949) 645.

[6] Rühland, D., G. Kautz, K. Warneke: Die Roux-Schlinge bei seltenen Kompressionen des Duodenums. In: H. Bünte, W. Grill, P. Langhans et al.: (Hrsg.) Die Roux-Schlinge, S. 193 Edition Medizin, Weinheim 1984.

[7] Weber, H., H. Gummrich, E. Klotz: Beitrag zur arterio-mesenterialen Duodenalkompression. Chirurg **50** (1979) 503.

# Ursachen des mechanischen Dünndarmileus beim nicht voroperierten Patienten

R. Kirchner, W. Henke, R. Häring jr.

## Einleitung

Der mechanische Dünndarmileus stellt eine Notfallsituation dar, die ungeachtet der zugrunde liegenden Ursache eine rasche chirurgische Intervention erfordert. Sowohl für den Chirurgen als auch für den Anästhesisten ist es nützlich, durch Kenntnis des in Frage kommenden Ursachenspektrums Art, Ausmaß und Risiko der anstehenden Operation abschätzen zu können, um entsprechende Vorbereitungen zu treffen.

Erfahrungsgemäß stellen Adhäsionen die häufigste Ursache des mechanischen Dünndarmileus insbesondere als Folge von Voroperationen dar. An einem nicht voroperierten Patientenkollektiv soll untersucht werden, ob sich eine Verschiebung des Ursachenspektrums ergibt.

## Eigenes Krankengut

Von 1970 bis 1983 wurden 1285 Patienten wegen eines Ileus operiert. In 974 Fällen handelte es sich um einen mechanischen und in 311 Fällen um einen funktionellen Ileus. 126 nicht voroperierte Patienten hatten einen mechanischen Dünndarmileus. Diese Patientengruppe soll im folgenden dargestellt werden.

## Patientendaten

Das Alter in diesem Patientenkollektiv reichte von 3 bis 89 Jahren. In 13% der Fälle handelte es sich um Kinder und Jugendliche. 63% der Patienten waren 60 Jahre und älter. Säuglinge und Kleinkinder wurden bei dieser Untersuchung nicht berücksichtigt. Die Geschlechtsverteilung zeigt bei einem Verhältnis Männer : Frauen = 1 : 1,4 ein leichtes Überwiegen des weiblichen Geschlechtes. Begleiterkrankungen lagen bei 37% (n = 46) der Patienten vor.

Tabelle 1 Ursachenspektrum nicht voroperierter Patienten mit mechanischem Dünndarmileus

| Ursachen | n | % |
|---|---|---|
| inkarzerierte Hernie | 38 | 30 |
| Gallensteinileus | 31 | 24 |
| Invagination | 13 | 10 |
| Tumor | 10 | 8 |
| Bride | 9 | 7 |
| M. Crohn | 7 | 6 |
| Volvulus | 7 | 6 |
| Meckel-Divertikel | 5 | 4 |
| andere | 6 | 5 |
| Gesamt | 126 | 100 |

Tabelle 2 Ileusursachen bei nicht voroperierten Patienten mit mechanischem Dünndarmileus in den verschiedenen Altersklassen

| Ileusursache | Lebensalter in Jahren |
|---|---|
| Invagination | 3–20 |
| Meckel-Divertikel | 20–30 |
| Volvulus<br>M. Crohn | 30–50 |
| Bride<br>Tumor<br>Gallensteinileus | 50–70 |
| inkarzerierte Hernie | 70–80 |

## Ursachenspektrum in Beziehung zu den Altersklassen

Inkarzerierte Hernien stellten mit 30% die häufigste Ileusursache dar (Tab. 1). Das Durchschnittsalter in dieser Patientengruppe betrug 73 Jahre. Lediglich 4 Patienten waren jünger als 60 Jahre. Am zweithäufigsten war der Gallensteinileus (24%) mit einem nur geringfügig niedrigerem Altersdurchschnitt von 70 Jahren. Der Häufigkeit nach folgen die Invaginationen. In dieser Gruppe von 13 Patienten (10%) betrug das Durchschnittsalter 20 Jahre. Seltenere Ileusursachen waren tumorbedingte Stenosen (8%) und Briden (7%) mit einem erwartungsgemäß höheren Durchschnittsalter von 67 bzw. 65 Jahren. Bei den seltenen Ileusursachen handelte es sich um Morbus Crohn, Volvulus und Meckel-Divertikel. Die restlichen Ileusursachen ließen sich wie folgt aufschlüsseln: 3mal unspezifische entzündliche Dünndarmerkrankung, 1mal radiogene Dünndarmstenose, 1mal Askaridenileus, 1mal stenosierende Mesenterialzyste.

Reiht man die Ileusursachen nach dem Lebensalter der betroffenen Patienten, so ergibt sich bei diesen nicht voroperierten Patienten mit Dünndarmileus folgendes Spektrum (Tab. 2): In der Altersgruppe zwischen 3 und 20 Jahren dominierte die Invagination. Bei den 20–30jährigen Patienten führte das Meckel-Divertikel in der Häufigkeit. In der mittleren Altersklasse von 30–50 Jahren waren Volvulus und Morbus Crohn häufige Ileusursachen. Im höheren Lebensalter herrschten Gallensteinileus, Tumore, Briden und insbesondere inkarzerierte Hernien vor.

## Diagnostik

In 80% der Fälle bestand die Diagnostik lediglich in der klinischen Untersuchung und der Abdomennativaufnahme. Nur bei 20% der Patienten kamen zusätzliche diagnostische Methoden zur Anwendung (Tab. 3). Dabei handelte es sich um eine länger bestehende Ileussymptomatik und Tumorverdacht. Ferner dienten die zusätzlichen Verfahren zum Ausschluß einer Kolonbeteiligung oder einer mesenterialen Durchblutungsstörung.

## Zeitintervall bis zur Operation

Nur 34% der Patienten wurden innerhalb der ersten 24 Stunden nach Beschwerdebeginn operiert (Tab. 4). Dagegen betrug der Prozentsatz derjenigen, die innerhalb von 24 Stunden nach Klinikaufnahme operiert wurden 83% (Tab. 5). Dies zeigt, daß ein großer Teil der Patienten erst relativ spät in die Klinik gekommen ist. Bei den 17% der Fälle, die erst jenseits der 24-Stundengrenze nach Klinikaufnahme operiert wurden, handelte es sich um einen länger bestehenden Obturationsileus mit distal gelegener Ursache und langsam progredientem Verlauf.

Tabelle 3 Häufigkeit der angewandten diagnostischen Methoden

| Methoden | Patienten (n) | % |
|---|---|---|
| Abdomennativaufnahme | 126 | 100 |
| Kolonkontrasteinlauf | 10 | 8 |
| Magen-Darmpassage | 6 | 5 |
| Sonographie | 3 | 2 |
| Angiographie | 2 | 2 |
| Sellinksche Dünndarmdarstellung | 1 | |
| Koloskopie | 1 | 3 |
| Pelviskopie | 1 | |
| CT | 1 | |

Tabelle 4 Zeitintervalle zwischen Beschwerdebeginn und Operation (% von n = 126)

| Stunden | % |
|---|---|
| < 12 | 16 |
| < 24 | 18 |
| < 48 | 20 |
| < 72 | 15 |
| > 72 | 31 |

Tabelle 5 Zeitintervalle zwischen Klinikaufnahme und Operation (% von n = 126)

| Stunden | % |
|---|---|
| < 12 | 71 |
| < 24 | 12 |
| < 48 | 6 |
| < 72 | 4 |
| > 72 | 7 |

Tabelle 6 Häufigkeit der Dünndarmresektion bei den verschiedenen Ileusursachen

| Ileusursache | Häufigkeit |
|---|---|
| inkarzerierte Hernie | 21/38 |
| Gallensteinileus | 3/31 |
| Invagination | 10/13 |
| Tumor | 3/10 |
| Bride | 3/9 |
| M. Crohn | 7/7 |
| Volvulus | 3/7 |
| Meckel-Divertikel | 0/5 |
| andere | 4/6 |

# Therapie

In 54 Fällen (43%) war eine Dünndarmresektion erforderlich. Bei den übrigen 72 Patienten kamen andere operative Maßnahmen entsprechend der Ileusursache zur Anwendung.

21mal mußte bei inkarzerierten Hernien reseziert werden (Tab. 6). Beim Vorliegen einer Invagination erfolgte die Resektion in 10 von 13 Fällen. Lediglich in 3 Fällen kam es nach Desinvagination zu einer ausreichenden Erholung des Dünndarms. Alle 3 Patienten waren Kinder unter 10 Jahren. Bei Patienten mit Morbus Crohn wurde in allen Fällen reseziert. Der Gallensteinileus hatte erwartungsgemäß eine niedrigere Resektionsrate (3/31). Bei den tumorbedingten Dünndarmstenosen war nur in 3 von 10 Fällen eine Resektion möglich. Bei den übrigen 7 Patienten kamen nur Umgehungsanastomosen zur Anwendung. In der Gruppe der nicht näher bezeichneten Ileusursachen war die Resektion 2mal wegen entzündlicher, 1mal wegen radiogener Dünndarmstenose und 1mal wegen einer stenosierenden Mesenterialzyste notwendig.

## Ergebnisse

Bei 37% (n = 46) der Patienten traten postoperative Komplikationen auf, wobei diese Rate lokale und allgemeine Komplikationen einschließt. Die lokalen Komplikationen machten dabei etwa ⅓ aus und bestanden vorwiegend in Wundinfekten. Die Komplikationsrate war bei den resezierten Patienten mit 41% erwartungsgemäß höher als bei den nicht resezierten (33%). In 6 Fällen mußte wegen eines Ileusrezidivs relaparotomiert werden. Die Letalität des Gesamtkollektivs betrug 19% (n = 24). In der Gruppe der nicht resezierten Patienten verstarben 11 (15%), bei den resezierten Patienten waren es 13 (24%).

## Letalität und Risikofaktoren

Als entscheidende prognostische Faktoren erwiesen sich ein Lebensalter über 60 Jahre, Begleiterkrankungen und eine Dauer der Ileussymptomatik über 24 Stunden. Die Abhängigkeit der Prognose von diesen Risikofaktoren wird deutlich, wenn man ihre Häufigkeit berücksichtigt. So hatten wir in unserem Patientenkollektiv keine Letalität bei Patienten ohne diese Risikofaktoren. Bei einem Risikofaktor stieg die Letalitätsrate auf 9%, bei zwei auf 13% und bei gemeinsamem Auftreten aller drei Risikofaktoren auf 42% (Tab. 7). Diese besonders gefährdete Patientengruppe mit 3 Risikofaktoren machte 30% des Gesamtkollektivs aus.

Tabelle 7 Letalität des mechanischen Dünndarmileus bei nicht voroperierten Patienten in Abhängigkeit von der Anzahl der Risikofaktoren (RF)

| Anzahl der RF | Letalität % |
|---|---|
| 0 | 0 |
| 1 | 9 |
| 2 | 13 |
| 3 | 42 |

## Diskussion

Da wir ein ebenso definiertes Patientenkollektiv in den publizierten Mitteilungen nicht gefunden haben, bleibt nur der Vergleich mit gemischten Patientengruppen mit mechanischem Dünndarmileus, die sowohl voroperierte als auch nicht voroperierte Patienten enthalten.

Der Vergleich mit repräsentativen Ursachenstatistiken des mechanischen Dünndarmileus zeigt eine andere Häufigkeitsreihung der Ileusursachen als in unserem Kollektiv [1–5]. Während bei unseren Patienten inkarzerierte Hernien mit 30% am häufigsten waren, stehen sie in den Statistiken von Bizer [1], Smith [4] und Tondelli [5] mit 9–22% an zweiter Stelle. Dafür sind Adhäsionen in diesen Sammelstatistiken mit 40–70% häufigste Ileusursache. In unserem Patientenkollektiv stehen Adhäsionen der Häufigkeit nach mit 7% erst an 5. Stelle. Ebenso deutlich wird die Verschiebung des Ursachenspektrums am Beispiel des Gallensteinileus und der Invagination, die bei den nicht voroperierten Patienten mit 24% bzw. 10% an zweiter und dritter Stelle liegen. In einem gemischten Krankengut gehören sie mit 1–4% zu den seltenen Ileusursachen. Hinsichtlich der Altersverteilung der einzelnen Ileusursachen bestehen im Vergleich zu den Gesamtstatistiken keine signifikanten Unterschiede.

Vergleicht man die Zeitintervalle zwischen Beschwerdebeginn und Operation einerseits sowie zwischen Klinikaufnahme und Operation andererseits, so fällt auf, daß ein großer Teil unserer Patienten relativ spät in die Klinik gekommen ist. Dies erklärt die hohe Resektionsrate.

Die Morbidität erscheint mit 37% recht hoch. Sie wird aber verständlich, wenn man die Altersverteilung in Betracht zieht. 63% unserer Patienten waren älter als 60 Jahre. ⅔ der Komplikationen waren allgemeiner Art, lediglich ⅓ waren lokale Komplikationen.

Die Letalität in diesem Krankengut war vom Alter der Patienten und vom Zeitintervall zwischen Beschwerdebeginn und Operation abhängig. Kamen Begleiterkrankungen hinzu, war die Prognose ungünstig.

## Schlußfolgerungen

Das Ursachenspektrum nicht voroperierter Patienten mit mechanischem Dünndarmileus unterscheidet sich von dem eines gemischten Patientenkollektivs. Die Kenntnis der für die einzelnen Altersgruppen typischen Ileusursachen erleichtert die Diagnose. Ungeachtet der in Frage kommenden Ursache besteht bei mechanischem Dünndarmileus die Indikation zur raschen Operation, möglichst innerhalb von 24 Stunden.

## Zusammenfassung

Von 1970 bis 1983 wurden 1285 Patienten wegen eines Ileus operiert. In 974 Fällen handelte es sich um einen mechanischen, in 311 Fällen um einen funktionellen Ileus. 126 nicht voroperierte Patienten hatten einen mechanischen Dünndarmileus.

Das Alter in diesem Patientenkollektiv reichte von 3 bis 89 Jahren mit einem Gipfel im 6.–8. Lebensjahrzehnt. Frauen waren etwas häufiger betroffen als Männer. Das Ursachenspektrum ergab der Häufigkeit nach folgende Reihung: Inkarzerierte Hernie 30%, Gallensteinileus 24%, Invagination 10%, Tumorstenose 8%, Bride 7%, Morbus Crohn 6%, Volvulus 6%, Meckel-Divertikel 4%, andere Ursachen 5%.

Die Diagnostik bestand in 80% der Fälle lediglich in der klinischen Untersuchung und der Abdomennativaufnahme. 83% der Patienten wurden innerhalb von 24 Stunden nach Klinikaufnahme operiert. In 43% der Fälle war eine Dünndarmresektion erforderlich. Die Morbidität betrug 37%, die Letalitätsrate 19%. 10 Patienten mußten relaparotomiert werden, davon 6 wegen eines Ileusrezidivs. Im Vergleich zu „gewöhnlichen" Patientenkollektiven mit mechanischem Dünndarmileus zeigte sich in dieser nicht voroperierten Patientengruppe eine deutliche Verschiebung des Ursachenspektrums.

## Literatur

[1] Bizer, L. S., R. W. Liebling, H. M. Delany et al.: Small bowel obstruction; the role of nonoperative treatment in simple intestinal obstruction and predictive criteria for strangulation obstruction. Surgery **89** (1981) 407–413.

[2] Fabian, W., J. Cappel, E. Fellmann et al.: Der mechanische Ileus; Behandlungsergebnisse bei 455 Patienten. Fortschr. Med. **97** (1979) 744–748.

[3] Maurer, W., F. Enderlin, S. Krupp: Ileus; Ätiologie und Ergebnisse. Chir. Prax. **6** (1962) 477–486.

[4] Smith, G. A., J. F. Perry, E. G. Yonehiro: Mechanical intestinal obstructions; a study of 1252 cases. Surg. Gynec. Obstet. **100** (1955) 651–660.

[5] Tondelli, P., O. Kohler, F. Harder et al.: Mechanischer Ileus: Analyse von 360 Operationen. Schweiz. Med. Wschr. **113** (1983) 561–564.

# Der früh-postoperative mechanische Ileus

A. Hirner und P. Tzannetakis

## Häufigkeit

Die frühe Relaparotomie ist definiert als ein Wiederholungseingriff nach abdomineller Operation innerhalb desselben stationären Aufenthaltes ohne zeitliche Begrenzung. Die Ursachen hierfür sind dieselben, wie sie einer jeden Akutoperation vorausgehen: Basierend auf einer früheren Literaturauswertung [7, 8, 9, 11, 14] unter Einschluß unserer eigenen Ergebnisse (Abb. 1) zu 45% die Peritonitis, zu 29% der mechanische Ileus (bei Kindern wesentlich höher: [1, 3, 10, 12]) und zu 17% die extra- und intraluminale Nachblutung. Dazu kommen als 4. Gruppe sonstige Ursachen wie z. B. Wundruptur, Mesenterialinfarkt, übersehene Erstbefunde und retrospektiv unnötige, sog. „weiße" Relaparotomien. Es ist erstaunlich, daß literaturmäßig dem Problem der früh-postoperativen Relaparotomie in Frankreich und Deutschland so breiter Raum eingeräumt wird, ganz im Gegensatz zum angloamerikanischen Raum [14]. Insgesamt hat die Frequenz der frühen Relaparotomien während der letzten Jahre zugenommen. Sie liegt heute bei 3–5% aller Laparotomien bei Zugrundelegung eines gemischten allgemeinchirurgischen Krankengutes [5].

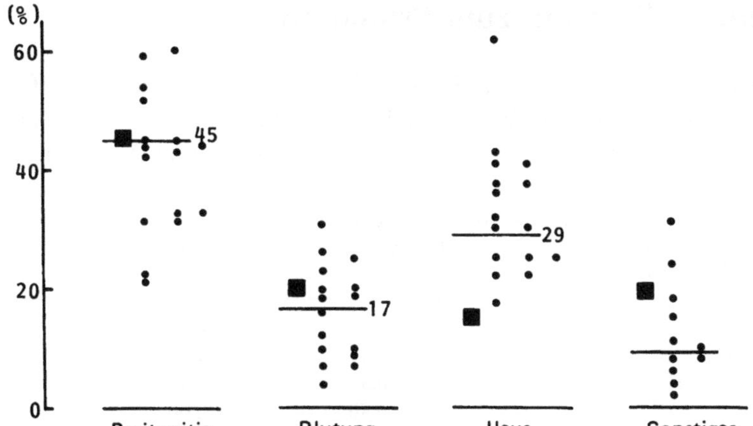


Abb. 1 Relaparotomie: Ursachen (prozentuale Verteilung).
Literaturvergleich: 16 Autoren (1918–1983).

# Pathophysiologie

Praktisch jeder postoperative mechanische Ileus entspricht einem Dünndarmileus. Im Einzelfall kann zwar auch das Unwahrscheinliche Realität werden; normalerweise spricht aber Luft im Kolonrahmen viel mehr für einen paralytischen Ileus, bedingt durch reflektorische, metabolische oder – wie meist – durch peritonitische Ursachen.

Die klassische Entwicklung eines früh-postoperativen mechanischen Ileus ist dreigeteilt: Nach der initialen, normalen Magen-Darm-Atonie, d. h. exakter der Magen-Kolon-Atonie, nimmt der Gastrointestinaltrakt seine physiologische Funktion wieder auf. Erst dann setzen die Symptome des mechanischen Ileus wieder ein.

Gefährlicher ist aber eine Variante des klinischen Verlaufes: Primärer mechanischer Ileus aufgrund einer sofortigen Einklemmung von Darm in Peritonealtaschen, bzw. iatrogen geschaffenen Rezessus, z. B. bei abdomino-perinealer Rektumamputation: Die Phase der klinisch leitenden Stenosehyperperistaltik bleibt aus [11]. Dies ist deshalb besonders gefährlich, da man sich mit konservativen Bemühungen wesentlich länger Zeit läßt, je früher die Komplikationen einsetzen [14].

Schwierig zu deutende klinische Mischbilder können ihre Ursache haben in einem infrakolischen Schlingenabszeß: Einmal dominiert die entzündliche Komponente, einmal der mechanische Ileus.

Zur Erkennung eines früh-postoperativen mechanischen Ileus ist folgende Trias wichtig: die klinische Erfahrung des Untersuchers, die kontinuierliche klinische Überwachung des Patienten und ergänzende Untersuchungen wie Röntgen, Ultraschall, Labor etc. [4].

# Frequenz in Relation zum Primäreingriff

Die Frequenz des mechanischen Ileus in Relation zum Primäreingriff ist ganz unterschiedlich: Tabelle 1 beinhaltet eine Literaturübersicht unter Einschluß unserer eigenen Zahlen. Es führen mit ca. 1,5% Eingriffe an Dünn- und Dickdarm: das heißt

Tabelle 1 Frequenz des mechanischen Ileus in Relation zum Primäreingriff
Literaturübersicht: 37 303 Laparotomien [7, 8, 14] und 8484 eigene Laparotomien (Angaben in Klammern)

| | % | % |
|---|---|---|
| Dünn-Dickdarm | 1,46 | (1,56) |
| Übrige Laparotomien | 0,55 | (0,18) |
| Magen | 0,50 | (0,38) |
| Appendix | 0,24 | (0,21) |
| Galle, Leber, Pankreas | 0,07 | (–) |

1 von 70 Patienten mit Darmoperation wird wegen eines mechanischen Ileus früh-relaparotomiert. Es folgen sonstige Laparotomien, vor allem gynäkologische und urologische transabdominelle Eingriffe, dann Operationen am Magen mit 0,5%, Appendix mit 0,24% (nicht die einfachen, sondern zumeist die komplizierten!) und mit 0,07% sehr selten Eingriffe an Galle, Leber und Pankreas.

## Prophylaxe und morphologisches Substrat

Folgende Punkte erscheinen uns wichtig zur Prophylaxe eines postoperativen mechanischen Ileus: schonende Operationstechnik, Vermeidung von Serosadefekten, Vermeidung von Pudereinbringung, atraumatisches Nahtmaterial im Sinne der Vermeidung von Mikrotraumen, mechanisches Reinigen der Peritonealhöhle von Blut und trübem Exsudat, exakter Verschluß von Peritonealtaschen und häufigeres Legen von Intestinalsonden [6]. Experimentelle Ergebnisse zeigen, daß Mikrotraumen, Strahleneinwirkung, lokale Ischämie und Fremdkörper eine entscheidende Rolle spielen. Die intraperitoneale Einbringung von Flüssigkeit zur Vermeidung eines postoperativen mechanischen Ileus hat sich nicht bewährt [2].

Beim morphologischen Substrat des postoperativen mechanischen Ileus (Tab. 2) führen mit 66% die Adhäsionen: Ausdruck dafür, daß in den meisten Fällen doch eine entzündliche Ursache zugrunde liegt, d. h. eine intraoperative Kontamination oder eine „Mini"-Insuffizienz. Hier liegt die Erklärung, warum gerade Dickdarmeingriffe so häufig einen mechanischen Ileus nach sich ziehen: Es ist nicht die viel zitierte innere Hernie (nur in 5% verantwortlich), dennoch ist sie stets zu erwähnen, da mittels weniger Stiche eine lebensbedrohliche Komplikation vermieden werden kann. Strangulationen, ein Mischbild von mechanischem Ileus und Peritonitis, sind mit 17% die zweithäufigste Ursache. Weitere Ursachen sind Volvulus, Schlingenabszeß, Darmwandhämatome, Abknickungen, Gallensteinileus und Tumorobstruktionen.

Tabelle 2 Morphologische Substrate des postoperativen mechanischen Ileus. Literaturauswertung [7, 14] und eigene Patienten

| | (n) | prozentuale Verteilung % |
|---|---|---|
| Adhäsionen | 236 | 66 |
| Strangulation | 61 | 17 |
| Innere Hernie | 18 | 5 |
| Volvulus | 10 | 3 |
| Sonstiges* | 33 | 9 |
| Summe | 358 | 100 |

* Schlingenabszeß, Darmhämatom, Abknickung, Gallensteinileus, Tumorobstruktion.

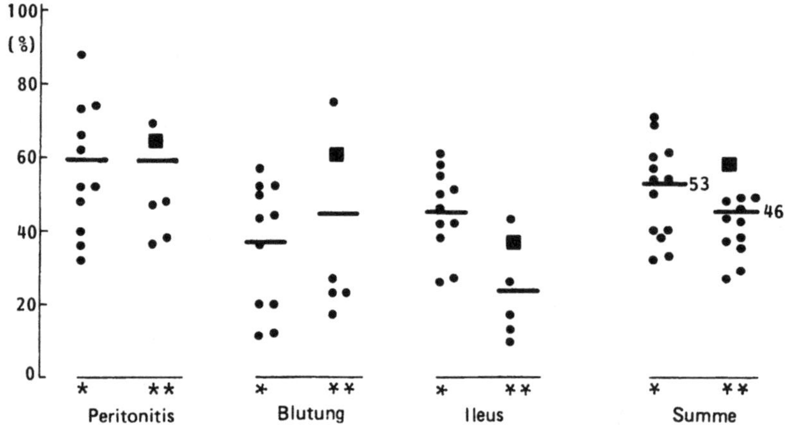


Abb. 2 Relaparotomie: Krankenhaus-Letalität.
Literaturvergleich: 24 Autoren * (1918–1970)
** (1961–1983)

# Krankenhausletalität

Aller Optimalisierung, aller Euphorie zum Trotz hat sich an der konkreten Höhe der frühen postoperativen Letalität in historischer Hinsicht (Literaturübersicht und eigene Ergebnisse: [7, 8, 9, 14]) nicht viel geändert (Abb. 2). Der globale Rückgang von früher 53 auf heute 46% ist nicht groß. Differenziert man aber entsprechend der Hauptursachen, zeigt sich, daß diese mäßige Verbesserung ausschließlich aufgrund der signifikant besseren Ergebnisse beim mechanischen Ileus zustandekommt: Letalitätsrückgang von 45 auf 22%. Der Grund hierfür dürfte darin liegen, daß eine adjuvante Intensivtherapie nur greifen kann bei operativ behebbarer Krankheitsursache. Nur bei Säuglingen liegt die Letalität wesentlich höher [13]. Die Aussagekraft dieser scheinbar deprimierenden Letalitätsstatistik muß aber eingeschränkt werden: Sie stellt nicht nur die Insuffizienz unserer perioperativen Bemühungen dar, sondern ihr liegt auch die Ausweitung unserer indikatorischen Grenze zugrunde, selbst bei aussichtslos erscheinenden Erkrankungen. Wir müssen aber auch diesen Patienten eine Chance geben.

# Literatur

[1] Angerpointner, Th., Ch. Jarmolowitz: Untersuchungen zur Relaparotomie im Kindesalter. Z. Kinderchir. 30 (1980) 13.

[2] Arnbjoernsson, D., G. Goeransson: The effect of intraperitoneal fluid on the prevention of small intestinal obstruction after appendicectomy. Preliminary results. Ann. Chir. Gynaecol. 72 (1983) 250.

[3] Bindel, E., G. Ortmann: Der Dünndarmileus als Frühkomplikation nach Appendektomie. Z. Ärztl. Fortbild. 72 (1978) 757.

[4] Cappel, J., E. Ungeheuer, W. Fabian: Zur Indikationsstellung der Relaparotomie beim postoperativen Ileus. Therapiewoche 30 (1980) 8604.

[5] Farthmann, E. H., F. J. Lehberger: Postoperativer mechanischer Ileus. Langenbecks Arch. klin. Chir. 347 (1978) 379.

[6] Fiedler, L., N. Soehendra, D. Waldmann: Stellenwert von Intestinalsonden (Miller-Abbott-, Dennis-Sonde) in der Prophylaxe und Therapie des postoperativen Ileus. Therapiewoche 30 (1980) 8602.

[7] Hirner, A., R. Häring: Die Relaparotomie. In: R. Häring (Hrsg.) Dringliche Bauchchirurgie, S. 482. Thieme, Stuttgart – New York 1982.

[8] Hirner, A., R. Häring, U. Kania et al.: Die Relaparotomie: Ursachen und Letalität im Literaturvergleich. Helv. chir. Acta. 49 (1982) 815.

[9] Lüdtke-Handjery, A.: Die Früh-Relaparotomie. Aktuelle Chir. 18/4 (1983) 113.

[10] Popp, W.: Zur Relaparotomie wegen Ileus nach Appendektomie bei Kindern. Zentralbl. Chir. 107/3 (1982) 175.

[11] Schriefers, K. H., P. Gerometta, L. Döbler: Postoperative Ileus – Klinik und chirurgische Therapie. Der Chirurg 51 (1980) 202.

[12] Schütter, F. W., E. Müller, H. Nüllen: Die Problematik der Re-Laparotomien nach Appendektomien im Kindesalter. Z. Kinderchir. 30 (1980) 20.

[13] Schütze, U., R. Dietz, M. Geib et al.: Der postoperative Adhäsionsileus im Säuglings- und Kindesalter. Therapiewoche 28 (1978) 4666.

[14] Zer, M., S. Dux, M. Dintsman: The Timing of Relaparotomy and Its Influence on Prognosis. The American Journal of Surgery 139 (1980) 338.

# Der Invaginationsileus im Erwachsenenalter

M. Kaminski, L. C. Tung, R. Kruse

Eine der häufigsten Ursachen des akuten Abdomens im Kindesalter ist die Darminvagination [1, 12, 16]. Wir alle kennen die anorektalen Blutabgänge als ein Hauptsymptom dieser Erkrankung, so daß in Verbindung mit dem klinischen Befund und einem Kolon-Kontrasteinlauf die Diagnose in der Regel präoperativ gestellt wird [8, 11, 14]. Im Gegensatz hierzu tritt die Invagination im Erwachsenenalter unter dem Bild eines akut oder intermittierend auftretenden Ileus in Erscheinung; allerdings ist diese Form des Ileus selten [1, 15–18]. Nur 10 der 900 in unserer Klinik wegen Ileus operierten Patienten hatten eine Invagination. Wir haben unser Krankengut analysiert, um hieraus Lehren zu ziehen und gegebenenfalls auch Empfehlungen auszusprechen.

Es handelt sich um 5 Frauen und 5 Männer mit einem Durchschnittsalter von 46 Jahren; der jüngste 19, der älteste 80 Jahre alt. Es fanden sich 6 enterische, 2 enterokolische und 2 kolokolische Invaginationen. Ursache waren 6mal benigne und 2mal maligne Läsionen; zweimal war die Invagination idiopathisch. die 6 benignen Läsionen waren im Dünndarm lokalisiert, am häufigsten hatten Polypen zur Invagination geführt, darunter (eine ausgesprochene Rarität) ein entzündlicher fibroider Polyp bei einer 49jährigen Patientin [10] (Tab. 1).

Tabelle 1 Invaginationsileus im Erwachsenenalter; n = 10

| Ursache | | | |
|---|---|---|---|
| Dünndarmpolyp | 4× | postoperativ | 1× |
| malignisierter Kolonpolyp | 1× | idiopathisch | 1× |
| Meckelsches Divertikel | 1× | Lymphom | 1× |
| Fremdkörper | 1× | | |

Tabelle 2 Invaginationsileus im Erwachsenenalter; n = 10

| Symptome | | | |
|---|---|---|---|
| kolikartige Abdominalschmerzen | 9× | Stuhlverhaltung | 5× |
| Erbrechen, Miserere | 7× | Hämatochezie, Meläna | 3× |
| Diarrhoen | 5× | | |

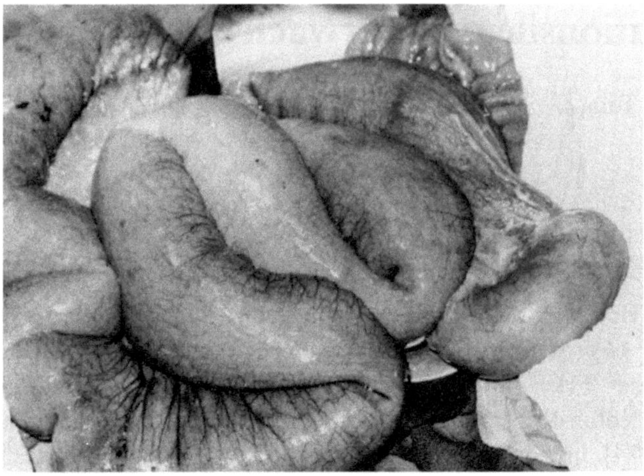

Abb. 1

Die invaginationsspezifischen Symptome hatten 5 Patienten länger als eine Woche. Abgesehen von einer 80jährigen Patientin, klagten alle über Abdominalschmerzen, die zum Teil als äußerst heftig empfunden wurden. Erbrechen bzw. Miserere waren bei 7 Patienten vorhanden; Diarrhoen, ein ausgesprochenes Frühsymptom, gaben 5 Patienten an. Die Stuhlverhaltung als Spätsymptom der Invagination fand sich 5mal, nur 3mal hatten die Patienten eine Hämatochezie oder eine Melaena (Tab. 2). Bei 7 der 10 Patienten konnte eine Resistenz durch die Bauchdecken getastet werden, 3mal war der Tastbefund von einer Défense gekennzeichnet.

Die Auskultation des Abdomens ergab in 9 von 10 Fällen typische Geräuschphänomene eines Obstruktionsileus; bei einem Patienten herrschte bei bereits eingetretener Durchwanderungsperitonitis Totenstille.

Die präoperative Diagnose eines Ileus oder Subileus wurde mit einer röntgenologischen Darstellung des Abdomens in 9 Fällen gestellt; einmal fand sich ein Weichteilschatten im Unterbauch als Ausdruck einer kolo-kolischen Invagination am Colon sigmoideum.

Bei Operation der Patienten wurde immer zunächst versucht, eine Desinvagination vorzunehmen, jedoch war dies, wie in Abbildung 1 dargestellt, nur 6mal möglich. In der Hälfte der Fälle war das Invaginat hämorrhagisch infarziert (Abb. 2).

4mal wurde der Invaginationstumor en bloc reseziert; 2mal durch eine rechtsseitige Hemikolektomie, 1mal durch eine Dünndarmresektion und 1mal durch Resektion des vorverlagerten Sigmas.

Von den 10 operierten Patienten verstarb eine Patientin an kardiopulmonalen Komplikationen der Operation, es war der einzige Exitus, den wir zu beklagen hatten.

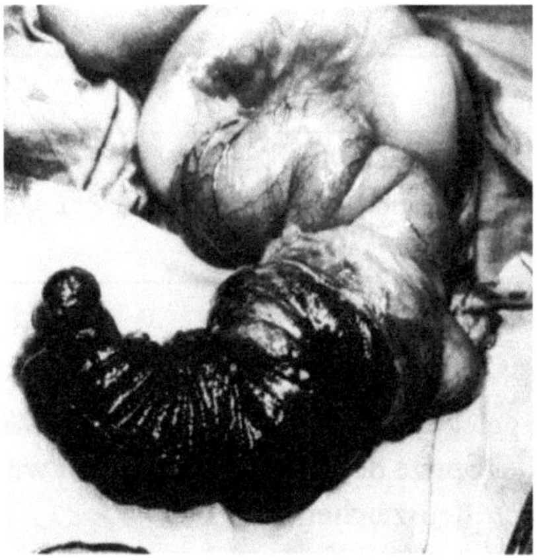

Abb. 2

Die Invagination im Erwachsenenalter hat in rund 80% der Fälle eine organische Ursache, die im Kindesalter nur in etwa 20% der Fälle gefunden wird [1, 3, 4, 9, 12, 13, 15–18].

Über kurz oder lang führt die Invagination zum Ileus, wobei dieser akut oder chronisch intermittierend auftreten kann [13, 17, 18]. Drei unserer 10 Patienten hatten mindestens 4 Wochen lang entsprechende Symptome, bevor sie laparotomiert wurden (Tab. 3).

Rezidivierende kolikartige Schmerzattacken in Zusammenhang mit reflektorischem Erbrechen sind die wichtigsten Frühzeichen [14].

Zusätzlich hinweisend sind anamnestische Angaben zum Beispiel über ein Peutz-Jeghers-Syndrom oder einen metastasierten malignen Tumor [1, 2, 9]. Diarrhoen als Vorboten des Invaginationsileus sind überaus häufig [12, 17], mitunter ist ein walzenförmiger Tumor tastbar [6, 13, 16]. Im weiteren Verlauf kommen die bekannten Zeichen des Okklusions- bzw. Strangulationsileus hinzu [14].

Welche Wertigkeit haben apparative Untersuchungen?

Tabelle 3 Invaginationsileus im Erwachsenenalter; n = 10

| Symptomdauer bis zur Operation | |
|---|---|
| weniger als 3 Tage | 5 |
| zwischen 1 und 4 Wochen | 2 |
| zwischen 4 Wochen und 1 Jahr | 3 |

Tabelle 4 Invaginationsileus im Erwachsenenalter; n = 10

| Arbeitsdiagnose | | | |
|---|---|---|---|
| kompliziertes Ulcus Pepticum | 3× | Morbus Crohn | 1× |
| stenosierender Kolontumor | 3× | Invagination | 2× |
| Bridenileus | 1× | | |

In der Röntgen-Abdomenübersicht kann gelegentlich die Invagination als Weichteilschatten mit sichelförmiger Gasblase an der Spitze des Invaginats gesehen werden. In der Spätphase der Invagination stellen sich Ileuszeichen ein [17].

Breitere Anwendung sollte unseres Erachtens die Sonographie im Rahmen einer Minimaldiagnostik vor Laparotomie finden. Die Invagination stellt sich als kokardenartige Struktur dar [7, 19]. Allerdings erfassen alle oben genannten Untersuchungen relativ späte Phasen der Invagination.

Zum operativ taktischen Vorgehen:

Desinvagination ja oder nein?
Im allgemeinen sollte eine Desinvagination angestrebt werden, da hierdurch eine darmsparende Resektion ermöglicht bzw. bei idiopathischer Invagination vermieden wird [1, 4, 6, 13, 16].

Wenn jedoch intraoperativ der Verdacht auf das Vorliegen eines malignen Tumors besteht, und das ist am Dickdarm in rund 60% der Fälle so, so halten wir die en-bloc-Resektion des Invaginationstumors für indiziert [3, 6, 13, 15, 16, 18].

Für eine Desinvagination wären intensive Manipulationen am Tumor unumgänglich, ein beträchtliches Risiko für die Streuung von Tumorzellen, wie wir seit 1954 durch Fisher und Turnbull wissen [5, 13, 18].

Handelt es sich um Darmwandmetastasen eines malignen Tumors, sollte unseres Erachtens insbesondere am Dünndarm der kleinste Eingriff gewählt werden, nämlich Desinvagination und dann Resektion. Eine primäre Resektion würde die Prognose des Grundleidens nicht wesentlich beeinflussen [13].

Die Diagnose einer Invagination wird beim Erwachsenen in den meisten Fällen wohl immer intraoperativ gestellt werden [4].

In unserem Krankengut lautete die präoperative Arbeitsdiagnose nur zweimal Invagination (Tab. 4). Die Diagnosestellung einer Invagination, noch bevor es zu Ileussymptomen kommt, könnte die Operationsrisiken vermindern [14]. Eine präzise Anamneseerhebung und eine sorgfältige klinische Untersuchung sind hierzu entscheidend.

# Literatur


[1] Aston, S., H. Machleder: Intussusception in the adult. Amer. Surg. **41** (1975) 576.

[2] Budd, D., R. Cochran, L. Metildi: Extramedullary plasmocytoma of the colon: a rare cause of intussusception. Amer. Surg. **43** (1977) 582.

[3] Burke, M.: Intussusception in adults. Ann. R. Coll. Surg. **59** (1977) 150.

[4] Düben, W., G. Otten, H. Heymann: Invagination im Erwachsenenalter. Chir. Praxis **28** (1981) 451.

[5] Fisher, E., R. Turnbull: The cytologic demonstration and significance of tumor cells in the mesenteric venous blood in Patients with colorectal carcinoma. Surg. Gynec. Obstet. **99** (1954) 170.

[6] Gupta, S.: Intussusception in adults. Int. Surg. **61** (1976) 231.

[7] Holt, S., E. Samuel: Multiple concentric ring sign in the ultrasonographic diagnosis of intussusception. Gastrointes. Radiol. **3** (1978) 307.

[8] Kaiser, G.: Früherfassung und Therapie der Darminvagination im Kindesalter. Chir. Praxis **21** (1976) 239.

[9] Karakousis, C., D. Holyoke, H. Douglass: Intussusception as a complication of malignant neoplasm. Arch. Surg. **109** (1974) 515.

[10] Kerr, W., J. Mark: Ilea intussusception in the adult due to inflammatory fibroid polyps. Surgery **63** (1968) 604.

[11] Lamesch, A.: Die Röntgendiagnose der Darminvagination. Chir. Praxis **21** (1976) 13.

[12] Naber, M., P. Eckert: Die Darminvagination im Erwachsenenalter. Chir. Praxis **29** (1981/82) 13.

[13] Nagorney, D., M. Sarr, D. McIlrath: Surgical management of intussusception in the adult. Ann. Surg. **193** (1981) 230.

[14] Reifferscheid, M.: Zur Klinik des Invaginationsileus. Arch. Klin. Chirurgie mit Dt. Z. Chirurgie **260** (1948) 579.

[15] Reiter, J. J., H. Gai, G. Ehrlich: Die Invagination im Erwachsenenalter. Chirurg **2** (1984) 111.

[16] Stubenbord, W., B. Thorjarnarson: Intussusception in adults. Ann. Surg. **172** (1970) 306.

[17] Tögel, H., P. Sommer, G. Ziesling et al.: Darminvagination im Erwachsenenalter. Zbl. Chir. **107** (1982) 5127.

[18] Weilbaecher, D., J. Bolin, d. Hearn et al.: Intussusception in adults. Amer. J. Surg. **121** (1971) 791.

[19] Weissberg, D., W. Scheible, G. Leopold: Ultrasonographic appearance of adult Intussusception. Radiology **124** (1977) 791.

# Zur Problematik der Kolonperforation beim Koprostaseileus und der Pseudoobstruktion des Kolon

U. T. Hopt, H. Bockhorn, G. H. Müller, W. Schareck

Die akute Pseudoobstruktion des Kolon (auch Ogilvie-Syndrom genannt) und der Koprostaseileus sind relativ seltene Krankheitsbilder. Die akute Pseudoobstruktion des Kolon ist gekennzeichnet durch eine akute und massive Dilatation des Kolon bei röntgenologisch freier Darmpassage. Das Zökum ist im allgemeinen am stärksten davon betroffen. Im Gegensatz zum Ogilvie-Syndrom liegt bei der Koprostase eine mechanische Obstruktion des Darmlumens durch eingedickten Stuhl bzw. große Kotsteine vor. Klinisch können in beiden Fällen die Zeichen eines mechanischen Ileus im Vordergrund stehen. Eine Abgrenzung von den Formen des mechanischen Ileus, bei denen eine Strangulation des Darmes oder eine Obstruktion des Darmlumens durch einen in der Darmwand lokalisierten Prozeß vorliegt, ist oft schwierig.

Sowohl bei der akuten Pseudoobstruktion des Kolon, als auch beim Koprostaseileus kann als typische Komplikation eine Kolonperforation auftreten [1–4]. Die meisten

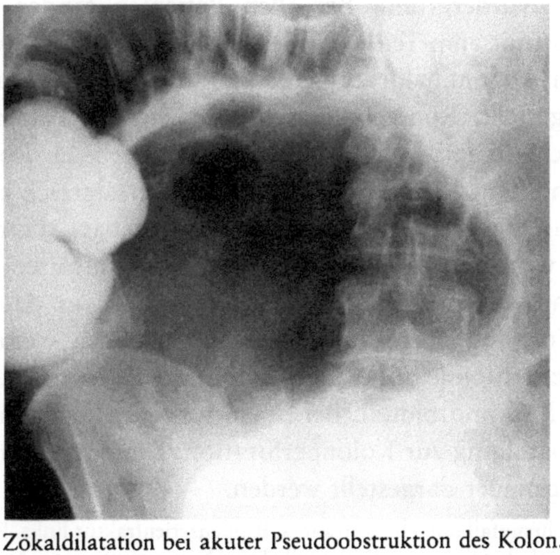

Abb. 1* Zökaldilatation bei akuter Pseudoobstruktion des Kolon.

* (Herrn Prof. Dr. W. Frommhold, Medizinisches Strahleninstitut Tübingen danke ich für die Überlassung der Röntgenbilder).

Patienten, bei denen eine Kolonperforation aufgrund einer entzündlichen Darmerkrankung, eines Tumors oder einer akuten Durchblutungsstörung erfolgt, werden dem Chirurgen wegen der akuten abdominellen Symptomatik zugewiesen und sofort laparatomiert. Im Gegensatz dazu ereignet sich bei Patienten mit akuter Pseudoobstruktion des Kolon und auch zum Teil bei Vorliegen eines Koprostaseileus die Perforation häufig während der stationären internistischen oder chirurgischen Behandlung. Dies erklärt sich aus der Tatsache, daß diese Patienten häufig schwerwiegende Begleiterkrankungen aufweisen und beide Krankheitsbilder in der Regel zunächst konservativ behandelt werden. Die Prognose dieser Patienten wird durch das Auftreten einer Kolonperforation dramatisch verschlechtert [2, 5]. Im folgenden soll deswegen anhand eigener Fallbeispiele die Problematik dieser schwerwiegenden Komplikation des Koprostaseileus bzw. der akuten Pseudoobstruktion des Kolon aufgezeigt werden.

## Eigene Kasuistik

An der Chirurgischen Universitätsklinik Tübingen wurden von 1978 bis 1984 7 Patienten mit den Zeichen einer akuten Pseudoobstruktion des Kolon stationär behandelt. Das Alter der Patienten lag zwischen 50 und 85 Jahren. 4 Patienten waren über 70 Jahre alt. Alle Patienten litten unter schwerwiegenden Begleiterkrankungen. Eine kompensierte bzw. dialysepflichtige Niereninsuffizienz bestand bei 5 der 7 Patienten. 3mal standen zentralmotorische Ausfallserscheinungen, je 1mal eine dekompensierte Leberzirrhose, eine dekompensierte Linksherzinsuffizienz bzw. ein schweres Thoraxtrauma im Vordergrund. Bei allen Patienten fanden sich die klinischen Zeichen eines Ileus mit zum Teil extremem Meteorismus und wechselnden, zum Teil krampfartigen Abdominalbeschwerden. Darmgeräusche waren auskultierbar und häufig hochgestellt. Röntgenologisch war bei allen Patienten eine Distension vor allem des rechtsseitigen Kolons nachweisbar (Abb. 1). Der Zökaldurchmesser betrug zwischen 8 und 26 cm. Ein Patient wurde erfolgreich konservativ behandelt. 5 Patienten wurden laparotomiert und das Zökum bzw. das rechtsseitige Kolon entlastet. Dabei wurde in 2 Fällen ein Querkolonkunstafter angelegt. Zweimal wurde bei der Laparotomie eine Sonde transanal bis in das Zökum hochgeschoben und dann dort für einige Tage belassen. In einem weiteren Fall wurde das Zökum über eine Ileotomie abgesaugt. 2 dieser 5 Patienten verstarben postoperativ aufgrund ihrer Multimorbidität. Bei einem weiteren Patienten kam es während der stationären Behandlung zur Kolonperforation. Der Krankheitsverlauf soll deswegen im folgenden genauer dargestellt werden.

Patient. R. L. Aufnahme nach Verkehrsunfall mit Thoraxtrauma, Rippenserienfraktur links, Radiusfraktur rechts, multiplen Kontusionen. Unfallunabhängig: Dialysepflichtige Niereninsuffizienz. Nach 6 Tagen leicht geblähtes Abdomen. Röntgenologisch: Mehrere Dünn- und Dickdarmspiegel, beginnende Zökumdilatation (Abb. 2 a). Nach weiteren 2 Tagen massiver Meteorismus. Röntgenologisch massive Zökaldilatation (Abb. 2 b) im Kolonkontrasteinlauf kein Hindernis. Unter konservativer Therapie mit hohen

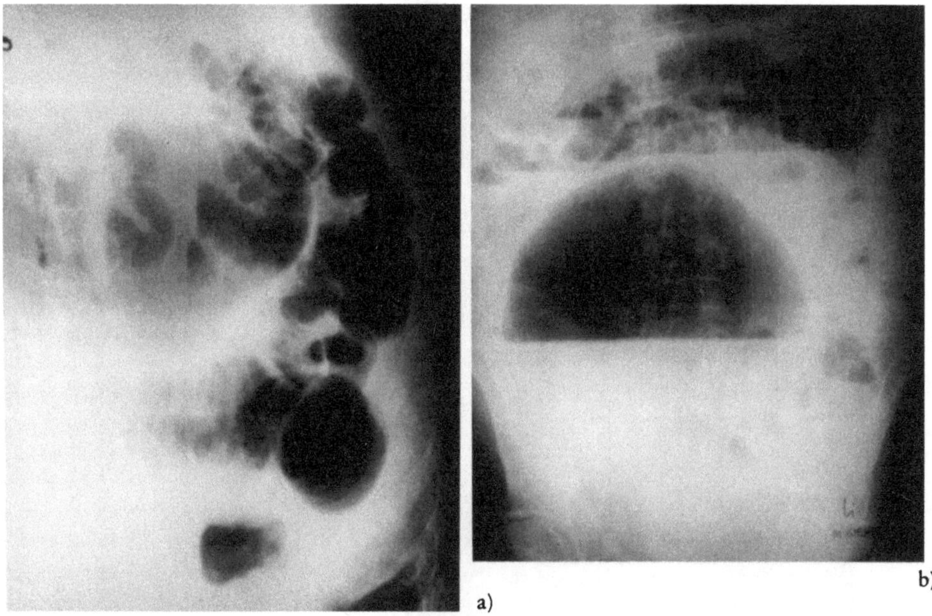

Abb. 2 Entwicklung einer akuten Pseudoobstruktion des Kolon bei einem Patienten mit multiplen Frakturen. a) Beginnende Zökaldilatation am 6. Tag nach Trauma. b) Massive Zökaldilatation am 8. Tag nach Trauma.

Einläufen, Parasympthikomimetica und Laxantien täglich mehrfaches Absetzen von kleinen Stuhlmengen und leichter Rückgang der Zökaldilatation. Abgesehen von massivem Meteorismus kein gravierender Abdominalbefund. Nach weiteren 5 Tagen zunehmende Abdominalsymptomatik mit Peritonitiszeichen. Röntgenologisch freie Luft im Abdomen. Bei Laparatomie am 13. Tag nach Trauma: Zökalperforation mit gedecktem Abszeß. Rechtsseitige Hemikolektomie und Auspflanzung beider Darmschenkel. Weiterer Verlauf komplikationslos. Reanastomosierung der ausgepflanzten Darmschenkel nach 8 Wochen.

Im gleichen Zeitraum, d. h. von 1978 bis 1984, wurden 4 Patienten wegen einer massiven Koprostase mit Ileus und/oder einer Kolonperforation laparatomiert. Das Alter der Patienten lag zwischen 54 und 79 Jahren. Alle Patienten litten seit längerem unter chronischer Obstipation. Je 2 Patienten wiesen eine Niereninsuffizienz bzw. zentralmotorische Ausfallserscheinungen auf. 3 der Patienten waren vor der operativen Intervention länger als 3 Tage in anderen Krankenhäusern stationär behandelt worden. Klinisch fanden sich bei allen Patienten die Zeichen eines akuten Abdomens mit Meteorismus, Druck und Klopfschmerzhaftigkeit und einer zum Teil ausgeprägten Abwehrspannung. Röntgenologisch waren meist ein stuhlgefülltes Kolon sowie zum Teil Dünn- und Dickdarmspiegel nachweisbar (Abb. 3). Bei 2 Patienten zeigte sich freie Luft im Abdomen. Bei der Laparatomie fand sich nur bei 2 Patienten eine Kolonperforation im rektosigmoidalen Übergang. In beiden Fällen wurde eine Sigmaresektion mit Blindverschluß des Rektum und Auspflanzung des oralen Kolonschenkels durchgeführt. Die beiden anderen Patienten wiesen keine freie Kolonperforation auf. Bei einem wurde ein Querkolonkunstafter angelegt, da

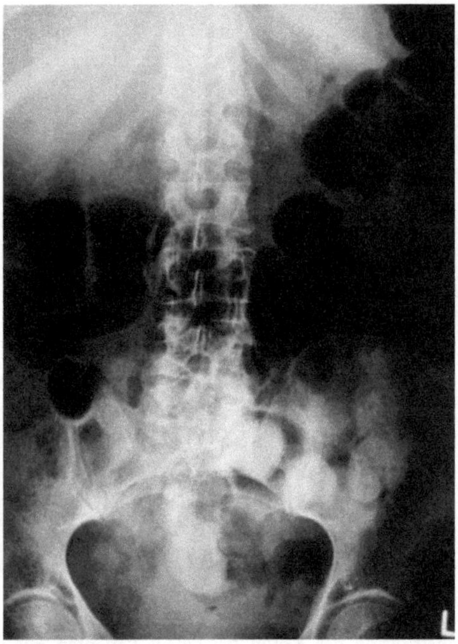


Abb. 3 Koprostase mit Skyballa im linksseitigen Kolon bei einem Patienten mit sterkogener Stigmaperforation.

das distale Kolon völlig von steinharten Skyballa ausgemauert war. Bei dem anderen Patienten gelang es durch eine intraoperativ von anal vorgeschobene Sonde, die Koprostase zu beseitigen. Von den Patienten mit bzw. ohne freie Kolonperforation verstarb je einer innerhalb von 3 Tagen nach dem operativen Eingriff an Multiorganversagen. Beide Patienten waren bereits präoperativ in einem extrem schlechten Allgemeinzustand.

# Diskussion

Zökumperforation bei der akuten Pseudoobstruktion des Kolon:

Die Perforation des Zökum stellt eine charakteristische und gefürchtete Komplikation der akuten Pseudoobstruktion des Kolon dar [6, 7]. Sie ist mit einer Letalität von fast 50% belastet [2]. Dies ist nicht verwunderlich, da typischerweise bei fast allen Patienten bereits vor Auftreten der akuten Pseudoobstruktion schwerwiegende Begleiterkrankungen vorliegen. Im Vordergrund stehen dabei Erkrankungen im Beckenbereich, neurologische Erkrankungen, eine Niereninsuffizienz, sowie intra- und extraabdominelle Traumen [1, 2]. Die aufgrund der Zökumperforation auftretende Peritonitis kann daher von einem großen Teil der Patienten nicht mehr überwunden werden.

## Diagnose

Entscheidend für die Prävention einer Zökumperforation ist die rechtzeitige Diagnose der akuten Pseudoobstruktion. Schwierigkeiten bereitet oft die Abgrenzung vom mechanischen Ileus. Im Gegensatz zum obstruktiven Ileus liegt bei der Pseudoobstruktion nicht eine Verlegung des Darmlumens, sondern eine Störung der koordinierten motorischen Aktivität im oralen und aboralen Kolonbereich vor. Durch die gestörte Motorik kommt es zu einem massiven Meteorismus. Darmgeräusche sind meist auskultierbar. In fast der Hälfte der Fälle sind sie hochgestellt und vermehrt und erlauben somit keine Abgrenzung gegenüber dem mechanischen Ileus [1, 8]. Die Gefahr einer Zökalperforation kann klinisch leicht unterschätzt werden. Das Abdomen ist zwar gespannt, zeigt aber typischerweise keine Abwehrspannung. Wie in unserem Fall setzen die Patienten trotz zunehmendem abdominellem Meteorismus häufig regelmäßig Stuhl ab und können dadurch den behandelnden Arzt in Sicherheit wiegen. Die entscheidende diagnostische Maßnahme ist die Abdomenleeraufnahme. Diese zeigt eine mehr oder minder ausgeprägte Zökaldistension. Um die Diagnose „akute Pseudoobstruktion" zu sichern, muß eine mechanische Obstruktion des Kolon mit sekundärer Überblähung des Zökums mittels Kolonkontrasteinlauf oder Koloskopie ausgeschlossen werden.

Der Zökaldurchmesser auf der Abdomenleeraufnahme ist von entscheidender Bedeutung für das weitere therapeutische Vorgehen. Eine zunehmende Dehnung des Zökum führt zu einer Einengung der ernährenden Gefäße und damit zu lokalen Durchblutungsstörungen. Entsprechend dem Gesetz von Laplace wird ferner bei zunehmender Dilatation des Zökums der intraluminäre Druck, der zur Berstung des Zökums notwendig ist, immer geringer. Die wiederholte röntgenologische Kontrolle des Zökaldurchmessers gibt demnach Aufschluß über den Erfolg einer konservativen Therapie und über die Wahrscheinlichkeit einer baldigen Zökumperforation. Aufgrund klinischer Erfahrungen muß bei einem Zökaldurchmesser von über 12 cm immer mit einer Perforation gerechnet werden [1, 8].

## Therapie

Die Diagnose einer akuten Pseudoobstruktion des Kolon muß nicht in jedem Fall eine operative Intervention nach sich ziehen [8]. Falls der Zökaldurchmesser kleiner als 12 cm ist, steht primär die konservative Therapie mit Ausgleich von entsprechenden Flüssigkeits- und Elektrolytstörungen, parenteraler Ernährung und kontinuierlicher Absaugung des Magens im Vordergrund. Wiederholte Einläufe und die Gabe von Sympatholytika bzw. Paraympathikometica sind ebenfalls hilfreich. Ferner sollte ein Darmrohr gelegt werden. Entscheidend ist schließlich, daß die Begleiterkrankungen adäquat behandelt werden.

Falls die konservative Therapie keine Erfolge zeitigt und röntgenologisch die Zökaldilatation zunimmt, muß eine Dekompression des Zökums durchgeführt werden, um eine Perforation zu verhindern. Dies gilt insbesondere bei einem Zökaldurchmesser von über 12 cm [8]. Eine Entlastung des Zökums kann mittels Koloskopie versucht werden [9, 10]. Falls dies nicht gelingt, muß laparotomiert und ein rechtsseitiger Anus praeter transversalis bzw. eine Zökalfistel angelegt werden [2]. Als Alternativverfahren hat sich uns die Entlastung des Zökums durch eine großlumige Sonde, die vom Anus her unter manueller Kontrolle des Operateurs bis in das Zökum vorgeschoben wird, bewährt. Die Sonde verbleibt mehrere Tage im Kolon und verhindert so ein Rezidiv der Kolondilatation. Falls eine Perforation bereits stattgefunden hat, was klinisch an dem sich rapide verschlechterndem Allgemeinzustand, dem Auftreten von typischen Peritonitiszeichen und dem röntgenologischen Nachweis von freier Luft festgestellt werden kann, muß unverzüglich laparatomiert werden. Wenn die Perforationsstelle im Zökum relativ klein ist, kann diese zur Bildung der Zökalfistel benutzt werden. Ansonsten muß eine Zökalfistel oder eine rechtsseitige Hemikolektomie erfolgen. Wegen der erheblichen Rezidivgefahr der Kolondilatation und der gleichzeitigen Peritonitis ist eine primäre Anastomose stark insuffizienzgefährdet. Als wesentlich sicherer und als Verfahren der Wahl bei diesen schwerkranken Patienten, muß daher die temporäre Auspflanzung beider Darmschenkel angesehen werden.

## Kolonperforation bei massiver Koprostase

Ähnlich wie bei der akuten Pseudoobstruktion des Kolon, besteht auch während der konservativen Therapie des Koprostaseileus die Gefahr der Kolonperforation. Ätiologisch unterscheidet sich diese aber grundsätzlich von der oben beschriebenen Zökalperforation beim Ogilvie-Syndrom. Ursächlich verantwortlich für die Perforation ist nicht eine durch die Darmobstruktion hervorgerufene Überdehnung des Kolon, sondern eine lokale Drucknekrose, die durch Kotsteine verursacht wird [4]. Die Intensität der klinischen und röntgenologischen Ileuszeichen läßt daher keinen Rückschluß auf eine drohende Kolonperforation zu. Dies macht verständlich, daß die Kolonperforation beim Koprostaseileus häufig nicht rechtzeitig oder gar nicht erkannt wird [3].

Entsprechend der Ätiologie sind vor allem die Patienten gefährdet, bei denen anamnestisch eine chronische Obstipation vorliegt [3]. Ein Koprostaseileus, bzw. eine sterkogene Kolonperforation tritt daher vor allem bei alten dehydrierten Patienten und bei geistig retardierten Patienten auf. Eine Häufung dieses Krankheitsbildes zeigt sich ferner, ähnlich wie in unserem Krankengut, bei niereninsuffizienten Patienten [11] und bei chronischer Einnahme von bestimmten Medikamenten, wie Aluminiumhydroxid und Psychopharmaka [12, 13]. Die bei diesen Patienten gestörte Dickdarmmotorik und ein gestörter Wasserhaushalt führen zu einer massiven Eindickung der Faeces, zur Bildung von Kotsteinen und zur Koprostase.

## Diagnose

Die Diagnose des Koprostaseileus erfolgt in der Regel klinisch und röntgenologisch. Es finden sich die klinischen Zeichen eines mechanischen Ileus. Die Ampulle ist bei rektal digitaler Untersuchung prall mit oft steinhartem Stuhl gefüllt. Durch die Bauchdecken hindurch können häufig große Kotsteine getastet werden. Röntgenologisch ist der Kolonrahmen stuhlgefüllt. Spiegelbildung als Zeichen eines Ileus findet sich in wechselnder Ausprägung. Entscheidend für die Diagnose einer gedeckten oder freien Kolonperforation ist das klinische Bild. Zunehmende Druck- und Klopfschmerzhaftigkeit des Abdomens, Abwehrspannung, ein Anstieg der Leukozyten und der Temperatur und eine zunehmende Verschlechterung des Allgemeinzustandes lassen die Indikation zur Laparotomie als dringlich erscheinen [14]. Freie Luft im Abdomen ist röntgenologisch nur in etwa 70% der Fälle nachweisbar. Bei entsprechender klinischer Symptomatik ist deswegen auch bei fehlendem Nachweis von freier Luft die Operation indiziert [15].

## Therapie

Die Therapie der massiven Koprostase bzw. des Koprostaseileus ist zunächst konservativ. Ausreichende Hydrierung, hohe Einläufe und die Gabe von Laxantien sind die Therapie der Wahl. Entscheidend ist allerdings eine engmaschige klinische Überwachung. Bei Verschlechterung des Allgemeinzustandes und/oder zunehmender Abdominalsymptomatik sollte unverzüglich laparotomiert werden, um eine generalisierte Peritonitis zu verhindern. Die erschreckend hohe Letalität bei Vorliegen einer sterkogenen Kolonperforation [4, 5] ist sicher zum Teil auf eine zu späte Laparotomie zurückzuführen. Im Gegensatz zum Ogilvie-Syndrom erfolgt beim Koprostaseileus die Kolonperforation meist im Rektosigmoidbereich. Dies zeigte sich auch bei unseren Patienten. Bei Vorliegen einer derartigen Perforation ist die Resektion des betreffenden Darmabschnittes und die Auspflanzung beider Kolonschenkel oder der Blindverschluß des Rektums mit Auspflanzung des oralen Kolonschenkels die Therapie der Wahl [3, 14]. Eine Übernähung der Perforationsstelle mit gleichzeitiger Vorschaltung eines ableitenden Anus praeter ist weniger empfehlenswert. Ein primärer Verschluß der Perforationsstelle ohne Kunstafter, bzw. eine einzeitige Resektion ist in der Regel kontraindiziert.

## Klinische Folgerungen

Sowohl beim Koprostaseileus als auch bei der akuten Pseudoobstruktion des Kolon muß immer die Gefahr einer Kolonperforation im Auge behalten werden. Obwohl bei beiden Krankheitsbildern die konservative Therapie in den meisten Fällen zunächst als die Therapie der Wahl anzusehen ist, sollte doch bei entsprechender klinischer und röntgenologischer Befundkonstellation frühzeitig laparatomiert werden. Die Anlage eines künstlichen Darmausganges ist dabei oft unumgänglich und unter diesen Umständen lebensrettend. Nur durch ein frühzeitiges chirurgisches Eingreifen kann bei Versagen der konservativen Therapie die erschreckend hohe Letalität dieser Patientengruppe verringert werden.

# Literatur

[1] Schippers, E., T. Raguse, P. Brenner: Die Pseudoobstruktion des Kolons. Zbl. Chir. **108** (1983) 1249.
[2] Nanni, C., A. Garbini, P. Luchetti et al.: Ogilvie's Syndrome (Acute Colonic Pseudo-obstruction). Dis. Colon Rectum **25** (1982) 157.
[3] Bauer, J. J., M. Weiss, D. A. Dreiling: Stercoraceous Perforation of the Colon. Surg. Clin. North Am. **52** (1972) 1047.
[4] Huttunen, R., E. Heikkinen, T. K. I. Larmi: Stercoraceous and Idiopathic Perforations of the Colon. Surg. Gynecol. Obstet. **140** (1975) 756.
[5] Maull, K. I., W. K. Kinning, S. Kay: Stercoral Ulceration. Am. Surg. **48** (1982) 20.
[6] Melzig, E. P., J. J. Terz: Pseudo-obstruction of the Colon. Arch. Surg. **113** (1978) 1186.
[7] Anuras, S., S. S. Shirazi: Colonic Pseudo-obstruction. Am. J. Gastroenterol **79** 525.
[8] Adams, J. T.: Adynamic Ileus of the Colon. Arch. Surg. **109** (1974) 503.
[9] Groff, W.: Colonoscopic Decompression and Intubation of the Cecum for Ogilvie's Syndrome. Dis. Colon Rectum **26** (1983) 503.
[10] Bode, W. E., R. W. Beart, R. J. Spencer et al.: Colonoscopic Decompression for Acute Pseudoobstruction of the Colon (Ogilvie's Syndrome). Am. J. Surg. **147** (1984) 243.
[11] Nöthiger, F., I. Oesch, A. Blumberg: Die spontane Kolonperforation bei chronisch niereninsuffizienten Patienten. Helv. chir. Acta **45** (1978) 93.
[12] Cass, A. J.: Stercoral Perforation: Case of Drug-Induced Impaction. Br. Med. J. **2** (1978) 932.
[13] Salmon, R., Ph. Aubert, R. David et al.: Aluminium Gel Causing Large-Bowel Perforation. Lancet **1** (1978) 875.
[14] Gingold, B. S.: Stercoral Ulceration and Perforation of Colon Secondary to Narcotics Abuse. Am. J. Proc. Gastroenterol Col. Rect. Surg. **32** (1981) 5.
[15] Russel, W.: Stercoraceous Ulcer. Am. Surg. **42** (1976) 416.

# Der Sigmavolvulus

J. Bilgin, A. Alpaslan, D. Ağdemir

Die Torsion des Colon sigmoideum um seine Mesenterialachse ist unter der Bezeichnung Sigmavolvulus bekannt. Die Häufigkeit dieser Erkrankung ist geographischen Differenzen unterworfen. Der Sigmavolvulus wird in Westeuropa und in den Vereinigten Staaten äußerst selten angetroffen, während er in Asien, in Afrika und in Südamerika viel häufiger vorkommt. Die Erkrankung kommt auch in einzelnen Landesteilen häufiger vor. So haben wir in der Süd- und Osttürkei fast zehnmal soviel Fälle wie in der Westtürkei (Tabellen 1, 2).

Tabelle 1 Literaturangaben über die Häufigkeit des Sigmavolvulus

| Autor | Land | % der Ileusfälle |
|---|---|---|
| Bloodgood (1909) | USA | 1,0 |
| Mentheny (1943) | USA | 1,0 |
| Siroospour (1976) | USA | 5,0 |
| Jain (1968) | Indien | 47,1 |
| Sinha (1969) | Indien | 29,7 |
| Agraval (1971) | Indien | 21,0 |
| Boulvin (1966) | Iran | 28,1 |
| Saidi (1966) | Iran | 25,1 |
| Shepherd (1969) | Uganda | 10–20 |
| Chabal (1971) | Dakar | 43,1 |
| Vovar (1972) | Dakar | 38,3 |
| Habr-Gama (1976) | Brasilien | 20,0 |
| Yaycioğlu (1974) | Türkei | 2,8 |
| Duman (1975) | Türkei | 22,1 |
| Savan (1976) | Türkei | 44,1 (450 Fälle) |
| Eigene Fälle (1984) | Türkei | 21,0 |

Tabelle 2 Eigene Sigmavolvulusfälle (prozentual auf Ileusfälle bezogen)

| | Anzahl | % der Ileusfälle |
|---|---|---|
| Dünndarmileus | 526 | 57 |
| Dickdarmileus | 391 | 43 |
| Sigmavolvulus | 192 (144 Patienten) | 21 |
| | (49% der Dickdarmileusfälle) | |

Die pathologische Drehung des Colon Sigmoideum ist nur dann möglich, wenn es sich um eine abnorme Bewegungsmöglichkeit und Länge dieses Darmabschnittes handelt. Außerdem können sich in dem Mesenterium entzündliche Veränderungen im Sinne einer retraktilen, fibrösen Mesenteritis, die Virchow als „Peritonitis chronica mesenterialis" bezeichnet hat, abspielen und durch die Annäherung der Fußpunkte (die sogenannte Omegaschlinge), eine Volvulusentstehung erleichtern. In unserem Krankengut wurde kein einziger Sigmavolvulus ohne Ausbildung einer Mesosigmoiditis registriert.

Eine abnorm lange Sigmaschlinge kann angeboren oder erworben sein. Die erworbene Verlängerung der Sigmaschlinge ist an bestimmte Ernährungsgewohnheiten gebundenen und wird vorwiegend als Folge zellulosereicher Ernährung angesehen.

Als volvulusauslösende Momente kommen eine Distention des Kolons mit Fäkalmassen und Gasbildung, Veränderungen des Bauchinnendrucks und plötzliche Bewegung in Frage.

Bei Drehung bis 180° sind die klinischen Erscheinungen nicht eindeutig und gehen oft von selbst wieder zurück. Manchmal kommt es in der torquirten Schlinge zur weiteren Zersetzung der Fäkalmassen und Gasbildung, so daß die Schlinge noch mehr distendiert wird – und bei lebhafter Peristaltik weiter bis 360° oder mehr verdreht werden kann. Die Passage wird durch diese Drehung verlegt und erst dann werden die Symptome erkennbar.

Wir haben in der Praxis zwei Gruppen von Volvulus zu unterscheiden – den akut einsetzenden fulminanten – und den allmählich sich entwickelnden und während seiner Entwicklungsperiode unvollständigen chronischen Volvulus.

Charakteristisch ist eine Anamnese mit chronischer, hartnäckiger Obstipation. Die Obstipation verschlimmert sich schubweise und geht mit rezidivierenden subileusartigen Atacken einher.

Der Sigmavolvulus bietet nicht in allen Fällen das gleiche klinische Krankheitsbild (Tabellen 3, 4). Intermittierende krampfartige Bauchschmerzen; besonders in linken Abdominalquadranten, eine asymetrische Auftreibung des Abdomens lenken den Verdacht auf dieses Vorkommnis. Die Zeichen eines tiefsitzenden Dickdarmileus

Tabelle 3 Symptome des Sigmavolvulus

| | % | | % |
|---|---|---|---|
| Wind- und Stuhlverhaltung | 83 | Durchfälle | 14 |
| Schmerzen | 62 | Anorexie | 14 |
| Erbrechen | 30 | Obstipation | 2,8 |
| Brechreiz | 20 | Hematemesis | 1,4 |
| Rektale Blutung | 20 | | |

Tabelle 4 Untersuchungsbefunde

| | % | | % |
|---|---|---|---|
| Asymmetrische Auftreibung des Abdomens | 100 | Leere Ampulle | 30 |
| Abnorme Darmgeräusche | 80 | Bauchdeckenspannung | 30 |
| Druckschmerzen im linken Unterbauch | 76 | Sichtbare Peristaltik | 20 |
| Pulsbeschleunigung | 41 | Resistenz in der linken Abdomenhälfte | 4,1 |

mit Luft und Stuhlverhaltung ist mehr oder weniger ausgeprägt. Die wichtigste Rolle spielt bei den diagnostischen Maßnahmen gewöhnlich die Röntgenuntersuchung.

Die Abdomenübersichtsaufnahme läßt ausgesprochen große flächige Spiegelbildungen und einen stark geblähten haustrierten Dickdarm erkennen (Abb. 1).

Die retrograde Kontrastdarstellung des Dickdarms zeigt einen abrupten Füllungsbruch, der zu einer eigenartigen schnabelförmigen Spiralfigur führt (Abbildg. 2, 3).

Die Initialtherapie des nichtstrangulierten Sigmoidvolvulus ist konservativ. Als Therapie kommen hier Detorsionsversuche mit Proctosigmoidoskop, Kontrasteinlauf und Kochsalzeinlauf in Frage (Abbildg. 4, 5).

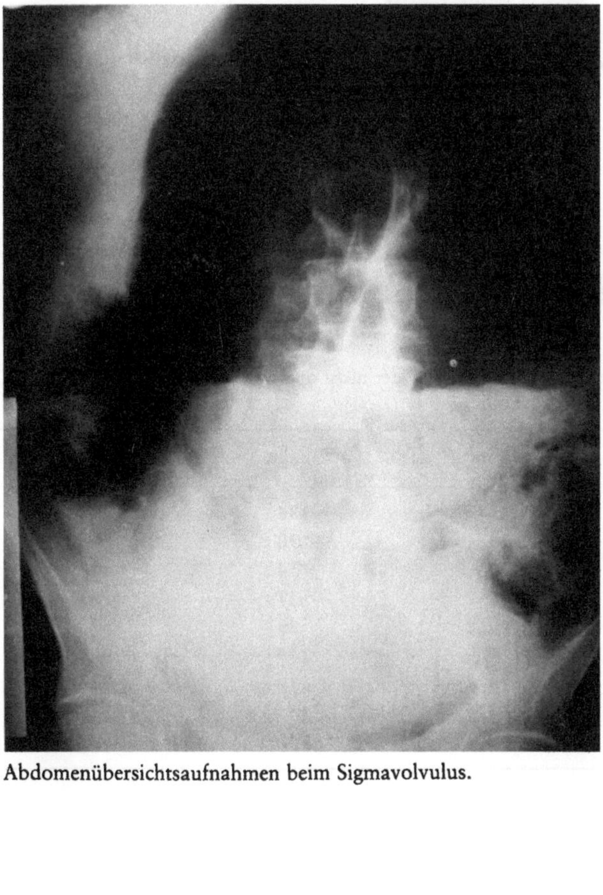

Abb. 1 Abdomenübersichtsaufnahmen beim Sigmavolvulus.

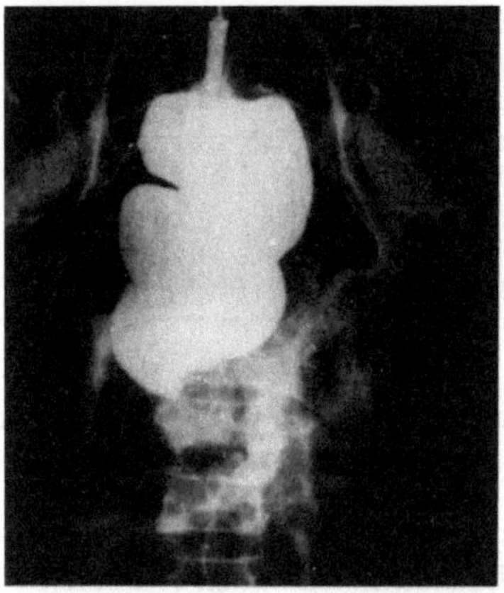

Abb. 2 Die Kontrasteinlaufdarstellung des Dickdarms.

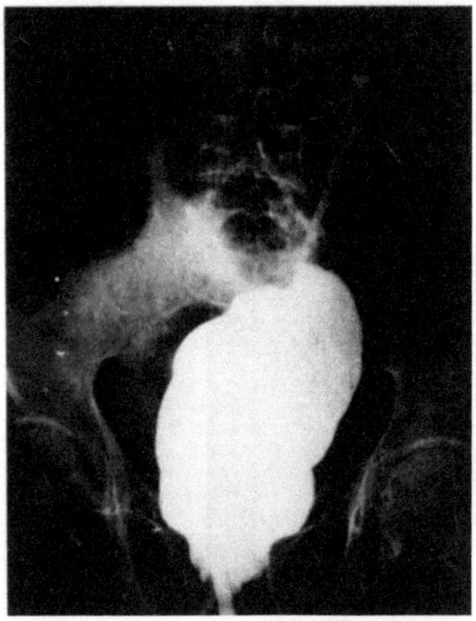

Abb. 3 Die retrograde Kontrastdarstellung des Darmes.

Tabelle 5 Literaturangaben über die Ergebnisse der nicht operativen Detorsion (Rektoskopie + Einlauf + Darmrohr + Kolonoskopie)

| Autor | Jahr | Fälle | Erfolg % |
|---|---|---|---|
| Bruusgaard | 1947 | 136 | 90,4 |
| Drapanas | 1961 | 90 | 84 |
| Wuepper | 1966 | 54 | 81 |
| Hines | 1967 | 37 | 78,4 |
| Shepherd | 1968 | 89 | 87,6 |
| Boulvin | 1969 | 279 | 96 |
| Arnold | 1973 | 114 | 77 |
| Savan | 1976 | 137 | 86,1 |
| Eigene Fälle | 1984 | 46 | 69,7 |

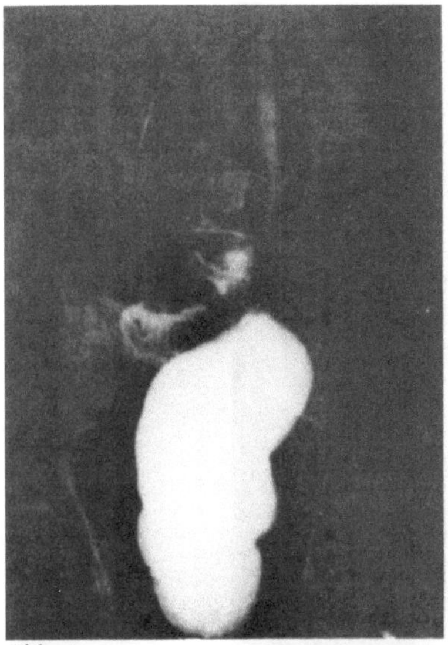

Abb. 4

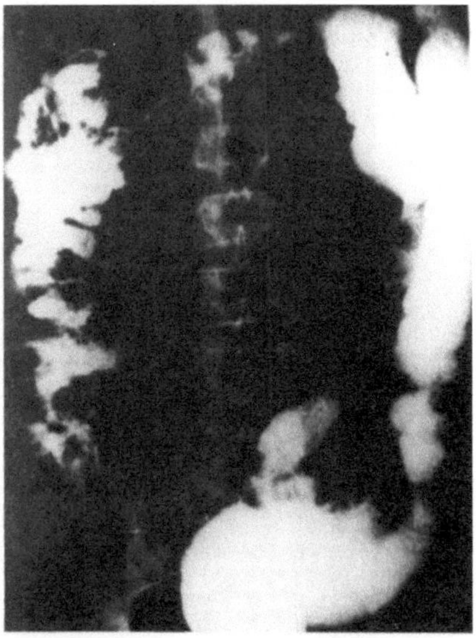

Abb. 5

Abbildg. 4, 5 Detorsion mit Kontrastaufnahme – vor und nach der Detorsion.

Tabelle 6a Residive bei 192 Fällen

| | |
|---|---|
| 192 | Episode bei 144 Patienten |
| 48 | Residive bei 83 nicht radikalen Eingriffen (57,8%) |

Tabelle 6b Residivprophylaxe nach nichtradikalen Eingriffen

| |
|---|
| Kolonfixation (Parietalis oder retroperitonealis) |
| Plikation (Mesosigmoid oder Dickdarm) |
| Extraperitonealisierung des Sigmoids |
| Caeco sigmoidostomie |
| Anastomose in der Höhe der Fußpunkte der torquierten Schlinge |
| Kolostomie mit Foley-Katheter |
| Subkutane Kolostomie |

Wenn die konventionellen, konservativen Methoden fehlschlagen: oder der Volvulus proximal von 25 cm sitzt – muß das flexible Kolonoskop verwendet – und der Detorsionsversuch – unter Sicht des Auges – wiederholt werden (Abb. 6).

Die frühe Diagnosestellung beim Sigmavolvulus ist von außerordentlicher Bedeutung, da es nur im Anfangstadium gelingt, den Zustand mit nichtoperativen Methoden zu beseitigen (Tab 5).

Auch nach einer erfolgreichen konservativen Therapie sollten die Patienten, wegen der hohen Rezidivquote (40–90%) zu einer elektiven Resektion mit Primäranastomose vorbereitet werden.

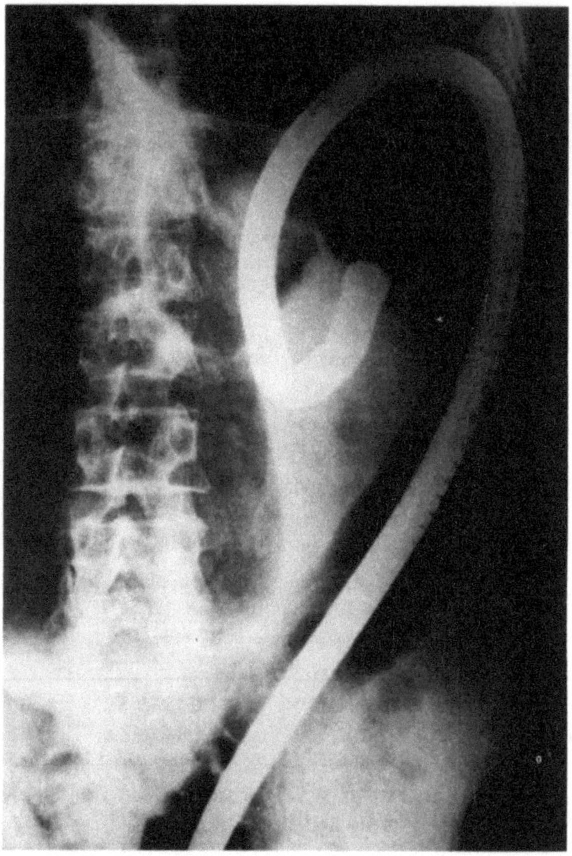

Abb. 6 Detorsion mit dem Kolonoskop.

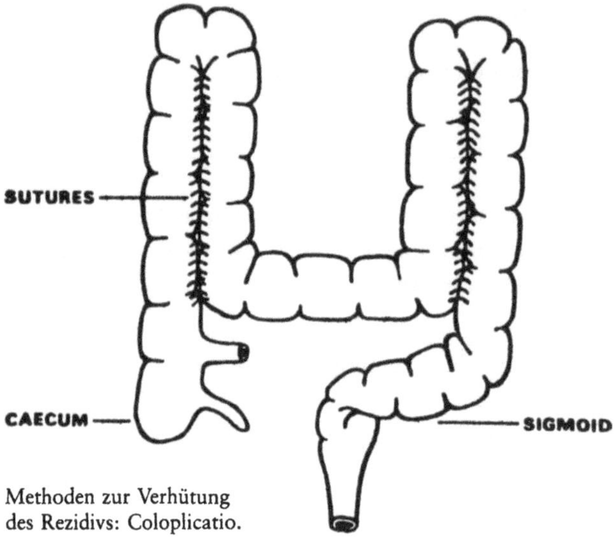


Abb. 7 Methoden zur Verhütung des Rezidivs: Coloplicatio.

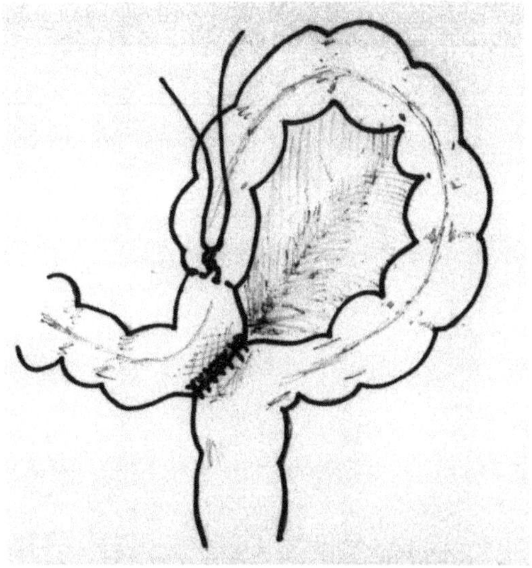

Abb. 8 Methoden zur Verhütung des Rezidivs: Anastomose.

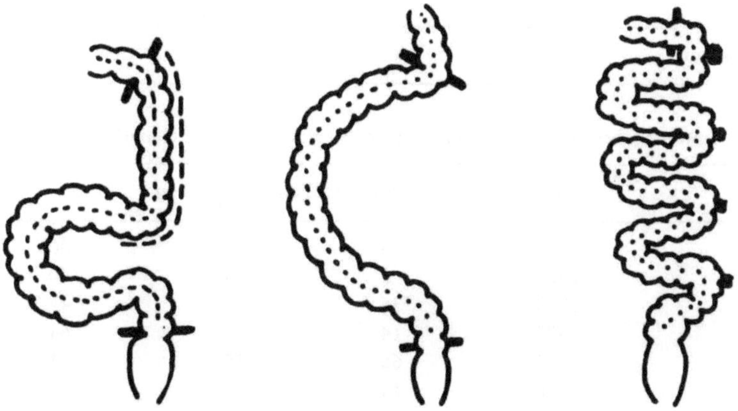

Abb. 9 Methoden zur Verhütung des Rezidivs: Pexie.

Wenn man eine eventuell vorhandene Gangrän der torquierten Schlinge klinisch nicht mit Sicherheit ausschließen kann, oder wenn die konservative Detorsion nicht gelingt, ist ein chirurgischer Eingriff indiziert. Findet man bei der Laparotomie eine normal durchblutete Sigmaschlinge, kann durch ein vorsichtiges Detorsionsmanöver die Sigmaschlinge in ihre Normalposition zurückgebracht werden. Sollte man sich in so einem Fall, wegen der hohen Rezidivquote und wegen der hohen Letalität (bis 40%) der Rezidivfälle zu einer Resektion entschließen, so muß man stets der zweizeitigen Resektion nach Mikulicz oder nach Hartmann den Vorzug geben (Tab. 6).

Tabelle 7 Die Aufgliederung des eigenen Krankenguts nach Behandlungsmethode und Letalität

| Behandlungsmethode | Anzahl | Exitus | % |
|---|---|---|---|
| Ohne Darmgangrän: | 139 | 28 | 20 |
| Konservative Detorsion: | | | |
| Rektoskopie | 34 | 2 | 59 |
| Einlauf | 7 | 0 | 0 |
| Kolonoskopie | 5 | 0 | 0 |
| Laparotomie + Detorsion | 28 | 7 | 25 |
| Op. Detorsion + Kolo-Kolostomie | 2 | 1 | 50 |
| Op. Detorsion + Kolostomie | 3 | 1 | 33,3 |
| Op. Detorsion + Plexie | 4 | 1 | 25 |
| Resektion + Primäranastomose | 7 | 3 | 42 |
| Resektion + Hartmann | 32 | 9 | 28,1 |
| Resektion + P. Mikulicz | 17 | 4 | 23,5 |
| | | | 50,9 |
| Mit Gangrän: | 53 | 27 | 50,9 |
| Resektion + Hartmann | 31 | 18 | 58 |
| Resektion + P. Mikulicz | 22 | 9 | 40,9 |
| Total | 192 | 55 | 28,6 |
| Elektive Resektion | 22 | 2 | 9 |

Tabelle 8 Literaturangaben über die Ergebnisse beim Sigmavolvulus mit Gangrän

| Autor | Jahr | Anzahl der Fälle | Gestorben | % |
|---|---|---|---|---|
| Bruusgaard | 1947 | 4 | 4 | 100 |
| Drapanas | 1961 | 5 | 3 | 60 |
| Sheperd | 1968 | 36 | 17 | 47,2 |
| Arnold | 1973 | 14 | 9 | 64,3 |
| Duman | 1975 | 68 | 35 | 51,5 |
| Sharpton | 1976 | 14 | 9 | 64,3 |
| Savan | 1976 | 135 | 33 | 24,4 |
| Eigene Fälle | 1984 | 53 | 27 | 50,9 |

Die Wiederherstellung der Passage kann man in einem zweiten Operationsakt anschließen. Eine Primäranastomose sollte wegen der hohen Letalitätsrate (27–55%) nicht erzwungen werden.

Die verschiedenen Methoden (wie Colopexie, Coloplicatio und Anastomose) (Abbildg. 7, 8, 9, Tab. 6) zur Verhütung des Residivs stellen keine glückliche Lösungen dar und sollten unterlassen werden.

Bei vorliegendem Volvulus mit irreversiblen Durchblutungsstörungen des Darmes kommt nur eine zweizeitige Resektion in Frage.

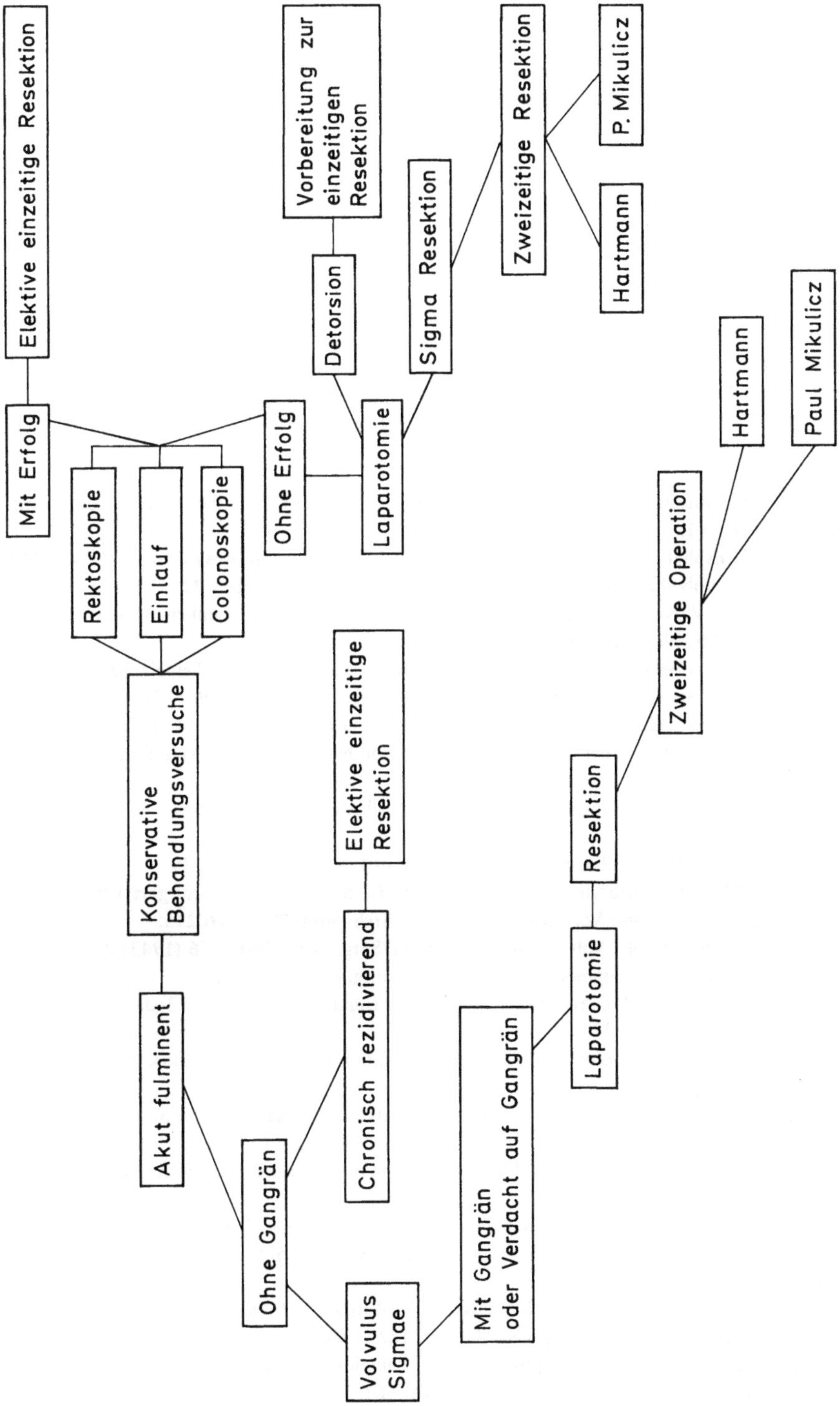
Volvulus Sigmae
Ohne Gangrän
Mit Gangrän oder Verdacht auf Gangrän
Akut fulminent
Chronisch rezidivierend
Konservative Behandlungsversuche
Elektive einzeitige Resektion
Rektoskopie
Einlauf
Colonoskopie
Mit Erfolg
Ohne Erfolg
Elektive einzeitige Resektion
Laparotomie
Detorsion
Vorbereitung zur einzeitigen Resektion
Sigma Resektion
Zweizeitige Resektion
Hartmann
P. Mikulicz
Laparotomie
Resektion
Zweizeitige Operation
Hartmann
Paul Mikulicz

In den letzten zehn Jahren wurden in unserer Klinik 192 Patienten mit Sigmavolvulus behandelt.

Die Aufgliederung des eigenen Krankengutes nach Behandlungsmethode und Lelität sind in den Tabellen 7, 8 aufgezeigt.

Aus unseren Erfahrungen und aus der Bearbeitung des Materials von 192 Fällen lassen sich folgende Schlüsse – wie in Abbildung 10 aufgezeigt – ziehen.

## Literatur

[1] Agrawal, R. L., M. K. Misra: Volvulus of the Sigmoid colon Int. Surg. **55**(1971) 49.
[2] Arnold, J. G., F. C. Nance: Volvulus of the Sigmoid Colon Ann. Surg. **177** (1973) 527.
[3] Bhatnagar, B. N. S.: Extraperitonealisation of Sigmoid for prevention of reccurrence of Volvulus. Amer. J. Proct. **28** (1977) 37.
[4] Bilgin I.: Sigmoid Volvulus. Çuk. T. F. Der. **2** (1977) 49.
[5] Boodgood,J. C.: Intestinal obstruction due to volvulus or adhesions of the sigmoid Colon. Ann. Surg. **49** (1909) 161.
[6] Boulvin, R., A. Esphahani, 494 Cas de Volvulus aiqu du Colon. Mem. Acaa Chir. **95** (1969) 467.
[7] Bruusgaard, C.: Volvulus of the Sigmoid Colon and its treatment. Surgery **22** (1947) 466.
[8] Chabal, J., M. V. Vorvor, A. Diop: Les Volvulus du Colon Sigmoide en milien African a' Decar. Bull. Soc. Med. Afr. Norr: **16** (1971) 457.
[9] DeQuervain, F.: Spezielle Chirurgische Diagnostik, S. 387. F. C. W. Vogel, Leipzig 1915.
[10] Drapanas T., J. D. Stewart: Acute Sigmoid Volvulus Amer. J. Surg: **101** (1961) 70.
[11] Duman A., M. Tireli, M. Dulger: Sigmoid Kolon volvulusu D. Ü. T. F. Ders. **4** (1975) 545.
[12] Ghazi, A., H. Shinfa: Treatment of Volvulus of the Colon by Colonoscopy. Ann. Surg. **183** (1976) 263.
[13] Habr-Gama, A.: Volvulus of the sigmoid Colon in Brasil A report of 230 cases. Dis. Col. Rect. **19** (1976) 314.
[14] Jain, B. L., K. K. Seth: Volvulus of the intestine. Indian J. Surg. **30** (1968) 239.
[15] Juzbasic, D.: Klinische Chirurgie für die Praxis, Band III, S. 491. Thieme, Stuttgart 1960.
[16] Kerry, R. L., H. K. Ransom: Volvulus of the Colon. Arch. Surg. **99** (1969) 215.
[17] Metheny, D., H. E. Nichols: Volvulus of the Sigmoid. Surg. Gyn. Obstet: **76** (1943) 239.
[18] Mosesen, D. L., T. Lindell: Sigmoid Volvulus, Amer. Surg. **42** (1976) 492.
[19] Savan, B., Y. Karakocc: 450 Sigmoid Kolon Volvulusunda Uyguladiğimiz Tedavi Yöntemleri. Atatürk Uni. 1. Tip Kong (1976).
[20] Shepherd, J. J.: The epidemiology and clinical presentation of Sigmoid Volvulus. Brit J. Surg. **56** (1969) 353.
[21] Sinha, R. S.: A Clinical appraisal of volvulus of the pelvic colon. Brit. J. Surg. **56** (1969) 838.
[22] Siroospoor, D., R. S. Berardi: Volvulus of the Sigmoid. Colon Dis. Col. Rect. **19** (1976) 535.
[23] String, T. S., J. J. DeCorse: Sigmoid Volvulus an examination of the mortality. Amer. J. Surg. **121** (1971) 293.
[24] Tanga, M. R.: Sigmoid Volvulus a new Concept in treatment. Amer. J. Surg. **128** (1974) 119.
[25] Vovor, V. M., H. Odoulami: A propos du traitment des volvulus of Colon Sigmoide. J. Chirurgie. **98** (1972) 724.
[26] Wuepper, K. D., M. G. Otteman, L. H. Stahlgren: An Appraisal of the operative and nonoperative treatment of Sigmoid Volvulus. Surg. Gyn. Obstet. **122** (1966) 84.
[27] Yaycioğlu, A., E. Tatlicioğlu: 17 Sigmoid Colon Volvulusu üzerinde klinik inceleme ve tedavi yönteminin seçimi. Ank. Üniv. T. F. Mec. **28** (1974) 501.

# Das Blindsacksyndrom im Dickdarmbereich – chronisch inkompletter Ileus

P. Eckert, M. Barbey-Schneider

## Einleitung

Das Blindsacksyndrom ist eine Störung der intestinalen Barriere für oral aufgenommene Schadstoffe wie Bakterien, Viren, Medikamente und Verunreinigungen der Nahrung. Das pathogenetische Prinzip beruht auf dem Ungleichgewicht von Antigenanfall und Antigenbeseitigung durch den Darm. Einer der wichtigen krankmachenden Folgen ist die außer Kontrolle geratene bakterielle Kontamination im Darmlumen. Alle diese genannten Faktoren haben das Blindsacksyndrom im unteren Gastrointestinaltrakt und der chronisch-inkomplette Ileus gemeinsam. Das Blindsacksyndrom kann spontan, überwiegend aber postoperativ entstehen (Tab. 1).

Patienten mit einem Blindsacksyndrom haben folgende Symptome: Anämie, Gewichtsverlust, Tenesmen, Diarrhoen, Hypokaliämie, Hypokalziämie, Eiweißverluste, periphere Neuropathien bei Vitamin-$B_{12}$-Mangel, eine bakterielle Dekonjugation der Gallensalze mit der Herabsetzung der Gallensalzkonzentration und Malabsorption von Fetten sowie eine permanente, wenn auch latente Endotoxinämie.

Beschreibt man das Krankheitsbild, handelt es sich in der Regel um Kranke, die unter starken Gewichtsverlusten und erheblichen abdominellen Beschwerden leiden; die blaß aussehen, weil ein Mangel an roten Blutkörperchen und eine gesteigerte Methämoglobinbildung ursächlich zugrunde liegen, die eine Entkalkung des Skelet-

Tabelle 1 Blindsacksyndrom

| Symptome | % Symptome | % | |
|---|---|---|---|
| Anämie | 80 | Hypokalziämie | 40 |
| Diarrhoe | 70 | Leberenzyme (+++) | 50 |
| Gewichtsverlust | 90 (2–24 kg) | BSR (+++) | 100 |
| Eiweißverluste | 70 | IG (+++) | 100 |
| Hypokaliämie | 50 | Neuropathie | 60 |

tes aufweisen und zudem psychisch und physisch nicht in der Lage sind, ein normales Leben zu führen.

# Pathophysiologie

Jede Passagestörung des Darmes löst komplexe intraintestinale pathophysiologische Mechanismen aus (Abb. 1).

Die intestinale Barriere [1] besteht im wesentlichen aus drei Anteilen:
a) der luminalen; b) der zellulären und c) der biochemischen Barriere. Sie alle lassen sich durch eine erhöhte Permeabilität für viele Stoffe und Bakterienspaltprodukte, die durch die Darmwand hindurchtreten, im Blut messen.

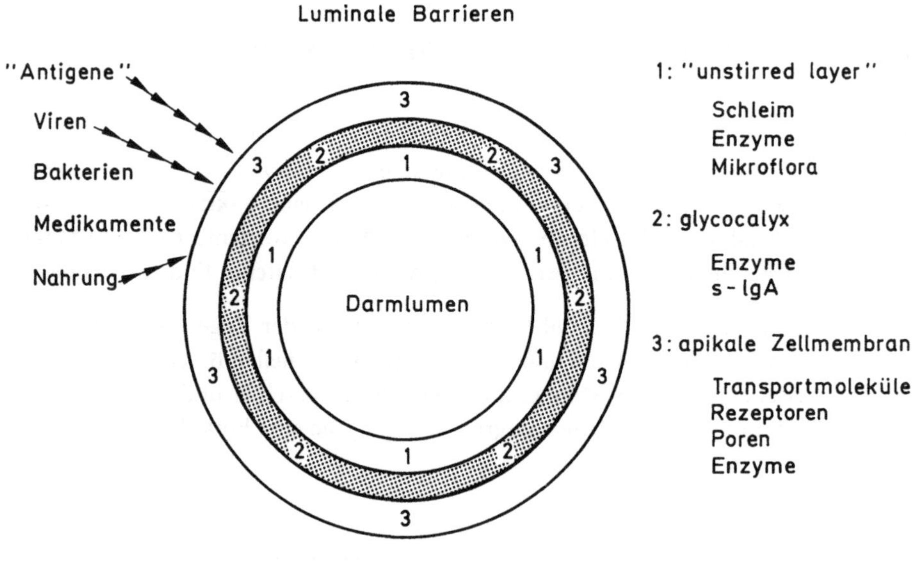


Abb. 1 Die luminale Barriere setzt sich im wesentlichen aus drei „Schichten" zusammen. Die erste oder innerste Schicht wird von einer undurchmischten Zone, bestehend aus Schleim, Bakterien und Enzymen gebildet. Man bezeichnet diese relativ konstante Zone als das „Mikroklima". Die zweite, teils zellulär teils extrazelluläre Schicht ist die „Glykokalyx". Eine Proteoglykanschicht mit Enzymen und dem s-IgA, welches aus der Leber transbiliär ausgeschieden wurde. In ihr werden penetrierende Bakterien mit den Antikörpern umhüllt und so über das Darmlumen ausgeschieden. Die dritte Zone ist die apikale Zellmembran, die enzymatisch, aktiv und passiv die Resorption oder Weitertransport der Nahrungsbestandteile z. B. ermöglicht.

zu a) Die luminale Barriere hängt von folgenden Faktoren ab:
1. Von der intestinalen Motilität des Darmes.
2. Von den Sekreten des Magens, der Gallenwege, der Bauchspeicheldrüse.
3. Von der Zusammensetzung der Mikroflora, die eine pathologische Überwucherung verhindert. Eben diese Änderung der Mikroflora ist von Steatorrhoe, Malabsorption, Anämie und Hypoproteinämie gefolgt.

Hier spielen auch die von den Paneth-Zellen sezernierten Lysozyme ebenso eine Rolle, wie das über den Leberexkretionsmechanismus und auf dem Blutwege in das Darmlumen gelangende Immunglobulin A in seiner oberflächenaktiven dimeren Form als s-IgA [2] (Abb. 2).

zu b) die zelluläre Barriere resultiert aus Enzymsystemen, die an der apikalen Zellmembran des Darmepithels sitzen. Diese Schicht besteht aus der extern liegenden Glykokalyx und den intern ruhenden Anteilen der Zonula occludens und der Zonula adhaerens. Solange die Enzyme der Bürstensaummembran intakt sind, gelangen die dimeren und oligomeren Spaltprodukte der Nahrung nur im geringeren Umfang vom Armlumen in die Zirkulation [3].
Neben den Enzymen, vornehmlich Proteasen – sind immunologische Barrieren maßgeblich. Alle immunogenen Strukturen des Darmes werden unter dem Oberbegriff des darmassoziierten lymphatischen Gewebes zusammengefaßt. Das Antigen löst in den Payerschen Plaques die Bildung von IgA und IgM (Verhältnis von 80:20) aus. In den Plasmazellen werden diese Antikörper, die im physiologischen Bereich spezifisch gegen die Darmflora sind, gebildet und über den Lymphkreislauf und den Ductus thoracicus in das Blut abgegeben. Mit dem Blut gelangen sie an den Wirkungsort in der Submukosa oder aber z. B. in die Leber und dann in den Darm (Tabelle 2). Im Darmlumen umhüllen diese dimeren Antikörper (sIgA und sIgM) die Bakterien – „coating effect" – und gelangen mit dem Stuhl nach außen.
Beim chronisch inkompletten Ileus und beim Blindsacksyndrom ist die Zahl der Lymphzellen in der Darmwand vermindert; die Ursache ist unklar.

zu c) Die biochemische Barriere ist das Produkt enteroendokriner Zellen und der Mastzellen, die unter anderem wichtige Proteohormone, biogene Amine und cholinerge Substanzen produzieren.
Zu den bekanntesten als Mediatorstoffe bezeichneten Protektoren gehören die endogenen Prostaglandine, das Gastrin und deren Abkömmlinge. Letztendlich müssen alle Enzymsysteme, die den Stofftransport durch die Darmwand in das Blut und die Lymphe ermöglichen dazugezählt werden. Es sind in der Regel transzelluläre, energieverbrauchende Transportsysteme für Zucker, Eiweiß, Fette und Ferritin. Alle diese Transportvorgänge werden unter dem Oberbegriff der Persorption zusammengefaßt.

*Chirurgische Aspekte* des chronisch inkompletten Ileus:
Im eigenen Krankengut behandelten wir in den letzten fünf Jahren 18 Patienten mit Kurzschlüssen im unteren Gastrointestinaltrakt. (Tab. 3).

Die Grundkrankheiten waren chronisch-entzündliche Tumoren. Der bestehende Krankheitszustand bis zur Sanierung betrug zwei Monate bis zu 30 Jahren (Tab. 4).

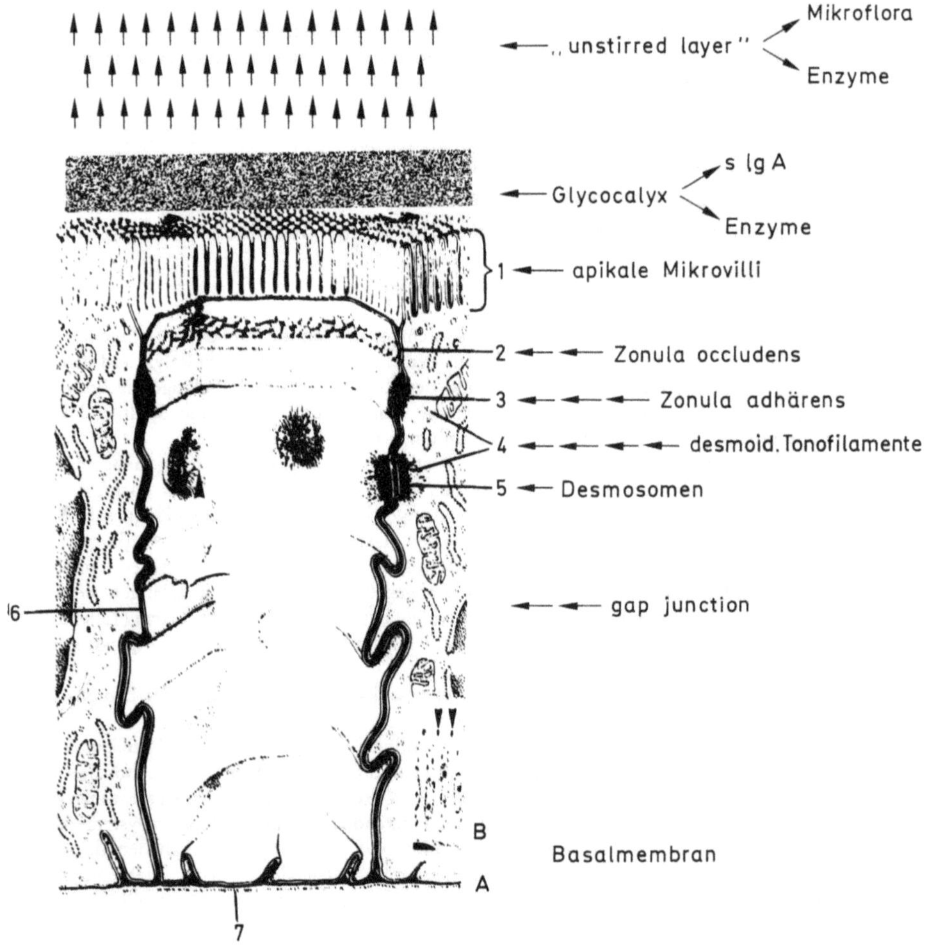


Abb. 2 Das Schleimhautepithel in elektronenmikroskopischer Vergrößerung (modifiziert nach einer Abbildung von Prof. Dr. R. V. Krstić, Lausanne aus [3].
Zellverband, interzelluläre Öffnungen und intrazelluläre Enzyme stehen im engen Kontakt zu den apikalen Mikrovilli und von ihr fest angebundenen Glykokalyx. Beim Blindsacksyndrom respektive inkompletten Ileus kommt es rasch zu einer Zerstörung der luminalen Barriere, insbesondere des Mikroklima.

Tabelle 2 Blindsacksyndrom

| | |
|---|---|
| Dünndarm-Dünndarm Blindsack | 3 Patienten |
| Dünndarm-Dickdarm Blindsack | 8 Patienten |
| Dickdarm-Dickdarm Blindsack | 7 Patienten |

Klammert man die drei Dünndarm-Dünndarm-Dicksäcke aus, sind der Dünndarm-Dickdarm und der Dickdarm-Dickdarm-Bypass im Verhältnis 8:7 am häufigsten vertreten (Tab. 5).

Unsere Ergebnisse zeigen, daß es gelungen ist, in 12 von 15 Fällen die Kontinenz wiederherzustellen. Die Letalität im eigenen Krankengut war mit 25% hoch. Vier von 15 Patienten starben während des Krankenhausaufenthaltes. Eine Patientin erlag in der frühen postoperativen Phase einer Sepsis bei Lebermetastasen. Die meisten Patienten waren bis zu 7mal voroperiert.

Tabelle 3 Blindsacksyndrom

| Grundkrankheiten | |
|---|---|
| M. Crohn | 7 Patienten |
| Tumoren | 5 Patienten |
| CED* | 6 Patienten |
| Krankheitsdauer: Zeit zwischen Voroperation bis zur Zweitoperation = 2 Monate bis 30 Jahre | |

*Chronisch-entzündliche Darmerkrankungen

Tabelle 4 Blindsacksyndrom

| | |
|---|---|
| Ergebnisse | |
| Alter der Patienten Ø | 54,3 Jahre |
| Kontinenzerhaltend | 12 Patienten |
| Inkontinent (2mal Hartmann) | 3 Patienten |
| | 15 Patienten |
| Letalität | 15/4 = 26,6% |
| Kurzdärme | 4 Patienten |

Tabelle 5 Blindsacksyndrom

Rückschlüsse

1. Das Blindsacksyndrom hat symptomatisch und klinisch den gleichen Effekt wie ein chronisch inkompletter Ileus.
2. Der gemeinsame pathophysiologische Nenner ist die Störung der Darmwandbarrierefunktion.
3. Der kurzzeitige Blindsack – z. B. im Ileus notwendig – ist schadlos.
4. Die kritische Zeit beginnt nach 2–3 Monaten und führt zu chronischen intestinalen Intoxikationen.
5. Häufigste Ursache: Mangelhafte chirurgische Technik und schlechte theoretische Ausbildung.
6. Spätschäden: Malassimilation, Anämie, Infektionsneigung.
7. Häufigste Todesursache: Sepsis.

## Rückschlüsse und Zusammenfassung

Die kurzzeitige Anlage eines Blindsackes, z. B. beim Ileus oder bei einem Karzinom, das nicht resektionsfähig erscheint, ist ohne erkennbare Folgen für den Kranken. Der kritische Zeitpunkt liegt nach dem dritten Monat nach den Anlagen eines Blindsackes. Der Zustand eines Blindsackes im terminalen Dünndarm und im gesamten Dickdarm entspricht den Folgen eines chronisch inkompletten Ileus mit subjektiven und objektiven Folgen für den Betroffenen. Es handelt sich um eine chronische Intoxikation mit Malabsorption, Anämie und erhöhter Infektanfälligkeit. Die häufigste Ursache für die Anlage eines Blindsackes ist das unglückliche Zusammentreffen von mangelhafter chirurgischer Ausbildung und geringer theoretischer Kenntnisse über das Krankheitsbild. Die Auswertung unseres Krankengutes zeigt, daß in den meisten Fällen vom Erstoperateur das Grundleiden nicht erkannt wurde, er sich technisch nicht in der Lage sah, den kranken Darm zu resezieren oder aber der Tumor belassen wurde, um die Kranken wegen eines Adeno-Karzinoms im Sigma oder Rektum einer primären Bestrahlungstherapie zuzuführen.

## Literatur

[1] Ecknauer, R.: Die Barrierefunktion des Magen-Darm-Trakts. Z.Gastroenterologie 20 (1982) 150–163.

[2] Otto, H. F.: Topographie, makroskopische Anatomie und Histologie. In: Handbuch d. Inn. Med. Bd. 3; Verdauungsorgane, Teil 3 a. Hrsg.: W. F. Caspary. Springer, Berlin – Heidelberg – New York – Tokio 1983.

[3] Riecken, E. O.: Aktive Transportmechanismen der Dünndarm-Schleimhaut und ihre Funktionsstörungen. Z.Gastroenterologie 14 (1976) 407–419.

# Therapeutische Probleme bei idiopathischem Megakolon

H. Bockhorn, P. Reifferscheid, W. Schareck, K. Junger

## Einleitung

Das idiopathische Megakolon gehört zu jener großen Gruppe der „chronischen Obstipation", die in den meisten Fällen einer effektiven Behandlung entgeht und zwar weniger durch eine Fehlbehandlung als vielmehr durch die Unkenntnis der Pathogenese dieser Erkrankung [2,5]. Im eigenen Krankengut fanden sich 15 Patienten mit idiopathischem Megakolon, nachdem ein Morbus Hirschsprung ausgeschlossen werden konnte und andere Erkrankungen, die ein symptomatisches Megakolon verursachen können, nicht vorlagen. Obwohl das Erkrankungsalter dieser Patienten vom 1. bis zum 53. Lebensjahr reichte, kamen die Patienten zum größten Teil erst im Erwachsenenalter zur stationären Behandlung und boten zum Teil groteske Bilder eines Megakolons und Megarektums (Abbildg. 1 a, 2). Das Leiden der chronischen Obstipation beginnt in den meisten Fällen bereits im 1. Lebensjahrzehnt. Selbst wenn ein Teil dieser Erkrankung bei geistig behinderten oder verhaltensgestörten Patienten zu finden ist [12], so scheint doch der andere Teil

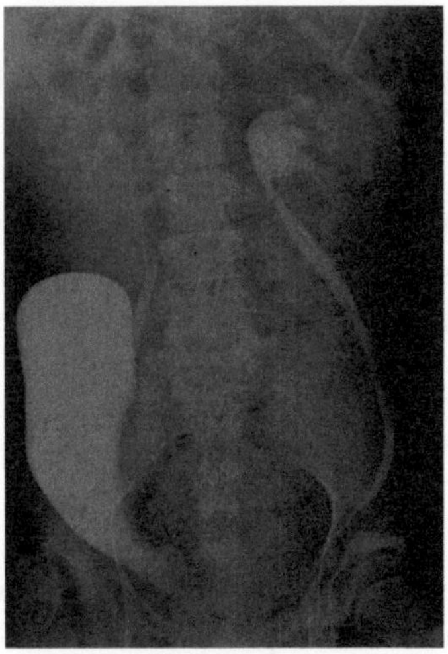

Abb. 1 a 20jähriger Patient mit idiopathischem Megarektum und extremer Verdrängung der Blase.

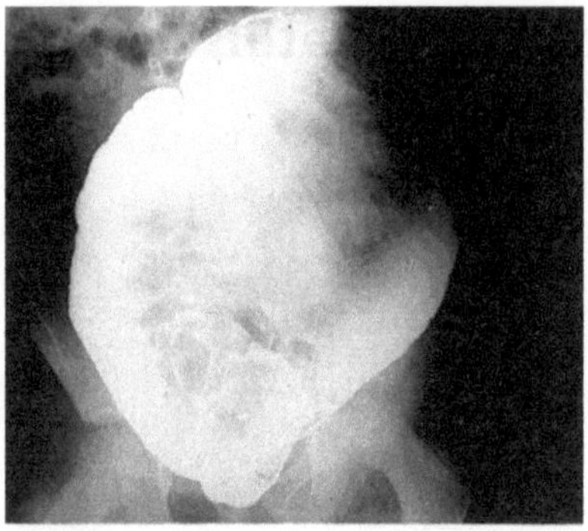

Abb. 1 b 9jähriger Patient mit symptomatischem Megarektum, ähnlich wie in Abbildung 1 a; fehlendes „enges" Segment, bioptisch und manometrisch gesicherte Diagnose (M. Hirschsprung).

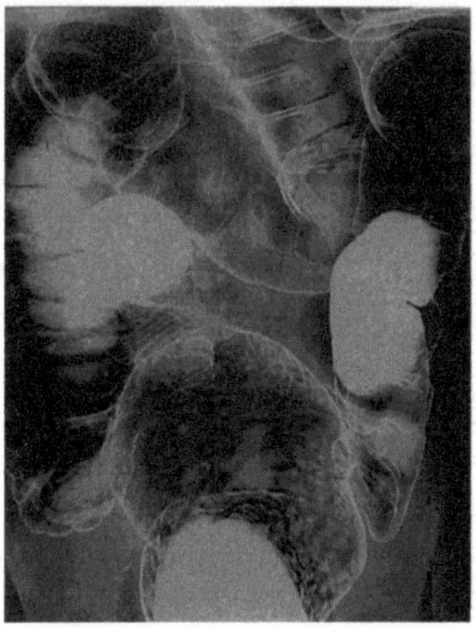

Abb. 2 21jähriger Patient mit idiopathischem Megakolon und Megarektum.

der Patienten sich dem Schicksal dieser lang andauernden und lästigen Erkrankung ergeben zu haben und kommt erst bei Auftreten von akuten Symptomen zur Behandlung.

Bei dem gleichermaßen unbefriedigenden Verlauf und Therapieeffekt des Krankheitsbildes des idiopathischen Megakolons schien es sinnvoll, eine Analyse der vorliegenden Fälle durchzuführen und die eigenen Erfahrungen notwendiger konservativer und chirurgischer Maßnahmen aufzuzeigen.

## Differentialdiagnose

Die differentialdiagnostische Abgrenzung des symptomatischen Megakolons ist sehr umfangreich [10]. Hier kann es hilfreich sein, entsprechend der in Tabelle 1 aufgezeichneten Erkrankungen nach Kongenitalen oder erworbenen Störungen der

Tabelle 1 Differentialdiagnose des symptomatischen Megakolon

| | | |
|---|---|---|
| I. | Mechanische Behinderung der Darmpassage | |
| | *kongenital* | *erworben* |
| | Rektumduplikator | Sphinktersklerose (nach Fissur, Fistel, etc.) |
| | Hymenalatresie | Analstenose (nach Atresieoperation) |
| | Vaginalatresie | Tumor (intra- oder extramural) |
| | Anteriore Ektopie des Anus | |
| | Analstenose | |
| | Steißbeinteratom | |
| II. | Störungen der Darmmotilität | |
| 1 | *kongenital-muskulär* | *erworben-muskulär* |
| | umschriebene Muskularis-Aplasie | toxisches Megakolon (M. Crohn, Colitis ulcerosa, ischämische Kolitis) |
| | Ehlers-Danlos-Syndrom | Chagas-Krankheit |
| | | Dermatomyositis |
| | | Sklerodermie |
| 2 | *kongenital-neurogen* | *erworben-neurogen* |
| | M. Hirschsprung | Rektal-Inertio-Syndrom |
| | „ultrakurzes Segment" | Laxantienabusus |
| | Hypoganglionose | toxisches Megakolon |
| | Myelodysplasie | M. Parkinson |
| | Porphyrie | Multiple Sklerose |
| | neurogene Analsphinkterachalasie | Diabetes mellitus |
| | | spinale Läsion (Trauma, Tumor) |
| | | Chagas-Krankheit |
| | | CIIP (chronisch idiopathische intestinale Pseudoobstruktion) |
| 3 | *metabolisch* | *funktionell* |
| | Elektrolytstörungen | Zytostatika |
| | Hypothyreose | Ganglienblocker nach Behandlung mit |
| | Hypoparathyreoidismus | Antikonvulsiva |
| | Hyperparathyreoidismus | Anticholinergika |
| | Vitamin-$B_1$-Mangel | Sympathikotonie |
| | Vitamin-E-Mangel | z. B. bei Peritonitis |
| | | oder „reflektorisch" (Ureterstein) |
| III. | Unklare Störungen der Darmmotilität | |
| | Idiopathisches Megakolon | |
| | Idiopathische Obstipation | |
| | Chronisch idiopathische intestinale Pseudoobstruktion (familiär/sporadisch) | |
| | Z. n. jejunoilealem Bypass | |

Darmpassage und der Darmmotilität zu suchen. Eine mechanische Behinderung der Darmpassage ist z. B. die anteriore Ektopie des Anus, die in fast 50% der Fälle als Ursache eines Megakolons auftreten kann; im Kindes- und Erwachsenenalter sind operationsbedingte Analstenosen, Fissuren und Fisteln auszuschließen.

Eine kongenital bedingte Störung der Darmmotilität liegt beim Morbus Hirschsprung vor, für den es zwar klare diagnostische Kriterien gibt, dessen Krankheitsbild aber bei Erwachsenen verschleiert sein [10], und dessen Diagnosestellung Schwierigkeiten bereiten kann, wenn ein kurzes oder ultrakurzes aganglionäres Segment vorhanden ist. Zu den erworbenen Störungen der Darmpassage zählt z. B. das toxische Megakolon oder die Chagas-Krankheit, eine durch Infektion mit Trypanosoma cruzi ausgelöste neurogene und muskuläre Schädigung der Darmwand [7]. Zu den unklaren Störungen der Darmmotilität zählen das idiopathische Megakolon, die chronische idiopathische Obstipation und die chronische idiopathische intestinale Pseudoobstruktion. (Das Ogilvie-Syndrom, d. h. eine Pseudoobstruktion mit akuter Dilatation des Kolons auf der Basis systemischer und generalisierter Erkrankungen sei hier ausgeklammert, da eine Zuordnung zu einer bestimmten Krankheitsursache nicht möglich ist [8]).

Ein wichtiges Kriterium bei der Differentialdiagnose des symptomatischen Megacolons liefert die Untersuchung der intramuralen Ganglienzellen der Darmwand [4, 10]. Es lassen sich 3 Krankheitsgruppen unterscheiden (Tab. 2):

Tabelle 2 Intramurale Ganglienzellen beim Megakolon der Erwachsenen

| fehlend | pathologische verändert | normal |
|---|---|---|
| M. Hirschsprung | Hypoganglionose | Analstenose |
| | neuronale Kolondysplasie | Striktur |
| | Neurofibromatose | Sphinktersklerose |
| | chronisch, idiopathisch, intestinär | idiopathisch, Megakolon |
| | Pseudoobstruktion | idiopathisch, Obstipation |
| | | Hypothyreose |
| | | hereditäre-viscerale Hypopathie |
| erworben | erworben: | |
| | spinale Läsionen | segmentäre Kolondilatation |
| | multiple Sklerose | Phenothiyzin-Derivate |
| | Polyomyelitis | Chlorpromazin-Derivate |
| Chagas-Krankheit | Trauma | Sklerodermie |
| | toxisches Megakolon | Diabetes mellitus |
| | ischämisch | Vitamin $B_1$-Mangel |
| | Colitis ulcerosa | |
| | Enteritis granul. | |
| | Laxanthienabusus | |

1. Fehlen die Ganglienzellen, so ist die Diagnose des Morbus Hirschsprungs sicher; auszuschließen ist die Chagas-Krankheit, da das Toxin des Trypanosoma cruzi eine Degenertion der Ganglienzellen hervorrufen kann.
2. Eine Verminderung der Ganglienzellen findet man bei der Hypoganglionose. Bei der Neurofibromatose sind die Ganglienzellen normal, die Nervenfasern dagegen pathologisch verändert; ein toxisches Megakolon oder Laxantienabusus können sekundär pathologische Veränderungen der Ganglienzellen hervorrufen. Die chronisch idiopathisch intestinale Pseudoobstruktion (CIIP) zeigt zum Teil unspezifische pathologische Veränderungen wie Verlust der Neurone und Proliferation der Schwannschen Zellen, so daß die morphologische Zuordnung dieses Krankheitsbildes nicht einheitlich ist [5].
3. Bei Vorhandensein von Ganglienzellen ist in erster Linie auf sekundäre Veränderungen wie Analstenosen, Stoffwechselerkrankungen und die Dauereinnahme bestimmter Medikamente (Phenacitin, Chlorpromacin) zu achten.

Die übrigen Fälle ohne erkennbare organische Ursachen oder sekundäre Schädigungen sind als idiopathisches Megakolon und idiopathische Obstipation zu klassifizieren; diese Krankheitsgruppe ist histologisch allerdings nicht einheitlich, da von einigen Autoren auch pathologische Veränderungen der intramuralen Nervenplexus beschrieben werden und zwar eine Verminderung der agryrophilen Neurone, sowie eine Proliferation der Schwannschen Zellen [6].

## Klinisches Krankheitsbild

Im eigenen Krankengut mit symptomatischem Megakolon fanden sich 15 Patienten mit der Diagnose idiopathisches Megakolon (Tab. 3) und zwar 10 weibliche und 5 männliche im Alter von 15 bis 63 Jahren. Das Erkrankungsalter dieser Patienten lag zwischen dem 1. und 53. Lebensjahr. 8 dieser Patienten waren geistig behindert oder verhaltensgestört. Alle Patienten kamen nicht wegen der lästigen chronischen Obstipation zur stationären Aufnahme, sondern wurden wegen eines extrem überdrehten schmerzhaften Abdomen (Abb. 2), einer Harnverhaltung (Abb. 1 a), Ileussympto-

Tabelle 3 Patienten mit idiopathischem Megakolon (n = )

| | | |
|---|---|---|
| 15 Patienten | 10 ♀ – | 3 geistig behindert<br>2 verhaltensgestört |
| | 5 ♂ – | 2 geistig behindert<br>1 verhaltensgestört |
| Alter bei Untersuchung | | 15–63 Jahre |
| Erkrankungsalter | | 1.–53. Lebensjahr |

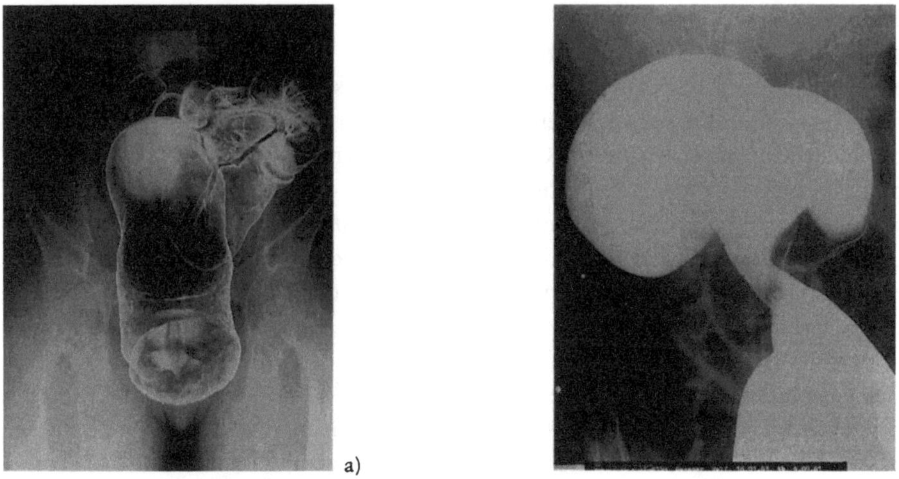

a) b)

Abb. 3 a, b 22jähriger Patient; wegen idiopathischem Megakolon eine Ileorektostomie durchgeführt – jetzt dilatierter Rektumrest und Torsion der Ileorektostomie.

matik mit Chilaiditi-Syndrom (Abb. 3 a u. b) oder eines akuten Abdomens bei Sigmavolvulus behandelt. Die extreme Dilatation des Kolons war hauptsächlich durch angesammelte Stuhlmassen verursacht und weniger durch eine Überblähung, so daß dieses Krankheitsbild eindeutig von der akuten Kolondilatation bei Pseudoobstruktion (Ogilvie-Syndrom) zu differenzieren war [8]. Aufgrund des unterschiedlichen Ausmaßes der Kolondilatation kann diese Patientengruppe entsprechend den Angaben von Lane und Todd [4] in 3 Krankheitsgruppen unterteilt werden (Tab. 4):

1. Megarektum per se
2. Megakolon und Megarektum
3. Megakolon und Megasigma bei „normalem" Rektum

In Gruppe 3 wurde bei 2 Patientinnen im Alter von 39 und 60 Jahren wegen eines akuten Sigmavolvulus eine Sigmaresektion durchgeführt, ähnliche Erfahrungen machten Anderson und Lee [1]. Bei den aderen 3 Patienten wurde entsprechend dem makroskopischen Befund des dilatierten Kolonanteils eine linksseitige Hemicolektomie durchgeführt (Tab. 4). Bei dem Patienten mit einem Megarektum per se, dessen chronische Obstipation seit dem ersten Lebensjahr bekannt war, erfolgte im 7. Lebensjahr eine Ileorektostomie. Der Patient war in der Folgezeit bis zu seinem 22. Lebensjahr wegen rezidivierender Ileussymptomatik in stationärer Behandlung (Abb. 3 a, b). In der Gruppe mit Megakolon und Megarektum wurde bei einem oligophrenen Patienten mit Megakolon und extrem dilatiertem Megarectum und Verdrängung der Harnblase (Abb. 1 a) ein doppelläufiger Ileumanus angelegt, 3 Patienten erhielten eine Sigmaresektion, 5 wurden konservativ behandelt. Postoperativ blieben die Beschwerden der Patienten allerdings bestehen, eine Ausnahme bildete der Patient mit der Anlage eines Ileumanus (Tab. 4).

# Untersuchungsstrategie

Jedes symptomatische Megakolon muß durch eine Reihe von Untersuchungen differentialdiagnostisch abgegrenzt werden [5]:

1. Die Palpation und Sensibilitätsprüfung der Analregion kann z. B. auf eine neurologische Erkrankung hinweisen. Die rektale Untersuchung gibt Auskunft über den Sphinkter-Tonus; beim Morbus Hirschsprung fühlt man bei der digitalen Austastung ein leeres Rectum mit zum Teil erhöhtem Sphinkter-Tonus, bei idiopathischem Megakolon ist das Rektum „cavernös" erweitert bei normalem oder erhöhtem Sphinkter-Tonus. Im Säuglingsalter ist die klinische Diagnose des Morbus Hirschsprung eindeutig, wenn sich bei rektaler Untersuchung Stuhl und Luft explosionsartig entleeren.
2. Die Röntgenuntersuchung in Form des Kolon-Kontrast-Einlaufes zeigt vor allem im seitlichen Bild den für den Morbus Hirschsprung charakteristischen Lumen-

Tabelle 4 Therapiemaßnahmen bei Patienten mit idiopathischem Magakolon (n = 15)

| dilat. Kolonabschnitt | | Therapie | | Verlauf |
|---|---|---|---|---|
| Megarektum alleine | 1 | Ileorektostomie (2 × Sigmavolvulus) | | rezitiver Subileus |
| Megakolon-Sigma bei „normalen" Rektum | 5 | Sigmaresektion | 2 | chronische Obstipation |
| | | Hemikolektomie Links | 3 | chronische Obstipation |
| Megakolon-Rektum | 9 | Konservativ | 5 | zum Teil ohne chronische Obstipation |
| | | Ileumanus | 1 | problemlos |
| | | Sigma-Rektum-Resektion | 3 | chronische Obstipation |

Tabelle 5 Rektomanometrische Kriterien bei M. Hirschsprung und idiopathischem Megakolon

| | M. Hirschsprung | Idiopathisches Megakolon |
|---|---|---|
| Spontanrelaxationen | Ø | +/Ø |
| Rekto-analer Hemmreflex (Internusrelaxation) | Ø | + bei zum Teil erhöhtem Rektumdehnungsreiz |
| Rekto-analer Ruhedruck | in der Regel erhöht | im Normbereich oder erhöht |
| Rekto-anale Fluktuationen | irregulär, inkonstant vergrößerte Amplitude | regulär, konstant |
| Multisegmentale Kontraktionen (Mass Contractions) | + | Ø |
| Kritisches Distensions volumen | erhöht | zum Teil extrem erhöht |

sprung von aganglionärem „engem“ Segment und dem oral davon gelegenen Megakolon [5,10]. Diese Röntgendiagnose versagt allerdings bei kurzem oder ultrakurzem Segment (Abb. 1 a, b).

3. Die Rektummanometrie (Tab. 5) gehört bei allen Formen der chronischen Obstipation zur Screening-Methode [5, 11]. Bei Distension des normalen Rektums wird ein rekto-analer Reflex ausgelöst, der aus einem rekto-analen Hemmreflex des Muskulus sphincter internus (im oberen Analkanal) und aus einem rekto-analen Kontraktionsreflex des Muskulus sphincter externus (im unteren Analkanal) besteht. Der rekto-anale Hemmreflex fehlt beim Morbus Hirschsprung immer; beim idiopathischen Megakolon ist er dagegen vorhanden, auch wenn hier die Empfindlichkeit gegenüber einer rectalen Distension vermindert sein kann bzw. zur Auslösung des rectoanalen Reflexes große Füllungsdrucke notwendig sein können [11].
4. Die Biopsie als Schleimhautsaugbiopsie oder als wanddurchgreifende Darmbiopsie sollte eine Conditio sine qua non vor jeder Operation darstellen. Eine gesteigerte Azetylcholinesteraseaktivität in der Lamina propria und fehlende intramurale Ganglienzellen erlauben mit großer Sicherheit (100% bei Nachweis der vermehrten Azetylcholinesterase und 85% bei histologischer Untersuchung auf Ganglienzellen) die differentialdiagnostische Abgrenzung des Morbus Hirschsprung vom idiopathischen Megakolon [10].

## Therapierichtlinien

Wenn ein Morbus Hirschsprung ausgeschlossen und eine Krankheitsursache für ein sekundäres Megakolon nicht gefunden worden ist, so ist man mit der Diagnose eines idiopathischen Megakolon konfrontiert und vor erhebliche therapeutische Probleme gestellt, zumal 25% bis 50% der Patienten geistig retardiert oder verhaltensgestört sind (12); die psychogenen Faktoren einer chronischen Obstipation sind nicht zu vernachlässigen, sie sollen aber nicht als Ausschlußkriterien somatischer Krankheitsursachen herangezogen werden. Die Behandlung des idiopathischen Megakolon wird in erster Linie konservativ und in zweiter Linie chirurgisch sein [5].

## Konservative Therapie

Es wird oft notwendig sein, das Rektum unter leichter Anästhesie manuell auszuräumen und ausgiebige Reinigungseinläufe (gelegentlich bis zu 10 Litern) anzuschließen [2]. Zusätzlich sind hohe Gaben von Laxantien erforderlich (Sennae und Bisacodyl), wobei quellende Substanzen vermieden werden sollten (Tab. 6). Die Quote von Mißerfolgen liegt bei dieser Behandlungsform verständlicherweise bei 50 bis 60% [4]. Die von Taylor [11] aufgrund seiner manometrischen Befunde vorgeschlagene anale Dilatation bei hohem Sphinkter-Tonus, wird nicht generell akzeptiert [2].

Tabelle 6 Therapierichtlinien bei idiopathischem Megakolon

| *Konservative Behandlung* | *Operative Behandlung* |
|---|---|
| – Manuelle Entleerung (Sphinkter-Dehnung) | – Rekto-Sigmoidresektion |
| – Spülungen – Einläufe | – Zöko-Rektostomie |
| – Laxantien (Sennae, Bisocodyl) | – Ileo-Rektostomie |
| – Eventuell Salazosulfapyridin (Azulfidine®) | – Prox. Iliac. Kolostomie |

Kasuistisch hervorzuheben ist aus dem eigenen Krankengut jener Patient mit Ileorektostomie und rezidivierenden Ileuszuständen (Abb. 3 a, b), bei dem sich wiederholt eine Torsion der Ileorektostomie ereignete. Unter der Vorstellung, daß sich während des langen Krankheitsverlaufes im dilatierten Rektumrest und Ileum eine Enterocolitis bzw. Enteritis ausgebildet hatte, – die histologisch verifiziert werden konnte, – wurde dem Patienten Salazosulfapyridin verordnet; die extremen Ileuszustände mit Überblähung sind bei dem Patienten seitdem nicht mehr aufgetreten; eine Nachresektion wird zu einem späteren Zeitpunkt dennoch nicht zu vermeiden sein. Bei diesem Patienten wäre im akuten Ileuszustand eine therapeutische Koloskopie indiziert [9]; bei den übrigen Patienten war diese hilfreiche Maßnahme aber nicht anwendbar, da die Dilatation des Kolons durch Stuhlmassen und nicht durch Luftansammlung hervorgerufen worden war.

## Chirurgische Therapie

Im eigenen Krankengut ist der Erfolg der chirurgischen Therapie (Tab. 6) unbefriedigend, da nur der makroskopisch am meisten dilatierte Kolonanteil reseziert und das erkrankte Rektum belassen wurde. Ein extrem dilatiertes Kolon kann nicht in jedem Fall seine Kontraktionsfähigkeit wiedererlangen, da anzunehmen ist, daß entweder eine primäre Schädigung der nervalen Struktur oder eine sekundäre Schädigung der Muskelfasern oder der Nervenplexus dies nicht mehr zulassen [6, 10]. Aus diesem Grund sollte bei einer notwendigen chirurgischen Intervention eine großzügige Resektion mit subtotaler Kolektomie und Ileorektostomie oder Zökorekostomie angestrebt werden [2, 3]. Goligher [2] empfiehlt als Operationsmethode die Operation nach Haddad-Duhamel. In Sonderfällen kann auch eine definitive proximale iliakale Kolostomie gerechtfertigt sein [2].

## Zusammenfassung

Die vorgestellten 15 Krankheitsfälle mit idiopathischem Megakolon verdeutlichen die diagnostische und therapeutische Problematik, die durch die Unkenntnis der Pathophysiologie dieser Erkrankung verständlich ist. Auch wenn bei bestimmten

Krankheitsbildern, wie z. B. bei Sigmavolvulus, eine chirurgische Intervention indiziert ist, so gilt in erster Linie doch ein „primum non nocere" und damit ein konservatives Vorgehen. In Einzelfällen können die Abführmaßnahmen mit Salazosulfapyridin kombiniert werden, um auf diese Weise extreme Überblähungen zu vermindern. Die chirurgische Therapie sollte sich nicht nur auf die makroskopisch dilatierten Darmabschnitte beschränken, sondern in einer großzügigen subtotalen Kolektomie bestehen; in seltenen Fällen kann eine definitive proximale iliakale Kolostomie gerechtfertigt sein.

## Literatur


[1] Anderson, J. R., D. Lee: The management of acute sigmoid volvolus. Br. J. Sug. **68** (1981) 117.

[2] Goliger, J. C.: Surgery of the Anus. Rectum and Colon, S. 340. Baillière Tindal, London (1984).

[3] Hughes, E. S. R., K. J. Hardy, A. M. Cuthbertson: Megacolon in adults. Dis. Col. Rect. **12** (1969) 190.

[4] Lane, R. H. S., I. P. Todd: Idiopathic megacolon: A review of 42 Cases. Br. J. Surg. **64** (1977) 305.

[5] Poisson, J., G. Devroede: Severe chronic constipation as a surgical problem. Surg. Clin. North Am. **63** (1983) 193.

[6] Smith, B., R. H. Grace, I. P. Todd: Organic constipation in adults. Br. J. Surg. **64** (1977) 313.

[7] Silveira, G. M. da.: Chagas' disease of the colon. Br. J. Surg. **63** (1976) 831.

[8] Søreide, O., T. Bjerkeset, J. E. Fossdal: Pseudo-obstruction of the colon (Ogilvie's Snydrome), A genuine clinical condition? Dis. Col. Rect. **20** (1977) 487.

[9] Strodel, W. E., T. T. Nostrant, F. E. Eckhauser et al.: Therapeutic and diagnostic colonoscopy in nonobstructive colonic dilatation. Anu. Surg. **197** (1983) 416.

[10] Reifferscheid, P., A. Flach: Congenital megacolon in adults. In: Holschneider, A. M. (Hrsg.). Hirschsprung's Disease, p. 115. Hippokrates, Stuttgart; Thieme-Stratton, New York 1982.

[11] Taylor, K., P. Hammond, C. Carby: An assessment of anorectal motility in the management of adult megacolon. Br. J. Surg. **67** (1980) 754.

[12] Watkins, G. L., G. A. Oliver: Giant megacolon in the insane. Gastroenterology **48** (1965) 718.


## Zusammende Diskussion

G. F. Brobmann

Allen Vorträgen gemeinsam war, daß jeweils nur über relativ kleine Fallzahlen berichtet wurde und so therapeutische Empfehlungen nur empirischen Charakter haben konnten.

Das Art. mesenterica sup.-Syndrom als Sonderform des hohen Dünndarmileus wird besonders bei langliegenden, abgemagerten Patienten auf Intensivstationen beobachtet. Operative Maßnahmen sind nur selten erforderlich.

Positiv bemerkt wurde, daß in 80% der Fälle in der Zusammenstellung von Kirchner die Diagnostik nur in der klinischen Untersuchung und der Abdomenleeraufnahme bestand. Hier spielt sicherlich eine Rolle, daß nicht voroperierte Patienten mit mech. Ileus ein spezifisches Ursachenspektrum aufweisen.

Spontane Kolonperforationen sind extrem selten. Im Rahmen der Pseudoobstruktion treten sie vor allem bei alten, schwerkranken Patienten auf. Intraluminale Druckerhöhung im Zökalbereich scheint eine Ursache zu sein.

Ernährungsfaktoren sind nach Aussagen von Bilgin dafür verantwortlich, daß der Sigmavolvulus in den östlichen Landesteilen der Türkei wesentlich häufiger beobachtet wird als in den westlichen.

Beim Blindsacksyndrom im Dickdarmbereich treten nach Eckert Karzinome nicht häufiger auf, sind dann jedoch schwerer zu diagnostizieren.

Histochemische Untersuchungen sind beim idiopathischen Megakolon nur selten hilfreich.

# Besondere Ursachen des mechanischen Ileus

Ö. A. Köfüncü, E. Raschke †

Nachfolgend 3 Fälle, die selten zum mechanischen Ileus führen können [1–4].

**Fall 1**

Eine 91jährige Frau hat sich bei einem häuslichen Unfall eine rechtsseitige vordere Beckenringfraktur zugezogen. (Abb. 1).

Zwei Tage nach dem Unfall entwickelt sie zunehmende Bauchschmerzen mit Erbrechen. Auskultatorisch keine Peristaltik. Die Abdomenübersicht im Liegen zeigt Spiegel (Abb. 2).

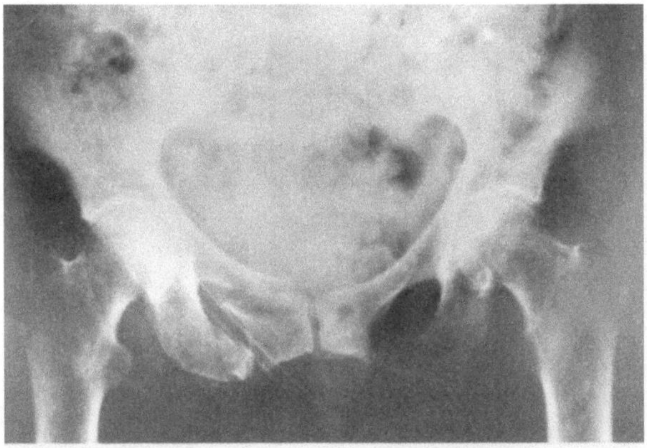

Abb. 1

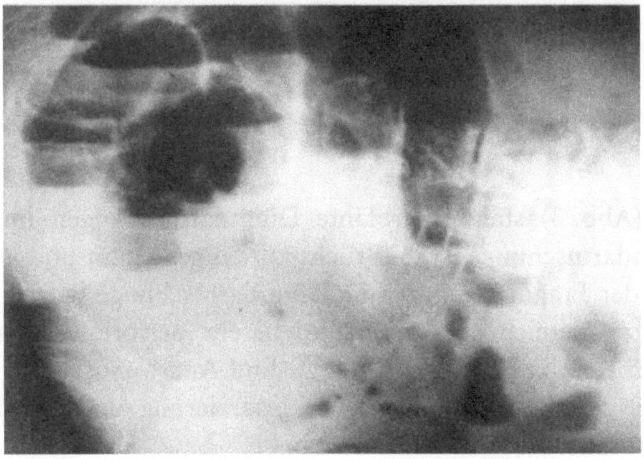

Abb. 2

Abb. 3

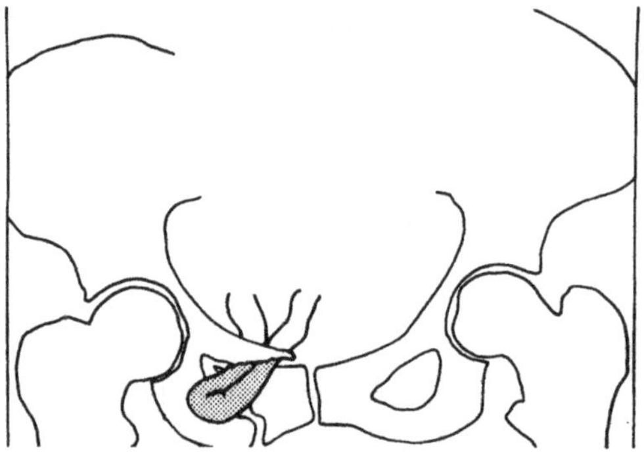

Abb. 4

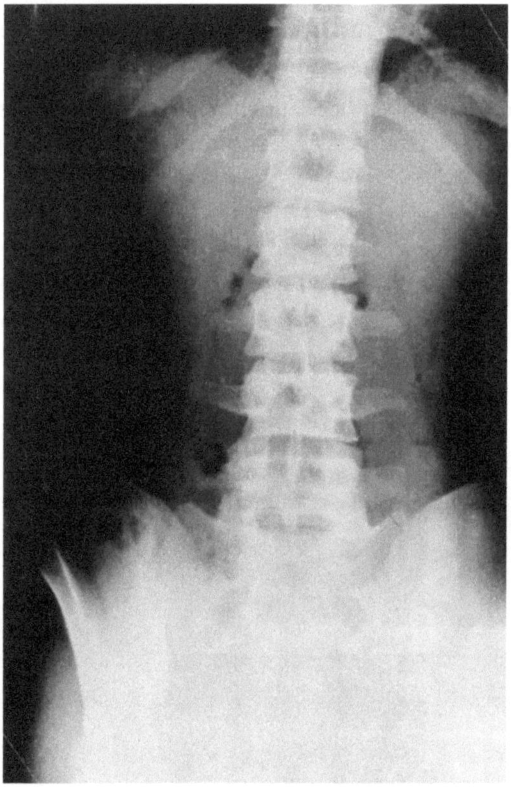

Bei der Laparotomie (Abb. 3) stark überblähte Dünndarmschlingen im rechten Unterbauch. Eine Dünndarmschlinge ist im Bruchspalt eingeklemmt und verschlossen. Nach Distraktion der Fragmente kann die Dünndarmschlinge befreit werden. Sie ist im eingeklemmten Bereich nekrotisch und bereits perforiert. Es folgt die Resektion des nekrotischen Abschnittes mit End-zu-End-Anastomose. Die Histologie bestätigt die Diagnose mit hämorrhagischer Infarzierung und herdförmiger Wandnekrose und Peritonitis.

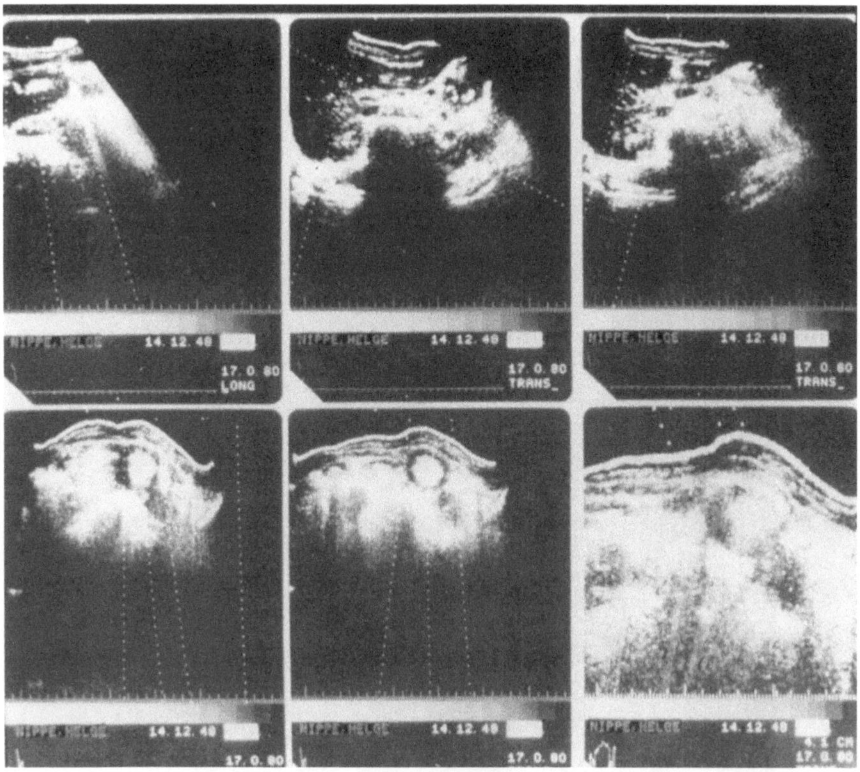


Abb. 5

**Fall 2**

Bei einer 32jährigen Frau bestehen seit fast 10 Jahren linksseitige Oberbauchbeschwerden, die während einer Zweitgraviditas im Jahre 1972 begannen. Die Schwangerschaft verlief komplikationsreich und erforderte bei Erbrechen, Übelkeit und krampfartigen Abdominalbeschwerden nach psychischen Erregungen eine 7monatige stationäre Behandlung. Die konventionelle Untersuchung ergab keine Klärung, so daß schon eine psychiatrische Behandlung vorgesehen war.

Unser Aufnahmebefund ergab einen faustgroßen, tastbaren Tumor im linken Oberbauch mit Abwehrspannung und Übelkeit. Die Abdomenübersicht im Stehen (Abb. 4) zeigte keinen Befund von Krankheitswert, während die Oberbauchsonographie (Abb. 5) paramedial in Nabelhöhe eine 4–5 cm große; von der linken Niere abzugrenzende Raumforderung darstellte.

Die am Aufnahmetag durchgeführte Laparotomie ergab distal des Treitzschen Bandes eine über 40 cm lange Dünndarminvagination über einem walnußgroßen Polypen mit postpolypöser Stenose. Kurzstreckige Dünndarmresektion und End-zu-End-Anastomose. Die Histologie ergab einen adenovillösen Polypen ohne Hinweis auf Karzinom.

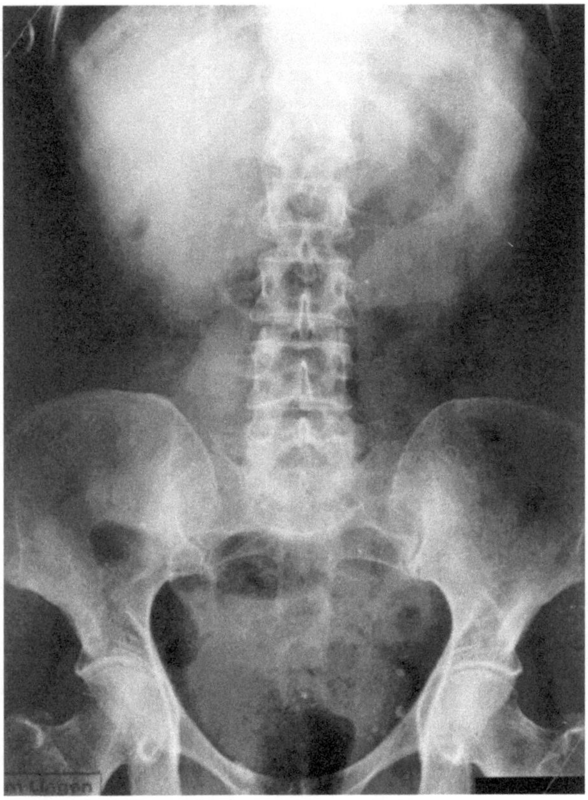

Abb. 6

**Fall 3**

Eine 55jährige Frau hatte während eines Urlaubs starke krampfartige Schmerzen im mittleren Epigastrium. Spasmolytika führten zu vorübergehender Besserung. Erneute Schmerzen mit Spannung und Brechreiz führten zur Aufnahme.

Wir fanden einen ca. faustgroßen Tumor im rechten Oberbauch und in der Abdomenübersicht (Abb. 6) eine paravertebrale, glatt begrenzte Verdichtung. Der Kontrasteinlauf zeigte Doppelkonturen im Zökumbereich (Abb. 7).

Die rechtsseitige transrektale Laparotomie zeigte eine Ileozökal-Invagination mit livider Verfärbung von 15 x 10 cm Ausdehnung. Resektion und End-zu-End-Anastomose. Histologie: ulzerös nekrotisierende Ileitis.

Kurz zusammengefaßt: Wenn bei einer vorderen Beckenringfraktur eine Ileussituation auftritt, ist hier an eine mechanische Inkarzeration zu denken (ähnlich, wie bei palpablen Bauchtumoren). Durch rechtzeitiges Eingreifen können folgenschwere Komplikationen vermieden werden.

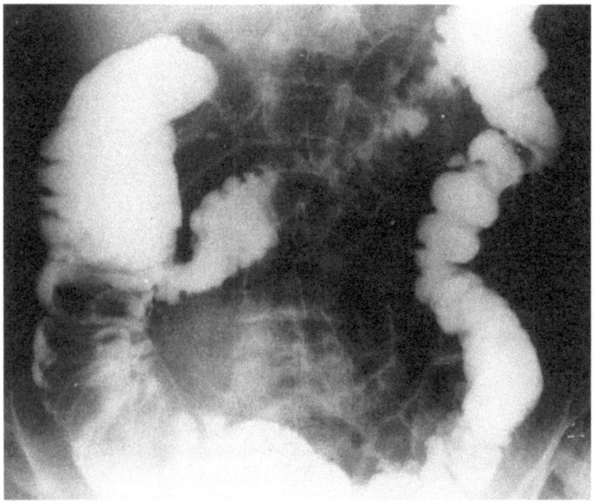

Abb. 7

# Literatur


[1] Böhler, L.: Technik der Knochenbehandlung. Maudrich, Wien 1951.

[2] Oppermann, J.: Ileus bei nicht erkannter Beckenfraktur. Beitr. Orthop. 7 (1969) 85–88.

[3] Reiter, J. J., H. Gai, G. Ehrlich: Die Invagination im Erwachsenenalter. Chirurg. **55** (1984) 111–113.

[4] Schmidt, A.: Mechanischer Ileus durch Beckenbruch. Zbl. Chirurgie **103** (1978) 1163–1164.

# Ileus bei Amyloidose

K. Hartmann, H. Nekarda, U. Gross, E. O. Riecken

Die Amyloidose ist eine relativ seltene Erkrankung (Praevalenz 0,5–0,7% im Hospitalkollektiv), deren Pathogenese bis heute nicht eindeutig geklärt ist. Sie ist gekennzeichnet durch eine extrazelluläre Ablagerung von hyalinen Substanzen, deren färbetechnische Ähnlichkeit zur Stärke zu der Bezeichnung Amyloid führte. Elektronenmikroskopisch ist den verschiedenen Amyloidproteinen eine Beta-Faltblattstruktur zu eigen [11]. Eine Amyloidose kann primär hereditär oder idiopathisch, sekundär (assoziiert mit Begleitkrankheiten) vorkommen. Die Klassifizierung mit Hilfe von Antikörpern ist heute eindeutig möglich [8, 9]. In der Abhängigkeit vom Typ wird eine gastrointestinale Beteiligung mit einer Häufigkeit von 55% bis 98% beschrieben. Den höchsten Prozentsatz findet man bei der generalisierten Amyloidose [4, 15].

Leitsymptome bei der Beteiligung des Gastrointestinaltraktes sind Motilitätsstörungen, Diarrhoen bei Malabsorption und Maldigestion, sowie Ulcera mit Blutung und Perforation im Rahmen von Durchblutungsstörungen [1, 2, 13].

Die Diagnose einer intestinalen Amyloidose kann in 75% der Fälle mit einer Rektumbiopsie gesichert werden [10]. Ergänzend ist eine Biopsie des proximalen Dünndarms wertvoll.

Eine wichtige Komplikation ist der *mechanische Ileus*. Diese Situation ist ein herausragendes Beispiel für die erforderliche Zusammenarbeit von Chirurgen und

Tabelle 1 Ileus bei Amyloidose in der Literatur

| Fallzahl | Alter | Geschlecht ♂ | ♀ | Überlebenszeit seit 1. Ileus | Operativer Eingriff | Autor |
|---|---|---|---|---|---|---|
| 8 | 46–70J ($\bar{x}$ 58J) | 6 | 2 | 5 – 330 Tage ($\bar{x}$ 83 Tg.) | 3 Patienten | Legge et al. 1970 |
| 1 | 45 | 1 | | 210 | ja | Schulz et al. 1973 |
| 1 | 18 | 1 | | 6 | ja | Caughey et al. 1973 |
| 1 | 39 | | 1 | 56 | ja | Wald et al. 1981 |
| 1 | 61 | 1 | | 14 | ja | Hartmann et al. 1984 |

Internisten beim Ileus. In einer großen Statistik der Mayo-Clinic (121 Patienten) trat bei 6,6% der Patienten ein Ileus als Folge einer Pseudoobstruktion auf. Typisch für die Pseudoobstruktion [14] sind die klinischen Zeichen eines mechanischen Ileus bei fehlendem Nachweis einer stenosierenden Läsion. Röntgenologisch findet man bei der Abdomenübersichtsaufnahme gleichzeitig die Zeichen eines paralytischen Ileus [7]. Bei dieser, an sich widersprechenden Kombination muß an die seltene Differentialdiagnose, die Pseudoobstruktion gedacht werden.

In der Literatur wurden zwischen 1970 und 1984 zwölf Fälle einer Pseudoobstruktion mit Ileus bei generalisierter Amyloidose beschrieben. Acht Fälle wurden von Legge et al. ausgewertet; vier Fälle als Kasuistiken publiziert [3, 5, 12, 16]. Alle Patienten verstarben 5 Tage bis 11 Monate nach Auftreten des Ileus (Tab. 1).

Pathophysiologische Grundlage des Ileus bei Pseudoobstruktion sind neurogene, myogene und vaskuläre Störungen bei Amyloidose. Die Ablagerungen von Amyloid in den Ganglienzellen führt wahrscheinlich zu einer Dysfunktion der autonomen Darminervation. Einlagerungen von Amyloid in die Basalmembran der intestinalen Myozyten schränkt die Darmkontraktilität ein. Myozyten und Ganglienzellen werden zusätzlich geschädigt durch eine vaskuläre Insuffizienz bei stenosierenden Ablagerungen von Amyloid in den Kapillaren und Arteriolen (Abb. 1).

Die Therapie des „mechanischen Ileus" bei der generalisierten Amyloidose mit Pseudoobstruktion muß konservativ und abwartend bleiben. Eine medikamentöse

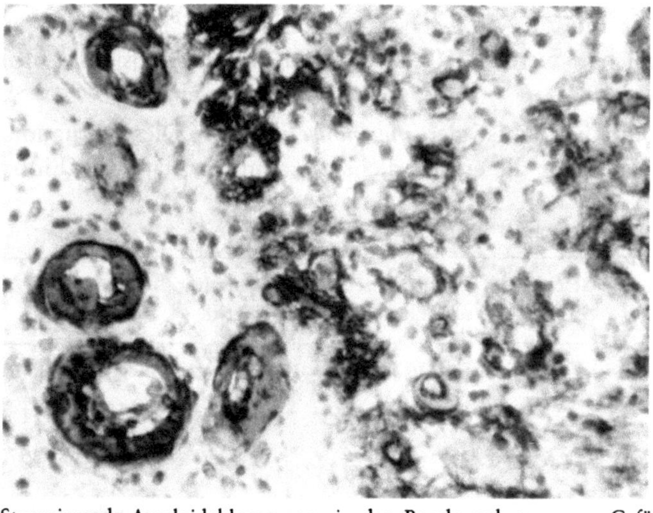

Abb. 1 Stenosierende Amyloidablagerungen in den Basalmembranen von Gefäßendothelien und der muskulären Gefäßwand von arteriellen Widerstandsgefäßen und Kapillaren (× 100). Jejunum, immunhistologischer Nachweis von Amyloid AA (APAAP-Methode).
Der monoklonale Antikörper Mc 9 wurde dem pathologischen Institut des Klinikum Steglitz der FU Berlin freundlicherweise von Herrn Privatdozenten R. P. Linke, Immunologisches Institut der Universität München, zur Verfügung gestellt.

Therapie mit Cholinergika und Metoclopramid kann neben langzeitiger parenteraler Ernährung versucht werden. Die Entwicklung der Amyloidose hängt vom Typ und der Grunderkrankung ab. Die Prognose ist sehr schlecht.

Der Ileus bei Amyloidose ist eine seltene Komplikation. Bisher war bei Patienten mit generalisierter Amyloidose die stets auftretende chronische Niereninsuffizienz lebenslimitierend. Die in der Regel später manifeste gastrointestinale Symptomatik mit dem Gipfelpunkt der Pseudoobstruktion und dem Ileus wurde folglich selten beobachtet. Mit breiterer Indikationsstellung und verbesserten Hämodialysemöglichkeiten bei Patienten mit terminaler Niereninsuffizienz auf dem Boden einer Amyloidose ist mit einer Häufigkeit der gastrointestinalen Symptome einschließlich des Ileus zu rechnen.

# Literatur

[1] Babb, R. R., D. Alarcon-Segovia, G. R. Diessner, et al.: Malabsorption in rheumatoid arthritis: An unusual complication by amyloidosis. Arthr. and Rheum. **10** (1967) 63.

[2] Battle, W. M., M. R. Rubin, S. Cohen, et al.: Gastrointestinal-motility dysfunction in amyloidosis. New Engl. J. Med. **301/1** (1979) 24.

[3] Caughey, D. E., C. J. Wakem: A fatal case of Reiters Disease complicated by amyloidosis. Arthr. and Rheum. **16** (1973) 5.

[4] Gilat, T., H. M. Spiro: Amyloidosis and the gut. Amer. J. Dig. Dis. **13** (1968) 619.

[5] Hartmann, K., H. Nekarda, E. O. Riecken: Publikation in Vorbereitung (1984).

[6] Lederer, P. C., G. Lux, J. Femppel: Neurogene Störungen des Magendarmtraktes. Akt. Neurol. **8** (1981) 34.

[7] Legge, D. A., E. E. Wollaeger, H. C. Carlson: Intestinal pseudoobstruction in systemic amyloidosis. Gut **1** (1970) 764.

[8] Linke, R. P., W. B. J. Nathrath: Klassifizierung von Amyloid-Krankheiten an der Biopsie. Anwendung der Immunperoxidase Technik. Münch. med. Wschr. **122/49** (1980) 1772.

[9] Linke, R. P.: Monoclonal antibodies against amyloid fibril protein AA. J. Histochem. Cytochem. **32/3** (1984) 322.

[10] Lukash, W. M., R. B. Johnson, D. K. Wentz: Gastrointestinal aspects of cutaneus and familial diseases. Am. J. Gastroenterol **54/6** (1970) 589.

[11] Riemann, J. F., H. Schmidt, I. Liendl: The ultrastructure of intestinal amyloidosis. Fortschr. Med. **99/29** (1981) 1134.

[12] Schulz, H. J., P. Reitzig, G. Lisewski, et al.: Malabsorptionssnydrom und intestinale Pseudoobstruktion bei primärer Amyloidose der Gefäße und des Herzens. Dtsch. Z. Verdauungs- u. Stoffwechselkr. **33** (1963) 233.

[13] Sorensen, F. H., M. Vitner: Haemorrhagic mucosal necrosis of the gastrointestinal tract without vascular occlusion. Acta. Chir. Scand. **135** (1969) 439.

[14] Stephens, F. O.: The syndrom of intestinal pseudoobstruction. Brit. med. J. **2** (1962) 248.

[15] Symmers, W. S. C.: Primary amyloidosis; A review. J. Clin. Path. **9** (1956) 187.

[16] Wald, A., J. Kickler, Mendelow: Amyloidosis and chronic intestinal pseudoobstruction. Digestive Diseases and Sciences **26/5** (1981) 462.

# Ileus bei Dünndarmtumoren

R. A. Wahl, D. Maroske, D. Branscheid, H. D. Röher

## Einleitung

Tumoren sind mit 7 bis 10% nur eine kleine Minderheit unter den Ursachen des Dünndarmileus, der in etwa drei Viertel der Fälle durch Briden und Adhäsionen bedingt ist (Abb. 1). Nur ein Drittel der einen Ileus verursachenden Tumoren sind primäre Dünndarmtumoren; während es sich in zwei Drittel um direkte Infiltration oder Metastasen anderer (meist kolo-rektaler oder genitaler) Tumoren handelt.

Die Ätiologie des Dünndarmileus unterscheidet sich damit deutlich vom Dickdarmileus, der in über 50% durch maligne Tumoren bedingt ist; mit einem über 95%igen Anteil ortsständiger (kolo-rektaler) Karzinome. Dünndarmtumoren sind bekanntermaßen selten. Sie stellen unter 5% aller gastrointestinalen Tumoren, maligne

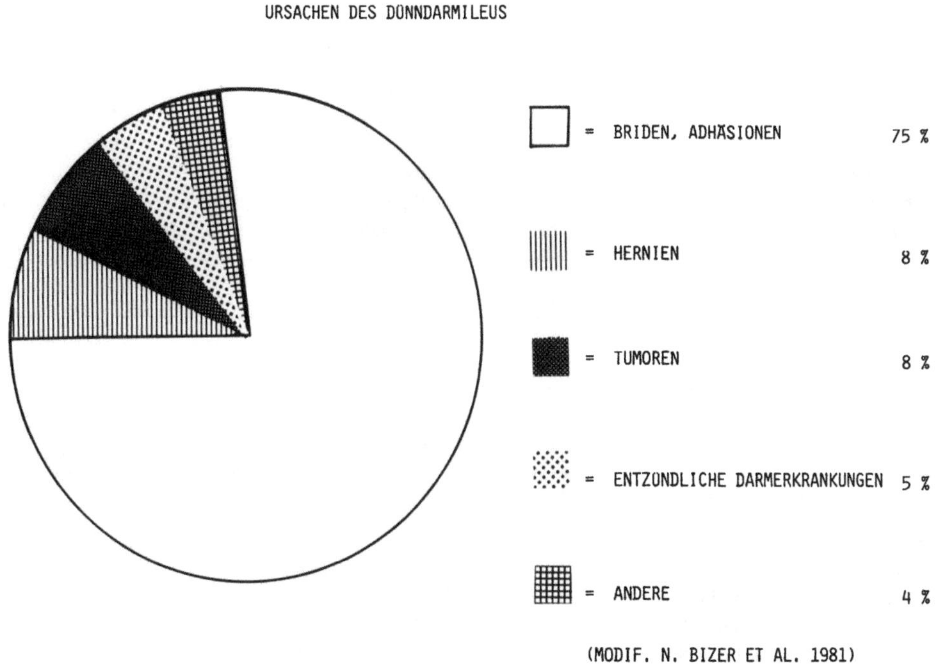


Abb.1 Ursachen des Dünndarmileus.

Dünndarmtumoren unter 2% aller malignen gastrointestinalen Tumoren. Zwar liegt das Verhältnis benigner zu malignen Dünndarmtumoren im Sektionsgut bei 10 zu 1, doch zeigen sich in klinisch erfaßten Kollektiven die benignen Tumoren zahlenmäßig deutlich unterlegen (0,3–0,7 zu 1; im eigenen Krankengut 0,7 zu 1, bei Nichtberücksichtigung von 5 Zufallsbefunden 0,6 zu 1). Die große Mehrzahl der gutartigen Dünndarmtumoren bleibt somit zeitlebens asymptomatisch und unentdeckt.

## Eigenes Krankheitsgut

An der Chirurgischen Universitätsklinik Marburg wurden (von 1960 bis Mai 1984) 67 Patienten, davon 27 mit benignen, 40 mit malignen Dünndarmtumoren operiert. Entsprechend den in der Literatur angegebenen relativen Häufigkeiten handelte es sich bei den benignen Tumoren überwiegend um Adenome und Leiomyome – etwas seltener um Lipome und Neurinome. Bei den malignen Tumoren lagen – ebenfalls entsprechend der Literatur – die Karzinoide knapp vor den Adenokarzinomen, gefolgt von malignen Lymphomen und mesenchymalen Tumoren. (Tab. 1).

Tabelle 1 Patienten mit primären Dünndarmtumoren (eigenes Krankengut: n = 67)

| benigne | Literatur | eigene | | maligne | Literatur | eigene | |
|---|---|---|---|---|---|---|---|
| Adenom, Polyp | | 7 (2× mult.) | | Karzinoid | | 12 (2× mult.) | |
| Leiomyom | | 9 | | Adenokarzinom | | 11 | |
| Lipom | | 4 | | malignes Lyphom | | 9 | |
| Neurinom | | 4 | 20 | Leiomyosarkom | | 3 | |
| Fibrom | | 2 | | malignes Neurinom | | 3 | 8 |
| Andere | | 1 | | Hämangioperizytom | | 2 | |
| | | Σ 27 | | | | Σ 40 | |

Tabelle 2 Dünndarmtumoren – Lokalisation

| | Duodenum | Jejunum | Ileum |
|---|---|---|---|
| benigne n = 28 (2× mult.) | 11 | 6 | 11 |
| maligne | | | |
| Karzinoid n = 14 (2× mult.) | 2 | 2 | 10 |
| Adenokarzinom n = 11 | 7 | 3 | 1 |
| malignes Lymphom n = 9 | 0 | 4 | 5 |
| mesenchym. Tumor n = 8 | 0 | 4 | 4 |

Tabelle 3 Klinische Manifestation von Dünndarmtumoren (n = 67)

| | benigne n = 17 | maligne karzinoid n = 12 | maligne andere n = 28 |
|---|---|---|---|
| Okkulte Blutung, Anämie | 6 | – | 3 |
| manifeste Blutung | 6 | 2 | 2 |
| mechanischer (Sub-)Ileus | 7 | 8 | 14 |
| Peritonitis | – | 1 | 6 |
| positiver Tastbefund | 4 | 6 | 10 |
| Malabsorption | – | – | 4 |
| Patienten mit akuten Komplikationen | 13 (48%) | 7 (58%) | 15 (54%) |
| | Karzinoidsyndrom | | 8 |

Bei den benignen überwogen die Männer mit 16 zu 11, bei den Karzinoiden mit 7 zu 5, bei den übrigen malignen Tumoren war das Verhältnis männlich/weiblich mit 15/ 13 nahezu ausgeglichen. Signifikante Unterschiede der Altersverteilung fanden sich nicht (Altersmedian und Bereich bei den benignen Tumoren 56 (1–77 Jahre), bei den Karzinoiden 55 (22–81 Jahre), bei den übrigen malignen Tumoren 60 (24–90 Jahre).

*Die Lokalisation* der Tumoren geht aus Tabelle 2 hervor: Die benignen Tumoren befanden sich bevorzugt im Duodenum und Ileum, die Karzinoide bevorzugt im Ileum, die Adenokarzinome bevorzugt im Duodenum, die malignen Lymphome überwiegend im terminalen Ileum, die mesenchymalen Tumoren waren gleichermaßen auf Jejunum und Ileum verteilt.

*Die klinische Manifestation* zeigte deutliche Unterschiede zwischen den benignen Tumoren, den Karzinoiden und den übrigen malignen Tumoren (Tab. 3). Während sich benigne Tumoren mit jeweils gleicher Häufigkeit durch okkulte Blutung und Anämie, manifeste Blutung, mechanischen Ileus anzeigten (entsprechend anderen Berichten aus der Literatur demnach die Blutung als Erstmanifestation deutlich überwog) überwog bei den Karzinoiden der (Sub-)Ileus, welcher bei der retrospektiven Analyse allerdings eine mögliche Interferrenz mit intenstinalen Symptomen des Karzinoid-Syndroms nicht ausschließen läßt. Bei den übrigen malignen Tumoren stand im Vordergrund der mechanische Ileus vor der Peritonitis.

Insgesamt mußten fast die Hälfte der Patienten mit benignen Tumoren und über die Hälfte der Patienten mit Karzinoiden und mit anderen malignen Tumoren wegen akuter Komplikationen operiert werden. Die entsprechenden Angaben aus der Literatur schwanken zwischen 20 und 75%. Das für Karzinoide – bei intestinaler Lokalisation allerdings erst bei fortgeschrittenen Tumorstadien auftretende – typi-

Tabelle 4 Ileus bei Dünndarmtumoren (Charakteristik)

| | benigne (n = 27) | maligne karzinoid (n = 12) | Adeno-karzinom (n = 11) | malignes Lymphom (n = 9) | mesench. Tu. (n = 8) |
|---|---|---|---|---|---|
| mechanischer Ileus | | | | | |
| partiell-intermitt. Obstruktion | – | 8 (67%) | 2 | 3 | 2 |
| komplette Obstruktion | | | | | |
| – durch Tumor | – | 4 | 3 | – | 3 |
| – durch Invagination | 7 (26%) | 1 | – | – | 1 |
| paralytischer Ileus | | | | | |
| durch Peritonitis nach Perforation | – | – | – | 6 (67%) | – |
| durch ischämischen Infarkt | – | 1 | – | – | – |

sche Karzinoidsyndrom ist nach unserer und anderer Autoren Erfahrung selten in allen Facetten ausgeprägt.

Nur 3 der 8 Patienten mit zumindest partiellem Karzinoidsyndrom wiesen eine typische Flush-Symptomatik auf. Dies entspricht der in der Literatur angegebenen Häufigkeit von bis zu 30%. Ein Malabsorptionssyndrom, welches als typisch für das maligne Lymphom angesehen werden kann, wurde bei 4 Patienten beobachtet. Eine weitere Analyse des bei den Dünndarmtumoren aufgetretenen *Ileus* ergibt sehr unterschiedliche *Charakteristika* (Tab. 4).

Der bei einem Viertel der benignen Tumoren beobachtete Ileus war stets durch Invagination bedingt. Andere Ileusformen traten bei diesen Patienten nicht auf. Der bei zwei Drittel der Patienten mit Dünndarmkarzinoid (oft über Jahre) vorhandene partiell-intermittierende mechanische Ileus ging bei der Hälfte der Patienten in komplette Obstruktion durch den Tumor, bei einem Patienten durch Invagination über. Der bei einem Patienten beobachtete ischämische Infarkt entspricht pathogenetisch einer für das Karzinoid spezifischen fortschreitenden Mesenterialfibrose. Bei den Adenokarzinomen und bei den mesenchymalen Tumoren lag häufiger eine komplette Tumorobstruktion als eine partiell-intermittierende Obstruktion vor. Der paralytische Ileus durch Peritonitis nach Perforation trat nur bei den malignen Lymphomen, bei diesen aber in zwei Drittel der Fälle auf, während bei einem Drittel lediglich Zeichen der partiell-intermittierenden Obstruktion vorlagen.

Hinsichtlich der Faktoren, die zur Dünndarmobstruktion führen, liegt bei den *Karzinoiden* ein besonders interessantes Zusammenspiel von Wachstum und Schrumpfung, von mechanischen und chemischen Faktoren vor (Tab. 5). Die Lumenobstruktion kann durch intraluminal gerichtetes Tumorwachstum, häufiger jedoch durch intramurale Tumorausbreitung erfolgen. Eine wahrscheinlich durch vom Tumor abgesonderte Substanzen (nicht notwendigerweise und nicht ausschließlich Serotonin) hervorgerufene desmoplastische Reaktion mit fortschreitender Mesenterialfibrose führt zur Schrumpfung und zusammen mit der intramuralen Tumorausbreitung zu einem typischen Kinking des Dünndarms, aber auch zu segmentaler Ischämie bis hin zum ischämischen Infarkt (Adventitiafibrose).

## Diagnostik

Eine präoperative, meist unspezifische *Tumordiagnose* wurde nur bei einem Drittel der benignen Tumoren, bei zwei Drittel der Karzinoide und der anderen malignen Tumoren gestellt (die Angaben der Literatur schwanken zwischen 19 und 50%). Gemeinsam war allen Gruppen der Dünndarmtumoren ein langes diagnostisches Intervall (im Median mehr als eineinhalb Jahre bei den benignen, zweieinhalb Jahre bei den Karzinoiden und den anderen malignen Tumoren), wobei die Diagnose nach Symptombeginn vor allem bei den Karzinoiden erheblich verzögert war (bis 5 Jahre). Dem hohen Anteil von Patienten, die sich nach Eintreten akuter Komplikationen (bei den benignen Tumoren überwiegend die Blutung, bei malignen Tumoren überwiegend der Ileus) einer Notoperation unterziehen müssen, und dem viel zu niedrigen Anteil der Patienten, bei denen präoperativ überhaupt eine – geschweige denn spezifische – Tumordiagnose gestellt wurde, kann nur durch vermehrte diagnostische Aufmerksamkeit begegnet werden.

Insbesondere bei partiell intermittierender Obstruktion ist eine lange Anamnesedauer mit immer wieder negativen diagnostischen Bemühungen recht typisch. Die Abdomenübersichtsaufnahme ergibt seltener mehr als die einfache Diagnose eines Subileus oder Ileus. Entscheidend ist eine schon vor dem Auftreten akuter Komplikationen zu erhebende exakte Anamnese und die dementsprechende ausgedehnte konsequente Diagnostik, die den Dünndarm nicht als Niemandsland aussparen darf (z. B. bei der intermittierenden subakuten Blutung die Szintigraphie, bei der partiell

Tabelle 5 Faktoren der Dünndarmobstruktion beim Karzinoid

| | eigenes Krankengut (n = 12) | Literatur |
|---|---|---|
| Obstruktion durch: | 4 | 8–52% |
| intraluminalen Tumor | 6 | |
| intramurale Tumorausbreitung, Filiae | | |
| Mesenterialfibrose | | |
| Kinking | 8 | 44–67% |
| segmentale Ischämie | 3 | ~ 40% |
| Infarkt | 1 | < 10% |
| (Sub-)ileus-Häufigkeit | (9) 4/12 | 27–46% |

intermittierenden Obstruktion die Röntgenverfolgung des Dünndarms mit Barium und die Ausdehnung der Endoskopie ins proximale Jejunum und terminale Ileum, wobei ein erheblicher Anteil der Dünndarmtumoren bereits erfaßt werden kann).

Ergeben Anamnese und Symptomenkomplex Hinweise auf das Vorliegen eines Karzinoids, so ist die mehrfache Bestimmung von Plasma-Serotonin erfolgversprechender als die 5-Hydroxyindolessigsäure-Bestimmung im Urin. Liegt ein Malabsorptionssyndrom vor, muß an ein malignes Lymphom gedacht werden.

# Therapie

Das grundsätzliche *therapeutische Konzept* bei den verschiedenen Dünndarmtumoren wird durch den Ileus nicht beinflußt, wohl aber die Operationsletalität. Die operative Strategie zielt bei den Adenokarzinomen und bei den mesenchymalen Tumoren auf die klassische En-bloc-Resektion mit radikaler Entfernung des Primärtumors und des Lymphabflußgebietes, bei inoperablem Tumor auf die palliative Wiederherstellung der Passage.

Beim malignen Lymphom mit seiner oft längerstreckigen konzentrischen Einengung steht die Wiederherstellung der Passage durch weite Segmentresektion im Vordergrund, welche durch zytostatische oder radiologische Behandlung ergänzt wird. Die Karzinoide erfordern wie die Karzinome die radikale Entfernung von Primärtumor und Lymphabflußgebiet (allenfalls bei Tumoren unter 1 bis 1,5 cm im Durchmesser kann wegen der in diesem Primärtumorstadium geringen Metastasierungshäufigkeit

Tabelle 6 Dünndarmtumoren – Letalität und Prognose

| | benigne n = 27 | Karzinoid n = 12 | Adenokarzinom und Sarkome n = 19 | malignes Lymphom n = 9 |
|---|---|---|---|---|
| Operations-Letalität | 2/27 | 2/12 | 3/19 | 3/9 |
| | | | „kurativ" | palliativ |
| Todesfälle (bisher beobachtet) | 2 (<1 Woche) | 7 (<1 Woche –7 Jahre) | 2 (12–14 Jahre) | 18 (<1 Monat –6 Jahre) |
| am Leben | 25 (1–13 Jahre) | 5 (6 Monate –8 Jahre) | 6 (2,5–21,5 Jahre) | 2 (9 Monate –1 Jahr) |
| 5-Jahresüberlebensraten (Literatur) | >90% | >70% | Adenom – ca. <25% Leiomyosarkom ~50% | 50% |

die Beschränkung auf eine Segmentresektion in Erwägung gezogen werden). Auch bei nicht radikal operablem Tumor schließt hier jedoch das therapeutische Konzept nicht nur eine Wiederherstellung der Passage, sondern die größtmögliche Reduktion der Tumormasse (einschließlich der Lebermetastasen) ein; gefolgt von zytostatischer Behandlung. Auch in den Fällen von Dünndarmtumoren, welche mit fortgeschrittenem Ileus erst intraoperativ bei entsprechend fortgeschrittenem Tumorstadium diagnostiziert werden, sollte sich der Chirurg nicht ohne zwingende Not lediglich mit einer Wiederherstellung der Passage begnügen, sondern sich vor Augen halten, daß die derzeit erzielbaren Fünf-Jahresüberlebensraten bei den Karzinoiden bei über 70%, bei den malignen Lymphomen und den Leiomyosarkomen bei etwa 50% und bei den Adenokarzinomen immerhin noch bei etwa 25% liegen. Die Analyse des postoperativen Verlaufs des eigenen Krankenguts zeigt, daß hier durchaus Verbesserungen möglich und notwendig sind (Tab. 6).

# Zusammenfassung

Eine Zusammenfassung der dominierenden klinischen Merkmale bei den benignen und den verschiedenen Gruppen der malignen Tumoren zeigt Tabelle 7. Benigne Tumoren manifestieren sich in erster Linie durch okkulte oder klinisch manifeste Blutung, in zweiter Linie durch den Ileus, bei dem die Invagination im Vordergrund steht.

Tabelle 7 Dünndarmtumoren (dominierende klinische Merkmale im eigenen Krankengut (n = 67))

Benigne Tumoren
- *Invagination* (1/4)
- Blutung (akut + okkult) bei fast 1/2 der Patienten
- Häufige Lokalisation im Duodenum
- Zufallsbefunde (15%)

Karzinoid
- *Chronisch-intermittierende Obstruktion* (2/3)
- Bevorzugte Lokalisation im Ileum (>2/3)
- Spezifisch: Karzinoid-Syndrom (2/3)
- Cave: Tumorspezialität! (Benigne G-I-Zweittumoren 25%, multiple Karzinoide 20%, andere maligne Zweittumoren 20%)

Adenokarzinom und mesenchymale Tumoren
- Komplette Tumorobstruktion (1/4 bis 1/2) häufiger als chronisch-intermitt. Obstruktion (1/5 bis 1/4)
- Relativ häufige Lokalisation im Duodenum (7/11 Adeno-Ca.) und Jejunum (4/8 Sa.)

Malignes Lymphom
- Perforation, Peritonitis, *paralytischer Ileus* bei 2/3
- Bevorzugte Lokalisation im terminalen Ileum (>1/2)
- *Malabsorptionssyndrom*

Nicht selten werden benigne Dünndarmtumoren als Zufallsbefund bei Operationen aus anderweitiger Indikation gefunden. Bei den Karzinoiden finden sich in der Mehrzahl der Fälle zumindest anamnestisch Zeichen der chronisch-intermittierenden Obstruktion, welche bei langfristigem Verlauf in komplette Obstruktion übergeht, wobei neben dem Tumorwachstum spezifische desmoplastische Reaktionen des Mesenteriums eine Rolle spielen. Intestinale Symptome des Karzinoidsyndroms sind schwer von den Zeichen der partiellen Obstruktion abgrenzbar. Zu beachten ist die signifikante Tumormultiplizität bei Dünndarmkarzinoiden. Adenokarzinome und mesenchymale Tumoren manifestieren sich häufig mit bereits kompletter Obstruktion, während beim malignen Lymphom als Komplikation die Perforationsperitonitis mit folgendem paralytischem Ileus im Vordergrund steht. Das maligne Lymphom ist bevorzugt im terminalen Ileum lokalisiert und geht in etwa 30% mit einem Malabsorptionssyndrom einher.

Allen Dünndarmtumoren gemeinsam ist im eigenen Krankengut – wie auch in der Literatur – ein langes diagnostisches Intervall; die Tumordiagnose wird zu selten vor Auftreten akuter Komplikationen gestellt. Diese Situation ist vor allem durch vermehrte Aufmerksamkeit (Anamnese!) und entsprechend konsequenten Einsatz der zur Verfügung stehenden diagnostischen Hilfsmittel zu verbessern. Eine Verbesserung der Prognose bei früher Diagnosestellung ist auch bei den malignen Dünndarmtumoren zu erwarten.

## Literatur

[1] Baer, U., J. Bauknecht, J. Konradt: Primäre Dünndarmtumoren. Münch. Med. Wschr. **123** (1981) 1297–1301.

[2] Bizer, L. S., R. W. Lieblich, H. M. Delany et al: Small bowel obstruction. Surgery **89** (1980) 407–413.

[3] Bluth, E. I.: Ultrasound Evaluation of Small Bowel Abnormalities. Amer. J. of Gastroenterology **78** (1983) 788–793.

[4] Branscheid, D., R. A. Wahl, F. Köhler et al.: (im Druck) Zur Tumormultiplizität beim Karzinoid. In: F. Kümmerle, M. Rothmund (Hrsg.), Chirurgische Endokrinologie, Symp. Mainz 1984. Springer, Berlin – Heidelberg – New York.

[5] Greenlee, H. B., G. V. Aranha, A. J. de Orio: Neoplastic obstruction of the small and large intestine. Current problems in cancer. Chicago **4** (1979) 1–49.

[6] Nagorney, D. M., M. G. Sarr, D. C. Mcilrath: Surgical management of Intussusception in the adult. Ann. Surg. **193** (1981) 230–236.

[7] Selzer, G., G. Sherman, Th. R. Callihan: Primary small intestinal lymphomas and α-heavy-chain disease. Israel J. Med. Sci. **15**(1979) 111–123.

[8] Strodel, W. E., G. Talpos, F. Eckhauser et al.: Surgical Therapy for Small-Bowel Carcinoid Tumors. Arch. Surg. **118** (1983) 391–397.

# Ileus als Folge kolorektaler Tumoren; operative Therapie und postoperative Wundkomplikationen im Vergleich zu Wahleingriffen

U. Böckmann, N. Evangelopoulos, B. Ulrich

## Einleitung

Zu den häufigsten Ursachen des Dickdarmileus gehören die kolorektalen Tumoren; sie führen in etwa 10–20% der Fälle [3, 8] zu einer akuten Bauchsymptomatik.

Während bei den als Wahleingriff durchgeführten Operationen im Verlauf der letzten 10 Jahre ein Rückgang der septischen Komplikationen festgestellt wurde, konnten wir diese Beobachtung bei den Noteingriffen nicht machen. In einer retrospektiv angelegten Studie sollten Risikofaktoren herausgefunden und Lösungsmöglichkeiten diskutiert werden.

## Patientengut

In den Jahren 1974–83 wurden an der Universitätsklinik Düsseldorf 960 kolorektale Eingriffe durchgeführt; hiervon wurden 60 Patienten (= 6,2% – 38 ♀, 22 ♂, 18–88 Jahre, ∓: 66,4 J.) – nofallmäßig wegen Ileussymptomatik infolge eines Tumorleidens operiert. 45 Patienten mußten noch am Aufnahmetag ohne jegliche präoperative Vorbereitung operiert werden. Bei 15 Patienten wurde zunächst eine konservative Therapie zwischen 1–3 Tagen durchgeführt; die Patienten wurden dann operiert.

Entsprechend den operativen Maßnahmen haben wir das Patientengut in 4 *Gruppen* eingeteilt:

Gruppe 1 26 Patienten, bei denen nur ein Anus praeter angelegt wurde.

Gruppe 2 12 Patienten, bei denen eine palliative Anastomose durchgeführt wurde.

Gruppe 3 13 Patienten, bei denen der stenotische Darmanteil reseziert wurde unter Bildung einer primären Anastomose.

Gruppe 4 9 Patienten, bei denen eine Darmresektion mit vorgeschaltetem Schutzafter durchgeführt wurde; hierzu gehören auch 6 Patienten, die im Sinne einer Hartmannschen Operation versorgt wurden (Tab. 1).

Tabelle 1

| | |
|---|---|
| *Gruppe 1* | 26 Patienten, bei denen nur ein Anus praeter angelegt wurde, davon:<br>1 × Zökalfistel<br>22 × Anus praeter transversalis<br>3 × Anus praeter sigmoideus (3 × Tumor-Vorlagerung) |
| *Gruppe 2* | 12 Patienten, bei denen eine palliative Anastomose angelegt wurde, davon:<br>2 × Ileo-Ascendostomie<br>7 × Ileo-Transversostomie<br>1 × Jejuno-Descendostomie<br>2 × Ileo-Sigmoideostomie |
| *Gruppe 3* | 13 Patienten, bei denen der stenotische Darmanteil unter Bildung einer primären Anastomose reseziert wurde, davon:<br>12 × Hemikolektomie rechts<br>1 × Sigmaresektion |
| *Gruppe 4* | 9 Patienten, bei denen eine Darmresektion mit vorgeschaltetem Schutzafter durchgeführt wurde; hierzu gehören auch 6 Patienten, die im Sinne einer Hartmannschen Operation versorgt wurden, davon:<br>2 × Transversumresektion<br>1 × Sigmaresektion<br>6 × Hartmann-Operation |

Tabelle 2 Wundkomplikationen

| | | | Wahleingriffe (%) | Noteingriffe (%) |
|---|---|---|---|---|
| Raahave | [4] | 1981 | 26,7 | |
| Dahly | [1] | 1983 | 30,2 | |
| Terry | [6] | 1981 | | 39 |
| Stothert | [5] | 1982 | | 24 |
| eigenes Krankengut | | | 18 | 46,6 |

Tabelle 3 Perioperative Letalitätsrate

| | | | Wahleingriffe (%) | Noteingriffe (%) |
|---|---|---|---|---|
| Dutton | (2) | 1976 | 9,4 | 15,5 |
| Terry | (6) | 1981 | | 27,8 |
| Irvin | (3) | 1984 | 6.0 | 34 |
| eigenes Krankengut (1974–1983) | | | 8,8 | 34,9 |

Tabelle 4 Altersverteilung von Wundkomplikationsrate und perioperativer Letalität bei kolonrektalen Noteingriffen

| Alter (Jahre) | Anzahl | Septische Wundkomplikationen ja | Septische Wundkomplikationen nein | verstorben (Ursachen) septische Ursachen | verstorben (Ursachen) nicht septische Ursachen |
|---|---|---|---|---|---|
| 50 | 9 | 4 (44,4%) | 5 (55,5%) | 1 (11,1%) | 2 (22,2%) |
| 50–59 | 9 | 6 (66,6%) | 3 (33,3%) | 3 (33,3%) | 1 (11,1%) |
| 60–69 | 9 | 2 (22,2%) | 7 (77,7%) | Ø | 1 (11,1%) |
| ≥70 | 33 | 16 (48,4%) | 17 (51,6%) | 9 (27,2%) | 4 (12,1%) |
| Gesamt | 60 | 28 (46,6%) | 32 (53,3%) | 13 (21,6%) | 8 (13,3%) |

Intra operationem fanden sich nur bei 8 Patienten Hinweise für eine bestehende Peritonitis, zum Teil als Folge von Tumorperforationen. Nahezu alle Patienten wurden perioperativ mit Antibiotika behandelt. Das Patientengut wurde postoperativ im Hinblick auf Wundkomplikationen (Wundheilungsstörungen, Abszeßbildungen, Peritonitis, Platzbauch, Sepsis) beobachtet.

## Resultate

Bei 28 ≙ 46,6% der 60 notfallmäßig operierten Patienten wurden septische Komplikationen beobachtet; dies ist signifikant häufiger ($p < 0,01$) als bei Wahleingriffen (Tab. 2). Die perioperative Letalitätsrate ist mit 34,9% ebenso signifikant höher ($p < 0,01$) als die zwischen 6 und 9,5% liegende bei Wahleingriffen [2, 3, 7]. 13 der Patienten ≙ 21,6% verstarben infolge der septischen Komplikationen, 8 weitere ≙ 13,3% aus nicht-septischer Ursache (kardiopulmonale Insuffizienz, fortgeschrittenes Tumorleiden) (Tab. 3). Wie auch von anderen Autoren [8] berichtet, war die Komplikationsrate bei den über 70jährigen Patienten mit 48,4% (16 Patienten) höher, als bei den jüngeren Patienten. Insbesondere aber die hohe perioperative Letalitätsrate von 39,3% (13 Patienten) der über 70jährigen gegenüber 29,6% der jüngeren Patienten macht das hohe Operationsrisiko des älteren Menschen deutlich (Tab. 4). Die Wundkomplikationsrate bei kolorektalen Wahleingriffen betrug in unserem Krankengut bis 1980/81 zwischen 30 und 40%. Die Einführung der konsequenten präoperativen Vorbereitung (z. B. orthograde Darmspülung) des Patienten auf den kolorektalen Eingriff hat nach Ulrich [7] zu einer Senkung der Komplikationsrate um 20% geführt, so daß sie heute zwischen 10 und 12% liegt. Hierbei sind auch kleinere Wundheilungsstörungen eingeschlossen. Diese Beobachtung konnten wir bei den Noteingriffen nicht machen; die Komplikationsrate blieb im Mittel zwischen 40 und 50% (Abb.1).

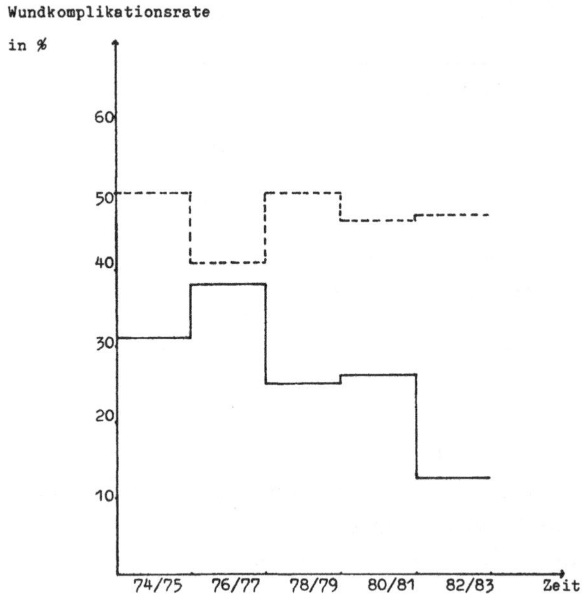


Abb. 1 Wundkomplikationsrate bei kolorektalen:
a) Wahleingriffen ————
b) Noteingriffen - - - - - - -
(von 1974–83).

Bei den notfallmäßig im Bereich des Dickdarms operierten Patienten muß trotz inzwischen verbesserten Operationstechniken (z. B. Anwendung des EEA-Gerätes) noch mit einer relativ höheren Keimkontamination der Bauchhöhle gerechnet werden. In unserem Patientengut besteht, wie auch von anderen Autoren [4] bestätigt, bei Wahleingriffen kein eindeutiger Zusammenhang zwischen Wundkomplikationsrate und Art des operativen Eingriffs. Demgegenüber fanden wir bei den Noteingriffen, daß die Patienten der Gruppe 1 mit einer Wundkomplikationsrate von 19% (5 Patienten) signifikant besser ($p < 0,01$) abschnitten als alle anderen. Dies gilt auch für die letzten 3 bis 4 Jahre. Bei 8 Patienten der Gruppe 1 wurde in unserer Klinik eine Zweit-Operation, das heißt, Darmresektion und Anus-Rückverlagerung durchgeführt. Nur 2 dieser Patienten hatten postoperative Wundkomplikationen. Für die Gruppe 2 (WK: 9 von 12) und für die Gruppe 4 (WK: 7 von 9) kann dieses Ergebnis mit dem meist schlechten Allgemeinzustand bei fortgeschrittenem Tumorstadium in Zusammenhang stehen. Viele dieser Patienten wurden daher aufgrund des intraoperativen Befundes nur palliativ operiert.

Hierfür spricht auch die hohe perioperative Letalitätsrate von 55,5% der Gruppe 4 gegenüber ca. 30% der anderen Gruppen. Trotzdem erscheint die alleinige Anlage des Anus praeters auch im Vergleich zu den eher in einem besseren Allgemeinzustand befindlichen Patienten der Gruppe 3 (WK: 7 von 13) die günstigere Lösung zu sein. Bei den unvorbereiteten, notfallmäßig operierten Patienten ist eine kurze Operationsdauer und minimale Kontamination der Bauchhöhle mit Darminhalt, wie bei der Anlage eines Anus praeter, für den Wundheilungsverlauf von ausschlaggebender Bedeutung (Tab. 5).

Von den 60 unter Ileussymptomatik aufgenommenen Patienten waren 15, bei denen zunächst für einige Tage nach stationärer Aufnahme ein konservativer Therapieversuch durchgeführt wurde (parenterale Ernährung, Magensonde, Abführmaßnahmen). Von diesen 15 Patienten, die wir auch noch als notfallmäßig operierte Patienten betrachten möchten, erlitten 5 eine Wundkomplikation gegenüber 23 ≙ 51% der 45 am Aufnahmetag operierten Patienten (Tab. 6).

Es wäre daher zu diskutieren, ob nicht in Einzelfällen, bei denen aufgrund anamnestischer und klinischer Hinweise ein stenosierender Dickdarmtumor wahrscheinlich ist, eine vorübergehende konservative Ileustherapie versucht werden sollte. Die geplante Operation könnte als sogenannter „verzögerter" Wahleingriff mit beschränkter Vorbereitung des Patienten durchgeführt und so das Risiko möglicherweise gemindert werden.

Tabelle 5 Septische Wundkomplikationen und Letalitätsrate bei kolorektalen Noteingriffen der Gruppen 1–4

| Gruppe | Anzahl | Septische Wundkomplikationen ja | Septische Wundkomplikationen nein | verstorben (Ursachen) septische Ursachen | verstorben (Ursachen) nicht septische Ursachen |
|---|---|---|---|---|---|
| 1 | 26 | 5 (19 %) | 21 (81 %) | 3 (11,5%) | 5 (19,2%) |
| 2 | 12 | 9 (75 %) | 3 (25 %) | 2 (16,6%) | 2 (16,6%) |
| 3 | 13 | 7 (53,9%) | 6 (46,1%) | 3 (23 %) | 1 ( 7,6%) |
| 4 | 9 | 7 (77,3%) | 2 (22,2%) | 5 (55,5%) | ∅ |
| Gesamt | 60 | 28 (46,7%) | 32 (53,3%) | 13 (21,6%) | 8 (13,3%) |

Tabelle 6 Patienten mit Ileussymptomatik

| | Operationen am Aufnahmetag (n = 45) | Operationen 1–3 Tage nach Aufnahme (n = 15) |
|---|---|---|
| Wundkomplikationen | 23 (51,2%) | 5 (33,3%) |
| perioperativ verstorben | 15 (33,3%) | 3 (20 %) |

# Literatur

[1] Daly, J. M., J. J. DeCosse: Complications in Surgery of the Colon and Rectum. Surg. Clin. North. Am. **63** (1983) 1215.

[2] Dutton, J. W., A. Hreno, L. G. Hampson: Mortality and Prognosis of Obstructing Carcinoma of the Large Bowel. Am. J. Surg. **131** (1976) 36.

[3] Irvin, G. L., J. S. Horsley, J. A. Caruana: The Morbidity and Mortality of Emergent Operations of Colorectal Disease. Ann. Surg. **199** (1984) 598.

[4] Raahave, D., O. H. Hansen, H. E. Carstensen, et al.: Septic Wound Complications After Whole Bowel Irrigation Before Colorectal Operations. Acta Chir. Scand. **147** (1981) 215.

[5] Stothert, J. C., L. Brubacher, A. Simonowitz: Complications of Emergency Stoma Formation. Arch. Surg. **117** (1982) 307.

[6] Terry, B. G., R. W. Beart: Emergency Abdominal Colectomy With Primary Anastomosis. Dis. Colon. Rect. **24** (1981) 1.

[7] Ulrich, B.: Verhütung septischer Komplikationen in der Kolonchirurgie – chirurgische Aspekte (Anastomosentechnik), Workshop, Arosa 1984.

[8] Welch, J. P., G. A. Donaldson: Management of Severe Obstruction of the Large Bowel due to Malignant Disease. Am. J. Surg. **127** (1974) 492.

# Das kolorektale Karzinom im Ileus

P. J. Hermanek jr., A. Altendorf, W. Link

Das durch einen mechanischen Ileus komplizierte kolorektale Karzinom stellt auch heute noch eine Herausforderung für den Chirurgen dar.

Eine hohe postoperative Komplikationsrate und in vielen Fällen ein weit fortgeschrittenes Tumorstadium beeinflussen die Prognose der im Ileus operierten Patienten mit einem kolorektalen Karzinom ungünstig.

## Patientengut

Zwischen Januar 1969 und Dezember 1983 wurden an der Chirurgischen Universitätsklinik Erlangen 3020 Patienten mit einem kolorektalen Karzinom behandelt. Bei 223 Patienten (7,4%) lag ein chirurgischer Notfall vor. Bei 160 Patienten (5,3%) war dieser durch das Vorliegen eines mechanischen Ileus bedingt. Bei 63 Patienten (2,1%) war es zu einer freien Perforation, zu einer massiven Blutung oder zu Kombinationen dieser Zustände gekommen.

## Tumorlokalisation

Die Tumorlokalisation der im Ileus operierten Patienten zeigt im Vergleich zur Gruppe der elektiv operierten Patienten einen hohen Anteil von Malignomen (oral gelegener Dickdarmabschnitte). Es fanden sich 77% Tumoren des Kolons und des Sigmas und lediglich 23% Rektumkarzinome. In der Vergleichsgruppe der elektiv operierten 2797 Patienten lag bei 60% ein Rektumkarzinom vor. Das Verteilungsmuster bestätigt die bekannte Tatsache, daß sich Kolonkarzinome im Gegensatz zu Rektumkarzinomen häufiger symptomfrei entwickeln, bis eine komplette Stenose zu Ileus oder Perforation führt.

## Operationsletalität

Der in den meisten Fällen schlechte Allgemeinzustand, das Fehlen einer adäquaten Dickdarmvorbereitung und das vielfach weit fortgeschrittene Tumorstadium verursachten in unserem Krankengut eine rund 4mal höhere postoperative Letalität (22%). Verglichen mit notfallmäßigen Operationen im Ileus besteht hier eine Letalitätsrate von 6,2% nach elektiver Chirurgie. Die mit unterschiedlicher Letalität behafteten Möglichkeiten der chirurgischen Therapie des kolorektalen Karzinoms im Ileus gibt die Tabelle 1 wieder.

## Tumorstadium

Der Vergleich der Tumorstadien der im Ileus notfallmäßig operierten Patienten zeigt im Vergleich zur Gruppe der elektiv operierten Patienten ein weit fortgeschritteneres Stadium. 33% der im Ileus operierten Patienten wiesen zum Zeitpunkt der ersten operativen Intervention Fernmetastasen auf. Der Anteil der M 1 Fälle war somit mehr als doppelt so hoch, wie in der Vergleichsgruppe der elektiv operierten Patienten mit 15%. Die Resektionsquote der im Ileus notfallmäßig operierten Karzinome beträgt 68% (91% bei Elektiveingriffen). Eine kurative Tumorresektion konnte nur bei 51% der Fälle erreicht werden. Nach Elektiveingriffen lag die Quote der kurativen Resektionen bei 76% (statistisch signifikant, P < 0,01).

Tabelle 1 Postoperative Letalität nach Notfallopertionen im Ileus

| Operationsmethode | n | postoperativ verstorben |
|---|---|---|
| Keine Tumorresektion (nur Kolostomie, explor. Laparotomie, Umgehungsoperation) | 51 | 20/51 (39%) |
| primäre Resektion | 22 | 3/22 (14%) |
| 2-zeitige Resektion | 27 | 6/27 (22%) |
| Hartmannsche Operation | 24 | 2/24 (8%) |
| 3-zeitige Resektion | 36 | 4/36 (11%) |

Tabelle 2 Überlebensraten

| | VICC-Stadium | alterskorrigierte 5-Jahres-Überlebensrate | |
|---|---|---|---|
| | | postoperative Letalität eingeschlossen | postoperative Letalität nicht eingeschlossen |
| Notfalloperationen im ILeus | I + II | 56% ± 21% | 65% ± 23% |
| (n = 149) | III | 36% ± 20% | 38% ± 21% |
| | IV | 0% | 0% |
| Elektiveingriffe | I + II | 75% ± 4% | 80% ± 4% |
| (n = 2547) | III | 40% ± 5% | 42% ± 5% |
| | IV | 21% ± 2% | 2% ± 2% |

## Überlebensraten

Die nach der „actuarial-Methode" berechnete 5 Jahresüberlebensrate beträgt nach notfallmäßiger Operation im Ileus 27% ± 10%. Nach Elektiveingriffen konnten wir eine 5 Jahresüberlebensrate von 52% ± 3% beobachten (statistisch signifikant, $P < 0{,}01$).

Werden die postoperativen Todesfälle nicht eingeschlossen, verringert sich die Differenz geringgradig. Trotz der ungünstigen Globalüberlebensrate hängt die Prognose auch bei den im Ileus operierten Patienten strikt vom Tumorstadium ab. Vergleicht man die Überlebensraten der entsprechenden UICC-Stadien (Tab. 2), finden sich keine signifikanten Unterschiede zwischen notfallmäßig und elektiv operierten Patienten.

# Diskussion

Die insgesamt unbefriedigenden Ergebnisse nach notfallmäßigen Operationen eines kolorektalen Karzinoms im Ileus sind durch das fortgeschrittenere Tumorstadium und die hohe postoperative Letalität bedingt. Eine Verbesserung der Ergebnisse kann demnach nur durch eine frühzeitigere Diagnosestellung und eine weitere Senkung der postoperativen Letalität erreicht werden. Die höchste postoperative Letalität traten im eigenen Krankengut mit 39% bei den Patienten auf, wo keine Tumorresektion durchgeführt werden konnte. Die hohe Sterblichkeit in dieser Gruppe geht nicht zu Lasten chirurgischer, technischer Komplikationen im engeren Sinne, sondern ist vielmehr auf den schlechten Allgemeinzustand, das signifikant höhere Lebensalter der Patienten zurückzuführen. Nach primärer Resektion mit Anastomosierung im Ileus, einem Verfahren, das bei uns in Übereinstimmung mit der Literatur vorwiegend bei Tumoren des rechten Hemikolons angewandt wird, verstarben 3 von 22 Patienten postoperativ. In keinem Fall war es jedoch zu einer Anastomoseninsuffizienz gekommen. In der neueren Literatur mehren sich Stimmen, die primäre Resektionen als subtotale Kolektomie auch bei Tumoren des linken Hemikolons propagieren. Es wird auf ein vermindertes Risiko einer Anastomose zwischen Dünndarm und poststenotisch nicht dilatiertem Dickdarm hingewiesen. Nach dreizeitiger Resektion fand sich in unserem Krankengut eine niedrigere Letalität als nach zweizeitiger Resektion. Die klassische dreizeitige Resektion ist jedoch mit einem erheblichen operativen Aufwand und einer langen Hospitalisationsdauer verbunden. Insbesondere in Fällen, bei denen ein Ileuszustand zu einer prästenotischen Darmperforation mit Peritonitis geführt hat, wird in den letzten Jahren in unserer Klinik zunehmend häufiger eine Diskontinuitätsresektion nach Hartmann durchgeführt. Obwohl unsere Erfahrungen limitiert sind, erscheint die postoperative Letalität von 8% tolerabel. Die Senkung der operativen Letalität, insbesondere nach nofallmäßigen Operationen am linken Hemikolon, stellt eine vordringliche chirurgische Aufgabe dar. Die operative Technik muß sich stets nach dem Lokalbefund unter sorgfältiger individueller Abwägung von Risiko und zu erreichender Lebensqualität richten.

# Literatur

[1] Adloff, M., J. P. Arnaud, J. C. Ollier: Emergency one-stage subtotal colectomy with anastomosis for obstructing carcinoma of the left colon. Dig. Surg. **1** (1984) 37–40.

[2] Cohen, J. R., D. E. Theile, E. B. Evans et al.: Colorectal cancer at the Princess Alexandra Hospital: a prospective study of 729 cases. Aust. NZ. J. Surg. **53** (1983) 113–119.

[3] Crooms, J. W., P. J. Kovalcik: Obstructing left-sided colon carcinoma. Appraisal of surgical options. Am. Surg. **50** (1984) 15–19.

[4] Deutsch, A. A., A. Zelikovski, A. Sternberg et al.: One-stage subtotal colectomy with anastomosis for obstructing carcinoma of the left colon. Dis. Col. Rect. **26** (1983) 227–230.

[5] Glass, R. L., L. E. Smith, R. C. Cochran: Subtotal colectomy for obstructing carcinoma of the left colon. Am. J. Surg. **145** (1983) 335–336.

[6] Hoffmann, J., H. Jensen: Tube cecostomy and staged resection for obstructing carcinoma of the left colon. Dis. Col. Rect. **27** (1984) 24–32.

[7] Schweiger, M., F. P. Gall, P. J. Hermanek jr. et al.: Das Kolonkarzinom. Fortschr. Med. **102** (1984) 298–300.

[8] Turunen, M. J.: Colorectal cancer obstruction: A challenge to improve prognosis. Ann. Chir. Gynaecol. **72** (1983) 317–323.

[9] Umpleby H. C., R. C. N. Williamson: Survival in acute obstructing colorectal carcinoma. Dis. Col. Rect. **27** (1984) 299–304.

[10] Wedell, H.-J., G. Banzhaf, P. Meier zu Eissen et al.: Die notfallmäßige Colektomie mit primärer Anastomose beim obturierenden linksseitigen Coloncarcinom. Chirurg **54** (1983) 582–588.

[11] Wolmark, N., H. S. Wieand, H. E. Rockette et al.: the prognostic significance of tumor location and bowel obstruction in Dukes B and C colorectal cancer. Findings from the NSABP clinical trials. Ann. Surg. **198** (1983) 743–752.

# Die einzeitige subtotale Kolonresektion wegen des komplett stenosierenden linksseitigen Kolonkarzinoms. Erfahrungen und Ergebnisse an 33 Fällen.

J. Wedell, G. Banzhaf, P. Meier zu Eissen, J. Meier zu Eissen, H. von Calker, W. Castrup

Wir beobachten seit einigen Jahren einen Wandel in der operativen Behandlung des stenosierenden Kolonkarzinoms. Auf dem Kongreß der American Society of Colon and Rectal Surgeons 1984 in St. Louis sprach J. Golligher von „changing perspectives in large bowel obstruction".

Die primäre Resektion des rechtsseitigen stenosierenden Kolonkarzinoms in Form der Hemikolektomie rechts mit Ileo-Transversostomie wird allgemein akzeptiert.

Für die stenosierenden Karzinome des linken Kolons geht ebenfalls der Trend zur primären Resektion statt zur primären Anlage einer Zöko- bzw. Kolostomie.

Nach entsprechender präoperativer Darmspülung wird die primäre Resektion mit einer kolo-kolischen oder kolo-rektalen Anastomose abgeschlossen, bzw. eine Operation nach Hartmann mit Anlage eines endständigen Anus praeter sigmoideus oder eine subtotale Kolektomie mit Ileo-Sigmoido- oder Ileo-Rektostomie in jenen Fällen durchgeführt, wo infolge kompletter Stenose des Kolons die präoperative Darmspülung entfällt.

Die vorliegenden Erfahrungen mit den für eine primäre Resektion sich anbietenden Operationsverfahren sind ermutigend. Im folgenden wird über unsere Erfahrungen und Ergebnisse berichtet, die wir bei 33 Patienten mit komplett stenosierendem linksseitigen Kolonkarzinom mit der primären Resektion in Form der subtotalen Kolektomie gewonnen haben.

## Patienten und Methode

Seit 1979 wurden 33 Patienten wegen eines Dickdarmileus; ausgelöst durch ein zirkulär wachsendes, komplett stenosierendes Karzinom des linksseitigen Kolons, notfallmäßig operiert. Dabei stützte sich die *Diagnose* auf das klinische Bild, die Anamnese, die Röntgen-Übersichtsaufnahme im Stehen, den Nachweis des stenosierenden Tumors durch notfallmäßige Rekto-, Sigmoido- bzw. Kolonoskopie oder durch einen notfallmäßig durchgeführten KE mittels Gastrografin.

*Definitionsgemäß* handelte es sich um eine *notfallmäßige totale bzw. subtotale Kolektomie* wenn keine längere präoperative Hospitalisation, das heißt der Eingriff innerhalb von 24 Stunden nach stationärer Aufnahme, keine präoperative Darmvorbereitung und die Anastomose mit dem Ileum ca. 20 cm oberhalb des Anus erfolgte.

Die eigentliche *präoperative Vorbereitung* bestand in parenteraler Ernährung mit entsprechendem Elektrolytausgleich, eventueller Transfusion, Einlegen einer Magensonde, Säuberung des distalen Kolonabschnittes und Einleitung einer perioperativen Antibiotika-Therapie mit Mezlocillin bzw. Cefotaxim.

Die *Narkose* erfolgte nach Intubation als Insufflationsnarkose bei Spontanatmung des Patienten.

**Operationstechnik** Die Laparatomie erfolgte mittels Querschnitt entweder ober- oder unterhalb des Nabels. Nach Mobilisation des Kolonrahmens wurde die Anastomose zwischen Ileum und Sigma bzw. Rektum mit den Klammernahtgeräten GIA, TA bzw. EEA angelegt.

**Intraoperativer Befund** Bei der Exploration war von Bedeutung der Nachweis einer freien oder gedeckten Perforation, eine insuffiziente bzw. suffiziente Ileozökalklappe (occluded loop snydrom), Lokalisation des Tumors sowie Ausdehnung im Hinblick auf Nachbarorgane, Nachweis der Metastasenbildung, Nachweis von Zweiterkrankungen.

**Postoperative Therapie** Auf eine medikamentöse Ruhigstellung des Darmes wurde verzichtet. Bei parenteraler hochkalorischer Ernährung wurde ab dem 2. postoperativen Tage bei liegender Magensonde mit der oralen Flüssigkeitszufuhr begonnen. Die Stuhlfrequenz, insbesondere bei den ileo-rektalen Anastomosen wurde sorgfältig registriert und bei zu häufigen Stuhlentleerungen mit Loperamid und Agiocur® behandelt.

**Operative Mortalität** Ist definiert als Sterblichkeit innerhalb von 5 Wochen postoperativ als Folge chirurgischer Komplikationen oder anderer Organkomplikationen.

Tabelle 1 Lokalisation und Dukes' Stadium von 33 stenosierenden linksseitigen Kolon-Karzinomen

| Lokalisation | n | Dukes-Stadien | | | |
|---|---|---|---|---|---|
| | | A | B | C | D |
| Linkes Querkolon | 3 | – | 3 | – | – |
| Linke Kolonflexur | 10 | 1 | 4 | 4 | 1 |
| Kolon descendens | 6 | – | 4 | 1 | 1 |
| Sigma | 14 | – | 4 | 8 | 2 |
| Gesamt | 33 | 1 | 15 | 13 | 4 |

Tabelle 2 Simultaneingriffe bei der subtotalen Kolektomie – teils Folge intraoperativer Komplikationen –

| Art der Komplikation | Patienten-Zahl | Therapie |
|---|---|---|
| Verletzung der Milz bei der Mobilisation der Li. Flexur | 5 | Splenektomie 4 Verklebung 1 |
| Eröffnung des Dickdarmlumens bei gedeckt perforiertem Karzinom | 1 | Spülung nach Kolektomie |
| Akute Cholezystitis bei Cholezystolithiasis | 2 | Cholezystektomie |
| Leberzyste | 1 | Exstirpation |
| Leiomyom des Magens | 1 | Resektion des Tumors |
| Tief sitzendes Rektumkarzinom als Zweitkarzinom | 1 | transanale, lokale Excision |

**Operative Morbidität** ist definiert als Wunddehiszenz, Wundinfektion, Anastomoseninsuffizienz, pulmonale oder kardiovaskuläre Komplikationen, Entzündungen im Bereiche der ableitenden Harnwege, der ableitenden Gallenwege, Blutungen im Bereich des Gastrointestinaltraktes.

# Ergebnisse

Seit 1979 wurden 33 Patienten notfallmäßig subtotal bzw. total kolektomiert (im Zustand des dekompensierten Dickdarmileus bei linksseitigem komplett stenosierenden Kolonkarzinom). Dabei handelte es sich um 13 Männer (40%) und 20 Frauen (60%). Das Durchschnittsalter lag bei 73,5 Jahren; der jüngste Patient war 53 Jahre, der älteste Patient 97 Jahre. Das Durchschnittsalter bei den 13 operierten Männern lag mit 75,5 Jahren (von 60–86 Jahren reichend) geringfügig höher als bei den 20 Frauen mit 73,4 Jahren (von 53–97 Jahre reichend). In Tabelle 1 findet sich die Lokalisation der 33 komplett stenosierenden linksseitigen Kolonkarzinome. Dabei zeigt sich eine Bevorzugung des Sigmas bzw. der linken Kolonflexur. In Tabelle 1 ist zu der Lokalisation gleichzeitig auch das entsprechende Tumorstadium nach Dukes mitaufgeführt. Während die drei Querkolonkarzinome histologisch noch nicht weit fortgeschritten waren, die Karzinome der linken Flexur und des Colon descendens ein Stadium Dukes B bzw. C aufwiesen, waren bei den Sigmakarzinomen der überwiegende Teil bereits Stadium Dukes C und in zwei Fällen Dukes D.

In 11 Fällen wurden unterschiedliche Simultaneingriffe mit der subtotalen Kolektomie durchgeführt (Tab. 2). Dabei handelte es sich in 6 Fällen um iatrogene Kompli-

Tabelle 3 Zusätzliche pathologisch-anatomische Befunde im Kolektomiepräparat (neben linkss. Kolonkarzinom als Hauptbefund)

| Patienten | Zusätzl. Befund | Histologie | Stadium |
|---|---|---|---|
| 12 | 10 Adenome | tubuläre u. tubulo-villöse Adenome | leichte-mittelschwere Epitheldysplasie |
| 3 | 10 Adenome | tubuläre u. tubulo-villöse Adenome | leichte u. mittelschwere Epitheldysplasie |
| 2 | 1 Adenom | villöses Adenom | schwere E.-Dysplasie |
| 2 | mit 1 synchronen Karzinom | a) 1. mäßig diff. Adeno-Karzinom<br>2. mäßig diff. Adeno-Karzinom<br>b) 1. gut diff. tub. Adeno-Karzinom<br>2. mäßig diff. Adeno-Karzinom | a) 1. Dukes' B<br>2. Dukes' B<br>b) 1. Dukes' C<br>2. Dukes' B |
| 1 | mit 1 synchronen Karzinom und 1 Adenom | 1. gut diff. cribrif. Adeno-Karzinom<br>2. gut diff. schleimb. Adeno-Karzinom<br>3. rasenförm. villös. Adenom | 1. Dukes' C<br>2. Dukes' B<br>3. schwere E.-Dysplasie |
| 1 | mit 2 synchronen Karzinomen | 1. gut diff. Adeno-Karzinom<br>2. gut diff. tubul. Adeno-Karzinom<br>3. mäßig diff. cribrif. Adenom | 1. Dukes' B<br>2. Dukes' C<br>3. Dukees' B |

Tabelle 4 Postoperative Komplikationen bei den 33 kolektomierten Patienten

| | Zahl der Patienten | Letalität |
|---|---|---|
| Adhäsionsileus | 2 | 1 |
| Streßulcus | 1 | 1 |
| Pneumonie | 2 | 1 |
| Anastomoseninsuffizienz und Sepsis | 1 | 1 |
| Herzinsuffizienz, Pleuraergüsse | 1 | 1 |
| Nachblutung aus der Anastomose | 1 | 1 |
| Endotoxinschock mit Gerinnungsstörung, Thrombocytopenie | 1 | 1 |
| Harnwegsinfekt | 2 | – |
| Wundinfektion | 2 | – |
| Thrombophlebitis | 1 | – |

Tabelle 5 Morbidität nach subtotaler Kolektomie

| | |
|---|---|
| Gesamtzahl der Patienten nach Kolektomie | 33 = 100,0% |
| Gesamtzahl der Patienten mit postoperativen Komplikationen | 14 = 42,4% |
| Zahl der überlebenden Patienten nach Kolektomie | 26 = 100,0% |
| Zahl der Patienten mit postoperativen Komplikationen | 7 = 26,8% |

Tabelle 6 Letalität nach subtotaler Kolektomie

| | |
|---|---|
| Gesamtzahl der kolektomierten Patienten | 33 = 100% |
| Zahl der kurativ kolektomierten Patienten | 29 = 87,8% |
| Gesamtzahl der postoperativ verstorbenen Patienten | 7 = *21,2%* |
| Zahl der verstorbenen Patienten nach kurativer Kolektomie | 5 = *17,2%* |

Tabelle 7

| Autor | Jahr | Zahl der Patienten | Letalität |
|---|---|---|---|
| Hughes u. Cuthbertson | 1970 | 17 | 0 |
| Valerio u. Jones | 1978 | 5 | 0 |
| Thow | 1980 | 2 | 0 |
| Klatt u. a. | 1981 | 5 | 0 |
| Terry u. Bearth | 1983 | 5 | 1 |
| Glass u. a. | 1983 | 7 | 1 |
| Brief u. a. | 1983 | 15 | 1 |
| Deutsch u. a. | 1983 | 14 | 1 |
| Adloff u. a. | 1984 | 13 | 1 |
| Bessa u. a. | 1984 | 27 | 4 |
| Eigene Ergebnisse | 1984 | 33 | 7 |
| Total | | 143 | 16 = 11,1 % |

kationen (in Form von Milzverletzungen bei der Mobilisation der linken Kolonflexur in 5 Fällen und einer Kolonperforation bei der Mobilisation des bereits gedeckt perforierten Kolonkarzinoms).

Bei der Aufarbeitung des resezierten Kolons fanden sich bei 21 Patienten, das heißt in 64% der Fälle, neben dem primär stenosierenden linksseitigen Kolonkarzinom zusätzlich pathologische anatomische Veränderungen in Form von einem oder multiplen Adenomen bis hin zu synchronen Karzinomen (Tab. 3). In den Tabellen 4 und 5 ist die Letalität aufgeführt. Würde man bei den 29 kurativ kolektomierten Patienten jene zwei Patienten mit Perforation und diffuser kotiger Peritonitis (die ja auch selbst die Anlage einer alleinigen Kolostomie oder Zökostomie mit großer Wahrscheinlichkeit nicht überlebt hätten) unberücksichtigt lassen, würde sich eine Letalität von 11,1% ergeben.

Die bei den 33 notfallmäßig kolektomierten Patienten aufgetretenen postoperativen Komplikationen sind im einzelnen in Tabelle 6 aufgeführt. Dabei ergibt sich eine Morbidität der 26 überlebenden Patienten von 26,8%. In Tabelle 7 sind die in der uns zugänglichen Literatur mitgeteilten Angaben über Mortalität zusammengestellt.

# Diskussion

Obwohl wir bis 1979 an unserer Klinik der primären Resektion den Vorzug einräumten, sind wir in gewisser Weise doch auch dem klassischen Vorgehen gefolgt. So haben wir bei 17 Patienten mit dekompensiertem Dickdarmileus wegen eines linksseitigen Kolonkarzinoms in 11 Fällen die primäre Resektion durchgeführt. Zwei Patienten nach vorausgehender Anlage einer doppelläufigen Kolostomie einer elektiven verzögerten Resektion unterzogen und bei 4 Patienten eine alleinige doppelläufige Kolostomie ohne spätere Resektion angelegt. 4 Patienten verstarben postoperativ = 23% (3 Patienten nach Operationen nach Hartmann, 1 Patient nach Anlage einer Kolostomie). Bei den 13 Überlebenden betrug die Morbidität 46,1%, dabei war sie besonders hoch mit 60% bei den Kolostomien und geringer bei der Operation nach Hartmann mit 37,5%. Nur zwei dieser zuletzt genannten Patienten kamen zu einer zweiten Operation zwecks Wiederherstellung der Darmkontinuität. Somit gleichen unsere Ergebnisse bis 1979 auch denen in der Literatur.

Seit 1979 haben wir den dekompensierten Dickdarmileus, ausgelöst durch ein komplett stenosierendes Karzinom der linken Kolonhälfte, mit einer primären Resektion in Form der subtotalen Kolektomie behandelt.

Von unseren 33 kolektomierten Patienten haben wir in der postoperativen Phase 7 Patienten verloren, dies entspricht einer Letalität von 21%. Reduziert man die Gesamtzahl der operierten Patienten um die 4 palliativ operierten Patienten, so verstarben von 29 kurativ operierten Kranken 5 (= 17,2%).

Die von uns bei 8 Patienten neben der Kolektomie durchgeführten synchronen Eingriffe in Form von Splenektomie, Cholezystektomie und anderen zeigen, daß selbst ein so eingreifender Operationsakt wie die subtotale Kolektomie auch im Zustand des Dickdarmileus keineswegs die Belastbarkeit dieser Patienten überschreitet.

Die postoperativen Komplikationen bestanden je einmal in einer Anastomoseninsuffizienz, einer Nachblutung aus der Anastomose und in einem postoperativen Adhäsionsileus. Ausschließlich kardiale Insuffizienzen führten bei 2 Patienten zum Tode und je ein Patient überstand eine Streßulcusblutung bzw. einen Endotoxin-Schock mit Thrombozytopenie und Anurie nicht. Betrachtet man die Morbidität der 26 überlebenden Patienten, so trat bei 7 Patienten je einmal Adhäsionsileus, Pneumonie, Thrombophlebitis und je zweimal Harnwegsinfekte und Wundinfektionen als Komplikationen postoperativ auf. Dies entspricht einer Morbiditätsrate von 26,8%. Zum anderen zeigt dies, daß für die Kolektomie spezifische postoperative Komplikationen nicht auftraten, wohingegen die Verletzung der Milz bei der Mobilisation der linken Kolonflexur mit nachfolgender Splenektomie in 4 Fällen als intraoperative, dem Operationsakt selbst innewohnende Komplikation anzusehen ist. Eine Literaturzusammenstellung über die bisher durchgeführten subtotalen Kolektomien als Gesamtkollektiv zeigt eine Letalität von 11,1%.

Überraschend war der Befund zusätzlicher pathologisch-anatomischer Veränderungen im resezierten Kolon bei 64% der Patienten. So fanden sich bei 4 Patienten synchron aufgetretene Karzinome; bei 17 Patienten Adenome in der Kolonschleimhaut unterschiedlicher Zahl, Größe und Stadien. Bei der Tendenz der Dickdarmadenome zur malignen Entartung der sogenannten Adenokarzinom-Sequenz kommt damit der Kolektomie neben der therapeutischen gleichsam auch eine prophylaktische Wirkung zu. Andererseits sollte diese Beobachtung für die strikten Befürworter eines mehrzeitigen Vorgehens zwingender Anlaß zu einer sorgfältigen kolonoskopischen oder radiologischen diagnostischen Abklärung des Gesamtkolons sein.

Aufgrund unserer vorliegenden Erfahrungen sehen wir daher zusammenfassend den Gewinn und die Bedeutung der subtotalen Kolektomie als mögliches Behandlungsprinzip beim komplett stenosierenden linksseitigen Kolonkarzinom darin, daß es ein einzeitiges Vorgehen mit einem einmaligen stationären Krankenhausaufenthalt darstellt und damit besondere Bedeutung für den älteren Patienten gewinnt. Als einzeitiges Vorgehen macht es somit auch die Anlage einer Kolostomie überflüssig. Morbidität und Letalität nehmen sich günstig aus im Vergleich zu mehrzeitigen Vorgehen. Die subtotale Kolektomie stellt allerdings ein technisch anspruchsvolles Operationsverfahren dar, das einige Erfahrungen voraussetzt, wobei die Erfahrung sich schon in der Auswahl der geeigneten Patienten niederschlagen sollte.

## Literatur


[1] Adloff, M., J. P. Arnaud, J. C. Ollier: Emergency One-Stage Subtotal Colectomy with Anastomosis for Obstructing Carcinoma of the Left Colon. Dig. Surg. **1** (1984) 27–40.

[2] Bessa, J. S., J. Silva e Costa, R. C. Silva: Emergency colonic surgery. A survey of 185 patients operated on within two years (1981–1983). Kongress der International Society of University Colon and Rectal Surgeons, Strasbourg, September 1984.

[3] Brief, D. K., B. J. Brener, R. Goldenkranz: An argument for increased use of subtotal colectomy in the management of carcinoma of the colon. Am. Surg. **49** (1983) 66–72.

[4] Deutsch, A. A., A. Zelikovski, A. Sternberg: One stage subtotal colectomy with anastomosis for obstructing carcinoma of the left colon. Dis. Colon Rectum **26** (1983) 227–230.

[5] Glass, R. L., L. E. Smith, R. C. Cochran: Subtotal colectomy for obstructing carcinoma of the left colon. Am. J. Surg. **145** (1983) 335–336.

[6] Hughes, E. S. R., A. M. Cuthbertson: Subtotal colectomy for carcinoma of the colon. Proc. R. Soc. Med. **63** (1970) 41–42.

[7] Klatt, G. R., W. H. Martin, J. T. Gillepsie: Subtotal colectomy with primary anastomosis without diversion in the treatment of obstructing carcinoma of the left colon. Am. J. Surg. **141** (1981) 577–578.

[8] Terry, B. G., R. W. Bearth: Emergency abdominal colectomy with primary anastomosis. Dis. Colon Rectum **24** (1981) 1–4.

[9] Thow, G. B.: Emergency left colon resection with primary anastomosis. Dis. Colon Rectum **23** (1980) 17–24.

[10] Valerio, D., P. J. Jones: Immediate resection in the treatment of large bowel emergencies. Br. J. Surg. **65** (1978) 712–716.

# Einfluß des Ileus beim primär stenosierenden kolorektalen Karzinom auf Früh- und Spätergebnisse

H.-D. Saeger, H. O. Barth, E. Hagmüller

Etwa 15% der Patienten mit kolorektalem Karzinom kommen im Ileus zur Operation [2]. Früh- und Spätergebnisse dieser Patientengruppe sind, im Vergleich zur elektiven Operation, schlechter. Ursachen und Prognoseverschlechterung werden unterschiedlich angegeben [1–4]. Es liegen Angaben über Einflüsse durch fortgeschrittenere Tumorstadien, hohe Operationsletalität, schlechtere Operabilität und geringere Resektionsquoten vor. Am eigenen Krankengut wurden Einflüsse auf die schlechte Überlebensrate der Patienten mit Obstruktionsileus beim kolorektalen Karzinom untersucht.

## Patientengut, Untersuchungszeitraum

In einer retrospektiven 5-Jahres-Überlebensstudie wurden 815 operierte Patienten analysiert (im Zeitraum von 1973–1978 in der Chirurgischen Universitätsklinik Mannheim). Es wurden neben der Geschlechts- und Altersverteilung, Tumorlokalisation und -stadien der operative Eingriff sowie Früh- und Spätergebnisse der Ileuspatienten im Vergleich zum Gesamtkrankengut dieses Zeitraums untersucht.

Tabelle 1 Altersverteilung beim kolorektalen Karzinom; Patientengruppe mit Ileus und Gesamtkrankengut

| Alter (Jahre) | n Ileus | %-Anteil n = 63 Ileus | %-Anteil n = 815 Gesamtkrankengut |
|---|---|---|---|
| ≤ 40 | 0 | 0 | 0 |
| 41–50 | 4 | 6,3 | 7,7 |
| 51–60 | 4 | 6,3 | 15,8 |
| 61–70 | 25 | 39,6 | 37,3 |
| 71–80 | 19 | 30,1 | 30,9 |
| ≥ 81 | 11 | 17,5 | 5,4 |

Unter den 815 Patienten mußten 63 wegen eines tumorbedingten Ileus akut operiert werden (7,7%).

Dabei waren Frauen mit 52,4% (n = 33) häufiger vertreten als Männer (47,6%, n = 30). Im Gesamtkollektiv lag dagegen ein umgekehrtes Verhältnis vor: Männer 55,7% / Frauen 44,3%.

Der Altersdurchschnitt war mit 70 Jahren fast 5 Jahre über dem Gesamtdurchschnitt. In der Ileus-Gruppe war der Patientenanteil über 81jähriger mit 17,5% mehr als dreimal häufiger als im gesamten Patientengut (5,4%) (Tab. 1).

## Tumorlokalisation, Operation

Die Verteilung der Tumorlokalisation zeigte im Vergleich zum Gesamtkollektiv das vermehrte Vorliegen von Tumoren im linken Kolon. Eine dreifach höhere Inzidenz von Tumoren bestand in der linken Flexur und im Kolon descendens. Rektum-Karzinome waren nur selten Ursache für einen Ileus (Tab. 2).

Bei vorliegendem Ileus lag die Resektionsquote mit 61,9% niedriger als im Gesamtkrankengut (79%). Es wurde häufiger mehrzeitig operiert. Während die Resektio-

Tabelle 2 Tumorlokalisation beim karzinombedingten Obstruktionsileus und Vergleich zum Gesamtkrankengut

| Lokalisation | n Ileus | %-Anteil n = 63 Ileus | %-Anteil n = 815 Gesamtkrankengut |
|---|---|---|---|
| Zökum | 4 | 6,3 | 5,5 |
| C. ascendens | 6 | 9,5 | 6,2 |
| rechte Flexur | 4 | 6,3 | 3,6 |
| C. transversum | 4 | 6,3 | 6,4 |
| linke Flexur | 7 | 11,1 | 2,4 |
| C. descendens | 8 | 12,7 | 5,5 |
| Sigma | 19 | 30,2 | 28,1 |
| Rektum | 11 | 17,5 | 42,3 |

Tabelle 3 Operationsverfahren beim kolorektalen Karzinom im Ileus und im Gesamtkrankengut

| Operationsverfahren | n Ileus | %-Anteil Ileus | %-Anteil Gesamtkrankengut |
|---|---|---|---|
| Resektionen gesamt | 39 | 61,9 | 79,0 |
| einzeitig | 11 | 17,5 | 7,9 |
| mehrzeitig | 28 | 44,4 | 70,1 |
| kurativ | 35 | 55,5 | 66,3 |
| palliativ | 4 | 6,3 | 12,7 |
| Andere palliative Operationen | 24 | 38,1 | 21,0 |

Tabelle 4 Operationsverfahren und Tumorlokalisation beim Ileus durch kolorektales Karzinom (n = 63)

| Tumorlokalisation | einzeitige Resektion | %-Anteil | mehrzeitige Resektion | %-Anteil | Andere |
|---|---|---|---|---|---|
| Rechtes Kolon | 7 | 77,8 | 2 | 22,2 | 5 |
| Colon transversum | 1 | – | 1 | – | 2 |
| Linkes Kolon | 3 | 10,7 | 20 | 89,3 | 11 |
| Rektum | 0 | – | 5 | | 6 |

Tabelle 5 Verteilung der Tumorstadien beim Kolon- und Rektumkarzinom mit Obstruktionsileus und im Gesamtkrankengut

| Tumorstadium | n Ileus | %-Anteil n = 63 Ileus | %-Anteil n = 815 Gesamtkrankengut |
|---|---|---|---|
| $T_1$ | 0 | 0 | 3,2 |
| $T_{2-4}N_0 M_0$ | 27 | 42,8 | 41,2 |
| $T_{2-4}N_{1-3}M_0$ | 14 | 22,2 | 21,6 |
| $M_1$ | 16 | 25,4 | 20,2 |
| nicht bekannt | 6 | 9,5 | 13,1 |

nen aller Patienten dieses Zeitraumes in 70,1% einzeitig durchgeführt wurden, war dies bei vorliegendem Ileus nur in 17,5% (n = 11) möglich. Dagegen war der Anteil palliativer nicht resezierender Eingriffe im Ileus mit 38,1% relativ hoch (Tab. 3).

Während Tumoren im rechten Kolon auch bei Darmverschluß in 77,8% einzeitig reseziert wurden, war dies im linken Kolon nur in 10,7% der Fälle möglich (Tab. 4).

## Tumorstadium

Die Verteilung der Tumorstadien war annähernd gleich wie im Gesamtkollektiv. In der Ileusgruppe lag lediglich ein geringgradig erhöhter Anteil von Tumorstadien mit Fernmetastasen vor (Tab. 5).

## Ergebnisse

Die postoperative Hospitalletalität betrug 34,9% (n = 22) und war damit deutlich höher als im gesamten Patientengut (11,4%). Dabei hatte die Altersgruppe der über 81jährigen mit 14,3% den höchsten Anteil an der Operationsletalität. Bezogen auf

Tabelle 6 Hospitalletalität

| Patientengruppe | | Hospitalletalität | |
|---|---|---|---|
| | | n | %-Anteil |
| Ileus | n = 63 | 22 | 34,9 |
| kurative Operationen | n = 63 | 7 | 11,1 |
| palliative Operationen | n = 63 | 15 | 23,8 |
| kurativ einzeitig | n = 8 | 3 | 37,5 |
| kurativ mehrzeitig | n = 27 | 4 | 14,8 |
| Gesamtkrankengut | n = 815 | 93 | 11,4 |

Tabelle 7 Spätergebnisse mit und ohne Berücksichtigung der Hospitalletalität (HL). 5-JÜLR = 5-Jahres-Überlebensrate

| Patientengruppe | | 5-JÜLR | |
|---|---|---|---|
| | | n | %-Anteil |
| Ileus | n = 63 | 13 | 20,6 |
| Gesamtkrankengut | n = 815 | 321 | 39,4 |
| Ileus (korrigiert ohne HL) | n = 41 | 13 | 31,7 |
| Gesmtkrankengut (korrigiert ohne HL) | n = 722 | 321 | 44,4 |

das Operationsverfahren lag die Hospitalletalität beim palliativen Eingriff bei 23,8%, während sie bei der kurativen Operation mit 11,1% im Bereich des Gesamtkrankengutes lag. Während von 8 einzeitig kurativ operierten Patienten 3 in der Folge der Operation verstarben (37,5%), war dies bei der mehrzeitigen Operation nur bei 4 von 27 Patienten (14,8%) der Fall (Tab. 6).

Die gesamte 5-Jahres-Überlebensrate der im Ileus operierten Patienten mit kolorektalem Karzinom betrug 20,6% gegenüber 39,4% für alle Patienten dieses Zeitabschnittes. Korrigiert man die Spätergebnisse durch Herausnahme der postoperativ verstorbenen Patienten, dann ergibt sich immer noch eine mit 31,7% ungünstigere Überlebensrate als im entsprechend korrigierten Gesamtkrankengut. Hier beträgt die 5-Jahres-Überlebensrate nach Eliminierung der Hospitalletalität 44,4% (Tab. 7).

Bezogen auf die Tumorstadien ließ sich im Vergleich zum Gesamtkollektiv eine schlechtere 5-Jahres-Überlebensrate bei den Tumorstadien mit und ohne Lymphknotenbeteiligung feststellen (Tab. 8).

Signifikanzberechnungen ließen sich aufgrund der geringen Fallzahl nicht durchführen, es zeigte sich jedoch ein deutlicher Trend zur Verschlechterung der Überlebens-Chance von Patienten mit kolorektalem Karzinom bei vorliegender Obstruktion.

Tabelle 8 Überlebensraten abhängig vom Tumorstadium. 5-JÜLR = 5-Jahres-Überlebensrate

| Tumorstadium | 5-JÜLR Ileus (n = 63) %-Anteil | 5-JÜLR Gesamt (n = 815) %-Anteil |
|---|---|---|
| $T_{2-4}N_0M_0$ | 40,7 | 61,5 |
| $T_{2-4}N_{1-3}M_0$ | 14,3 | 28,6 |
| $M_1$ | 0 | 0,9 |

# Kolonperforation

Ileus-bedingte Kolonperforationen traten bei 5 Patienten auf (0,6%). Eine 85jährige Patientin starb nach Entlastungskolostomie im postoperativen Verlauf, die 4 weiteren wurden mehrzeitig kurativ operiert. Davon verstarben 3 nach Entlassung aus stationärer Behandlung an den Folgen eines Tumorrezidivs innerhalb von maximal 14 Monaten. 1 Patient erreichte die 5-Jahres-Überlebensgrenze.

# Diskussion

Die Prognoseverschlechterung von Patienten mit kolorektalem Karzinom, die im Ileus zur Operation gelangen, ist unbestritten [1–3]. In unserem Patientengut lagen dafür verschiedene Ursachen vor. Zunächst war der Anteil alter Patienten deutlich erhöht und führte zu einem Durchschnittsalter von 70 Jahren. Die Operabilität war in dieser Patientengruppe deutlich eingeschränkt. Dies äußert sich in einer Resektionsquote von nur 61,9%, der ein vergleichweise erhöhter Anteil palliativer nicht resezierender Eingriffe gegenüberstand. Kurative Resektionen konnten nur in 55,5% der Patienten durchgeführt werden (Gesamt = 66,3%). Ein weiterer Faktor für die Prognoseverschlechterung lag in der mit 34,9% hohen Hospitalletalität. Die Frühergebnisse wurden besonders durch den hohen Anteil palliativer Eingriffe und die Gruppe der Patienten über 80 Jahre ungünstig beeinflußt. Der kurative Eingriff war nach einzeitiger Operation durch eine deutlich höhere Hospitalletalität (37,5%) belastet als nach mehrzeitigem Vorgehen.

Bei einer dem Gesamtkrankengut durchaus vergleichbaren Verteilung der Tumorstadien kam es zu einer weiteren Beeinträchtigung der Überlebens-Chance in den Spätergebnissen. Die 5-Jahres-Überlebensrate aller Patienten betrug bei den Ileus-Patienten 31,7%. Unter Berücksichtigung nur der Patienten, die nicht im postoperativen Verlauf verstarben, bestand im Vergleich zum Gesamtkrankengut eine deutlich schlechtere 5-Jahres-Überlebensrate mit 31,7% gegenüber 44,4%.

Eine weitere Verschlechterung der Prognose lag bei Patienten mit tumorbedingter Kolonperforation vor.

Im Mannheimer Krankengut war ein höherer Anteil fortgeschrittener Tumorstadien des kolorektalen Karzinoms bei Patienten mit Obstruktionsileus nicht gegeben. Die Ursache der Prognoseverschlechterung, bezogen auf die Spätergebnisse allein, blieb letztlich ungeklärt. Möglicherweise besteht im Ileus bei reduziertem Allgemeinzustand eine eingeschränkte Reaktion des Wirtsorganismus auf die Tumorerkrankung.

## Zusammenfassung

In einer 5-Jahres-Überlebens-Studie bei 815 im Zeitraum von 1973–1978 operierten Patienten mit kolorektalem Karzinom wurden 63 Patienten (7,7%) im Ileus operiert. Die Prognose dieser Patienten war im Vergleich zum Gesamtkrankengut verschlechtert. Ursachen hierfür lagen in inserem Krankengut in dem hohen Altersdurchschnitt der Patienten, der erniedrigten Resektionsquote, aber auch in unabhängig davon schlechteren Spätergebnissen. Die korrigierten 5-Jahres-Überlebensraten nach Elimination der Hospitalletalität lagen mit 31,7% ungünstiger als im entsprechend korrigierten Gesamtkrankengut mit 44,4%. Dabei war die Verteilung der Tumorstadien mit der des Gesamtkrankengutes annähernd vergleichbar.

## Literatur

[1] Irvin, T. T., M. G. Greaney: Duration of Symptoms and Prognosis of Carcinoma of the Colon and Rectum. Surg., Gyn. Obstet. **144** (1977) 883–886.

[2] Öhman, U.: Prognosis in Patients with Obstructing Colorectal Carcinoma. Amer. J. Surg. **143** (1982) 742–747.

[3] Peloquin, A. B.: Factors influencing Survival with Complete Obstruction and Free Perforation of Colorectal Cancers. Dis. Col. Rect. **18** (1975) 11–21.

[4] Pescatori, M., G. Maria, B. Beltrani et al.: Site, Emergency and Duration of Symptoms in the Prognosis of Colorectal Cancer. Dis. Col. Rect. **25** (1982) 33–40.

## Zusammenfassende Diskussion

G. F. Brobmann

Die frühzeitige röntgenologische Darstellung des Dünndarms nach Sellink kann durchaus dazu beitragen, die Diagnostik zu erleichtern und zu beschleunigen. Es ist denkbar, daß dadurch die Ergebnisse verbessert werden können. Während Böckmann und Hermanek die Meinung vertraten, daß die Komplikationsrate bei der Operation kolorektaler Tumoren im Ileus erhöht ist und deswegen häufig ein mehrzeitiges Vorgehen nicht nur nicht zu umgehen ist, sondern auch sicherer und weniger komplikationsreich ist, plädierte Wedell mit eindrücklichen Zahlen für die einzeitige subtotale Kolonresektion bei stenosierendem linksseitigen Kolonkarzinom. Der Mehrheit des Auditoriums schien diese Vorgehen als Standardverfahren zu gewagt. Braun (Detmold) und Hentschel (Aachen) sahen darin aber das einzig logische Vorgehen.

# IV Primär vasculärer Ileus

# Ileus bei okklusiven und nicht-okklusiven mesenterialen Durchblutungsstörungen (Übersicht)

G. F. Brobman

## Einleitung

Mesenteriale Durchblutungsstörungen sind relativ seltene Komplikationen im Rahmen der Ileuskrankheit (Tab. 1); allerdings noch immer mit einer hohen Letalität von 50% [4, 14, 19] belastet. Besondere Bedeutung – insbesondere im Rahmen der Intensivtherapie – gewinnen heute Gefäßveränderungen, die ohne organischen Verschluß (sogenannte non-occlusive mesenteric ischemia) einhergehen. Anamnese und Befund sind in diesen Fällen uncharakteristisch, und so wird die Diagnose häufig zu spät oder gar nicht gestellt. Die Letalität nicht-okklusiver Durchblutungsstörungen hat sich seit der Erstbeschreibung von Moulonget [16] 1931 nicht wesentlich geändert.

## Eigenes Krankengut

In der Chirurgischen Universitätsklinik Freiburg wurden zwischen 1970 und 1983 1285 Patienten mit Ileus behandelt. 311 Patienten hatten einen funktionellen Ileus, 86 davon einen Ileus auf dem Boden mesenterialer Durchblutungsstörungen (Tab. 2). Dies entspricht 7% aller wegen Ileus operierter Patienten, bzw. 27,7% aller Patienten mit einem funktionellen Ileus. 60 Patienten hatten einen Mesenterialinfarkt auf dem Boden eines organischen Verschlusses. Bei 26 Patienten (30%) war weder angiographisch noch histologisch ein Verschluß nachzuweisen. Dies entspricht den Angaben in der Literatur mit einem Anteil nicht-okklusiver Durchblutungsstörungen von 30–50% [3, 11, 13, 14, 21]. Unsere Patienten hatten ein Durchschnittsalter von 73,6 Jahren (39–91 Jahre, Durchschnittsalter der Männer 67

Tabelle 1 Inzidenz mesenterialer Durchblutungsstörungen [18, 19]

| |
|---|
| 1/100 000 Einwohner |
| 1/1000 Krankenhauseinweisungen |
| 0,4% aller akuten Abdomen |
| 0,02% aller chirurgischen Fälle |

Tabelle 2 Krankengut der Chirurgischen Universitätsklinik Freiburg 1970–1983

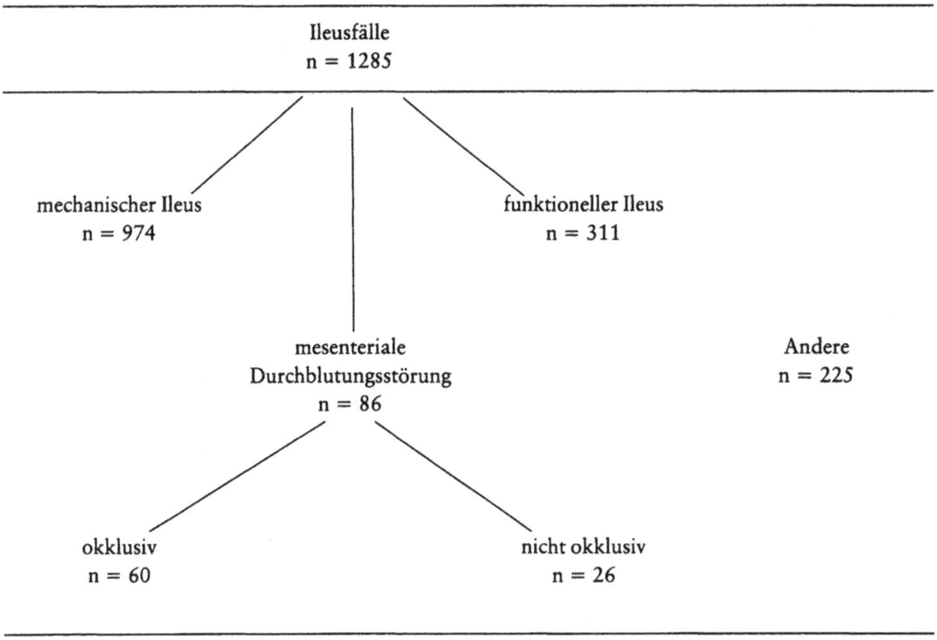


Jahre, das der Frauen 75,4 Jahre). Wir behandelten 68 Frauen und 18 Männer. Die Patienten mit einem organischen Verschluß hatten ein Durchschnittsalter von 73,2 Jahren (39–88 Jahre), die Patienten ohne organischen Verschluß ein Durchschnittsalter von 74,6 Jahren (59–91 Jahre). Bei den 60 Patienten mit organischem Verschluß fanden wir 32mal eine arterielle Embolie, 20mal eine arterielle Thrombose und 8mal eine venöse Thrombose (Tab. 3). Von diesen 60 Patienten verstarben 43 (71,7%); von den 26 Patienten mit nicht-okklusiver mesenterialer Durchblutungsstörung (NOMD) verstarben 17 (65,4%). Rekonstruktive Eingriffe am Gefäßsystem selbst mit und ohne gleichzeitige Resektion kamen nur 6mal in Frage.

# Diskussion

## Diagnostik

Angesichts der hohen Letalität bei mesenterialen Durchblutungsstörungen stellt sich die dringende Frage, durch welche Maßnahmen Verbesserungen zu erzielen sind. Verbesserungen der operativen Technik (z. B. rekonstruktive Eingriffe am Gefäßsystem) führten nicht zum Erfolg, so daß die geringe Abnahme der Letalität über die Jahre wohl in erster Linie den Erfolgen der Intensivmedizin im Rahmen der prä- und

Tabelle 3 Okklusive und nicht-okklusive mesenteriale Durchblutungsstörungen 1970–1983

| | n | † |
|---|---|---|
| NOMD | 26 | 17 |
| Art. Embolie | 32 | |
| Art. Thrombose | 20 | 43 |
| Ven. Thrombose | 8 | |
| Total | 86 | 60 (70%) |

Tabelle 4 Relevante Laboruntersuchungen und -veränderungen bei Verdacht auf Mesenterialinfarkt

| | | |
|---|---|---|
| Leukozyten | erhöht | |
| Hämatokrit | erhöht | |
| Serum-Amylase | erhöht | |
| Blutgase | metabolische Azidose | |
| Laktat | erhöht | |
| Serum-Phosphat | erhöht | |
| intestinale AP | erhöht | |
| CK-BB | erhöht | (noch nicht im Routinelabor) |
| Diaminoxydase | erhöht | |

postoperativen Betreuung zuzuschreiben ist. Brooks [7] hat 1975 die Faktoren, die für die hohe Letalität verantwortlich sind, anschaulich zusammengestellt:

1. Die oft notwendige ausgedehnte Darmresektion mit ihren Komplikationen besonders bei alten und schwerkranken Patienten.
2. Die hohe Zahl der Begleiterkrankungen, insbesondere kardiovaskulärer Natur.
3. Die Tatsache, daß häufig alte, multimorbide Patienten erkranken, für die jede zusätzliche Erkrankung oder Operation per se ein hohes Risiko darstellt.
4. Das Fehlen typischer Frühsymptome und die Tatsache, daß diese Erkrankung im Frühstadium schwer oder gar nicht von anderen Erkrankungen wie z. B. der akuten Pankreatitis, der Divertikulitis oder dem Dünndarmileus anderer Genese unterschieden werden kann.

Die Faktoren 1–3 sind vorgegeben und nicht zu ändern. Eine Abnahme der Letalität ist demnach nur durch Verbesserung der Diagnostik, das heißt durch frühere Diagnosestellung zu erreichen. Nur bei früher Diagnosestellung ist das Ausmaß der Krankheitsfolgen positiv zu beeinflussen und der operative Eingriff klein zu halten oder zu vermeiden.

Die Anamnese ist bei den alten und multimorbiden Patienten fast immer nur unvollständig zu erheben. Nur selten ist eine Medikamentenanamnese zu erfragen. Der Befund einer Arrhythmie sollte den Verdacht immer in Richtung einer arteriellen Durchblutungsstörung richten, ebenso wie die Einnahme von Antikonzeptiva bei Frauen im geburtsfähigen Alter an eine mögliche Mesenterialvenenthrombose denken lassen sollte. Einen typischen Frühbefund bei der Untersuchung des Abdomens gibt es nicht; das akute Abdomen ist immer Zeichen einer bereits eingetretenen Darminfarzierung.

Leukozytose, Hämatokriterhöhung und Anstieg der Serum-Analyse sind uncharakterische Laborveränderungen und lediglich im Kontext mit anderen Befunden aussagekräftig (Tabelle 4 gibt eine Zusammenstellung relevanter Laboruntersuchungen). Brooks [6] sieht in der metabolischen Azidose, die 6–12 Stunden nach Beginn der Symptomatik deutlich wird, ein relatives Frühzeichen. Der Anstieg des Laktats ist nach Denk [8] ein guter Indikator für das Vorliegen ischämischer Veränderungen. Jamieson et al. [15] fanden bei einer retrospektiven Analyse von Patienten mit Mesenterialinfarkt eine Erhöhung des Serum-Phosphatspiegels. Tierexperimentelle Untersuchungen bestätigten, daß das Serum-Phosphat bereits 4 Stunden nach Ligatur der Arteria mesenterica superior ansteigt. Die Bedeutung der Hyperphosphatämie in der klinischen Situation bei der Diagnostik des Mesenterialinfarktes ist allerdings noch umstritten. Isoenzyme der alkalischen Phosphatase und der Kreatinkinase sind zumindest im Tierversuch gute und frühe Indikatoren für das Vorliegen einer intestinalen Ischämie. Das Isoenzym der alkalischen Phosphatase – die sog. intestinale AP – steigt im Tierexperiment schon nach wenigen Stunden an [2, 5]. Graeber [12] konnte 1981 im Hundeexperiment nachweisen, daß das Isoenzym der Kreatinkinase – die CK-BB – zwischen 3–12 Stunden (mit einem Gipfel nach 6 Stunden) nach Ligatur der Arteria mesenterica superior anstieg. Der Anstieg der Diaminoxydase (DAO) scheint ebenfalls ein spezifischer Indikator zu sein. Wollin [22] fand schon 1 Stunde nach Eintreten einer Ischämie erhöhte Serumspiegel der DAO. Zu ähnlichen Ergebnissen kamen Stahlknecht und Lorenz [20]. Ob die Radionuclid-Szintigraphie mit $^{99m}$Tc-Leukozyten und $^{99m}$Tc-Pyrophosphat [1, 17] eine weitere diagnostische Hilfe darstellt, muß noch durch prospektive klinische Studien untersucht werden.

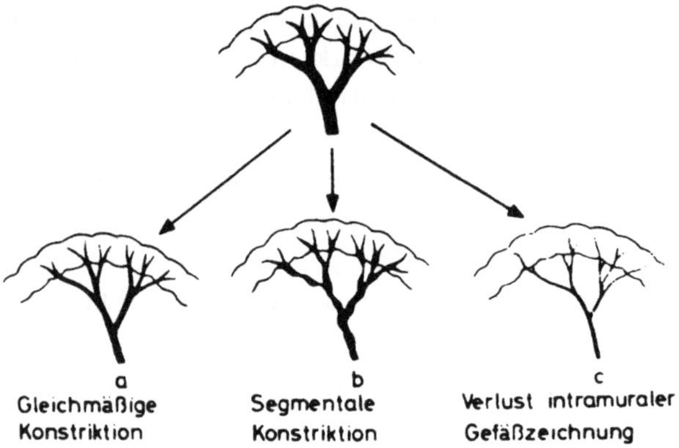


Abb. 1 Gefäßveränderungen bei nicht-okklusiven mesenterialen Durchblutungsstörungen.

Die *Abdomenleeraufnahme* hilft bei der Frühdiagnose einer mesenterialen Durchblutungsstörung nur wenig. In den ersten Stunden nach Einsetzen einer Ischämie kann eine Abnahme des Gasgehaltes des Darmes wegweisend sein [14]. Das Auftreten von stehenden Dünndarmschlingen und Spiegeln in der Abdomenleeraufnahme ist ein spätes Zeichen und signalisiert eine bereits eingetretene Infarzierung.

Das sicherste diagnostische Hilfsmittel ist noch immer die *Angiographie*, die immer durchgeführt werden sollte, wenn der Verdacht auf eine mesenteriale Durchblutungsstörung besteht. Ein organischer Verschluß ist so immer festzustellen. Gefäßveränderungen bei nicht-okklusiven Ischämien sind charakteristisch und dürften dem Erfahrenen keine Schwierigkeiten bei der Interpretation machen. Gefunden werden in der Mesenterikographie gleichmäßige spastische Engstellungen der Gefäße, segmentale perlschnurartige Konstriktionen und der Verlust bzw. eine Minderung der intramuralen Gefäßzeichnung (Abb. 1).

## Nicht-okklusive mesenteriale Durchblutungsstörungen (NOMD)

Nicht-okklusive Durchblutungsstörungen werden heute in zunehmender Zahl beschrieben. Huber [14] fand in einer Literaturübersicht vor 1962 nur einen Anteil von 9,1%, seit 1963 aber einen Anteil von 35%. Häufig handelt es sich um über 70jährige multimorbide Patienten auf Intensivstationen. Zelenock [23] beschrieb 1979 den typischen Patienten mit NOMD wie folgt: Der Patient ist alt, hat ein atherosklerotisches Herzleiden, eine Herzinsuffizienz oder ein kürzlich zurückliegendes Infarktereignis. Der Patient ist schwerkrank, wird auf einer Intensivstation behandelt, kann ein septisches Zustandsbild zeigen und im Schock sein. Er wird häufig mit Digitalispräparaten und Vasopressoren behandelt. Wenn es überhaupt für diese Patienten eine typische Anamnese gibt, dürfte sie im Alter über 70 Jahren, kardiovaskulären Vorerkrankungen, der bestehenden Digitalistherapie und der Hypovolämie bestehen. Gerade auf einer Intensivstation werden Patienten mit einer Reihe von Medikamenten behandelt, die die mesenteriale Durchblutung beeinflussen können. Tabelle 5 gibt eine kurze, sicherlich unvollständige Aufstellung solcher Substanzen. Von diesen Substanzen sind die Glykoside am besten experimentell und

Tabelle 5 Gefäßaktive Substanzen mit Einfluß auf die mesenteriale Durchblutung

| Splanchnikusregion | |
|---|---|
| *Vasokonstriktion* | *Vasodilatation* |
| Glykoside | Kalzium-Antagonisten |
| Angiotensin II | Papaverin |
| Kalzium | Glucagon |
| Vasopressin | Phenoxybenzamin |
| PGF 2 α | PGE 1 |

Tabelle 6 Wirkungsmechanismus von Herzglykosiden und $Ca^{++}$-Antagonisten auf die glatte Muskelzelle

| Glykoside | $Ca^{++}$-Antagonisten |
|---|---|
| Steigerung des transmembranären $Ca^{++}$-Influx | Hemmung des transmembranären $Ca^{++}$-Influx |
| ↓ | ↓ |
| mehr freie intrazelluläre $Ca^{++}$-Ionen | weniger freie intrazelluläre $Ca^{++}$-Ionen |
| ↓ | ↓ |
| Aktivierung der elektromechanischen Koppelung | elektromechanische Entkoppelung |
| ↓ | ↓ |
| Vasokonstriktion | Vasodilatation |

klinisch untersucht. Der Wirkungsmechanismus der Herzglykoside auf die glatte Muskelzelle ist seit langem bekannt [9]. Aus diesem Wirkungsmechanismus ergeben sich erfreulicherweise aber auch therapeutische Ansätze (Tab. 6). Glykosidbedingte mesenteriale Durchblutungsstörungen lassen sich experimentell und klinisch durch $Ca^{++}$-Antagonisten aufheben. Zur Ausbildung glykosidbedingter Gefäßspasmen ist die Digitalisintoxikation nicht notwendig. Die mit zunehmendem Alter deutlich progrediente Erhöhung des $Ca^{++}/Mg^{++}$-Quotienten in der Gefäßwand erklärt, warum auch bei therapeutischen Dosen die vasokonstriktorische Komponente der Digitalispräparate immer mehr in den Vordergrund tritt [10].

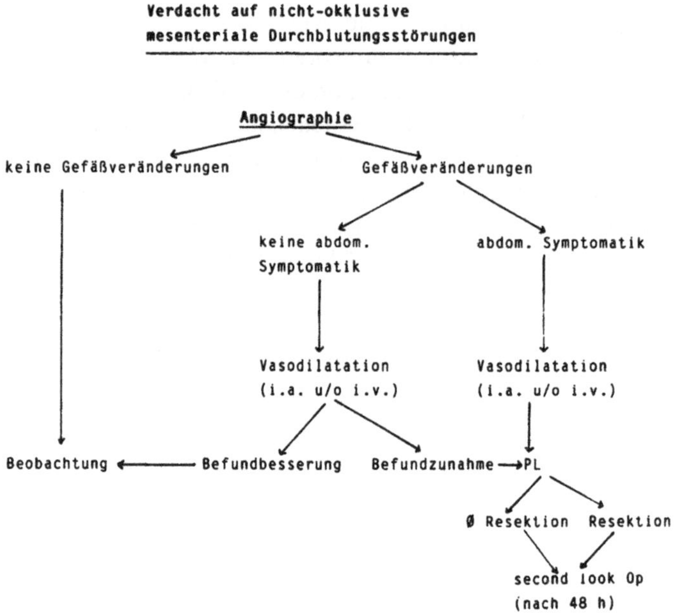


Abb. 2 Diagnostisches und therapeutisches Vorgehen bei NOMD.

Im Gegensatz zu den okklusiven mesenterialen Durchblutungsstörungen sollte bei Vorliegen einer NOMD die Operationsindikation sehr zurückhaltend gestellt werden (nur bei eindeutigem Abdominalbefund). Bei organischen Verschlüssen ist das minderperfundierte Areal intraoperativ makroskopisch eindeutig zu identifizieren. Bei NOMD sind der gesamte Dünndarm und meist auch das rechte Hemikolon betroffen. Es finden sich minderdurchblutete Areale mit bandförmigen Infarzierungen neben makroskopisch gut durchbluteten Arealen. Das Festlegen der Resektionsgrenzen ist so fast unmöglich. Am Anfang der Behandlung der NOMD sollte daher immer die Volumensubstitution stehen. Eine Vasodilatation kann entweder über den belassenen Angiographiekatheter intraarteriell oder intravenös (z. B. bei der Gabe von $Ca^{++}$-Antagonisten) erfolgen. Abbildung 2 zeigt den diagnostischen und therapeutischen Ablauf bei NOMD in der Chirurgischen Universitätsklinik Freiburg. Die Entscheidung, operativ oder konservativ vorzugehen, ist im Einzelfall sehr schwierig. Die Angiographie hilft hier nicht weiter, denn sie zeigt im besten Fall ein offenes unverändertes Gefäßsystem, gibt aber keine Auskunft darüber, ob der

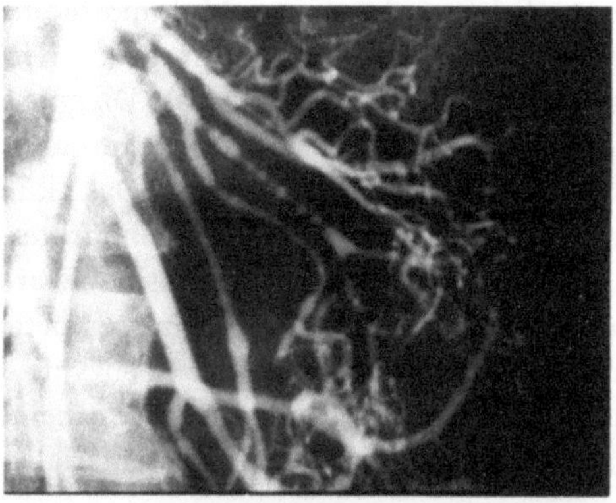

Abb. 3 75jährige Patientin mit NOMD. Mesentericogramm vor Verapamil-Gabe.

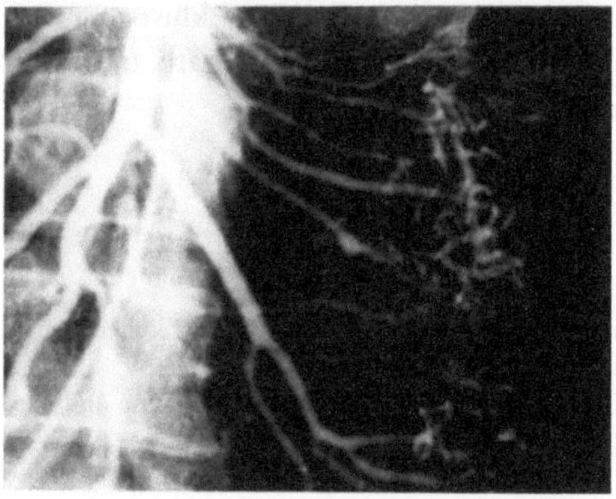

Abb. 4 75jährige Patientin mit NOMD. Mesentericogramm 24 Stunden nach Gabe von Verapamil.

perfundierte Darm irreversibel geschädigt oder noch vital ist. Vielleicht ist hier in Zukunft mit Hilfe der Radionuclid-Szintigraphie eine sichere Aussage möglich.

Die Abbildungen 3 und 4 zeigen die Angiogramme einer 75jährigen Patientin mit nicht-okklusiver mesenterialer Durchblutungsstörung bei Digitalisintoxikation vor (Abb. 3) und 24 Stunden nach kombinierter intraarterieller und intravenöser Gabe eines $Ca^{++}$-Antagonisten (Verapamil). Unter strenger klinischer Kontrolle konnte hier auf eine Laparotomie verzichtet werden. Die Patientin konnte nach 5 Tagen entlassen werden.

## Zusammenfassung

Mesenteriale Durchblutungsstörungen sind seltene, aber mit hoher Letalität verbundene Komplikationen der Ileuskrankheit. Sie stellen im eigenen Krankengut 7% der Ileusfälle dar und sind damit so häufig wie der Gallensteinileus. Der Anteil nicht-okklusiver mesenterialer Durchblutungsstörungen nimmt in letzter Zeit deutlich zu.

Die hohe Letalität wird durch mehrere Faktoren bestimmt: Multimorbidität, hohes Alter der Patienten, Komplikationen durch ausgedehnte Darmresektionen, häufig späte Diagnosestellung. Von diesen Faktoren ist lediglich die späte Diagnosestellung zu beeinflussen. Die klinische Untersuchung und die Abdomenleeraufnahme in den ersten Stunden nach eingetretener Ischämie sind eher unauffällig. Das akute Abdomen und der Ileus (Röntgen-Bild) sind Spätzeichen des Mesenterialinfarktes. Leukozytose, Hämatokriterhöhung und Erhöhung der Serum-Amylase sind zwar häufige, aber unspezifische Laborveränderungen. Veränderungen der Blutgase (metabolische Azidose), Hyperphosphatämie, Laktaterhöhung, Erhöhung der Isoenzyme der alkalischen Phosphatase und der Kreatinkinase und der Diaminoxydase scheinen dagegen spezifische und frühe Indikatoren für das Vorliegen einer mesenterialen Durchblutungsstörung zu sein.

Operative Maßnahmen stehen bei der Behandlung organischer Verschlüsse nach wie vor im Vordergrund der Behandlung. Bei Vorliegen nicht-okklusiver mesenterialer Durchblutungsstörungen sollte zumindest am Anfang konservativ mit Volumensubstitution und Vasodilatation behandelt werden.

## Literatur

[1] Bardfeld, P. A., S. J. Boley, R. Sammartano: Scintigraphic diagnosis of ischemic intestine with technetium-99 m sulfur colloid-labeled leukocytes. Radiology **124** (1977) 439.

[2] Barnett, S. M., E. D. Davidson, E. L. Bradley: Intestinal alkaline phosphatase and base deficit in mesenteric occlusion. J. Surg. Res. **20** (1976) 243.

[3] Boley, S. J., L. J. Brandt, F. J. Veith: Ischemic disorders of the intestines. In: M. M. Ravitch (Ed.), Current Problems in Surgery, p. 13. Year Book Medical Publishers, Inc., Chicago–London 1978.

[4] Boley, S. J., F. R. Feistein, R. Sammartano et al.: New concepts in the management of emboli of the superior mesenteric artery. surg. Gynecol. Obstet. **153** (1981) 561.

[5] Bounous, G., J. Hugon: Serum levels of intestinal alkaline phosphatase in relation to shock. Surgery **69** (1971) 238.

[6] Brooks, D. H., L. C. Carey: Base deficit in superior mesenteric artery occlusion; an aid to early diagnosis. Ann. Surg. 177 (1973) 52.

[7] Brooks, D. H.: How to spot mesenteric infarction more quickly? Medical Times **103** (1975) 130.

[8] Denk, H., G. Hagmüller, F. Olbert: Der vaskulär bedingte Ileus. 9. Symposium Aktuelle Chirurgie, Berlin 23.–24. 11. 1984.

[9] Fleckenstein, A.: Neuere Ergebnisse zur Physiologie, Pharmakologie und Pathologie der elektromechanischen Koppelungsprozesse im Warmblütermyokard. In: Keidel WD, Plattig KH (Hrsg.) Vorträge der Erlanger Physiologentagung 1970 S. 13–52 Springer, Berlin – Heidelberg – New York 1971.

[10] Fleckenstein, A., G. Fleckenstein-Grün, J. Janke et al.: Kardiovaskuläre Grundwirkungen der $Ca^{++}$-Antagonisten und deren therapeutischer Wert in Kombination mit Herzglykosiden. Geriatrie **7,6** (1977) 269.

[11] Fogarty, T. J., W. S. Fletcher: Genesis of nonocclusive mesenteric ischemia. Am. J. Surg. **111** (1966) 130.

[12] Graeber, G. M., P. J. Cafferty, M. J. Reardon: Changes in serum creatine phosphokinase (CPK) and its isoenzymes caused by experimental ligation of the superior mesenteric artery. Ann. Surg. **193** (1981) 499.

[13] Haglund, U., O. Lundgren: Non-occlusive acute intestinal vascular failure. Br. J. Surg. **66** (1979) 155.

[14] Huber, F. B.: Ischämische Entero-Kolopathien. In: C. Burri, Ch. Herfarth, M. Jager (Hrsg.), Aktuelle Probleme in Chirurgie und Orthopädie, S. 61–74, Huber, Bern – Stuttgart – Wien 1981.

[15] Jamieson, W. G., W. J. Wall, D. Durand: Changes in serum phosphate levels associated with intestinal infarction and necrosis. Surg. Gynecol. Obstet. **140** (1975) 19.

[16] Moulonget, P. (1931): Erwähnt bei Hortolmei, N., Th. Burghele: Darminfarkte durch Intoleranz-Schock-Wirkung. Zentralbl. Chir. **65** (1983) 85.

[17] Ortiz, V. N., G. Sfakianakis, G. M. Haase et al.: The value of radionuclid scanning in early diagnosis of intestinal infarction. J. Peadiat. Surg. **13** (1978) 616.

[18] Pircher, W., H. P. Köchly, B. Kessler et al.: Akuter Mesenterialverschluß. Z. Allg. Med. **55** (1979) 1777.

[19] Smead, W. L., P. S. Vaccaro: Acute mesenteric arterial occlusion In: Cooperman, M. (Hrsg.), Intestinal ischemia, p. 185. Futura Publishing Company, Mount Kisco – New York 1983.

[20] Stahlknecht, C. D., W. Lorenz: Vasoaktive Substanzen bei intestinaler Hypoxie und Ischämie: Neue pathologische und therapeutische Gesichtspunkte. 9. Symposium Aktuelle Chirurgie, Berlin, 23.–24. 11. 1984.

[21] Watt-Bolsen, S.: Non-occlusive intestinal infarction. Acta Chir. Scand. **143** (1977) 365.

[22] Wollin, A., H. Navert, G. Bounous: Effect of intestinal ischemia on diamine oxydase activity in rat intestinal tissue and blood. Gastroenterology **80** (1981) 349.

[23] Zelenock, G. B., E. E. Erlandson: Intestinal ischemia, a paradoxial cause of gastrointestinal hemorrhage. In: Fiddian-Green, R. G., J. G. Turcotte (Hrsg.), Gastrointestinal hemorrhage, p. 399. Grune & Stratton, New York – London 1979.

# Der vaskulär bedingte Ileus

H. Denck, M. Hold, F. Olbert

Durch einen spontan oder iatrogen abnormen Verlauf eines großen Gefäßes kann naturgemäß jederzeit durch Entstehung innerer Bruchpforten, durch Okklusion ein mechanischer Darmverschluß entstehen. Bei pathologisch verändertem Gefäßinhalt (arterielle oder venöse Thrombose) kommt es zum dynamischen (paralytischen) Ileus. Diese Formen sind als primär vaskulärer Ileus zu bezeichnen, zum Unterschied vom sekundären vaskulären Ileus bei allen Formen von Inkarzeration, Strangulation oder Volvulus, wo es sekundär zur Thrombose der Mesenterialgefäße und zur Darmgangraen mit allen Folgen kommt. In Abbildung 1 ist der Versuch unternommen, die vaskulären Ileusursachen aufzuzeigen.

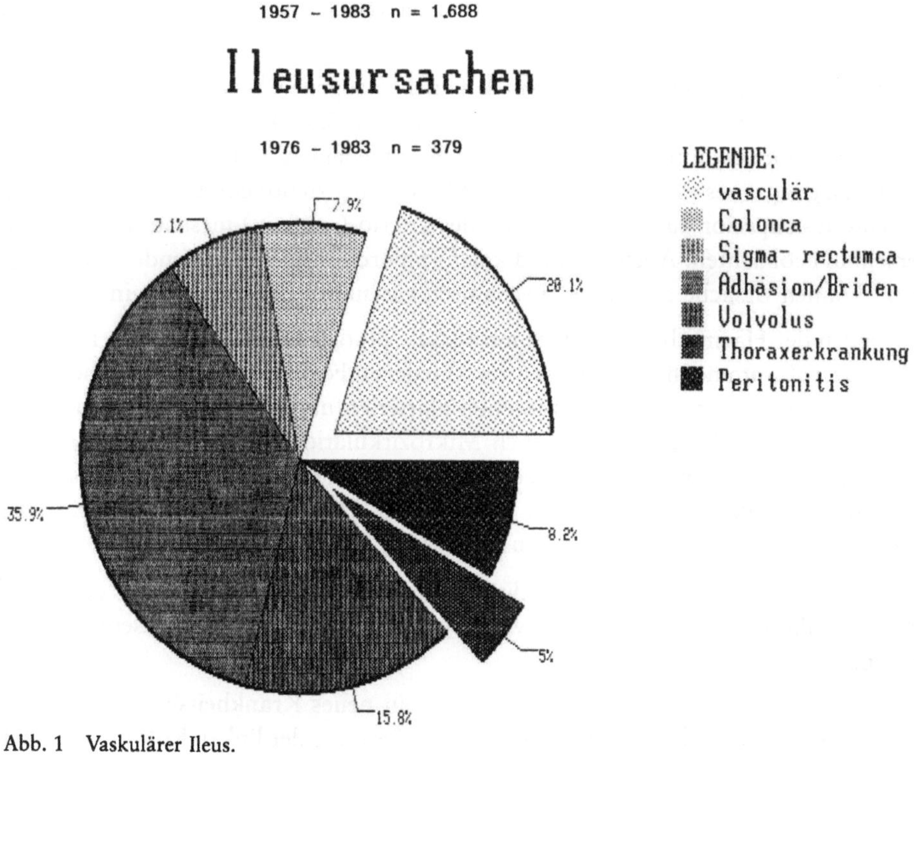


Abb. 1 Vaskulärer Ileus.

Tabelle 1 Arteriomesenterialer Darmverschluß (SMAS) (nach [34])

| akut (primär) | chronisch (sekundär) |
|---|---|
| Anatomische Variante (Abgangswinkel) | Magenatonie |
| (A. vitellina) | Bettruhe 2, 41 |
| Vitellina [33] | „Gipsverband" 2, 6, 18 |
| + u. Renalis [38] | Verbrennung (Kinder) 32 |
| | Aortenaneurysma [1] 11 |
| | Präduodenale Pfortader [12] |
| | + Ulc. duodeni [39] |
| | Iatrogen (H-shunt) |

Die bekannteste Ursache eines vaskulär bedingten hohen Ileus ist wohl der 1861 von dem Wiener Pathologen von Rokitansky erstmalig beschriebene arterio-mesenteriale Darmverschluß (superior mesenteric artery syndrome der Angloamerikaner). Dieser kann akut oder chronisch rezidivierend auftreten und primär durch einen besonderen spitzen Abgangswinkel der A. mesenterica superior aus der Aorta bzw. besonders straffe Aufhängung des aufsteigenden Duodenums [2] oder auch durch eine persistierende Arteria vitellina [25] bedingt sein. Sekundär kann ein arterio-mesenterialer Darmverschluß aus verschiedenen Ursachen bei langer Bettruhe, Gipsverband, Aneurysma usw. auftreten (Tab. 1).

Durch die moderne Gefäßchirurgie spielen auch iatrogene postrekonstruktive Strangulationsursachen, [5] sowie dislozierte Pacemaker [29], Haematome durch Antikoagulantienbehandlung [35] usw. eine nicht unbedeutende Rolle. So konnten wir nach Anlegung eines mesenterikokavalen H-Shunt bei zu hohem Ansatz an der Vena mesenterica superior das klassische Bild des arterio-(venösen)-mesenterialen Darmverschluß beobachten. Auch nach radikaler Tumorchirurgie entstehende „Lymphzysten" können Ursache derartiger mechanisch vasculärer Ileusformen sein.

Störungen der Haemodynamik oder intravasale Blutgerinnung führen zur Darmparalyse. Der Zusammenhang zwischen verschiedenen Formen des mechanischen Ileus und sekundärem Verschluß von Mesenterialarterien und -venen mit der Folge der Darmgangraen ist bekannt. Aber auch Mikrozirkulationsstörungen bei (kardiogenem) Schock, die ischämische Enteropathie, Strahlenfolgen, Morbus Crohn oder auch Kontrazeptiva können durch Störung der Hämodynamik und intravasale Blutgerinnung zum dynamischen Ileus führen [8, 9, 15, 21, 24, 31, 36].

Häufigste Ursache des vaskulär bedingten dynamischen Ileus ist wohl der akute Mesenterialarterienverschluß; hier wiederum am häufigsten die Mesenterialarterienembolie.

Durch die rekonstruktive Gefäßchirurgie ist ein neues Krankheitsbild entstanden, nämlich die ischämische Kolitis vorwiegend im Bereiche der linken Kolonhälfte nach

Bauchaortentransplantation mit Ligatur der A. mesenterica inferior im Vertrauen auf den Kollateralkreislauf aus der A. mesenterica superior. Dieses Syndrom kann durch simultane Reimplantation der A. mesenterica inferior in das Aortentransplantat für gewöhnlich vermieden werden und es kann nicht oft genug auf die Wichtigkeit der Beachtung der A. mesenterica inferior hingewiesen werden.

Auf die große Bedeutung der Bestimmung des Laktatspiegels zur Beurteilung ischaemischer Darmerkrankungen haben meine Mitarbeiter Janda und Hagmüller [24] hingewiesen.

Posttraumatisch können durch umschriebene Läsion der Mesenterialgefäße segmentäre Stenosen auftreten, deren Kenntnis für die Therapie von Bedeutung sind [7, 31].

Bei den mechanischen Formen des vaskulären Ileus wird die Dekompression durch entsprechende neuerliche Gefäßumleitung oder Umleitung des Darminhaltes (jeweils dem Fall angepaßt) die Methode der Wahl sein. Bei allen hämodynamischen und Mikrozirkulationsstörungen ist die Normalisierung der Hämodynamik, Ausschaltung von Risikofaktoren (Kontrazeptiva!) und wenn nötig sekundäre Darmresektion die Methode der Wahl.

Auf die prophylaktische Bedeutung der Reimplantation der A. mesenterica inferior bei Aortenplastiken wurde hingewiesen. Leider sind die Ergebnisse der chirurgischen Behandlung des akuten Mesenterialarterien- oder Mesenterialvenenverschlusses noch nicht befriedigend [10, 13, 19, 30, 35], was in den meisten Fällen darauf zurückzuführen ist, daß die Patienten infolge der meist verkannten 3-Stufensymptomatik zu spät dem Chirurgen zugewiesen werden. Nochmals sei auf die Bedeutung des Laktatspiegels für die Entscheidung zur Erstintervention und auch der second

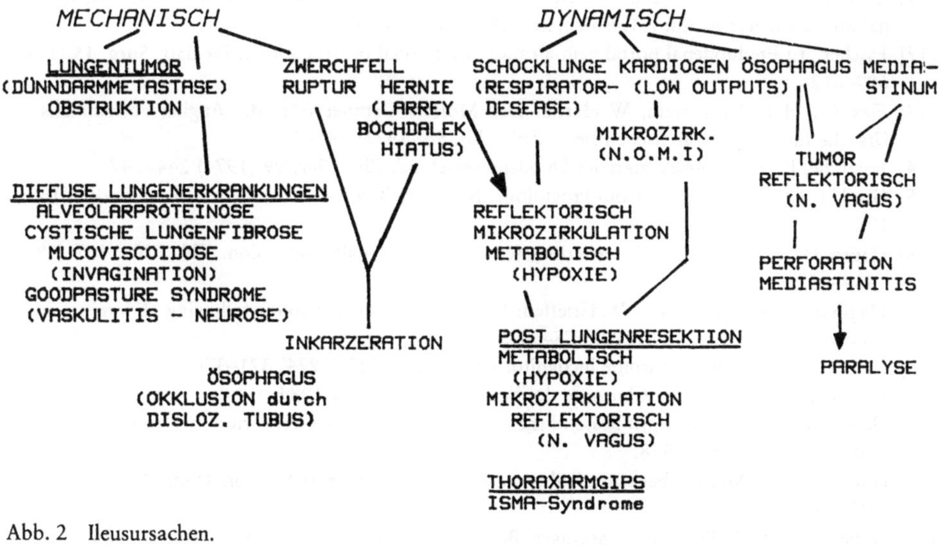


Abb. 2 Ileusursachen.

look – Operation hingewiesen, wodurch uns im eigenen Krankengut entscheidende Vorteile erwachsen sind.

Wenngleich der „vaskuläre“ Ileus auch im eigenen Krankengut mit 20% aller Ileusformen nur eine untergeordnete Rolle spielt (Abb. 2) so sei doch daraufhingewiesen, daß die Kenntnis der patho-anatomischen Zusammenhänge, der Diagnosesicherung und der Therapiegrundlage in jedem Einzelfall von großer Bedeutung ist.

## Literatur

[1] Adair, H. M.: Duodenal obstruction due to abdominal aortic aneurysm. Br. Med. J. **2** (1975) 727.
[2] Akin, jr. J. T., S. W. Gray, J. E. Skandalakis: Vascular compression of the duodenum: Presentation of ten cases and review of the literature. Surgery **79** (1976) 515–522.
[3] Burrington, J. D.: Vascular compression of the duodenum. Surgery, **80** (1976) 655.
[4] Boulis, M. N., S. Karp, M. F. Rubinstein: Intestinal hemangioma with intussception in infancy. J. Med. Soc. N. J. **74** (1977) 775–776.
[5] Boumghar, M., M. Naef: Colo-Proctology. Springer, Berlin – Heidelberg – New York – Tokyo 1984.
[6] Bisia, R. S., H. J. Louis: Akute vascular compression of the duodenum following cast application. Surg. Gynecol. Obstet. **140** (1975) 563–566.
[7] Bryner, U. M., J. K. Longerbeam, C. D. Reeves: Posttraumatic ischemic stenosis of the small bowel. Arch. Surg. **115** (1980) 1039–1041.
[8] Carr, N. D., P. F. Schofield: Colo-Proctology. Springer, Berlin – Heidelberg – New York – Tokyo 1984.
[9] Cavin, R., G. Chapuis, I. Saegesser: Colo-Proctology. Springer, Berlin – Heidelberg – New York – Tokyo 1984.
[10] Denck, H.: Erfolgreiche Embolektomie an der Art. meseterica superior. Klin. Med. **17** (1962) 4.
[11] Edwards, K. C., B. T. Katzen: Superior mesenteric artery syndrome due to large dissecting abdominal aortic aneurysm. Am J. Gastoenterol. **79** (1984) 72–74.
[12] Esscher, T.: Preduodenal portal vein-a cause of intestinal obstruction? J. Prediatr. Surg. **15** (1980) 609–612.
[13] Flex G., H. D. Czarnetzki, W. Hartig: Der Morbus Orthner oder die Angina abdominalis als Ursache für einen paralytischen Ileus. Zbl. Chir. **96** (1971) 548–552.
[14] Fritzsche, P.: Arterio-mesenterialer Duodenalverschluß. Zbl. Chir. **99** (1974) 244–747.
[15] Givel, J. Cl., F. Saegesser: Colo-Proctology. Springer, Berlin – Heidelberg – New York – Tokyo 1984.
[16] Hagen H., K. Guenther: Die arteriomesenteriale Duodenalkompression. Zbl. Chir. **107** (1982) 1564–1573.
[17] Hagihara, P. F., C. B. Ernst, W. Grieffen: Incidence of ischemie colitis following abdominal aortic children. Am. J. Surg. **124** (1972) 75–79.
[18] Hall, L. W.: The cast syndrome incognito. Am. J. Surg. **127** (1974) 371–376.
[19] Hentschel, M.: Praxis der Chirurgie des Ileus. Enke, Stuttgart 1984.
[20] Heisinger, D. H.: Radiological case of the month. Superior mesenteric artery syndrome. Am. J. Dis. Child. **129** (1975) 617–618.
[21] Huber, F. B., P. Mohr: Über einen Fall von „spontaner“ Zökumperforation. Dtsch. Med. Wschr. **98** (1973) 671–673.
[22] Huber F. B.: Colo-Proctology. Springer, Berlin – Heidelberg – New York – Tokyo 1984.

[23] Huegel, A., K. H. Tiedemann: Lymphzyste als seltene Ursache eines hohen Ileus. Med. Welt. **34** (1983) 1200–1203.
[24] Janda, Ä., G. W. Hagmüller, H. Denck: Lactat zur Diagnose akuter intestinaler Gefäßverschlüsse. Der Chirurg 55, 469–473.
[25] Kleinhaus, S., M. I. Cohen, S. J. Boley: Vitelline artery and vein remnants as a cause of intestinal obstruction. J. Pediatr. Surg. **9** (1974) 295–299.
[26] Kilgore, jr. T. L., J. H. Johnston jr.: Aneurysms of the abdominal aorta with special problems. Am. Surg. **37** (1971) 238–244.
[27] Lundell, L., A. Thulin: Wilkle's syndrome-a rarity? Br. J. Surg. **67** (1980) 604–606.
[28] Lukes, P. J., P. Rolny, A. E. Nilson et al.: Diagnostic value of hypotonic duodenography in superior mesenteric artery syndrome. Acta Chir. Scand. **144** (1978) 39–43.
[29] Matern W. E., M. S. Jaffe, R. Towbin: Unusual complication from a cardiac pacemaker. Jama **238** (1977) 969.
[30] Mozes, M., R. Adar, N. Tsur et al.: Intestinal obstruction due to mesenteric vascular occlusion. Surg. Gynecol. Obstet. **133** (1971) 583–587.
[31] Mulliken J. B., M. K. Bartlett: Small bowel obstruction secondary to atheromatous embolism. A case report and review of the literature. Ann. Surg. **174** (1971) 145–150.
[32] Ogbuokiri, C. G., E. J. Law, B. G. McMillian: Superior mesenteric artery syndrome in burned children. Am. J. Surg. **124** (1972) 75–79.
[33] Reichenbach F.: Chronische Duodenalobstruktion durch eine persistierende A.vitellina. Zbl. Chir. **107** (1982) 1314–1316.
[34] Rokitansky, V. C.: Lehrbuch der pathologischen Anatomie, 3. Aufl. Wilhelm Braunmüller, Wien 1861.
[35] Stanton, jr. P. E., J. P. Wilson, P. A. Lamis et al.: Acute abdominal conditions induced by anticoagulant therapy. Am. Surg. **40** (1974) 1–14.
[36] Stallkamp, B., R. Häring: Mesenterialinfarkt. In: Dringliche Bauchchirurgie (Hrsg. R. Häring). Thieme, Stuttgart 1982.
[37] Svendsen, L. B., T. S. Johansen, P. Kristensen: Intestinal obstruction caused by an aberrant umbilical vein. Acta Chir. Scand. **143** (1977) 191, 192.
[38] Taylor, W. N., J. F. Schillinger, L. Gaum: Renal vein compression. J. Urol. **118** (1977) 1061–1063.
[39] Thrompson, N. W., J. C. Stanley: Vascular compression of the duodenum and peptic ulcer disease. Arch. Surg. **108** (1974) 674–679.
[40] Wayne, E. R., J. D. Burrington: Duodenal obstruction by the superior mesenteric artery in children. Surgery. **72** (1972) 762–768.
[41] Wayne, Eli, M. D., R. E. Miller, B. Eiseman: Duodenal obstruction by the superior mesenteric artery in bedridden combat casvalities. Ann. Surg. Vol. **174** (1971) 339–345.

# Zur Pathophysiologie der nicht okklusiven ischämischen Enteropathie (non occlusive disease)

H.-P. Bruch, M. Hörl, K. Markert, P. Kujath, H. A. Henrich

## Einleitung

Die nicht okklusive ischämische Enteropathie ist nach Fogarty und Fletscher [9] als drastische Verringerung der intestinalen Perfusion definiert, die als uniforme Reaktion des Organismus auf vielfältige Noxen zu verstehen ist. In manchen Fällen lassen sich thrombotische, embolische oder arteriosklerotische Veränderungen größerer intestinaler Gefäße nachweisen. Vielfach aber findet sich pathohistologisch ein unauffälliger Gefäßbaum [1, 2, 6, 9, 11, 14, 18, 19].

Ursächlich scheinen allein – oder in Kombination mit Herzinfarkt, Herzrhythmusstörungen, Herzinsuffizienz, bilaterale Nephrektomie, Nierentransplantation, hämorrhagischer oder traumatischer Schock, Sepsis und lange Operationen eine Rolle zu spielen [1, 2, 6, 9, 11, 14, 16, 19]. Besonders häufig tritt die nicht okklusive Enteropathie im Zusammenhang mit einem sogenannten Low-cardiac-output-Syndrom auf.

Der Organismus kompensiert das Low-cardiac-output-Syndrom durch eine Zentralisation mit intestinaler Vasokonstriktion. Besteht diese Minderperfusion über einen längeren Zeitraum, bricht schließlich die Mikrozirkulation zusammen und es entsteht eine Darmwandnekrose [1, 2, 6, 9, 11, 19]. Digitalis-Medikation und Digitalis-Intoxikation sollen in der Pathogenese dieses Krankheitsbildes mittels einer zentral- oder peripher ausgelösten Vasokonstriktion eine besondere Rolle spielen [2, 5–7, 9].

Die Darmwandnekrose, die als gemeinsame Endstrecke ursächlich als sehr differenzierter Faktor anzusehen ist, imponiert histologisch als hämorrhagischer Infarkt [1, 2, 6, 9, 11, 14, 19]. Die Darmwandnekrose ist eine abdominale Katastrophe, die mit einer extrem hohen Letalität von bis zu 100% belastet ist [1, 2, 14, 16].

Die nicht okklusive ischämische Enteropathie ist häufig gekennzeichnet durch einen uncharakteristischen klinischen Befund. Blutchemische Parameter besitzen praktisch keine Aussagekraft. Der Verdacht auf eine ischämische Enteropathie muß daher arteriographisch verifiziert oder falsifiziert werden [2, 11, 14, 18, 19]. Sofern dem Krankheitsbild keine okklusive Ursache zugrundeliegt, zeigt das Röntgenbild typischerweise Vasokonstriktionen, Wandunregelmäßigkeiten, Kalibersprünge, Stenosen und periphere Verschlüsse im arteriellen Bereich sowie eine venöse Abflußstörung [2, 11, 14, 18, 19].

Die vorrangige therapeutische Aufgabe ist es, die Ursache des Krankheitsbildes zu beseitigen und die Minderperfusion im Splanchnicusgebiet aufzuheben. Als lokale Maßnahme hat sich die Periduralanaesthesie zur Ausschaltung der Vasomotoren bewährt. Die besten Ergebnisse werden jedoch erzielt, wenn es gelingt, vasodilatatierend wirkende Substanzen mit Hilfe der Seldinger Technik lokal zu applizieren. Bewährt haben sich Prostaglandin $E_1$, Papaverin und Glucagon. Glucagon besitzt neben der vasodilatorischen Wirkung auf die intestinalen Gefäße eine erwünschte positiv-inotrope Wirkung auf die intestinalen Gefäße eine erwünschte positiv-inotrope Wirkung auf das Herz [2, 6, 11, 14, 15]. In der Literatur wird eine Vielzahl weiterer Medikamente vorgeschlagen. Dennoch nimmt die Erkrankung einen häufig, quasi vorprogrammierten, kaum zu beeinflussenden Verlauf. Es wurden daher Untersuchungen zur Spontanaktivität und Reagibilität menschlicher Mesenterialgefäße und zur Motilität menschlicher Darmmuskulatur unter ischämischen Bedingungen ausgeführt, um den Pathomechanismus besser verstehen zu lernen.

## Material und Methode

Die Experimente wurden ausgeführt in der nach Peiper modifizierten Anordnung von Magnus [18, 19]. Als Untersuchungsmaterial dienten menschliche Dickdarmtänien (n = 30) und mesenteriale Arterien und Venen (n = 40), die direkt nach intraoperativer Entnahme präpariert wurden. Die Gefäße, die einen Querschnitt von etwa 1 mm besaßen, wurden unter dem Mikroskop entsprechend ihrer Fasertextur zu Spiralstreifen geschnitten. Alle Präparate wurden in 37°C warmer, Carbogendurchperlter Tyrodelösung bei einem pH von 7,3 inkubiert. Die isometrische Spannungsentwicklung der Gewebestreifen wurde fortlaufend registriert. Mit Hilfe einer pH-, O- und CO-Elektrode wurden pH, $pO_2$ und $pCO_2$ fortlaufend kontrolliert und gegebenenfalls eingestellt. Als Bezugsgröße (= 100%) diente die maximale Spannungsentwicklung der Muskelstreifen nach Zugabe von Noradrenalin 3 µg/ml (Gefäße) und Depolarisation in kaliumreicher Tyrodelösung 135 mM KCl (Tänien). Der Ischämie entsprechende Bedingungen wurden simuliert durch Inkubation der Präparate in einer glukosefreien Tyrodelösung, in der die Glukose durch eine isosmotische Menge Natriumchlorid ersetzt wurde. Weiterhin durch die Senkung des $pO_2$ auf unter 10 mmHg in einem Stickstoffkohlendioxydgasgemisch. Die verwendeten Pharmaka wurden in maximal wirksamer Dosis oder in kumulativ ansteigenden Konzentrationen zugesetzt. Die Ergebnisse wurden mit Hilfe eines Digitalrechners nach der Methode der kleinsten Fehlerquadrate bestimmt. Alle Konzentrationsstufen wurden berücksichtigt. Die Untersuchungen wurden ausgeführt zu Arbeitsoptimum, das in Vorversuchen für die menschliche

Tänie zu 120%, für die menschlichen Mesenterialarterien zu 30 und die Mesenterialvenen zu 60% Vordehnung bestimmt wurde.

## Ergebnisse

Digoxin in Konzentration von 6 bzw. 10 ng/ml änderte die Basalspannung von Mesenterialgefäßen unter normoxischen Bedingungen nicht. Auch auf das Spannungsverhalten der Tänien hatte Digoxin keinen Einfluß. Die maximale Spannungsentwicklung der Gefäße nach Aktivierung mit Noradrenalin verringerte sich sogar auf 67 ± 19% (6 ng Digoxin pro ml) bzw. 64 ± 14% (10 ng Digoxin pro ml) der maximalen Spannungsentwicklung ohne Digoxin. Die aktivierte Tänie zeigte nach Digoxin-Applikation einen Spannungsabfall um maximal 10%, der jedoch statistisch nicht signifikant war (Abb. 1).

Unter den Bedingungen der Ischämie zeigten Mesenterialvenen und Tänien einen spontanen Spannungsanstieg. Dieser Spannungsanstieg entwickelte sich wenige

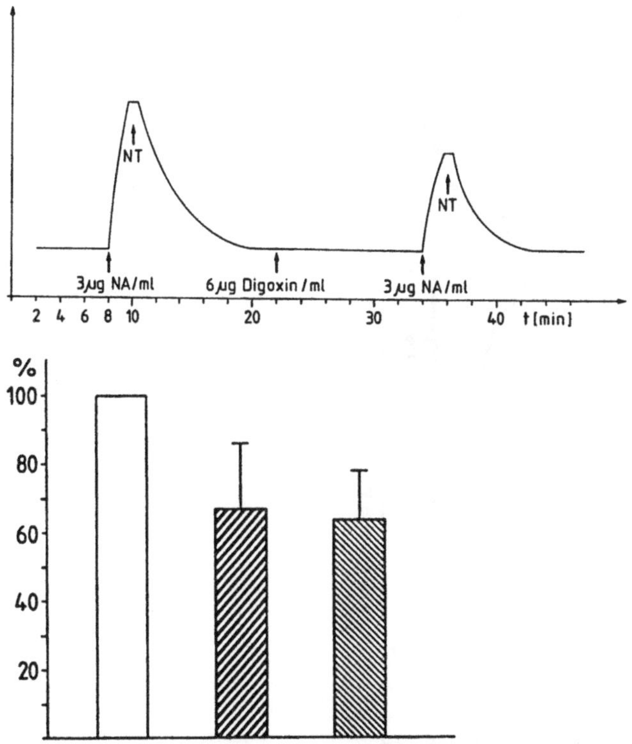


Abb. 1 Schematischer Kurvenverlauf der isometrischen Spannungsentwicklung einer Mesenterialarterie nach Aktivierung mit Noradrenalin (NA), Spülung mit Normaltyrode (NT), Applikation von Digoxin und erneuter Aktivierung mit Noradrenalin.

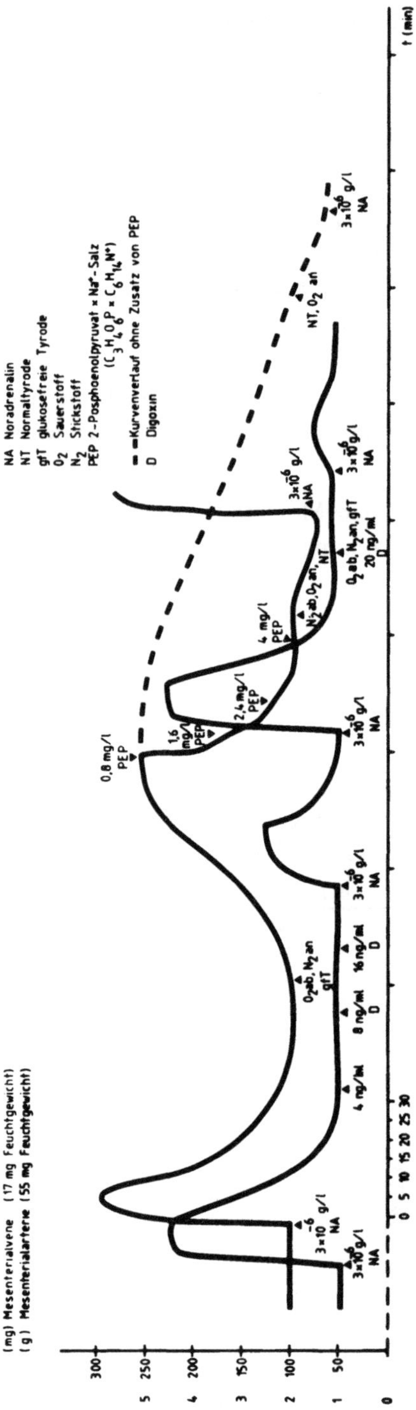


Abb. 2 Originalregistrierung eines Versuchs.

Minuten nach Beginn der Ischämie und bildete ein Maximum etwa nach 60 Minuten. Der Rigor erreichte 61 ± 13% (Venen) bzw. 25 ± 6% (Tänien) der maximalen Spannungsentwicklung in normoxischer Tyrode. Anschließend entwikkelte sich eine wechselnd lange Plateauphase, die Spannung begann danach langsam wieder abzufallen, um nach 1 bis 3 Stunden das Ausgangsniveau zu erreichen. Danach waren die Venenpräparate auch nach längerer Inkubation in normoxischer Tyrode nicht mehr zu aktivieren während die Tänien eine 5stündige Phase der Hypoxie ohne Aktivitätsverlust tolerierten (Abb. 2).

Wenn der Rigor sein Maximum erreicht hatte, waren alle Präparate refraktär gegen Noradrenalin bzw. Kalium, Papverin und Nitroglyzerin verhinderten weder den

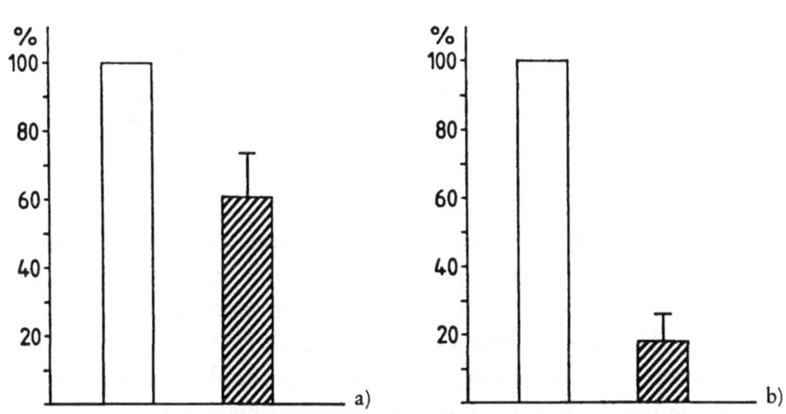


Abb. 3 a Rigor (schraffiert) von Mesenterialvenen im Vergleich zur maximalen Spannungsentwicklung in normoxischer Normaltyrode nach Aktivierung mit 3 µgNA/ml.

Abb. 3 b Rigor vor und nach (schraffiert) Gabe von 4 mg PEP/ml.

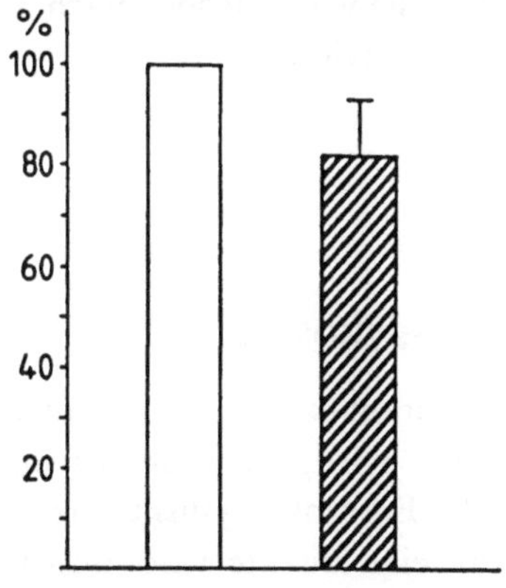


Abb. 3 c Maximale Spannungsentwicklung vor Ischämie und nach (schraffiert) Rigorlösung mit 4 mg PEP/ml und Inkubation in normoxischer Normaltyrode.

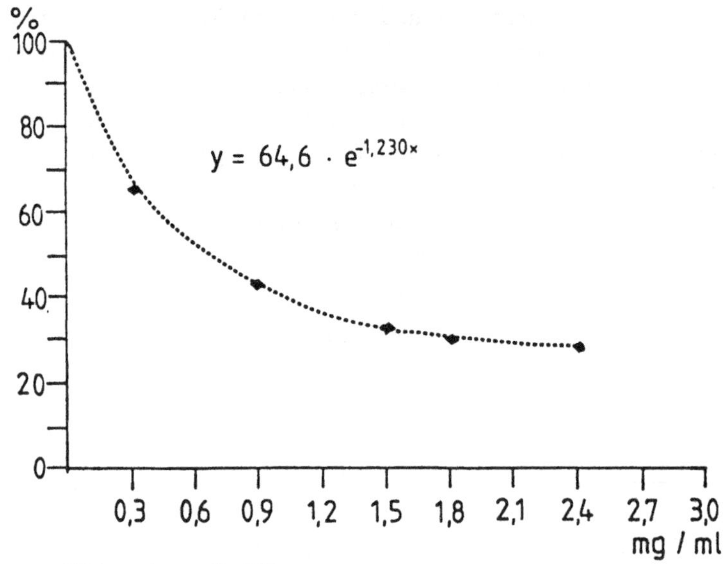


Abb. 4 Dosis-Wirkungskurve für PEP.

ischämiebedingten Spannungsanstieg noch beschleunigten sie den Spannungsabfall. Phosphorenolpyruvat dagegen – es handelt sich um ein Intermediärprodukt der Glykolyse – induzierte nach 2 Minuten Inkubationsdauer dosisabhängig einen spontanen und plötzlichen Spannungsabfall. Wurde PEP zum Zeitpunkt der maximalen Kontraktur in einer Dosierung von 2 mg/ml appliziert, verringerte sich der Rigor der Venen um 82 ± 8%. Unter normoxischen Bedingungen zeigten die Venen danach 82 ± 11%, die Tänie 91 ± 7% der ursprünglichen maximalen Spannungsentwicklung (Abbildg. 3, 4).

Interessanterweise entwickelten die Mesenterialarterien selbst nach Stunden der Ischämie keinen wesentlichen Rigor (5 bis 10%); sie waren jedoch nach 3 Stunden unter normoxischen Bedingungen nicht mehr zu aktivieren.

# Diskussion

## Die pathogenetische Bedeutung der Herzglykoside

Da eine gehäufte Koinzidenz von Digitalis-Medikation bzw. -Intoxikation und nicht okklusiver ischämischer Enteropathie beobachtet wird, wird die Beteiligung der Pharmaka in der Pathogenese und im Verlauf der Erkrankung diskutiert [2, 6, 8, 9, 11, 14, 15, 17]. Diskutiert werden vor allem eine direkte vasokonstriktorische Wirkung aber auch eine durch Digitalis vermehrte neuronale Freisetzung von Nordadrenalin. Außerdem hemmt Digitalis die Natrium-Kalium-ATP-ase und führt damit zu einer intrazellulären Anreicherung von Kalzium. Aus dieser Annahme resultiert die Forderung, Patienten mit den Zeichen einer intestinalen Mangeldurchblutung nicht zu digitalisieren bzw. die Therapie auszusetzen [6, 8, 12, 15]. Unglücklicherweise ist jedoch gerade das betroffene Patientenkollektiv im allgemeinen auf eine medikamentöse Kräftigung der Herzmuskulatur angewiesen. Der Einfluß von Digoxin auf das isometrische Spannungsverhalten msenterialer menschlicher Gefäße und Tänien wurde daher untersucht. Ein verfügbarer Digoxin-Spiegel von 6 ng/ml entspricht, bei einer angenommenen Plasmaeiweißbindung von ca. 30%, einem Blutspiegel von 9 ng/ml. Bei 10 ng/ml würde man bereits einen hochtoxischen Blutspiegel von 15 ng/ml erreicht haben (24).

Beide Konzentrationen beeinflußten das Basalspannungsniveau der glattmuskulären Gewebe wenig. Die maximale Spannungsentwicklung nach Aktivierung mit Noradrenalin verringerte sich sogar deutlich (Abb. 1). Dieser Befund spricht zumindest gegen eine über Digoxin gesteuerte lokale mesenteriale Vasokonstriktion.

Die intestinale Perfusion ist als Resultat zahlreicher Faktoren anzusehen. Sie ist insbesondere im prä- und postkapillären Bereich abhängig vom Perfusionsdruck und vom Herzzeitvolumen. Das Herzminutenvolumen herzinssuffizienter Individuen steigt jedoch im Gegensatz zum Minutenvolumen Gesunder nach Digitalisierung an [8]. Damit würde aber ein unverändert stabiler vasokonstriktorischer Tonus eine entsprechende Mehrdurchströmung zulassen. Untersuchungen, die diese elementaren Tatsachen nicht berücksichtigen [5, 15], sind deshalb für die vorliegende Fragestellung nicht aussagekräftig.

Ferrer et al. [8] haben die intestinale Perfusion an 9 herzinsuffizienten Patienten vor und nach i.v.-Applikation von Digoxin gemessen. 6 Patienten zeigten eine Verringerung des intestinalen Stromzeitvolumens, 3 Patienten eine Erhöhung. Die durchschnittliche intestinale Durchblutung der 9 Patienten nach Digitalisierung lag mit 1,151 ml/min. insgesamt nur 7% unter dem Ausgangswert von 1,236 ml/min. In Anbetracht der niedrigen Fallzahl dürfte eine Schlußfolgerung jedoch schwierig sein.

Auch Bynum [5] et al. fanden bei Gesunden eine intestinale Durchblutungsverringerung 15 Minuten nach 0,5 mg Digoxin i.v. von 10%. Eine orale Digitalisierung hatte sogar überhaupt keinen Einfluß auf die Durchströmung.

Im übrigen konnte Levinsky et al. [15] zeigen, daß die digoxininduzierte intestinale Vasokonstriktion mit Glucagon zu beseitigen ist. Der Einfluß von Digitalis auf die Entstehung und den Verlauf der nicht okklusiven, ischämischen Enteropathie wird damit möglicherweise doch überbewertet.

Die nicht okklusive ischämische Enteropathie ist gekennzeichnet durch einen hämorrhagischen Infarkt der Darmwand. Dieser kann prinzipiell auf zweierlei Weise erklärt werden.

Zum einen durch die Einblutung in bereits nekrotisches anämisches Gewebe von den Nekroserändern her und retrograd über die klappenlose Pfortader (der feingewebliche Befund der nicht okklusiven ischämischen Enteropathie wird im allgemeinen so erklärt).

Zum anderen bei persistierender venöser Abflußstauung, wie man sie im Rahmen einer Mesenterialvenenthrombose eines Volvolus, einer Invagination oder einer Inkarzeration findet. Der venöse Abfluß ist verlegt, es kommt zur Stauung, ein Ödem bildet sich, Blut tritt ins Intestitium über und schließlich entwickelt sich ein hämorrhagischer Infarkt. Möglicherweise ist am hämorrhagischen Infarkt eines „Non occlusive disease" eine ausgeprägte venöse Abflußstauung ursächlich beteiligt. Einige bekannte Befunde sprechen für diese These [22, 23, 25, 26].

Eine Strömungsverlangsamung in den venulären Abschnitten der intestinalen Gefäßbahn bewirkt über eine Prästase und Stase eine extreme Widerstandserhöhung. Diese Widerstandserhöhung besitzt aber funktionelle Auswirkungen, die denen einer Thrombose entsprechen. Dies läßt sich durch einige wesentliche klinische Befunde dokumentieren:

– der venöse Abfluß ist, arteriographisch nachweisbar, stark verzögert [11, 14, 17, 20, 23].

– Trotz arteriographisch dokumentierter medikamentöser Beseitigung der arteriellen Einflußstauung persistiert in vielen Fällen die ischämische Symptomatik und es entwickelt sich eine Darmwandnekrose [11, 14]. Würde die Ischämie allein durch den verringerten arteriellen Zustrom verursacht, müßte die Komplikation nach Erweiterung der arteriellen Strombahn abwendbar sein.

– Resezierte Darmabschnitte weisen hämorrhagische Infiltrationen in noch weitgehend unveränderten submukösen Gebieten auf, die bei noch erhaltener arterieller Versorgung nicht hypoxisch sind.

– Eine Hämorrhagie in anämisch infarziertes Gebiet würde eine weitgehende Nekrobiose der Submukosa erwarten lassen (Einblutung in einen weißen Infarkt) [2, 16, 20].

– Die explorative Laparotomie läßt oft ein sanguinolentes Peritonealexsudat ohne Perforation erkennen. Dies ist typisch für eine venöse Abflußbehinderung.

– Schließlich kann im Experiment nachgewiesen werden, daß die Darmmuskulatur und besonders die Mesenterialvenen in der Ischämie einen Kontrakturzustand entwickeln, der dem Rigor [26] vergleichbar scheint und der mit 25% bzw. 61% einer maximal möglichen Kontraktion mit Sicherheit hämodynamisch wirksam ist [3, 22]. Biologisches Gewebe stellt unter ischämischen Bedingungen zur Erhaltung des Strukturstoffwechsels den Funktionsstoffwechsel ein. Sowohl glatte, als auch quergestreifte Muskulatur entwickelt einen Rigor [3, 4, 7, 23, 26]. Ohne die Weichmacherwirkung des ATP lösen sich im energieverarmten Muskel die Brücken zwischen den kontraktilen Proteinen nicht mehr. Es entsteht eine Kontraktur. Diese Kontraktur ist ihrem Wesen nach ein passiver, nicht energieverbrauchender Zustand [3], der unabhängig vom externen Kalziumspiegel und unbeeinflußbar von gegensätzlich wirksamen vasoaktiven Substanzen wie Papaverin, Kalziumantagonisten, Katecholaminen und anderen Substanzen bestehen bleibt, jedoch nach mechanischer Lösung nicht wieder auftritt. Dies würde erklären, warum trotz radiologisch bewiesener, medikamentös beseitigter arterieller Einflußbehinderung eine ischämische Symptomatik persistieren kann und warum sich nach Laparotomien ohne Resektion allein durch die mechanische Manipulation am Darm eine scheinbar unerklärliche Verbesserung der Durchblutungssituation ergibt (Abb. 5).

Um den Circulus – vitiosus verringerte Perfusion venöse und muskulären Kontraktur weiter verringerte Perfusion – „zu durchbrechen", müssen Energieträger zugeführt werden, die den Zellen direkt zur ATP-Gewinnung zur Verfügung stehen [4, 13]. Glukose allein beseitigt den Rigor nicht [4], da während der Kontraktur die Energie zur Phosphorylierung der Glukose fehlt. Auch reines ATP löst den Rigor nicht, da es aufgrund seiner molekularen Struktur und Polarität die Zellmembranen nicht passiert. PEP jedoch scheint, sofern ein hoher Konzentrationsgradient vorliegt, in die Zelle einzudringen. Die Enolphosphatgruppe besitzt einen hohen Energiegehalt. Bei der Hydrolyse werden 13 Ccal/mol frei. Diese Energie wird im letzten Schritt der Glykolyse direkt dazu verwendet, ATP zu synthetisieren. Das Gleichgewicht liegt auf der Seite der Endprodukte Pyruvat und ATP. Damit steigt der intrazelluläre ATP-Spiegel und entsprechend der Weichmacherwirkung des ATP lösen sich die Aktin-Myosin-Brücken. Die Gefäßspannung verringert sich plötzlich und fast vollständig [4, 13]. Die Gründe für den spontanen Spannungsabfall im Verlauf der Ischämie sind noch nicht geklärt, wahrscheinlich bricht aber nach 2–3

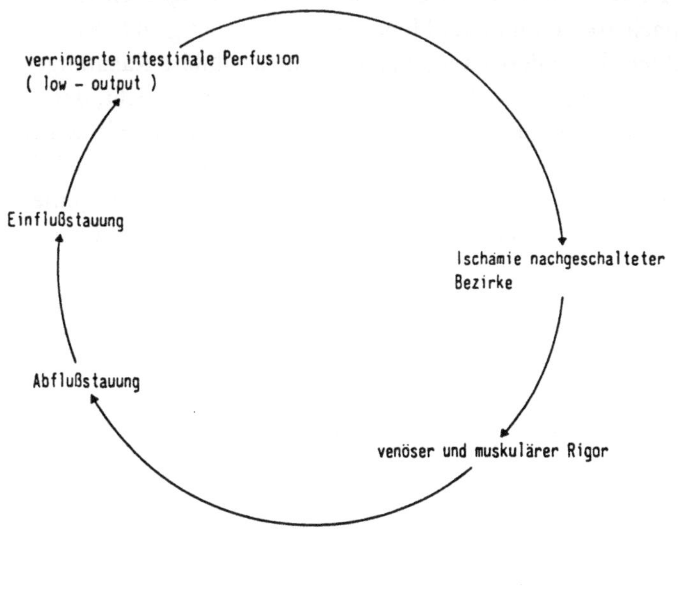


Abb. 5

Stunden totaler Ischämie auch der Strukturstoffwechsel der glatten Gefäßmuskulatur zusammen. Dafür spricht, daß die Gefäße trotz nachfolgender Inkubation unter normoxischen Bedingungen nicht mehr aktivierbar sind. Zur Behandlung der nicht occlusiven ischämischen Enteropathie wäre daher folgendes Konzept zu diskutieren:

1. die Applikation vasodilatierender Substanzen möglichst selektiv in die betroffenen Gefäßabschnitte, die Verbesserung der kardialen Auswurfleistung durch Digitalis.
2. Die Applikation von Phosphorenolpyruvat in diese Gefäßabschnitte, um einen Rigor der glatten Muskulatur zu verhindern oder zu beseitigen.
3. Die Wiederherstellung der venösen Durchströmung im „low flow state" durch eine iso- oder hypovolämische Hämodilution [21].

## Zusammenfassung

Die sogenannte nicht okklusive ischämische Enteropathie tritt meist bei älteren, häufig digitalisierten Patienten auf und stellt ein noch ungelöstes Problem der abdominalen Chirurgie dar. Um Aufschluß über die Ursachen der Erkrankung zu gewinnen, wurden Untersuchungen an jeweils 40 Spiralstreifen menschlicher Mesenterialarterien, Venen und des menschlichen Dickdarmes ausgeführt.

Die vorliegenden Untersuchungen zeigen, daß sich unter den Bedingungen der Hypoxie und des Glukosemangels ein Rigor entwickelt, der durch einen hohen Tonus des vegetativen Nervensystems im Experiment simuliert, mit adrenergen bzw. cholinergen Pharmaka verstärkt wird. Der Rigor erreicht in der Muskulatur der Venen 68%, in der Darmmuskulatur 25% der maximal möglichen Kontraktion. Er entwickelt sich nach 30–50minütiger Hypoxie bei gleichzeitigem Mangel an energiereichen Metaboliten, besonders dann, wenn der intrazelluläre Kalziumgehalt durch Digitalis erhöht wird. Für die Richtigkeit dieser Vorstellung spricht, daß die Zufuhr eines energiereichen Metaboliten (Phosphoenolpyruvat 1–2 mg/ml) den Rigor vollständig und nachhaltig zu lösen vermag. Die vorliegende Hypothese wird durch die Tatsache untermauert, daß die nicht occlusive ischämische Enteropatie stets von einer venös verursachten hämorrhagischen Infarzierung der Darmwand begleitet ist.

# Literatur


[1] Aldrete, J., S., S. Y. Han, H. L. Laws et al.: Intestinal infarction complicating low cardiac output states. Surg. Gynecol. Obstet. **144** (3) (1977) 371–375.

[2] Andreadis, P., Ch. N. Sbarounis, M. Toumbouras: et al.: Die funktionelle intestinale Perfusionsischämie. Zbl. Chirurgie **103**, 19 (1978) 1268–1273.

[3] Bergman R. A.: Ultrastructural configuration of sarcomeres in passive and contracted frog sartorius muscle. The Am. J. of Anatomy **166** (1983) 209–222.

[4] Bose, D.: Increase in resting tension of tracheal muscle due to rigor during metabolic inhibition. Am. J. of Physiology, **231**, 5 (1976) 1470–1474.

[5] Bynom, T. E., H. G. Hanley, J. S. Cole: Effect of digitalis glycosidis on splanchnic blood flow in man. Clin. Res. **22** (1973) 509.

[6] Bynom, T. E., E. D. Jacobson: Nonocclusive intestinal ischemia. Arch. Intern. Med. **139** (1979) 281–282.

[7] Cooke, R., K. Franks: All myosin heads from bonds with actin in rogor rabbit skeletal muscle. biochemistry **19** (1980) 2265–2269.

[8] Ferrer, M. I., S. E. Bradley, H. O. Wheeler et al.: The effect of digoxin in the splanchnic circulation in ventricular failure. Circulation **32** (1965) 524–537.

[9] Fogarty, T. J., W. Fletcher: Genesis of nonocclusive mesenteric ischemia. Am. Journal of Surg. **111** (1966) 130–137.

[10] Fawzi, H., H. W. Wallace, M. Nußbaum, et al.: Nonocclusive mesenteric vascular insufficiency. Ann. Surg. **6** (1974) 819–822.

[11] Harrison, L. A., J. Blaschke, R. S. Phillips: Effects of ouabain of the splanchnic curculation, J. Pharmacol. Ery. Ther. **169** (1969) 321–327.

[12] Hegarty, P. V. J., J. J. A. Heffron: Parital reversal by adenosine triphosphate of the rigor-induced decrease in the diameter of skeletal muscle fibres. Comp. Biochem. Physiol. (A), **50** (5) (1975) 675–680.

[13] Hultman, J., G. Ronquist, I. O. Fersberg, et al.: Myocardial energy restoration of ischemic damage by administration of PEP during reperfusion. A study in a paracorporeal rat heart model. ESR. **15** (4) (1983) 200–207.

[14] Kauffmann, G. W., H. Friedburg, P. Anger, et al.: Diagnose, Differentialdiagnose und Behandlung der sogenannten „non-occlusive disease". Chirurg **53** (1982) 641–645.

[15] Levinsky, R. A., R. M. Lewis, T. E. Bynum, et al.: Digoxin induced intestinal vascoconstriction. The Effects of proximal arterial stenosis und glucagon administration. Circulation **52** (1975) 130–136.

[16] Margolis, D. M., E. E. Etheredge, R. Garza-Garza, et al.: Ischemic bowel disease following bilaterial nephrectomy or renal transplant. Surgery **82** (5) (1978) 667–673.

[17] Nevalainen, T. J., J. B. Gavin: The effect of rigor mortis on the passage of erythrocythes and fluid through the myocardium of isolated dog hearts. Pathology **10** (3) (1978) 227–233.

[18] Peiper, U., L. Griebel, W. Wende: Activation of fascular smoth muscle of rat aorta by noradrenaline and depolarization: two different mechanisms. Pflügers Arch. **330** (1971) 74–89.

[19] Peiper, U., R. Laven: Noradrenaline and pH-effects at the membrane of vascular smooth muscle. In: Vascular smooth muscle and jons, 56–60. (Ed. E. Betz) Springer, Berlin – Heidelberg – New York 1976.

[20] Russ, J. E., S. P. Haid, J. S. T. Yao, et al.: Surgical traetment of nonocclusive mesenteric infarction. Am. J. Surg. **134**, 5 (1978) 638–642.

[21] Schmid-Schönbein, H., K. Messmer, H. Rieger: Hämodilution and flow improvement. Bibl. Hämat. **47** (1981).

[22] Seelye, R. N., T. J. Nevalainen, J. B. Gavin, et al.: Physical and biochemical changes in rigor mortis of cardiac muscle, Biochem. med. **21** (1979) 323–332.

[23] Trüber, E., C. M. Kirchmaier, D. Wurbs: Die nichtokklusive mesenteriale Ischämie. Radiologe. Arch. Surg. **112**, 10 (1978) 1216–1217.

[24] Wieslaw, P., E. D. Jacobson: Effects of digoxin on the mesenteric circulation. Cardiovasc. Res. **12**, 3 (1974) 80–84.

[25] Wright, D. J., I. B. Leach, P. Wilding: Differential scanning calorimetric studies of muscle and its constituent proteins. J. Sci. Fd. Agric. **28** (1977) 557–564.

[26] Wuytack, F., R. Casteels: Evidence for rigor in smooth muscle. Arch. Int. Physiol. Biochem. 83, 2 (1975) 340–341.

# Der akute Mesenterialarterienverschluß. Diagnose, Therapie und Prognose

L. Braun

Der akute Mesenterialarterienverschluß stellt nach wie vor eine der bedrohlichsten Ursachen des akuten Abdomens dar. Sammelstatistiken aus der Literatur ergeben Letalitätsquoten zwischen 85 und 90% (Tab. 1).

An der Chirurgischen Klinik Detmold wurden zwischen Juni 1974 und Oktober 1984 39 Patienten mit einem akuten Mesenterialarterienverschluß operiert. Es handelte sich um 15 Männer und 24 Frauen mit einem mittleren Lebensalter von 73,3 Jahren. 25 Patienten (64,1%) sind innerhalb von 30 Tagen nach dem operativen Eingriff verstorben.

Von entscheidender Bedeutung für die Prognose dieser ernsten Erkrankung ist ihre rechtzeitige Diagnose. Diese ist jedoch schwierig, wie aus der Vielzahl von Einwei-

Tabelle 1

| Zeitraum (Jahre) | n | Letalität % | Autoren |
|---|---|---|---|
| 1956–1977 | 742 | 85,8 | Muhrer et al. 1977 |
| 1966–1982 | 478 | 88,4 | Horsch et al. 1983 |

Tabelle 2 Akuter Mesenterialarterienverschluß

| Einweisungsdiagnosen | n | % |
|---|---|---|
| akutes Abdomen | 11 | 28,2 |
| Ileus | 6 | 15,4 |
| Cholezystopathie | 5 | 12,8 |
| Gastroenteritis | 4 | 10,3 |
| Myokardinfarkt | 4 | 10,3 |
| Pankreatitis | 4 | 10,3 |
| Appendizitis | 3 | 7,7 |
| Magenperforation | 3 | 7,7 |
| Leriche-Syndrom | 2 | 5,1 |
| Divertikulitis | 1 | 2,6 |
| Digitalis-Intoxikation | 1 | 2,6 |
| Mesenterialinfarkt | 5 | 12,8 |

Tabelle 3 Klinische Symptome

| | |
|---|---|
| Bauchschmerzen | 93,3% |
| Erbrechen | 66,7% |
| Durchfälle | 40,0% |
| blutige Diarrhoen | 13,3% |

Tabelle 4 Begleiterkrankungen

| | |
|---|---|
| absolute Arrhythmie | 54,5% |
| Hypertonie | 45,2% |
| Myokardinfarkt | 41,9% |
| Apoplexie/TIA | 40,0% |
| Diabetes mellitus | 29,0% |
| peripheres Gefäßleiden | 9,7% |

Tabelle 5

| Therapie | n | Todesfälle n | % | mittleres Lebensalter |
|---|---|---|---|---|
| Inoperabilität | 5 | 5 | 100,0 | 75,2 |
| Resektion | 16 | 10 | 62,5 | 73,7 |
| Resektion + Gefäßoperation | 15 | 9 | 60,0 | 72,1 |
| sonstige | 3 | 1 | 33,3 | 74,0 |

sungsdiagnosen hervorgeht, die vom akuten Abdomen bis zur Digitalisintoxikation reichen. Nur in 5 von 39 Fällen wurde präoperativ die richtige Diagnose gestellt (Tab. 2).

Nahezu alle Patienten klagten zum Zeitpunkt der Erstuntersuchung über Bauchschmerzen, die Mehrzahl über Erbrechen. Häufig wurden Diarrhoen – zum Teil blutig – angegeben (Tab. 3). An ernsten Begleiterkrankungen wurden insbesondere absolute Arrhythmie, Hypertonie, Zustand nach Myocardinfarkt und Apoplex sowie Diabetes mellitus ermittelt (Tab. 4).

Die einzige Überlebenschance besteht in der frühzeitigen Operation mit Wiederherstellung einer ausreichenden Durchblutung des Darmes und der Resektion irreversibel geschädigten Gewebes. Die Laparotomie ergab in 40% bereits eine diffuse Peritonitis. 5 Patienten waren inoperabel. Sie verstarben allesamt innerhalb von 24 Stunden. Ihr mittleres Lebensalter betrug 75 Jahre (Tab. 5).

In 16 Fällen wurden Anteile des Dünndarms, zum Teil auch des Dickdarms reseziert. 10 Patienten verstarben postoperativ.

Tabelle 6

| Therapie | | Todesursache | Todestag |
|---|---|---|---|
| Inoperabilität | 5 | Herzinsuffizienz | 1 1 1 2 2 |
| Resektion | 6 | Herzinsuffizienz | 3 3 5 8 14 20 |
| | 2 | Myokardinfarkt | 1 7 |
| | 1 | Hirnkoma | 7 |
| | 1 | Altersschwäche | 19 |
| Resektion + | 6 | Urämie | 4 5 6 9 13 13 |
| Embolektomie + | 1 | Herzinsuffizienz | 1 |
| Bypass | 1 | Lungenembolie | 24 |
| | 1 | Pneumonie | 4 |
| sonstige | 1 | Myokardinfarkt | 1 |

Tabelle 7

| Intervall: Stationäre Aufnahme/Operation |
|---|
| Aufnahme auf chirurgischer Station |
| *1 1 1* 1 *2* 2 2 *3 4* 5 6 *7 7 8 10 10 13* 13 16 23 28 33 48 |
| Überlebende 12/21 = 57,1% |
| Aufnahme auf internistischer Station |
| *2* 5 *19* 21 25 29 35 36 50 58 72 80 86 97 216 |
| Überlebende 2/15 = 13,3% |

Überlebende = Kursive Zahlen

Bei 15 Patienten erfolgte zusätzlich zur Darmresektion eine gefäßrekonstruktive Maßnahme. Diese bestand entweder in einer Embolektomie der A. mesenterica superior – in einem Fall auch der A. coeliaca – oder in der Anlage eines iliaco-mesenterialen bzw. aorto-mesenterialen Venenbypass. 9 Patienten sind innerhalb von 30 Tagen verstorben. Das mittlere Lebensalter dieser Patientengruppe betrug 72,1 Jahre. Bei 2 Patienten wurde der Mesenterialarterienverschluß durch einen Volvulus verursacht, während sich bei einer dritten 77jährigen Patientin die Darmdurchblutung während der Operation erholte, ohne daß eine Ursache für das akute Ereignis ermittelt werden konnte.

Bei 25 postoperativen Todesfällen ergaben sich folgende Todesursachen: 5 Patienten, bei denen die Laparotomie Inoperabilität zeigte, verstarben innerhalb von 24 Stunden an Herz-Kreislaufversagen. Bei Patienten, bei denen eine Resektion vorgenommen wurde, verstarb die Mehrzahl an Herzinsuffizienz und Myokardinfarkt. Hier trat der Tod jedoch zu einem späteren Zeitpunkt auf. 6 von 9 Todesfällen nach

Resektion und gefäßchirurgischem Eingriff wurden durch eine Niereninsuffizienz verursacht. Auch diese Patienten überlebten im Durchschnitt eine längere Zeit (Tab. 6).

Die sorgfältige Analyse der Krankenblattunterlagen zeigt, daß das Intervall zwischen stationärer Aufnahme und Operation bei Patienten wesentlich kürzer ist, welche primär auf einer chirurgischen Station aufgenommen werden. Aus diesem Grunde findet sich auch eine deutliche Differenz in der Überlebenschance mit 57,1:13,3% (Tab. 7).

Insgesamt wurde in 20 Fällen die richtige Diagnose nicht erkannt und dadurch eine operative Behandlung verzögert. Von diesen 20 Patienten hat nur einer (5,0%) überlebt. Dagegen betrug die Überlebensquote bei 19 Patienten 68%, bei denen unverzüglich nach Krankenhausaufnahme eine Laparotomie vorgenommen wurde (Tab. 8).

Tabelle 8

| Verzögerung in der Diagnose | | Überlebende | |
|---|---|---|---|
| Hausarzt | 3 | 0 | 0% |
| Internist | 11 | 0 | 0% |
| Chirurg | 6 | 1 | 17% |
| keine Verzögerung | 19 | 13 | 68% |

Tabelle 9

| Therapie | Überlebenszeit (Monate) | Todesursache | Alter (Jahre) |
|---|---|---|---|
| Resektion | 43 | Myokardinfarkt | 74 |
| | 30 | Kachexie | 66 |
| | 21 | Apoplexie | 66 |
| | 8 | | 78 |
| | 3 | | 87 |
| | 3 | | 27 SL |
| Resektion + | 22 | Mesenterialinfarkt | 69 |
| Embolektomie + | 22 | | 56 |
| Bypass | 11 | | 70 SL |
| | 6 | Blasenkarzinom | 70 |
| | 1 | | 72 |
| | 1 | | 75 |
| Sonstige | 20 | Herzinsuffizienz | 86 |
| | 9 | | 73 |

Tabelle 9 schließlich zeigt den weiteren Verlauf der Patienten, welche nach der operativen Behandlung aus dem Krankenhaus entlassen wurden, ihre Todesursachen und ihr Lebensalter zum Zeitpunkt der Operation. 3 Patienten, bei denen eine Darmresektion durchgeführt worden war, verstarben 43, 30 bzw. 21 Monate nach dem Eingriff an Herzinfarkt, an Kachexie bei einem Kurzdarmsyndrom und an Apoplexie.

Ein 69jähriger Patient verstarb 22 Monate nach Resektion und Embolektomie an einem Rezidiv mit Kolongangrän. Eine 70jährige Patientin erlag 6 Monate nach Resektion, Embolektomie und aorto-mesenterialem Venenbypass einem metastasierenden Blasenkarzinom. Insgesamt wurde bei 5 Patienten eine second-look Operation durchgeführt. 2 Patienten zählen zu den Überlebenden 12 bzw. 14 Stunden nach dem Ersteingriff wurden anläßlich einer zweiten Laparotomie zusätzliche Darmresektionen vorgenommen.

## Zusammenfassung

Unsere klinischen Erfahrungen lehren, daß bei Patienten mit akutem Abdomen im fortgeschrittenen Lebensalter an die Möglichkeit eines Mesenterialinfarktes zu denken ist. Da die Diagnose aufgrund klinischer, labortechnischer und röntgenologischer Untersuchungen sehr schwierig ist, sollte im Zweifelsfall eine diagnostische Laparotomie erfolgen. Die Behandlungsergebnisse können nur verbessert werden, wenn die ersten klinischen Symptome richtig gedeutet und die Patienten unverzüglich operiert werden. Das Ziel der Operation besteht erstens darin, nicht mehr lebensfähiges Gewebe zu entfernen, um die toxischen Auswirkungen auf Herz und Kreislauf zu eliminieren und zweitens eine ausreichende Darmdurchblutung wieder herzustellen. Dabei haben sich uns Embolektomie bzw. Desobliteration der Mesenterialgefäße sowie ein iliaco-mesenterialer Bypass bewährt.

## Literatur

[1] Horsch, S., R. Schmidt, H. Pichlmaier: Akuter Verschluß der Mesenterialarterie – Klinik und Therapie. Deutsches Ärzteblatt (1983) 36–40.

[2] Muhrer, K.-H., D. Filler, K. Schwemmle, et al.: Der akute Mesenterialgefäßverschluß. Deutsches Ärzteblatt (1977) 2863–2868.

# Panarteriitis Nodosa als seltene Ursache eines chronischen Dünndarmsubileus

F. W. Eigler, J. Breul, W. Kirch, K. Metz

Im folgenden wird über eine Patientin mit chronischem Dünndarmsubileus aufgrund einer seltenen Ursache berichtet: Nach röntgenologischer Darstellung einer Dünndarmstenose konnte anhand des Resektionspräparates die Diagnose einer Panarteriitis nodosa gestellt werden.

## Krankengeschichte

Eine 56jährige Patientin kam zur stationären Aufnahme mit krampfartigen epigastrischen Beschwerden, die ca. ½ Stunde postprandial auftraten. Zur Anamnese gab sie an, daß diese Zustände vor einem halben Jahr begonnen hätten und seit dieser Zeit auch eine Obstipation bestehe. Bei einem stationären Aufenthalt außerhalb konnten bei der internistischen Durchuntersuchung außer der Diagnose Eisenmangelanämie keine pathologischen Befunde erhoben werden.

Wegen fortbestehender Beschwerden und einer Gewichtsabnahme von 10 kg in 5 Monaten kam die Patientin in das Klinikum Essen zur Aufnahme. Bei der körperlichen Untersuchung war die Patientin in reduziertem Allgemeinzustand: ansonsten fanden sich keine Auffälligkeiten. Die BSG lag bei 50/80 mm n.W. Im Rahmen eines psychiatrischen Konsils konnte keine psychosomatische Ursache der geschilderten Beschwerden eruiert werden. Die röntgenologische Dünndarmpassage erbrachte den Befund einer zirkulären Stenose im linken Unterbauch, die einer Schlinge des unteren Jejunums zugeordnet wurde. Es erfolgte die Verlegung in die Chirurgische Klinik.

Intraoperativ fanden sich ausgedehnte entzündliche Veränderungen wie eine deutliche Wandverdickung und diskrete Gefäßinjektion im Bereich des Dünndarms (Abb. 1). Diese Veränderungen reichten von ca. 1,80 m distal des Treitzschen Bandes bis zur Bauhinschen Klappe. Drei umschriebene, subtotal stenosierte Bezirke wurden durch Resektion zweier Segmente und anschließender End-zu-End-Anastomosierung beseitigt. Am zweiten postoperativen Tag kam es zu Stuhlaustritt aus der Abdominaldrainage. Bei der Revision zeigte sich bei intakten Anastomosen eine freie Perforation in dem Darmteil zwischen den beiden Anastomosen. Sie wurde durch

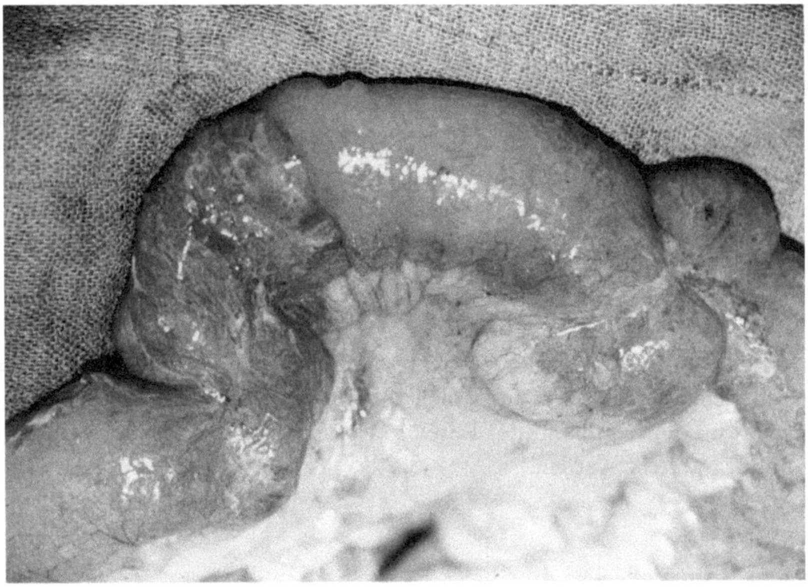

Abb. 1 Resektionspräparat.

eine Übernähung versorgt. Aufgrund des makroskopischen Eindrucks wurde zunächst an eine Darmtuberkulose gedacht und eine tuberkulostatische Therapie eingeleitet.

Die pathologische Untersuchung der beiden Dünndarmresektate erbrachte insgesamt 6 bis 2 × 2 cm große flache, scharf begrenzte Ulcera. Mikroskopisch zeigten sich kleinere Arterien unterhalb der Ulzerationen eine Vaskulitis mit fibrinoider Wandnekrose und ausgedehnter makrophagenreicher perivaskulärer Entzündung. Außerdem fanden sich ältere vaskulitische Veränderungen mit Gefäßwandvernarbungen und hochgradiger Lumeneinengung (Abb. 2). Insgesamt wurde eine Vaskulitis aus dem Formenkreis der Panarteriitis nodosa diagnostiziert.

Aufgrund dieses Befundes wurde die tuberkulostatische Therapie abgesetzt und die Patientin in die Medizinische Klinik zur Therapie der Kollagenose verlegt.

Dort ergab sich bei sorgfältiger klinischer Untersuchung kein Hinweis für eine weitere Manifestation der Panarteriitis nodosa.

Die Patientin wurde mit der Maßgabe, täglich 40 mg Prednison einzunehmen, entlassen. Es wurde ca. 3 Monate nach der Entlassung eine erneute stationäre Behandlung wegen erneuter abdomineller Symptomatik und Verschlechterung des Allgemeinbefindens notwendig. Eine deutliche Befundbesserung wurde durch die Gabe von 150 mg Cyclophosphor zusätzlich zur Prednison-Therapie erreicht. Bei der letzten Kontrolluntersuchung 6 Monate nach der Operation hatte die Patientin

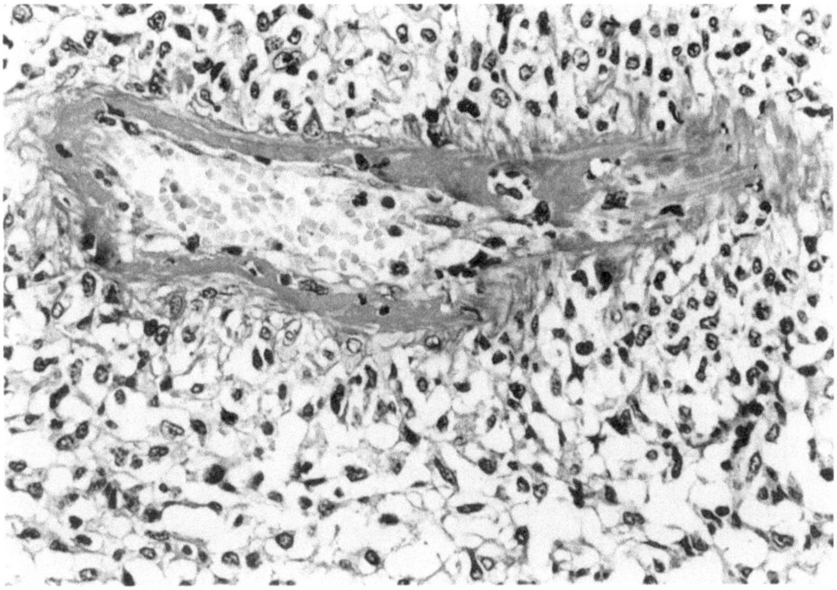

Abb. 2 Kleinere Arterie mit fibrinoider Wandnekrose und makrophagenreicher perivaskulärer Entzündung (350 x, PAS).

unter der Therapie mit 50 mg Endoxan und 15 mg Prednison 5 kg zugenommen und war bei allgemeinem Wohlbefinden.

# Diskussion

Abdominelle Symptome wie chronische Obstipation, Übelkeit, uncharakteristische Bauchbeschwerden treten bei der Panarteriitis nodosa in ca. 50% der Fälle auf [1]. Gastrointestinale Komplikationen, die eine chirurgische Intervention verlangen wie Ulzeration, Perforation, Blutungen oder ischämische Kolitis treten selten auf, Einzelfälle sind in der Literatur beschrieben [2, 3]. Wir konnten allerdings keine Beschreibung finden, in der die Panarteriitis nodosa zu einer klinisch manifesten Stenose im Gastrointestinalbereich führte. Differentialdiagnostisch käme der Lupus erythematodes disseminatus in Betracht. Klinik und laborchemische Untersuchungen sprechen allerdings gegen diese Diagnose. Die oben beschriebene Dünndarmperforation kann in Verbindung mit der postoperativen Darmatonie als Ausdruck der Panarteriitis nodosa gesehen werden.

Die Krankengeschichte dieser Patientin verdeutlicht die diagnostischen Probleme lokaler Dünndarmerkrankungen.

# Literatur

[1] Nightingale, E. J.: The gastroenterological aspects of periarteritis nodosa Am. J. Gastroenterol. 31 (1959) 152–165.
[2] Lee, E. L., H. J. Smith, G. L. Miller, et al.: Ischemic Pseudomembranous Colitis with Perforation due to Polyarteritis Nodosa. Am. J. Gastroenterol. 79, (1984) 35–38.
[3] Tanner, N. C., K. J. Hardy: Acute necrotizing enterocolitis. Brit. J. Surg. 55 (1968) 379–381.

# V Funktioneller Ileus

# Pathophysiologie und Therapie des postoperativen Ileus

F. Nöthiger

Jede abdominelle Intervention, jede mechanische Reizung des Peritoneums führt zur Motilitätsstörung am Magen-Darm-Trakt, die innerhalb bestimmter Grenzen noch als „physiologisch" betrachtet werden kann. Die Darmparese entwickelt sich immer auf einer multifaktoriellen Grundlage, wobei reflektorische, toxische und metabolische Ursachen in Frage kommen (Tab. 1).

In der Abgrenzung der noch normalen Motilitätsstörung gegenüber dem Vollbild des paralytischen Ileus tut man sich schwer, da vom einen zum anderen fließende Übergänge beobachtet werden können. Man ist sich aber immerhin dahin einig, drei pathophysiologische Stufen der postoperativen Motilitätsstörung zu unterscheiden: Die *Parese*, die *Atonie* und das *Vollbild* des *paralytischen* oder *mechanischen Ileus*.

Der noch *physiologischen Parese* liegt eine *aktive* reflektorische Hemmung der Darmmotorik mit Innervationsblockade zu Grunde. Es handelt sich um einen sympathischen intestinointestinalen Reflex, dessen afferenter und efferenter Schenkel über die Nn. splanchnici laufen. Diese Stufe spielt sich in der Regel regional begrenzt und ohne Entwicklung einer Ileuskrankheit ab. Die Motilitätsstörung kann am Dünndarm etwa 12 Stunden, am Magen 48 Stunden und am Kolon 72 Stunden betragen, wobei aber Dauer und Intensität mit der Schwere der ursächlichen

Tabelle 1 Ursachen der Magen-Darm-Parese

| reflektorisch | toxisch | metabolisch |
|---|---|---|
| volle Blase | Narkose | Hypokaliämie |
| Magenatonie | Medikamente | Kalziummangel |
| Wirbelfrakturen | Ischämie | Magnesiummangel |
| Beckenfrakturen | Enteritis | Eiweißmangel |
| retroperitoneale Hämatome | Peritonitis | Hypoxidose |
| Mesenterialhämatome | Abszesse | |
| vaskuläre Veränderungen | Pankreatitis | |
| Manipulation am Peritoneum | Platzbauch | |
| Operationsstreß | | |
| Schmerz | | |

Traumen korrelieren. Die jüngsten Erfahrungen mit der jejunalen Ernährungssonde weisen darauf hin, daß eine frühe intestinale Belastung mit Elementarkost diese Zeitspannen in allen Abschnitten des Magen-Darm-Traktes zu verkürzen vermag.

Die nächste Stufe – *die Atonie* – ist gekennzeichnet durch einen Tonusverlust mit fehlender Kontraktilität und konsekutiver Dilatation des Darmrohres, nicht mehr regional begrenzt, sondern nun auch am ganzen Magen-Darm-Trakt auftretend. Wie beim eigentlichen Ileus steht auch bei der Atonie die Darmwanddistension als zentraler Faktor im Vordergrund des pathogenetischen Geschehens, das sich nun auch im Sinne der Ileuskrankheit auf den Gesamtorganismus auszuwirken beginnt. Erbrechen und Sequestration von an und für sich resorbierbarer Flüssigkeit, die für die Homöostase nicht mehr zur Verfügung steht, führen zum Verlust von Wasser, Elektrolyten und Eiweiß. Daraus entwickelt sich ein Darmwandödem mit Permeabilitätsstörung und konsekutiver Verstärkung der Darmwanddistension. Später kommt es durch die Stase im Darmlumen zur Besiedelung des Darminhaltes mit pathogenen Keimen. Deren Endotoxine können nicht nur zum toxischen Schock führen, sondern sie bilden auch biogene Amine, die vermutlich für den Verlust der Barrierefunktion der Schleimhaut verantwortlich sind.

Bei der dritten Stufe der postoperativen Magen-Darm-Parese schließlich findet sich das Vollbild des Ileus mit Ileuskrankheit, auf die wir hier nicht näher eingehen wollen. Doch sei es im Hinblick auf die Therapie der postoperativen Motilitätsstörung erlaubt, kurz die wesentlichen Faktoren zusammenzufassen, welche die Darmmotilität beeinflussen. Die *myoelektrische Eigenaktivität* drückt sich in geordneten langsamen Kontraktionswellen mit sogenannten Spikes aus, deren Frequenz vom Duodenum bis zum Kolon kontinuierlich abnimmt. Die Steuerung dieser Eigenaktivität erfolgt durch das Gehirn des Darmes – den Auerbachschen Plexus –, dessen Funktion darin besteht, die myoelektrische Eigenaktivität örtlich und zeitlich organisiert zu verstärken oder wegzunehmen. Die *äußere Innervation* des Darmes über Sympathikus und Parasympathikus wirkt moderierend auf dieses System ein, das auf diese Weise von außen pharmakologisch beeinflußt werden kann.

Die gastrointestinalen Hormone wie Cholezystokinin, Serotonin und Prostaglandin im peristaltikfördernden Sinne und die Peristaltikhemmer wie Sekretin oder Somatostatin spielen in der Praxis bis heute noch eine untergeordnete Rolle, ebenso die Beeinflussung der intestinalen Durchblutung mit niedermolekularem Dextran.

Da die postoperative Motilitätsstörung eine Folge des im Vergleich zum starken adrenergen Stimulus schwächeren cholinergen Antriebs der parasympathischen Fasern ist, steht heute die *Sympathikolyse* im Vordergrund der pharmakologischen Beeinflussungsmöglichkeiten. Trotzdem erfreut sich heute die alleinige Verwendung von Cholinergika nach wie vor großer Beliebtheit, wohl deshalb, weil diese Substanzen regelmäßig kräftige Darmgeräusche oder sogar Darmkrämpfe erzeugen. Kontrollierte Studien haben aber gezeigt, daß trotz dieser eindeutigen Stimulation der

Motorik der erste Wind- und Stuhlabgang oft länger auf sich warten läßt als bei nicht behandelten Kontrollfällen. Der Einsatz von Cholinergika führt nämlich zu einer Desorganisation der langsamen Darmwellen, die bezüglich ihrer Transportfunktion ineffizient bleiben. Ceruletid – im Handel unter dem Namen „Takus"® erhältlich – stimuliert im Gegensatz zu den Cholinergika eine geordnete und bezüglich Transportfunktion effiziente peristaltische Aktivität des Darmes. Die Substanz hat leider einen hemmenden Effekt auf die Magenentleerung, so daß wir sie nur in Kombination mit Metoclopramid verabreichen.

In der *Behandlung* der postoperativen Darmparese hat die Magensonde nach Levin wenigstens zu Beginn ihren Stellenwert eingebüßt, da es oft unmöglich ist, mit ihr die Luft – vermutlich ein wesentlicher Faktor der Atonie – aus dem Magen abzusaugen. Deshalb wird sie so früh wie möglich, meist am ersten postoperativen Tag entfernt. Fehlen um den zweiten bis dritten postoperativen Tag noch Darmgeräusche, applizieren wir – sofern es die lokalen Verhältnisse gestatten – einen Einlauf und warten weitere 24 Stunden zu. Erst dann beginnen wir mit der *Sympathikolyse*, meist mit einem möglichst nebenwirkungsfreien Sympathikolytikum wie etwa Trifluperidol. Meist muß dann die Magensonde zur Dekompression des Magens wieder eingelegt werden. Erst wenn sich nach dieser Behandlung keine Darmmotilität einstellt, *stimulieren* wir die Darmmotilität nach durchgeführter Sympathikolyse mit Ceruletid. Bleiben auch diese Maßnahmen erfolglos, machen wir uns auf die Suche nach der protrahierten Motilitätsstörung und fahnden mittels Computertomographie oder Ultrasonographie nach *intraabdominellen Hämatomen* oder *Empyemen*. Die *Revisionslaparotomie* kommt schließlich dann zum Einsatz, wenn alle anderen diagnostischen und therapeutischen Maßnahmen nichts zur Behebung oder Klärung der Motilitätsstörung beigetragen haben.

# Zur Diagnostik und Kombinationsbehandlung des paralytischen Ileus

H. J. C. Wenisch, C. Hottenrott, J. Grabe, A. Encke

## Zusammenfassung

Zur Abgrenzung der postoperativen Darmatonie vom paralytischen Ileus wurde bei 4 Patientengruppen zu je 20 Patienten nach unterschiedlich ausgedehnten chirurgischen Eingriffen die Darmgeräuschaktivität registriert. Obwohl deutlich unterschiedliche Mittelwerte gemessen wurden, war das Ergebnis statistisch nicht signifikant. Die Überwachung eines pathophysiologisch orientierten Therapiekonzeptes bei 10 Patienten mit paralytischem Ileus mittels der Darmgeräuschanalyse zeigte eine statistisch signifikante Zunahme der Darmmotilität während und nach der Behandlung, die mit guten klinischen Ergebnissen in Übereinstimmung war.

## Einleitung

Die prolongierte postoperative Darmatonie ist ein relativ seltenes Ereignis und wird nach 3,3% aller operativen Eingriffe beobachtet [9]. Verschiedene pathophysiologische Mechanismen können zur Entwicklung eines voll ausgebildeten paralytischen Ileus führen [4], der mit einer hohen Letalität belastet ist [2].

Zur Untersuchung des normalen postoperativen Verlaufs der Darmmotilität nach unterschiedlichen chirurgischen Eingriffen wurden 80 Patienten prä- und postoperativ mit einem Darmgeräuschanalysator untersucht. Mit derselben Methode wurde die Anwendung eines pathophysiologisch begründeten Behandlungskonzeptes bei 10 Patienten mit paralytischem Ileus beurteilt.

## Material und Methodik

### Postoperative Darmmotalität

Jeweils 20 Patienten nach thoraxchirurgischen Eingriffen (Gruppe A), abdominellen Eingriffen ohne Eröffnung des Darmlumens (Gruppe B), abdominellen Eingriffen mit Eröffnung des Darmlumens (Gruppe C) und retroperitonealen Eingriffen mit

Tabelle 1 Auflistung der nach dem Kombinationsschema behandelten 10 Patienten mit paralytischem Ileus nach Alter, Geschlecht, Grundkrankheit, Operation. Dauer bis zur Ausbildung des Ileus in Tagen und Dauer bis zum Behandlungserfolg in Tagen. Die Therapie wurde mit einem Darmgeräuschanalysator (Schwarzer GmbH, München) überwacht.

| Alter (Jahre) | Geschlecht w = weiblich m = männlich | Diagnose | Operation | Postoperative Tage bis zum paralytischen Ileus | Spontane Defäkation nach Behandlung |
|---|---|---|---|---|---|
| 36 | w | Magenkarzinom | PL | 5 | 1 |
| 69 | w | Polytrauma | Osteosynthese | 5 | 1 |
| 59 | m | Leberzirrhose | Fundektomie | 5 | 2 |
| 86 | m | Perf. Ulcus ventriculi | Übernähung | 4 | 1 |
| 68 | m | Aortenaneurysma | Aortobifem. Bypass | 5 | 2 |
| 41 | m | Polytrauma | Osteosynthese | 5 | 1 |
| 35 | w | Cholelithiasis | Cholezystektomie | 4 | ½ |
| 47 | w | Cholelithiasis | Cholezystektomie | 4 | ½ |
| 71 | m | Aortenaneurysma | Aortobifem. Bypass | 5 | 1 |
| 66 | m | Aortenaneurysma | Aortobifem. Bypass | 5 | 1 |

transperitonealem Zugangsweg (Gruppe D) wurde untersucht. Mit einem Darmgeräuschanalysator (Schwarzer GmbH, München) wurde prä- und postoperativ täglich am linken und rechten Mc Burneyschen Punkt bis zum 5. postoperativen Tag die Darmgeräuschaktivität standardisiert bestimmt. Das Auftreten von Flatulenz und die erste postoperative Defäkation wurden registriert.

## Paralytischer Ileus

Bei insgesamt 10 Patienten beiderlei Geschlechts zwischen 35 und 86 Jahren entwickelte sich 4–5 Tage nach unterschiedlichen chirurgischen Eingriffen ein paralytischer Ileus (eine lokale Peritonitis war in jedem Fall ausgeschlossen worden). (Tab. 1). Alle Patienten wurden nach demselben Therapiekonzept behandelt (Tab. 2). Nach Ausgleich von Flüssigkeits-, Elektolyt- und Volumenverlusten erhielten die Patienten eine Magen/Darm-Sonde und wurden suffizient parenteral ernährt.

Die spezifische medikamentöse Therapie wurde durch die Gabe von 0,05 mg Trifluperidol/kg Körpergewicht i.v. eingeleitet. Nach halbstündigem Abstand erfolgte die Applikation von 40 µg Ceruletid über 30 Minuten. Über den gesamten Zeitraum wurde mit dem Darmgeräuschanalysator (Schwarzer GmbH, München) im 5-Minuten-Abstand die intestinale Aktivität registriert. Eine Stunde nach Ende der medikamentösen Behandlung erhielten die Patienten einen hohen Schwenkeinlauf. Bei ausbleibendem sofortigem Erfolg wurde das Vorgehen im 12-Stunden-Abstand wiederholt. Das Auftreten der ersten spontanen Defäkation wurde registriert.

Tabelle 2 Kombinationsschema zur Behandlung des paralytischen Ileus

| | |
|---|---|
| 1. Diagnose (Ausschluß einer chirurgisch zu behandelnden Ursache) | |
| 2. Gabe von: – Elektrolyten | $Na^+$, $K^+$, $Cl^-$ |
| – Flüssigkeit | Osmolarität |
| – Serumproteine | Albumin |
| – Blut | Hb |
| 3. Magen/Darmsonde | |
| 4. Medikamentöse Sympathikolyse<br>0,05 mg Trifluperidol/kg Körpergewicht langsam i. v. (Kreislaufkontrolle; kann wiederholt werden) | |
| 5. Stimulation der Darmmotorik<br>40 μg Ceruletid über ½ Std. i. v. | (kann wiederholt werden) |
| 6. Hoher Schwenkeinlauf<br>1 Std. nach Abschluß der medikamentösen Behandlung (kann wiederholt werden) | |

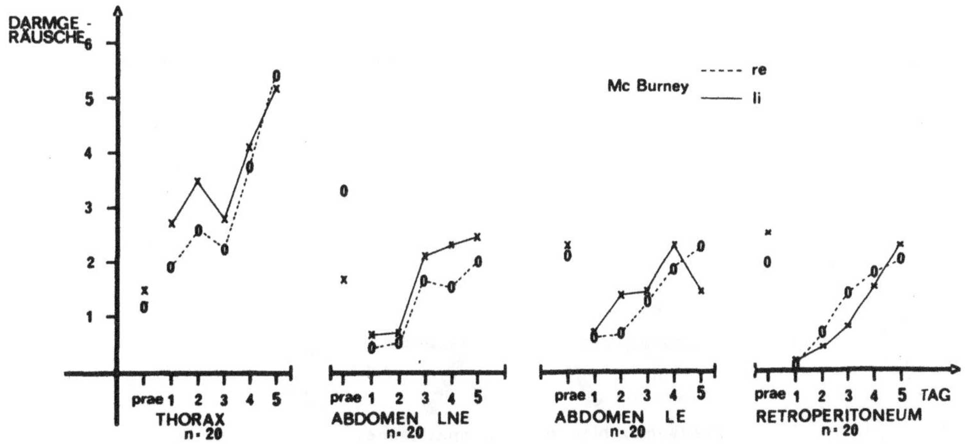


Abb. 1 Verlauf der Darmgeräusche bei jeweils 20 Patienten nach thoraxchirurgischem Eingriff; abdominalchirurgischem Eingriff ohne Eröffnung des Darmlumens; abdominalchirurgischem Eingriff mit Eröffnung des Darmlumens und retroperitonealem Eingriff im Vergleich mit den präoperativen Ausgangswerten.

# Ergebnisse

## Postoperative Darmmotilität

Die Untersuchung der Darmmotilität zeigt, daß Ausmaß und Dauer der postoperativen Darmatonie nach Schwere und Ausdehnung des vorangegangenen operativen Eingriffs differieren (Abb. 1). Nach thoraxchirurgischen Eingriffen (Gruppe A) wurde der Ausgangswert schon am ersten postoperativen Tag überschritten. Nach abdominellen Eingriffen ohne Eröffnung des Darmlumens (Gruppe B) wurden die Ausgangswerte am 3. postoperativen Tag, nach abdominellen Eingriffen mit Eröff-

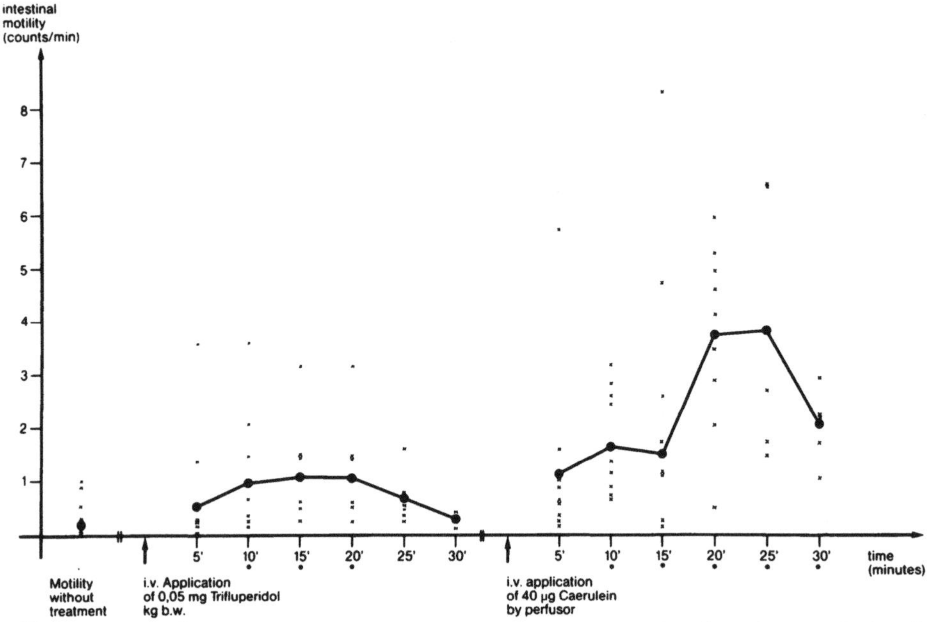


Abb. 2 Messung der Darmgeräuschaktivität bei 10 Patienten mit paralytischem Ileus vor Beginn der Behandlung und während der Behandlung mit Trifluperidol und Ceruletid im 5-Minuten-Abstand. Die mit einem Punkt gekennzeichneten Zeitpunkte zeigen einen statistisch signifikanten Unterschied (p< 0,01, Wilcoxon-Test) gegenüber dem mittleren Ausgangswert.

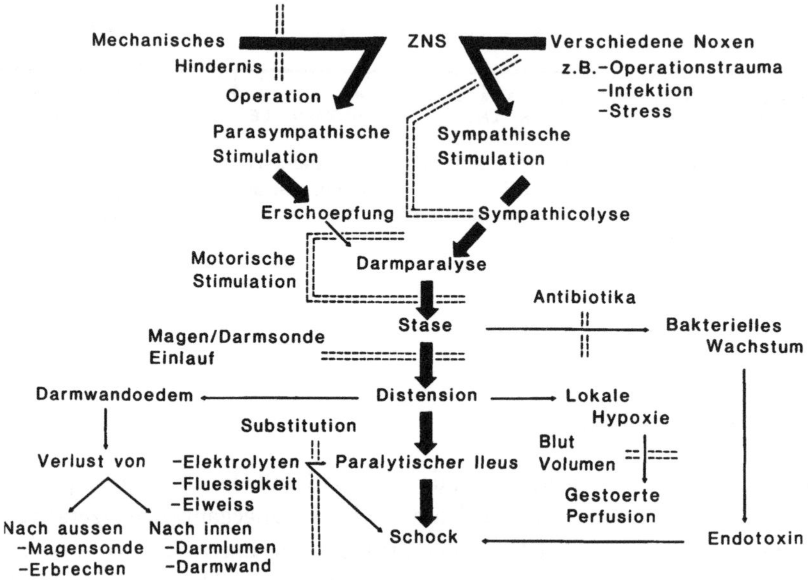


Abb. 3 Darstellung wichtiger pathophysiologischer Mechanismen zur Entstehung des paralytischen Ileus. Die gestrichelten Linien markieren die therapeutischen Ansatzpunkte, die die Entwicklung eines den Patienten vital bedrohenden Circulus vitiosus verhindern.

nung des Darmlumens (Gruppe C) am 4. postoperativen Tag und nach retroperitonealen Eingriffen mit transperitonealem Zugang (Gruppe D) erst am 5. postoperativen Tag erreicht. Wegen der starken Streubreite waren die Ergebnisse statistisch nicht signifikant. Beim Erreichen der Ausgangswerte waren bei allen Patienten Windabgang und Defäkation registriert worden.

### Paralytischer Ileus

Bei den 10 Patienten mit paralytischem Ileus kam es 10 bis 20 Minuten nach der Injektion von Trifluperidol zu einer statistisch signifikanten ($p < 0,01$, Wilcoxon-Test) Zunahme der Darmgeräuschaktivität gegenüber den Ausgangswerten (Abb. 3). 10 bis 30 Minuten nach Beginn der Infusionsbehandlung mit Ceruletid wurde ebenfalls eine starke Darmgeräuschaktivität gemessen. Die erreichten Mittelwerte waren deutlich höher als nach Gabe von Trifluperidol und unterschieden sich ebenfalls statistisch signifikant ($p < 0,01$, Wilcoxon-Test) von den Ausgangswerten (Abb. 2).

Bei 4 Patienten war nur ein Behandlungszyklus nötig, um eine Rückbildung der Symptomatik nach Defaekation zu erreichen. Weitere 4 Patienten wurden 2mal, jeweils 1 Patient 3 mal und 4 mal behandelt. Bei allen Patienten wurde durch die Behandlung eine Defäkation erreicht, die klinische und röntgenologische Symptomatik des paralytischen Ileus bildete sich zurück.

2 Patienten erlagen 8 und 10 Tage nach der Behandlung bei regelrechter Darmfunktion ihrer Grundkrankheit*, die übrigen 8 Patienten konnten die Intensivpflegestation und später die Klinik verlassen.

## Diskussion

Die Pathophysiologie der Ileuskrankheit ist komplex und mündet über verschiedene Wege in einen Circulus vitiosus, der das Leben des Patienten bedroht [6]. Ein wesentlicher Aspekt in der Entstehung des paralytischen Ileus ist die adrenerge Stimulation [1] der erst in jüngerer Zeit zunehmend Bedeutung beigemessen wird. Entscheidend für den Erfolg eines Therapiekonzeptes ist die Orientierung an pathophysiologischen Parametern (Abb. 3).

Seit bekannt ist, daß mit der Registrierung der Darmgeräuschaktivität ein verläßlicher Parameter für die Darmmotilität zur Verfügung steht [5], wird das Prinzip der Darmgeräuschanalyse zur Überprüfung therapeutischer Verfahren angewendet. Die eigenen Ergebnisse zeigen, daß je nach Art, Ausdehnung und Lokalisation operativer

*Polytrauma, bzw. Aortenaneurysma

Eingriffe die postoperative Darmmotilität in unterschiedlicher Weise beeinflußt wird. Thoraxchirurgische Eingriffe haben kaum Einfluß auf die Darmmotorik. Bei Eröffnung der Bauchhöhle ist entscheidend, ob auch das Darmlumen eröffnet wird oder nicht. Retroperitoneale Eingriffe haben eine bis zum 5. postoperativen Tag anhaltende Funktionseinbuße der Darmmotilität zur Folge.

Erst im Zusammenhang mit der stufenweise Entwicklung klinischer Symptome [7] kann ein paralytischer Ileus von der zu erwartenden postoperativen Darmatonie abgegrenzt werden. Ist das Vollbild des paralytischen Ileus einmal erreicht, verschlechtert sich die Prognose des Patienten drastisch [2].

Schon 1971 wurde der günstige Einfluß einer medikamentösen Sympathicolyse auf den paralytischen Ileus beschrieben [8]. Als noch wirkungsvoller hat sich die Einbeziehung sympathicolytisch wirksamer Medikamente in ein komplexes Therapiekonzept erwiesen [4], dessen Wirksamkeit bei 10 eigenen Patienten mit der Darmgeräuschanalyse überprüft wurde. Mit dieser Methode läßt sich nach Gabe des Sympathikolytikums Trifluperidol eine statistisch signifikante Steigerung der Darmmotilität nachweisen, welche unter der Therapie mit Ceruletid zur Stimulation der Darmperistaltik noch verstärkt wird.

Die Anwendung eines Therapieplanes, der ganz oder zu Teilen wiederholt werden kann, führte bei den untersuchten Patienten zu einer hohen Erfolgsrate. Die Handhabung ist einfach, und zur Überwachung im klinischen Gebrauch ist das aufwendige Verfahren der Darmgeräuschanalyse nicht notwendig.

## Literatur


[1] Encke, A.: Ileus-Grundlagen. In: J. R. Siewert, A. L. Blum, E. H. Farthmann, et al. (Hrsg.): Notfalltherapie, S. 536. Springer, Berlin – Heidelberg – New York 1982.

[2] Farthmann, E. H., F. J. Lehberger: Postoperativer mechanischer Ileus. Langenbecks Arch. Chir. **347** (1978) 379.

[3] Grund K. E.: Behandlung funktioneller Ileusformen: Sympathikolyse und Stimulation. Dtsch. Med. Wschr. **107** (1982) 209.

[4] Grund, K. E., F. Kümmerle: Ileus. Pathophysiologie und Symptomatik. Dtsch. Med. Wschr. **104** (1978) 1711.

[5] Heinkelmann, W., W. Hebeler, O. Petrowicz et al.: Die Aufzeichnung von Darmgeräuschen; eine Methode zur kontinuierlichen Registrierung der Darmmotilität. Med. Welt **28** (1977) 895.

[6] Kern, E.: Postoperativer Ileus – Grundsätzliches zu Pathophysiologie und Klinik. Chirurg **51** (1980) 193.

[7] Menge, H.: Pathophysiologie und Klinik des paralytischen Ileus. Intern. Welt **8** (1979) 279.

[8] Petri, G., J. Szenohradszky, K. Porszasz-Gibiszer: Sympathicolytic treatment of „paralytic" ileus. Surgery **70** (1971) 359.

[9] Reifferscheid: M.: Die postoperative Magen-Darm-Atonie. Chir. Praxis **9** (1965) 535.

# Pharmakotherapie des funktionellen Ileus

J. Martell, G. Lepsien, H. D. Becker

Der Übergang von der physiologischen postoperativen Darmatonie in den paralytischen Ileus ist fließend. Neben der täglichen Kontrolle des Bauchbefundes ist der Ausgleich der gestörten Homöostase von besonderer Wichtigkeit. Dazu gehören vor allem der Ausgleich von Elektrolytstörungen, von Hypoproteinämien und eine adäquate postoperative parenterale Ernährung. Üblicherweise ist eine Defäkation bei Dickdarmeingriffen zwischen dem 3. und 4. Tag zu erwarten und sollte auch nicht eher angeregt werden. Besteht die Darmatonie über den vierten Tag hinaus, so sind mehrere Möglichkeiten denkbar, die Peristaltik bzw. die Defäkation anzuregen (Tab. 1).

Die erste Möglichkeit besteht in der direkten Stimulation; z.B. durch indirekt wirkende Parasympathomimetika, wie der Cholinesterasehemmer Distigmin oder die Stimulation mit dem synthetischen Dekapeptid Ceruletid [1]. Dabei sind bei den Parasympathomimetika alle Nebenwirkungen zu erwarten, die wir bei einem geriatrischen Patienten fürchten müssen. So kann es zu Bradykardien- und AV-Blockierungen kommen, die eventuell durch eine vorbestehende Digitalisierung noch verstärkt werden. Fernerhin kommt es regelmäßig zur Kontraktion der Bronchialmuskulatur bis hin zum Spasmus. Die Kontraindikation ist also bei allen Patienten mit

Tabelle 1 Wirkung und Nebenwirkung

| | |
|---|---|
| *Distigmin* | |
| Bradykardie, AV-Block | Motilitätssteigerung |
| Blutdrucksenkung | Spasmen der Bronchialmuskulatur |
| *Hydergin* | |
| Blutdrucksenkung | Motilitätssteigerung |
| *Ceruletid* | |
| Gallenblasenkontraktion | Hypotonie |
| Erschlaffung des Sphinc. oddi | Tenesmen |
| Erhöhung der exokr. Pankreassekretion | |
| *PDA* | |
| Blutdruckabfall | Schmerzfreiheit |
| Motilitätssteigerung | eventuell Muskelrelaxation |

Tabelle 2 Medikamente (Methoden)

| | | |
|---|---|---|
| *Distigmin* | bis | 1,25 mg /die iv |
| *Hydergin* | | 4,5–6 mg/die |
| *Ceruletid* | | 40 µg in 3–4 h |
| *PDA* | | 10–14 ml 0,25–0,375% Bupivacain |

Tabelle 3

| 160 Dickdarmeingriffe | | | |
|---|---|---|---|
| | – 90 | 2. Tag Metoclopramid | |
| | – 30 | PDA-Katheter | 1: $L_{2,3}$<br>27: $L_{3,4}$<br>2: $L_{4,5}$ |
| 160 | | | |
| | – 26 | Ceruletid | 40 µg |
| | – 14 | nicht auswertbar oder Komplikationen | |

chronisch obstruktiven Lungenerkrankungen gegeben. Ceruletid besitzt demgegenüber ein deutlich geringeres Spektrum von Nebenwirkungen, das sich eher als Belästigung denn als Gefährdung darstellt. Es werden Hypotonien, Brechreiz und Tenesmen festgestellt.

Die zweite Möglichkeit besteht in der Deblockierung der sympathikotonen Hemm-Mechanismen, die wohl regelmäßig nach einer Laparotomie vorliegen. Als deblokkierende Maßnahmen bieten sich zum einen die Gabe von Hydergin, als α-Rezeptorenblocker [2] und die kontinuierliche Periduralanästhesie an, bei der man zusätzlich noch eine postoperative Schmerzfreiheit erzielt. Die Nebenwirkungen sind eher gering – Hypotonie – bei Hydergin, ebenso bei der Periduralanästhesie. Dort kann es aber zusätzlich noch bei hoher Blockade bis $Th_6$ zu einer geringgradigen Muskelrelaxation kommen, die die Interkostalmuskulatur betreffen kann.

In Tabelle 2 sind die Medikamente und angewandten Methoden wiedergegeben. Wird bis zum 4. postoperativen Tag keine Peristaltik bzw. Defäkation erreicht, so wird zuerst Ceruletid eingesetzt, 50 µg werden in 10 ml Humanalbumin eingebracht, anschließend in 250 ml 0,9%ige NaCl-lösung und diese Mischung über 4 Std. infundiert. Die Infusion wird abgebrochen, wenn es zur Defäkation kommt, gegebenenfalls aber am 5. postoperativen Tag wiederholt. Kommt es auch dann nicht zur Defäkation wird eine Sympathikolyse mit Hydergin eingeleitet (4,5–6 mg pro Tag) und in einem zeitlichen Abstand von 4–6 Std. zum Beginn der Sympathikolyse zusätzlich Distigmin 0,25 mg i. m. und 1 mg über 24 Std. als Infusion verabreicht. In allen Fällen konnte damit eine Defäkation erreicht werden. Die zweite von uns praktizierte Möglichkeit besteht wie schon erwähnt in der Sympathikolyse vermittels Periduralanästhesie. Der Einstich erfolgt in der Regel zwischen $L_3$ und $L_4$, die Menge des verabfolgten Bupivacain richtet sich nach dem Alter, der Größe und der Anzahl der zu blockierenden Spinalsegmente. Im allgemeinen reichen 10–14 ml 0,25 bis 0,37%ige Bupivacainlösung zur Analgesie bzw. Sympathikolyse aus.

In unserem Krankengut, welches 160 dickdarmresezierte Patienten umfaßt, konnten 146 postoperativ behandelt werden (Tab. 3). Bei 90 von 116 Patienten, (das sind 78%) kam es spontan zur Defäkation und geregelter Peristaltik. Eingesetzt wurde eher sporadisch Metoclopramid in einer Dosierung von 30–40 mg pro die. 14 Patienten wurden nicht in die Untersuchung einbezogen, da sie Komplikationen wie Blutung oder Abszedierung hatten oder weil die Angaben unvollständig waren.

Bei 26 von 116 Patienten (das sind 22%) mußte nach dem 4. postoperativen Tag die Peristaltik mit Ceruletid angeregt werden. 30 vorwiegend geriatrische Patienten mit vorbestehenden cardiovaskulären und pulmonalen Erkrankungen erhielten einen PDA-Katheter.

Die Altersverteilung in beiden Kollektiven war sehr ähnlich. Die Mittelwerte lagen bei 69,7 bzw. 70,9 Jahren (Tab. 4). Die Art der Eingriffe ist in Tabelle 5 dargestellt. In beiden Kollektiven liegt auch dort eine Vergleichbarkeit vor.

Tabelle 4 Alter

| *PDA* | *Ceruletid* |
|---|---|
| 56–84a<br>$\bar{M}$:69,7a | 47–84a<br>$\bar{M}$:70,9a |

Tabelle 5 Eingriff

| | *PDA* | *Ceruletid* |
|---|---|---|
| Operation nach Hartmann | 3 | 3 |
| Anter. Rektumresektion | 6 | 4 |
| Operation nach Quénu | 5 | 4 |
| Sigmaresektion | 5 | 7 |
| Hemikolektomie (links) | 5 | 4 |
| Hemikolektomie (rechts) | 6 | 4 |
| | Σ: 30 | Σ: 26 |

Tabelle 6 Peristaltik

| *Tag* | *PDA* | *Ceruletid* |
|---|---|---|
| 1 | 2 | – |
| 2 | 15 | – |
| 3 | 9 | – |
| 4 | 2 | 15 |
| 5 | 2 | 9 |
| 6 | – | 2 |
| 7 | – | – |
| 8 | – | – |

Tabelle 7 Defäkation

| *Tag* | *PDA* | *Ceruletid* |
|---|---|---|
| 1 | – | – |
| 2 | 1 | – |
| 3 | 8 | – |
| 4 | 17 | 10 |
| 5 | 2 | 8 |
| 6 | 2 | 6 |
| 7 | – | 2 |

Tabelle 8 Orale Flüssigkeitszufuhr

| *Tag* | *PDA* | *Ceruletid* |
|---|---|---|
| 1 | – | – |
| 2 | – | – |
| 3 | 2 | – |
| 4 | 3 | 5 |
| 5 | 10 | 6 |
| 6 | 5 | 5 |
| 7 | 10 | 8 |
| 8 | – | 2 |

Die Anregung der Peristaltik erfolgte in der PDA-Gruppe im Mittel nach 2,6 Tagen; in der Ceruletidgruppe nach 4,5 Tagen (Tab. 6). Es sei aber ausdrücklich bemerkt, daß bezüglich der Peristaltikanregung eine Vergleichbarkeit der beiden Kollektive nicht existiert und auch nicht existieren kann, da in der PDA-Gruppe eine Sympathikolyse schon am ersten postoperativen Tag stattfindet, die Peristaltikanregung in der Ceruletidgruppe aber erst am vierten Tag nach Nichtingangkommen der Peristaltik vorgenommen wird.

Tabelle 9 Änderung im Therapieregime

| *PDA* | *Ceruletid* |
|---|---|
| zweimal Tag 5<br>Gabe von Ceruletid<br>↓<br>Defäkation | Zweimal Tag 6<br>Hydergin + Distigmin<br>↓<br>Defäkation |

Wichtiger ist sicherlich die regelmäßige Defäkation zu bewerten, die im Mittel in der PDA-Gruppe nach 3,9 Tagen stattfand (Tab. 7). Ohne weitere Gabe von Medikamenten zur Peristaltikanregung kam es bis zum 5. Tag bei 26 von 30 Patienten (das sind 87%) zur Defäkation, gegenüber dem Vergleichskollektiv von 78%.

In der Ceruletidgruppe wurde im Mittel eine Defäkation nach 4,7 Tagen erzielt. Die orale Flüssigkeitszufuhr und der folgende Kostaufbau fand im Mittel nach 5,6 Tagen in der PDA-Gruppe, nach 5,8 Tagen in der Ceruletidgruppe statt (Tab. 8).

Zum Schluß sei noch erwähnt, daß je zweimal pro Gruppe das Therapieregime geändert werden mußte (Tab. 9). In der PDA-Gruppe wurde am 5. Tag Ceruletid in der üblichen Dosierung verabreicht, anschließend kam es zur Defäkation. In der Ceruletidgruppe wurde je zweimal eine Sympathikolyse mit Hydergin vorgenommen und zeitlich um 6 Stunden versetzt mit der Infusion von Distigmin 1 mg über 24 Std. begonnen. Auch in diesen Fällen erfolgte die Defäkation.

Zusammenfassend läßt sich sagen: Geriatrische Patienten, bei denen eine höhergradige postoperative Ventilationsstörung oder kardiovaskuläre Störungen erwartet werden, profitieren von der Einlage eines PDA-Katheters. In 93% der Fälle kam es ohne weitere Maßnahmen zu Defäkationen. Bei den Patienten, bei denen kein PDA-Katheter liegt, stellt die Verabreichung von Ceruletid zur Verhinderung der postoperativen Darmatonie eine schonende und wirkungsvolle Methode dar.

# Literatur

[1] Therapiewoche, **16** (1981).
[2] Rothlin, E.: Bull. Schweiz. Akad. Med. Wiss. **2**, (1946/1947) 249–273.

# Sympathikolytische Behandlung funktioneller Ileuszustände

K. E. Grund

Vor sechs Jahren – beim Symposion „Aktuelle Chirurgie" 1978 – wurden unsere Ergebnisse mit der Sympathikolyse beim Ileus vorgestellt. Nachdem der nebulöse Paralysebegriff viele Jahrzehnte lang die pathophysiologischen Tatsachen verschüttet hatte, erregte diese Wiederausgrabung Aufsehen [1–5, 8, 11, 14–16].

Inzwischen gehört die Lyse zum festen therapeutischen Rüstzeug vieler Kliniker, die mit dem funktionellen Ileus befaßt sind und hat zum Teil schon Eingang in die Lehrbücher gefunden.

Grundsätzlich stellen Medikamente nur *eine* der Möglichkeiten zur Ausschaltung sympathischer Überaktivität dar (Abb. 1). Auch die rückenmarksnahen Anästhesieverfahren werden zunehmend zur Prophylaxe und Therapie der postoperativen Atonie und des funktionellen Ileus eingesetzt [7, 12].

Unser Therapieschema (Tab. 1) wurde mit zunehmender Erfahrung und besserem Verständnis der Pathophysiologie schrittweise optimiert, die Indikation erweitert, die Vorbedingungen gemildert (Tab. 2).

Von der ursprünglich sehr ausführlichen Protokollierung (Tab. 3) muß die engmaschige Kontrolle der Darmgeräusche beibehalten werden; sie ist ja der einzige klinische Parameter zur Beurteilung der Motilität und zur Steuerung der Medikation [9].

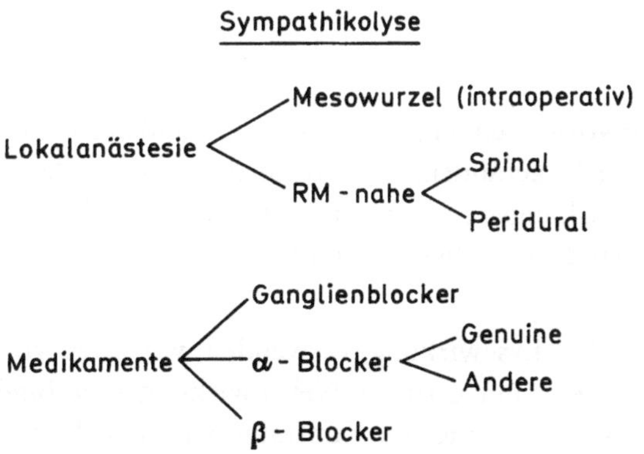


Abb. 1 Prinzipielle Möglichkeiten der Sympathikolyse beim Ileus.

Tabelle 1 Therapieschema für die kombinierte sympathikolytische Behandlung

| | | |
|---|---|---|
| A | Indikation und Vorbedingungen prüfen; Protokoll anlegen | |
| B | *Sympathikolytikum* (langsam i. v.)<br>bevorzugt<br>Trifluperidol (Triperidol®)<br>oder Dihydroergotamin (Dihydergot®)<br>oder Chlorpromazin (Megaphen®) | <br><br>0,03–0,05 mg/kg<br>0,01–0,02 mg/kg<br>1,0 mg/kg |
| C | Zugabe von Peristaltika; erst wenn Darmgeräusche wieder deutlich hörbar<br>bevorzugt:<br>*Ceruletid* (Takus®)<br>oder Cholinesterasehemmer wie Neostigmin (Prostigmin®)<br>jeweils in 2–6 h per infusionem | <br><br>40 µg<br>0,5 mg |
| D | rektaler Einlauf | |

Tabelle 2 Prüfung von Indikation und Vorbedingungen

| |
|---|
| Typischer sogenannter „paralytischer" Ileus |
| 1. Nach Operationen mit oder wegen Peritonitis<br>2. Bei prolongierter postoperativer Darmatonie<br>3. Bei retroperitonealen Prozessen, z. B. nach Operationen (an Nieren, Nebennieren, großen Gefäßen), Hämatomen (postoperativ, posttraumatisch, Wirbel- und Beckenfrakturen), Abszessen usw.<br>4. Bei stumpfem Bauchtrauma |
| Erwünschte Vorbedingungen |
| 1. Relative Kreislaufstabilität<br>2. Kein Volumendefizit (zentraler Venendruck)<br>3. Ausgeglichene Homöostase (vor allem $K^+$, Ges.-Eiweiß, pH, Blutzucker) |

Zu den Medikamenten (Tab. 1):
Der ideale Alpha-Blocker mit vorwiegender Alpha$_2$-Wirkung und eventuell zusätzlicher Beta-Blockade ist noch nicht gefunden. Mit Trifluperidol steht allerdings eine gut wirksame und fast nebenwirkungsfreie Substanz zur Verfügung; bei Dihydroergotamin und Chlopromazin sind die Nebenwirkungen häufiger und ist die Dosierung kritischer.

Als Stimulans nach Beginn der Lysewirkung verwenden wir jetzt vorwiegend Ceruletid, das leichte Steuerbarkeit mit geringen Nebenwirkungen verbindet. Gallenwegsobstruktion und Pankreatitis sind als Kontraindikation jedoch strikt zu beachten.

Tabelle 3 Protokollbogen. *TRI* Trifluperidol, *CER* Ceruletid

| Darmgeräusche | | | |
|---|---|---|---|
| | | | |
| Aufnahmebefund | | | |
| Therapiezeit | 0 | nach 10 min | nach 20 min |
| Uhrzeit | $14^{10}$ | $14^{20}$ | $14^{30}$ |
| Medikamente (Dosisangabe) | 2,5 mg TRI i.v. | | 40 μg CER 5 Tropfen/min |
| Blutdruck (RR) | 130/85 | 125/85 | 130/80 |
| Puls | 100 | 90 | 90 |
| Stuhl | ∅ | ∅ | ∅ |
| Wind | ∅ | ∅ | ∅ |
| Meteorismus | ↗ | ↗ | ↗ |
| Magensondenrücklauf | bisher 1,5 l/24 h | – | |
| Sonstiges | – | | Patient bemerkt »Kullern« |

Tabelle 4a Patientengruppen und Ergebnisse

Sympathikolytische Therapie des funktionellen Ileus (n = 164, ♂ : ♀ = 94:70, Alter: 1–84 Jahre)

| Gruppe | n | Erfolg | ∅ Erfolg |
|---|---|---|---|
| I Funktioneller Ileus, therapieresistent | 69 | 62 (90%) | 7 (10%) |
| II Postoperative Atonie | 50 | 49 (98%) | 1 ( 2%) |
| III Unklarer Ileus | 45 | 26 (58%) | 19 (42%) |

Tabelle 4 Zeitliche Latenz zwischen Injektion des Sympathikolytikums und Ergebnis

| | Latenz |
|---|---|
| Darmgeräusche | 20 ± 15 Min |
| Windabgang | 90 ± 35 Min |
| Stuhlabgang | 150 ± 90 Min |

Pathophysiologisch sinnvoll und keineswegs obsolet der hohe Einlauf, den wir an dieser Stelle für unverzichtbar halten.

Inzwischen wurden über 200 Patienten nach diesem Schema an unserer Klinik behandelt (Tab. 4 a, b). Bei 164 davon liegt ein ausführliches Protokoll vor. Drei Gruppen lassen sich abgrenzen:

Gruppe I Patienten mit dem Vollbild eines funktionellen Ileus, alle in mehrtägiger Intensivtherapie, ohne daß die Darmtätigkeit in Gang zu bringen war (trotz Homöostase und hoher Dosen Peristaltika).

Gruppe II Patienten mit prolongierter postoperativer Darmatonie.

Gruppe III Patienten mit der Diagnose „unklarer Ileuszustand"; sie wurden nach Erweiterung der Indikation zum Teil während der laufenden Vorbereitungen zur Operation dem Schema unterzogen.

Von den Patienten der Gruppe I konnte bei 90% durch die Lyse die Motilität wiederhergestellt werden, obwohl vorher die Stimulation (mit bis zu 6 mg Neostigmin bzw. 160 μg Ceruletid) erfolglos gewesen war.

Als Erfolgskriterium galt: Wiederauftreten der Darmgeräusche innerhalb von 60 Minuten und Behebung des Ileuszustandes nach 24 Stunden. Unter den Therapieversagern waren drei Patienten mit floridér Peritonitis und je zwei Patienten mit septischem Schock bzw. zerebralem Trauma.

In Gruppe II sprachen mit einer Ausnahme alle Patienten auf die Behandlung an.

In der heterogenen Gruppe III war die Erfolgsquote erwartungsgemäß niedriger. Immerhin kam bei 26 von 45 Patienten der Darm in Gang. Bei acht dieser 26 Patienten konnte die schon angesetzte Operation vermieden werden, in neun Fällen ließ sich durch die Lyse eine Stenoseperistaltik auslösen, was die Diagnose eines mechanischen Ileus ermöglichte. Bei zehn Patienten führte das ungenügende Ansprechen auf die Therapie zur Laparotomie.

Tabelle 5 Mittelwerte für IND 1* im Verlauf der kombinierten Sympathikolysetherapie bei funktionellem Ileus. Kanäle (A + B + C + D) vgl. Abb. 2. n jeweils = 22 (K. E. Grund, 1984, unpubl.)

| | $\bar{x}$ | $\pm s_d$ | $\tilde{x}$ | $x_1 - x_n$ |
|---|---|---|---|---|
| vor Lyse | 0,28 | 0,85 | $7\times10^{-3}$ | $10^{-4}$–3,9 |
| nach Lyse | 1,17 | 3,14 | $4,7\times10^{-2}$ | $10^{-4}$–11,9 |
| vor Stimulation | 0,6 | 0,77 | 0,27 | $10^{-4}$–2,3 |
| nach Stimulation I | 0,88 | 1,27 | 0,16 | $6,6\times10^{-4}$–4,2 |
| nach Stimulation II | 3,84 | 5,66 | 0,69 | $4,2\times10^{-3}$–15,5 |

* IND 1 = Parameter der Geräuschaktivität

Tabelle 6 Signifikante Unterschiede für IND 1* zwischen verschiedenen Situationen während der Sympathikolyse. Angabe des Signifikanzniveaus in % (vgl. Abb. 2, Tab. 5)
I : vor Lyse IV : nach Stimulation (früh)
II : nach Lyse V : nach Stimulation (spät)
III : vor Stimulation

| Kanal<br>Situation | AB | AC | BC | ABC | ABCD |
|---|---|---|---|---|---|
| I < II | 5 | 5 | 1 | 1 | 1 |
| II = III | 5 | 0 | 0 | 0 | 0 |
| III < V | 0 | 0 | 0 | 5 | 5 |
| III < IV + V | 5 | 5 | 0 | 5 | 5 |
| I < IV + V | 5 | 5 | 5 | 1 | 1 |

* IND 1 = Parameter der Geräuschaktivität

Der zeitliche Zusammenhang zwischen Lyse und klinischem Ergebnis ist evident. Nach langer Totenstille waren die Darmgeräusche bereits Minuten nach der Gabe des Sympathikolytikums wieder zu hören.

Ernste Nebenwirkungen wurden nicht gesehen, bei Verwendung von Chlopromazin und Dihydroergotamin kann es allerdings zu Kreislaufdepressionen kommen, die bei uns in allen Fällen (n = 10) durch Volumengabe zu kompensieren waren.

Die zusätzliche Gabe von Betablockern wird von Petri [13, 14] empfohlen, ausreichende eigene Erfahrungen fehlen.

Die Parasympathikomimetika waren problemlos, weil durch die vorausgegangene Lyse nur sehr geringe Dosen dieser nebenwirkungsträchtigen Medikamente erforderlich sind [3,7–10, 13, 14].

In Ergänzung zu den Ergebnissen wird die Objektivierung der Lysewirkung anhand eines von uns neu entwickelten Darmgeräuschanalysesystems demonstriert (Abb. 2, Tabellen 5, 6).

Die Geräuschaktivität (Abb. 2, Tab. 5) ist als Motilitätsparameter im Verlauf der Sympathikolysetherapie aufgetragen. Die sehr tief liegenden Ausgangswerte hebt das Sypathikolytikum in den Normalbereich an. Von hier aus bringt das Stimulans eine weitere Aktivitätssteigerung. Im Gegensatz zu den Ergebnissen von Wenisch et al. [17] ist hier der Effekt der Lyse weit ausgeprägter als die Wirkung des Stimulans. Es ist zu beachten, daß der gesamte Wertebereich – *nicht* die Standardabweichung – dargestellt ist; die mittlere Streuung ist weit geringer und die Unterschiede sind hochsignifikant (Tab. 6).
Klinisch relevant sind die Therapieversager. Bei allen zehn Patienten, die wegen erfolgloser Lyse laparotomiert wurden, war der Eingriff dringend indiziert. Ein

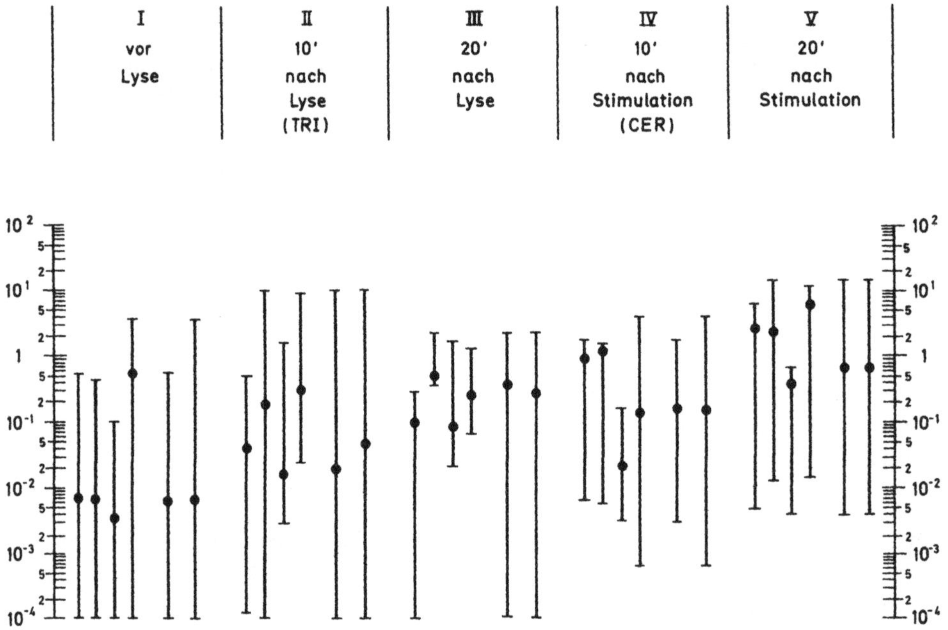


Abb. 2 Medianwerte (und Wertebereich) der Geräuschaktivität für die verschiedenen Situationen während der Sympathikolyse.
Jeweils die Kanäle A, B, C, D, A + B + C, A + B + C + D (Grund, KE (unpubl.) 1984).

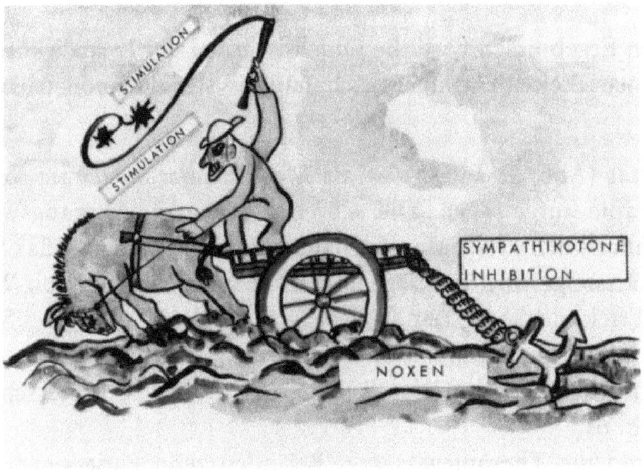


Abb. 3 a Sympathikotone Inhibition der Motilität. Frustrane Stimulation. Festgefahrene Situation.

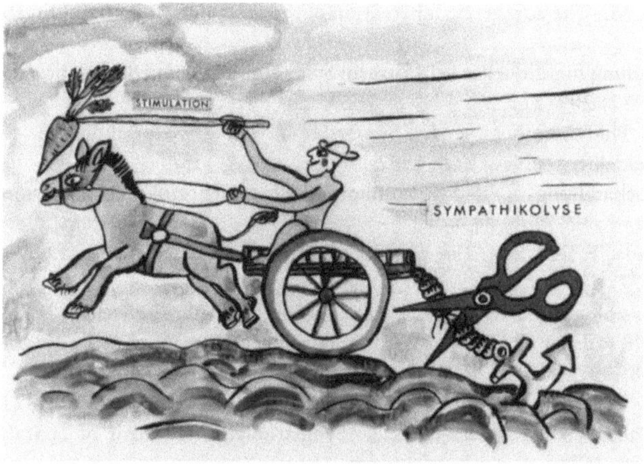


Abb. 3 b Nach Sympathikolyse reicht geringe Stimulation für „flotte Fahrt"

frustraner Lyseversuch gilt bei uns inzwischen als starkes Argument für die Notwendigkeit einer Operation.

Das Verfahren vereinigt also diagnostische und therapeutische Möglichkeiten – und das weit besser und ungefährlicher als der alte Prostigmintest.

Die allegorische Karikatur (Abb. 3 a, 3 b) soll dazu ermuntern, sich an die Pathophysiologie zu erinnern, wenn der Karren der Motilität in den Noxen steckenbleibt.

Nachdem inzwischen ausgedehnte Erfahrungen mit der sympathikolytischen Therapie des funktionellen Ileus vorliegen – allein Petri überblickt über 600 Fälle – sollte bei gegebener Indikation die logische therapeutische Konsequenz gezogen und die Sympathikolyse angewandt werden. Bei Beachtung von Indikation und Vorbedingungen erweist sich die medikamentöse Sympathikolyse als wirksame und risikoarme Behandlung funktioneller Ileuszustände, insbesondere bei therapieresistenten Fällen.

# Literatur

[1] Appel, A., P. Spitz: Der Einfluß der sympatho-nervalen und sympatho-adrenalen Aktivität auf die Motilität des Darmes. Therapiewoche **29** (1979) 4042–4047.

[2] Bertaccini G. (Ed): Mediators and drugs in gastrointestinal motility, Vol I and II Springer, Berlin – Heidelberg – New York 1982.

[3] Catchpole, B. N.: Ileus: Use of sympathetic blocking agents in its treatment. Surgery **66** (1968) 811–820.

[4] Editorial Ileus: Paralytic or sympathetic? Lancet **1** (1971) 329–330.

[5] Furness, J. B., M. Costa: Adynamic ileus, its pathogenesis and treatment. Med. Biol. **52** (1974) 82–89.

[6] Furness, J. B., Costa, M.: The adrenergic innervation of the gastrointestinal tract. Ergebn. Physiol. 69 (1974) 2–10.
[7] Grund, K. E.: Behandlung funktioneller Ileusformen: Sympathikolyse und Stimulation. Dtsch. Med. Wochenschr. 107 [1982] 209–213.
[8] Grund, K. E.: Ileus: Pharmakotherapie. In: Siewert et al. (Hrsg.): Notfalltherapie S. 595–609. Springer, Berlin – Heidelberg – New-York 1982.
[9] Grund, K. E.: Ileusbehandlung durch Sympathikolyse: Therapieprotokoll. intensivmed. prax. 6 (1983) 87–93.
[10] Kinnaert, P., M. Panda, F. Deuvaert: Use of chlorpromazine in the treatment of adynamic ileus. World J. Surg. 1 (1977) 655–660.
[11] Menge, H.: Pathophysiologie und Klinik des paralytischen Ileus. Internist Welt 2 (1979) 279–284.
[12] Neely, J., Cathpole B.: Ileus: The restoration of alimentary-tract motility by pharmacological means. Br. J. Surg. 58 (1971) 21–28.
[13] Petri, G., J. Pórszász: Peristalsis and sympathetic activity. Lancet 11 (1967) 1420–1421.
[14] Petri, G., J. Szenohradszky, K. Pórszász-Gibiszer: Sympatholytic treatment of „paralytic" ileus. Surgery 70 (1971) 359–367.
[15] Sommoggy, S. v., W. Theisinger, B. Fraunhofer: Medikamentöse Beeinflussung der postoperativen Darmatonie. Fortschr Med 99 (1981) 13–21.
[16] Wienbeck, M., J. R. Siewert (Hrsg): Therapie gastrointestinaler Motilitätsstörungen. Edition Medizin, Weinheim 1984.
[17] Wenisch, H. J. C., Ch. Hottenrott, J. Grabe, et al.: Combination therapy of paralytic ileus. Wrld. Congr. Gastroent. (1982) Stockholm.

# Prostaglandin (PG) F2α – Eine neue Pharmakotherapie des paralytischen Ileus
## Analyse von 80 Patienten einer operativen Intensivstation

L. Fiedler, W. Vogel

## Einleitung

Der paralytische Ileus ist bei Patienten einer operativen Intensivstation ein häufiges und dringliches Problem. Neben postoperativen und posttraumatischen Zuständen können Nebenerkrankungen, z.B. Diabetes und Herzinsuffizienz, ebenso die Entstehung eines paralytischen Ileus fördern wie eine begleitende medikamentöse Therapie, z.B. Dopamin. So multifaktoriell die Entstehung des paralytischen Ileus unter Intensivtherapie sein kann, so schwierig ist diese Erkrankung zu behandeln. Nach Ausschluß einer chirurgischen Grunderkrankung können trotz suffizienter Pharmakotherapie [8] und Sondentherapie [16] operative Maßnahmen zur Dekompression des Darmes erforderlich werden. In dieser schwierigen klinischen Situation schien die Untersuchung von PGF2α als neues Pharmakotherapeutikum bei paralytischem Ileus gerechtfertigt.

## Wirkung von PGF2α am Gastrointestinaltrakt

PGF2α kontrahiert beim Menschen Längs- und Ringmuskulatur des Magen-Darm-Traktes (Übersicht bei [14]). Der Wirkungsmechanismus wird mit muskulären und neuronalen PG-Rezeptoren erklärt. Prostaglandine sollen an neuronalen Rezeptoren eine Hemmung der Noradrenalin-Freisetzung bewirken [4]. Eine Beteiligung endogener Prostaglandine, die ubiquitär im Gastrointestinaltrakt gebildet werden, an der Regulierung der Magen-Darm-Motorik kann als gesichert gelten [14]. Die Interaktion prostaglandininduzierter Motorik mit Transmittersubstanzen des vegetativen Nervensystems ist von besonderem Interesse [2, 13].

Gastrointestinale Nebenwirkungen exogen zugeführten PGF2α im Sinne einer Diarrhoe werden bei geburtshilflichen Indikationen beobachtet [9].

Tierexperimentell ist an einem mechanischen Ileusmodell die Beeinflussung bevorzugt der tonischen Kontraktion durch exogen zugeführtes PGF2α nachgewiesen [5]. Der hierdurch mögliche Aufbau von intraluminalen Druckgradienten begünstigt die

Propulsion des Darminhalts. Bei experimentell induziertem paralytischen Ileus konnte in verschiedenen Modellen die positive Beeinflussung der Darmmotorik durch PGF2α nachgewiesen werden [7, 12]. Klinische Untersuchungen zur Verwendung von PGF2α zur Therapie des paralytischen Ileus liegen bisher nur vereinzelt vor [6, 11].

## Patientengut und Methodik

Es wurden 162 PGF2α-Therapiezyklen bei 80 Patienten analysiert (Tab. 1). Die Patienten wurden 4 Gruppen zugeteilt: Paralytischer Ileus nach einmaliger Laparotomie; nach zwei- und mehrfacher Laparotomie posttraumatisch ohne Laparotomie; posttraumatisch mit Laparotomie.

Alle Patienten waren zum Zeitpunkt der PGF2α-Behandlung auf einer Intensivtherapieeinheit und wurden beatmet.

Vor Aufnahme in die Studie mußte eine chirurgisch zu behandelnde Erkrankung zu diesem Zeitpunkt ausgeschlossen sein. Die üblichen Maßnahmen zur Wiederherstellung der Homöostase, Dekompression des Darmes, Motilitätsstimulation und Abführmittel bzw. Einläufe mußten ausgeschöpft sein (Tab. 2). Erst nach Versagen der konventionellen Therapie wurde PGF2α angewendet.

Die Behandlung des paralytischen Ileus mit PGF2α wurde frühestens ab dem 4. postoperativen/posttraumatischen Tag begonnen. Die Applikation von PGF2α erfolgte über einen zentralvenösen Katheter via Perfusor in einer Dosierung von 10,4 μg/min über 4 Stunden in 0,9% NaCl-Lösung.

Tabelle 1 Patienten mit paralytischem Ileus

| | Diagnose | Zahl der Patienten | Zahl der Behandlungen |
|---|---|---|---|
| Gruppe 1 | postoperativ (1 Laparotomie) | 18 | 44 |
| Gruppe 2 | postoperativ (2 und mehr Laparotomien) | 12 | 26 |
| Gruppe 3 | posttraumatisch (ohne Laparotomie) | 31 | 45 |
| Gruppe 4 | posttraumatisch (mit Laparotomie) | 19 | 47 |
| Total | | 80 | 162 |

Tabelle 2 Konventionelle Therapie bei paralytischem Ileus

| | |
|---|---|
| Homöostase | |
| Dekompression | Magensonde<br>Dünndarmsonde<br>Koloskopie |
| Motilitätsstimulation | Pantothensäure<br>Neostigmin |
| Abführmittel/Einläufe | |

Eine Wiederholung der PGF2α-Therapie war nach 24 h möglich. So wurden 40 Patienten einmal, 19 zweimal, 10 dreimal, 6 viermal, 3 fünfmal, 1 sechsmal und 1 neunmal mit PGF2α behandelt.

Die PGF2α-Therapie wurde als erfolgreich definiert, wenn binnen 12 h eine Defäkation eintrat.

Mögliche Nebenwirkungen auf Pulsfrequenz (PR), art. Miteldruck ($P_m$), syst. Druck ($P_s$), diast. Druck ($P_d$), zentralvenösen Druck (CVP) und Beatmungsdrucke (RP) wurden nach Ermittung der arithmetischen Mittelwerte zu den Zeitpunkten 2h vor Infusionsbeginn ($\bar{x}_{-2}$), Infusionsbeginn ($\bar{x}_0$) und 2h nach Infusionsbeginn ($\bar{x}_2$) durch Bildung von Doppeldifferenzen ($\bar{x}_2$-$\bar{x}_0$) - ($\bar{x}_0$-$\bar{x}_{-2}$) mit dem Student-t-Test auf Signifikanz überprüft.

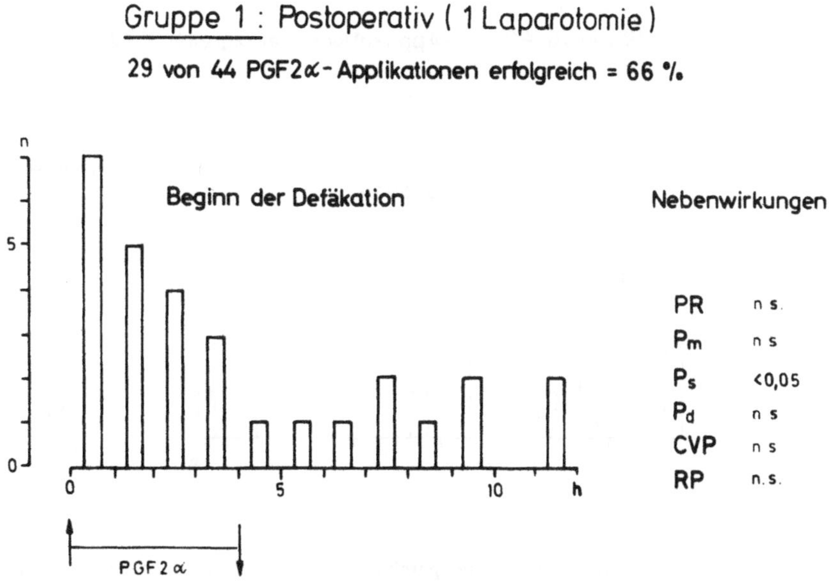


Abb. 1 Ergebnisse der PGF2α-Therapie bei paralytischem Ileus bei einmal laparotomierten Patienten.

Die Serumelektrolyte Kalium, Natrium und Chlor wurden vor und nach PGF2α-Therapie bestimmt und hinsichtlich möglicher Veränderungen mit dem Student-t-Test überprüft.

## Ergebnisse

Die Ergebnisse sind in den Abbildungen 1–4 zusammengefaßt. Von 162 PGF2α-Therapiezyklen waren 108 erfolgreich (66%). Die Erfolgsraten in den jeweiligen Patientengruppen sind in den Abbildungen eingetragen. Einheitlich konnte bei allen 4 Patientengruppen die höchste Ansprechrate der PGF2α-Therapie bereits während der PGF2α-Infusion beobachtet werden. Ein rechnerisch signifikanter Anstieg der Beatmungsdrucke fand sich in den Patientengruppen mit posttraumatischen Zuständen. Bei Patienten mit einmaliger Laparotomie stieg der syst. Blutdruck schwach signifikant an. Statistisch signifikante Serumelektrolytverschiebungen traten nicht auf. In Anbetracht der Vielzahl von durchgeführten Vergleichen ist jedoch nach der Regel von Bonferroni die versuchsbedingte Irrtumswahrscheinlichkeit so hoch, daß nicht mehr als ein hypothetischer Verdacht auf eine PGF2α-infusionsbedingte Veränderung ausgesprochen werden kann. Dies gilt für sämtliche signifikanten Veränderungen eventueller Nebenwirkungen.

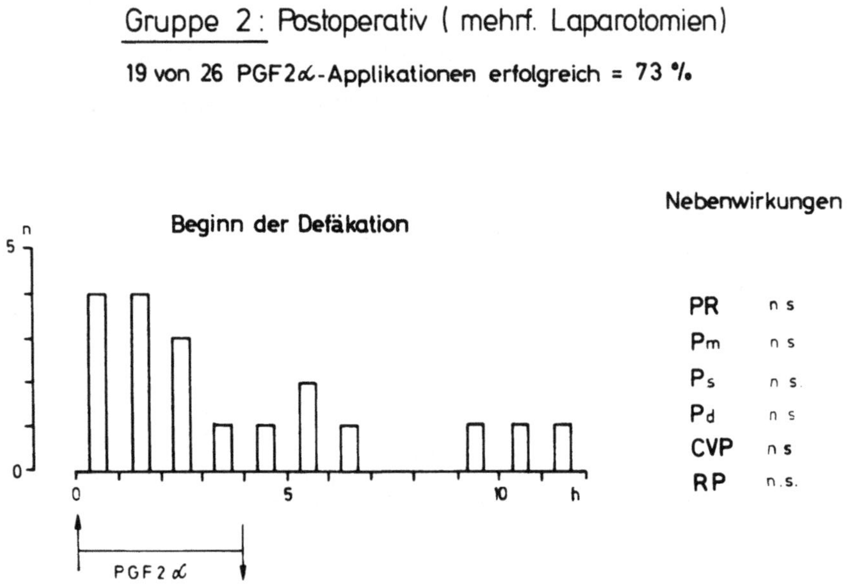


Abb. 2 Ergebnisse der PGF2α-Therapie bei paralytischem Ileus bei mehrfach laparotomierten Patienten.

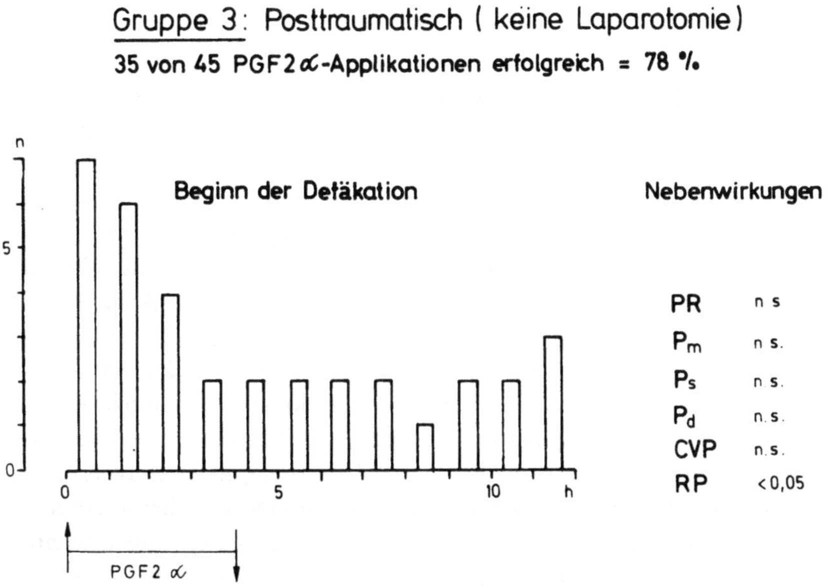


Abb. 3 Ergebnisse der PGF2α-Therapie bei paralytischem Ileus bei posttraumatischen Patienten ohne Laparotomie.

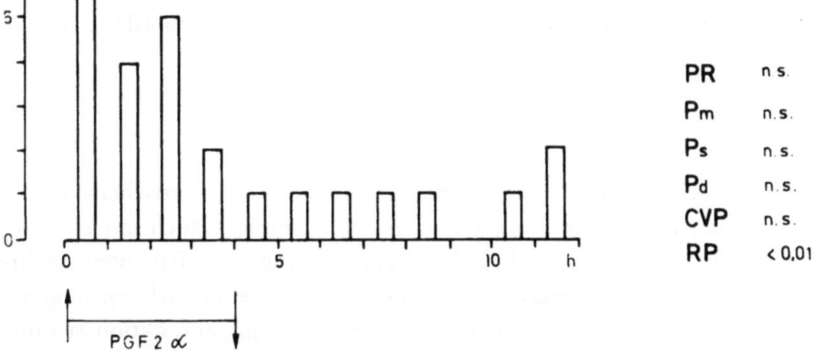


Abb. 4 Ergebnisse der PGF2α-Therapie bei paralytischem Ileus bei posttraumatischen Patienten mit Laparotomie.

# Diskussion

Angesichts zahlreicher methodischer Schwierigkeiten, die im wesentlichen in der Akutsituation der Patienten begründet sind, müssen die vorgelegten Ergebnisse vorsichtig interpretiert werden. Die mit PGF2α therapierten Patienten sind hoch selektioniert, da PGF2α erst nach Versagen der üblichen konservativen Therapie eingesetzt wurde. Die Wertigkeit der PGF2α-Therapie unter Intensivtherapiebedingungen ist nur erschwert beurteilbar. Interaktionen und direkte Wirkung auf die Darmmuskulatur sind bei einer „multiple drug" Therapie denkbar. Das die Darmmotilität inhibierende Dopamin kam z.B. während 116 PGF2α-Zyklen zur Anwendung. Das Problem eventueller cardiopulmonaler Nebenwirkungen und Störungen des Elektrolythaushalts ist unter engmaschiger klinischer Kontrolle der Patienten während der PGF2α-Applikation steuerbar. 2 Patienten entwickelten während PGF2α-Infusion eine therapiebedürftige und gut therapierbare Hypertonie, 1 weiterer Patient erlitt kurz nach der PGF2α-Infusion eine gut therapierbare hypotone Krise deren Ätiologie unklar blieb. Diese Erfahrungen stehen in Übereinstimmung mit der japanischen Studie [11]. Erst bei wesentlich höheren PGF2α-Dosen (10fach und mehr) sind ernste cardiovaskuläre Nebenwirkungen zu erwarten [15]. Koronare Herzerkrankungen sind eine Kontraindikation für die PGF2α-Therapie. PGF2α-induzierte Ventilationsstörungen sind in der vorliegenden Studie nicht eindeutig belegbar. Bei Asthmatikern ist PGF2α wegen seiner bronchokonstriktorischen Wirkung kontraindiziert [1, 11]. Ein weiterer Aspekt der PGF2α-Therapie ist der Einfluß von PGF2α auf intestinale Sekretions- und Absorptionsabläufe. PGF2α bewirkt beim Menschen eine vermehrte Sekretion von Wasser und Elektrolyten im Dünndarm, die dosisabhängig im Ileum eher als im Jejunum eintritt [3]. Am Kolon werden durch PGF2α weder Sekretions- noch Absorptionsabläufe beeinflußt [10]. Jedoch übersteigt das in das Kolon gelangende Flüssigkeitsvolumen die absorptive Kapazität des Kolons, so daß eine Diarrhoe resultiert. Man kann annehmen, daß sowohl die gesteigerte intestinale Sekretionsleistung als auch die Motilitätssteigerung durch PGF2α zu der häufig auftretenden Diarrhoe beitragen. Die flüssigkeitsbedingte Distension des Kolons kann zusätzlich die Kolonmotilität stimulieren [3, 10].

# Synopse

PGF2α hat sich uns als Pharmakotherapeutikum bei paralytischem Ileus bewährt. Nach üblicher Ileusbehandlung erscheint ein Therapieversuch mit PGF2α gerechtfertigt. Eine engmaschige klinische Überwachung des Patienten während der PGF2α-Therapie muß wegen selten auftretender Nebenwirkungen gewährleistet sein. Hypertonie und obstruktive wie restriktive Lungenfunktionsstörungen sind relative Kontraindikationen. Bei coronarer Herzkrankheit, Bronchialasthma und Gravidität ist PGF2α absolut kontraindiziert.

# Literatur


[1] Brown, R., R. H. Ingram, E. R. McFadden: Effects of prostaglandin F2α on lung mechanics in nonasthmatic and asthmatic subjects. J. Appl. Physiol. **44** (1978) 150.

[2] Bruch, H. P., E. Schmidt, R. Laven: The modulation of the prostaglandin-induced ($E_1$, $E_2$, F2α) motility of the large intestine by the adrenergic system. Acta Hepato-Gastroenterol **23** (1976) 430.

[3] Cummings, J. H., A. Newman, J. J. Misiewicz, et. al.: Effect of intravenous prostaglandin F2α on small intestine function in man. Nature **243** (1973) 169.

[4] Farrar, J. T.: The effect of drugs of intestinal motility. Clin. Gastroenterol. **11** (1982) 673.

[5] Fiedler, L., H. Lindenmaier, H. Hartung: Verhalten von Darmmotilität und Serumgastrinspiegel unter Prostaglandingabe beim frischen mechanischen Ileus des Kaninchens. Langenbecks Arch. Chir. Suppl. Chir. Forum **309** (1975).

[6] Fiedler, L.: Prostaglandin (PG) F2α – eine neue Therapie für den paralytischen Ileus? Therapiewoche **30** (1980) 8612.

[7] Gromljez, P. F., D. L. Kaminski, V. L. Willman: The effect of prostaglandins on experimental paralytic ileus. Surg Forum **26** (1975) 400.

[8] Grund, K. E.: Pharmakotherapie (des Ileus). In: J. R. Siewert, A. L. Blum, E. H. Farthmann, (Hrsg.) Notfalltherapie, S. 595. Springer, Berlin – Heidelberg – New York 1982.

[9] Karim, S. M. M., G. M. Filshie: Therapeutic abortion using prostaglandin F2α Lancet **1** (1970) 157.

[10] Milton-Thompson, G. J., J. H. Cummings, A. Newman: Colonic and small intestinal response to intravenous prostaglandin F2α and $E_2$ in man. Gut **16** (1975) 42.

[11] Nio, Y., N. Nitta, A. Tanaka: Clinical evaluation of prostaglandin F2α (PGF2α) for the postoperative ileus after major abdominal surgery. Arch. Jap. Chir. **49** (1980) 506.

[12] Ruwart, M. J., M. S. Klepper, B. D. Rush: Prostaglandin stimulation of gastrointestinal transit in post-operative ileus rats. Prostaglandins **19** (1980) 415.

[13] Schmidt, E., H. P. Bruch, R. Laven: Modulation of the prostaglandin-induced intestinal motility in humans through the transmitters of the vegetative nervous system. Eur. Surg. Res. **10** (1978) 329.

[14] Schrör, K.: Prostaglandine und verwandte Verbindungen, S. 193. Thieme, Stuttgart – New York [1984].

[15] Thayssen, P., N. J. Secher, P. Arnsbo: Systolic time intervals and haemodynamic changes during intravenous infusion of prostaglandins F2α and $E_2$. Brit. Heart J. **45** (1981) 447.

[16] Waldmann, D., L. Fiedler: Konservative Sondentherapie (des Ileus). In: J. R. Siewert, A. L. Blum, E. H. Farthmann, et al.: (Hrsg.) Notfalltherapie, S. 583. Springer, Berlin – Heidelberg – New York [1982].

# Therapie der prolongierten postoperativen Darmatonie nach Eingriffen an der aorto-iliakalen Strombahn – Ergebnisse einer prospektiv randomisierten Studie Ceruletid-Lyophilisat versus Neostigmin

S. Cyba-Altunbay, J. Bauer

## Einleitung

Im ‚Postaggressionsstoffwechsel' entspricht die postoperative Darmatonie einer Störung des multifaktoriell gesteuerten Regulationsmechanismus der Darmmotilität; in der Regel ist diese Störung ein physiologischer reversibler Zustand, der einem Schutzmechanismus des Körpers gleichkommt. In ca. 5% der Fälle [3] kommt es zu einer prolongierten Atonie, die als Vorstufe des paralytischen Ileus einer dringenden konservativen Therapie bedarf, um den Hauptkomplikationen des funktionellen Ileus wie respiratorische Insuffizienz und Pneumonie rechtzeitig vorzubeugen. Die

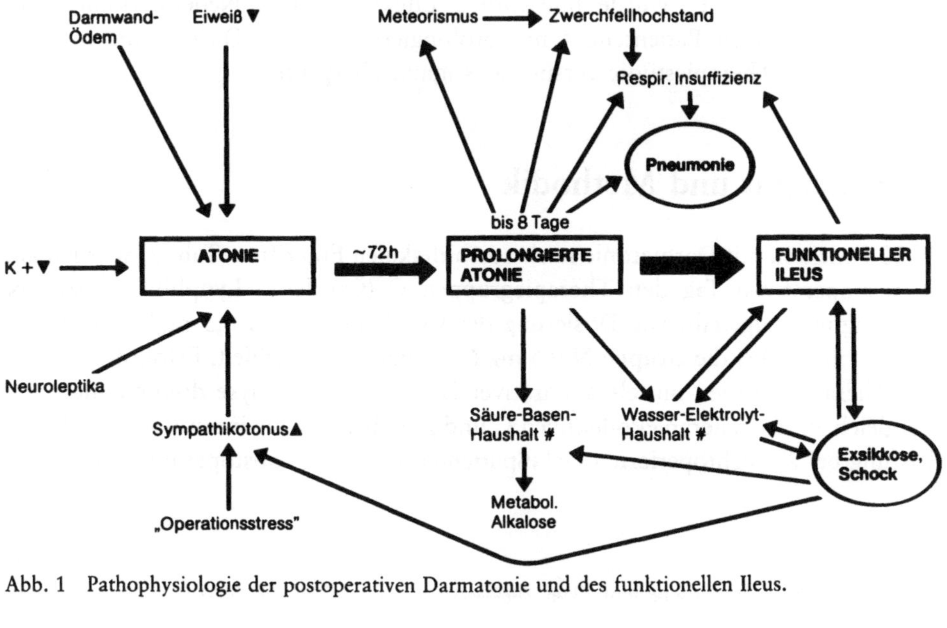


Abb. 1 Pathophysiologie der postoperativen Darmatonie und des funktionellen Ileus.

Tabelle 1 Wirkungen des Ceruletids

| | |
|---|---|
| Magen | Tonussteigerung der Muskulatur (Cave: Pylorospasmus) |
| Leber | Steigerung der Cholerese (Cave: Choledocholithiasis) |
| Gallenblase | Erschlaffung des Sphincter ODDI (*Nützlich:* Intraoperative Cholangiographie, Spasmolyse bei Kolik?) |
| Pankreas (Exokrin) | Stimulation (Cave: Pankreatitis) |
| Dünndarm | Steigerung der Motilität (Therapie der postoperativen Darmatonie, des paralytischen Ileus, des Zytostatika-Ileus) |
| Kolon | Steigerung der Motilität (Therapie der postoperativen Darmatonie) |

motilitätssteigernde Wirkung des Ceruletids – ein in der Strukturformel den gastrointestinalen Hormonen Cholezystokinin und Gastrin II verwandtes Dekapeptid [1, 2, 5] – ist seit 1968 durch zahlreiche Mitteilungen belegt [4, 6–9] (Abb. 1, Tab. 1).

Eingriffe im Retroperitoneum mit transperitonealem Zugang sind hinsichtlich einer prolongierten postoperativen Darmatonie mehr gefährdet als vergleichsweise rein intraperitoneale und intrathorakale Eingriffe [11]. Zu diesem Ergebnis führte eine kürzlich durchgeführte Multizenterstudie aus Frankfurt, Koblenz und Ulm aufgrund der Darmgeräuschanalyse nach Heinkelmann [10] bei 190 Patienten.

Ein relativ homogenes Testkollektiv stellen Patienten nach aorto-iliakalen Gefäßrekonstruktionen dar. Dies gilt hinsichtlich Altersverteilung, Begleiterkrankungen sowie Art und Dauer des Eingriffs. Anzustreben ist in dieser Patientengruppe eine Defäkation zwecks Zwerchfellentlastung und somit Verhütung einer respiratorischen Insuffizienz am 3. postoperativen Tag. Ein noch nicht im Handel befindliches Ceruletid-Lyophilisat* wurde hinsichtlich Effektivität und Nebenwirkungen an diesem gefährdeten Patientengut mit prolongierter postop. Darmatonie in einer kontrollierten Therapiestudie versus Neostigmin überprüft.

## Patientengut und Methodik

Je 20 Patienten mit Darmatonie nach aorto-iliakalen Eingriffen (Tab. 2) wurden am 3. postoperativen Tag den Therapiegruppen C (Ceruletid=Lyophilisat) bzw. N (Neostigmin) zugeteilt. Die Dosierung des Ceruletids lag bei 0,3 ng/kg Körpergewicht i. m., wobei die Gruppe N 0,5 mg Neostigmin i. m. erhielt. Erfolgskontrollen der Therapie wurden mittels apparativer Darmgeräuschanalyse dokumentiert. Im Vergleich zu den Therapiekollektiven C und N haben wir die intestinale Motilitätsleistung bei 27 nichtoperierten Gefäßpatienten und am 3. postoperativen Tag nach

* Takus® (Trockensubstanz 5 μg und 30 μg) zugelassen am 12. 1. 1984 vom BGA

Tabelle 2 Patientenkollektive und Art des vorausgegangenen Eingriffs

| Operation | Ceruletid-Lyophilisat | Neostigmin |
|---|---|---|
| | Anzahl der Patienten | |
| aorto-femoraler Bifurkationsbypass (arterielle Verschlußkrankheit) | 9 | 10 |
| aorto-femorale oder aorto-iliakale Protheseninterposition (Aneurysma der terminalen Aorta) | 6 | 3 |
| unilateraler aorto-femoraler Bypass | 1 | 1 |
| offene/halbgeschlossene Ausschälplastik der terminalen Aorta/der Beckenschlagadern | 2 | 4 |
| zentraler Prothesenwechsel (Anastomosenaneurysma nach Bifurkationsbypass) | 1 | 2 |
| Thrombektomie V. cava inferior | 1 | 0 |
| | 20 | 20 |

Tabelle 3 Summe der Darmgeräusche in den Therapiegruppen; verglichen mit nichtoperierten Patienten sowie mit Patienten nach intrathorakalen Eingriffen

| Summe der Darmgeräusche (Mittelwert) | Ceruletid-Lyophilisat | Neostigmin |
|---|---|---|
| vor Therpie | 1,5 | 2,2 |
| nach 1. Messung | 18,0 | 6,0 |
| nach 2. Messung | 18,0 | 5,2 |
| nichtoperierte Patienten (n = 27) | 18 | |
| intrathorakale Eingriffe – 3. postoperativer Tag (n = 38) | 22,5 | |

intrathorakalen Eingriffen bei 38 Patienten überprüft. Kreislaufparameter, wiederholtes EKG, laborchemische Parameter, Blutgasanalysen und Blutbildkontrollen dienten zur Überprüfung eventueller Nebenwirkungen. Die Abbildung 2 demonstriert ein Beispiel der postoperativen Darmgeräuschanalyse in den ersten zwei postoperativen Tagen nach linksseitiger Adrenalektomie mit Beurteilung der Geräuschanzahl pro 2 min sowie Frequenzanalyse.

## Ergebnisse

Wie aus der Abbildung 3 ersichtlich, ist in der Gruppe C die Steigerung der Darmgeräuschleistung sowohl nach erster als auch nach zweiter Messung hochsignifikant; verglichen mit den entsprechenden Werten vor der Applikation ($p < 1\%$).

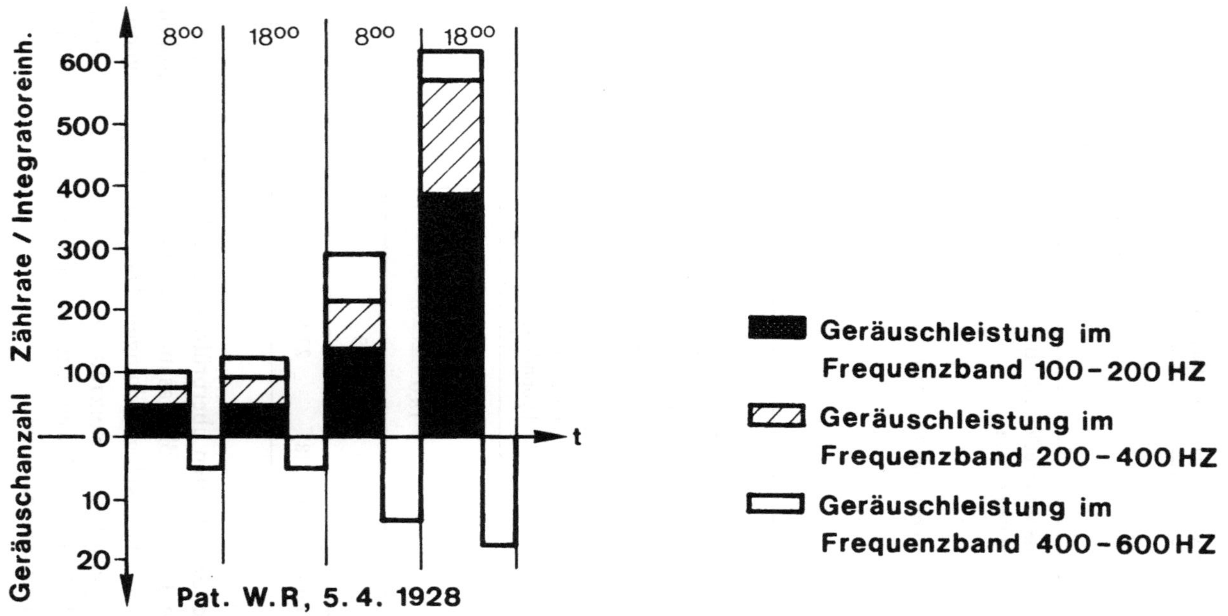


Abb. 2 Darmgeräuschanalyse nach linksseitiger Adrenalektomie (1. und 2. postoperativer Tag. Gemessen: jeweils morgens abends 2 min. links paraumbilikal).

Auch nach Neostigmin-Gabe läßt sich die Darmmotilität zwar verbessern ($p < 5\%$ nach erster Applikation); der Unterschied zwischen beiden Gruppen liegt jedoch deutlich zugunsten der Ceruletid-Gruppe und ist statistisch signifikant (Komogorov-Smirnov-Test). Die Tabelle 3 zeigt, daß der Mittelwert der Summe der Darmgeräusche bei nichtoperierten Patienten und Patienten am 3. postoperativen Tag nach intrathorakalen Eingriffen mit den Werten der Ceruletid-Therapierten nahezu identisch ist. Dies bedeutet, daß mit Ceruletid schon nach erster Applikation Darmgeräusche und damit Peristaltik erzeugt werden kann, wie sie bei Nichtoperierten beobachtet wird.

Bei den mit Ceruletid-Trockensubstanz behandelten Patienten kam es bei 7 von 20 Patienten nach der ersten Applikation zur Defäkation. In der Neostigmin-Gruppe waren es 4 von 20 Operierten. Dieser Unterschied ist zwar statistisch nicht signifikant, deutet aber tendenzmäßig darauf hin, daß unter Ceruletid-Lyophilisat früher mit einer Defäkation gerechnet werden kann. Dies beweist die Defäkationshäufigkeit nach zweiter Applikation, wobei auf dem 3-Prozent-Niveau ein signifikanter Unterschied zugunsten der Gruppe C vorliegt. Insgesamt hatten 15 (von 20) Patienten der Ceruletid-Gruppe am Therapieende eine Defäkation, wobei die entsprechende Rate in der Gruppe N bei 5 (von 20) Patienten lag. Bei den Patienten der Gruppe C wurden 4mal, von denen der Gruppe N 14mal zusätzlich mehrfache rektale Einläufe notwendig, um die Defäkation zu provozieren. Dieser Unterschied zugunsten der Ceruletid-Therapierten ist hochsignifikant ($Chi^2 = 10{,}1$ bei einer Signifikanzschwelle von 3,8); jeweils ein Patient innerhalb den einzelnen Kollektiven zeigte eine schwere, bis zum 10. postoperativen Tag anhaltende therapieresistente Atonie. In einem Fall lag eine ischämische Kolitis 1. Grades, im anderen eine therapieunabhängige Elektrolytentgleisung (Absinken des Kaliumspiegels im Serum) als Ursache der Paralyse vor. Beide Patienten entwickelten im postoperativen Verlauf eine beidseitige basale Pneumonie, begünstigt durch die Darmparalyse und damit verbundener Ateminsuffizienz. Die Tabelle 4 zeigt die beobachteten medikamentösen Nebenwirkungen in beiden Therapiegruppen; der Unterschied zwischen den beiden Kollektiven ist nicht signifikant, alle beobachteten Nebenwirkungen sind klinisch nicht relevant gewesen.

Tabelle 4 Applikationsbedingte Nebenwirkungen

| | Ceruletid-Lyophilisat | Neostigmin |
|---|---|---|
| Übelkeit | 0 | 3 |
| Erbrechen | 0 | 1 |
| abdominelle Schmerzen | 1 | 3 |
| Hitzegefühl | 0 | 0 |
| Hauterscheinungen | 0 | 0 |
| Kreislaufdepression | 2 | 0 |

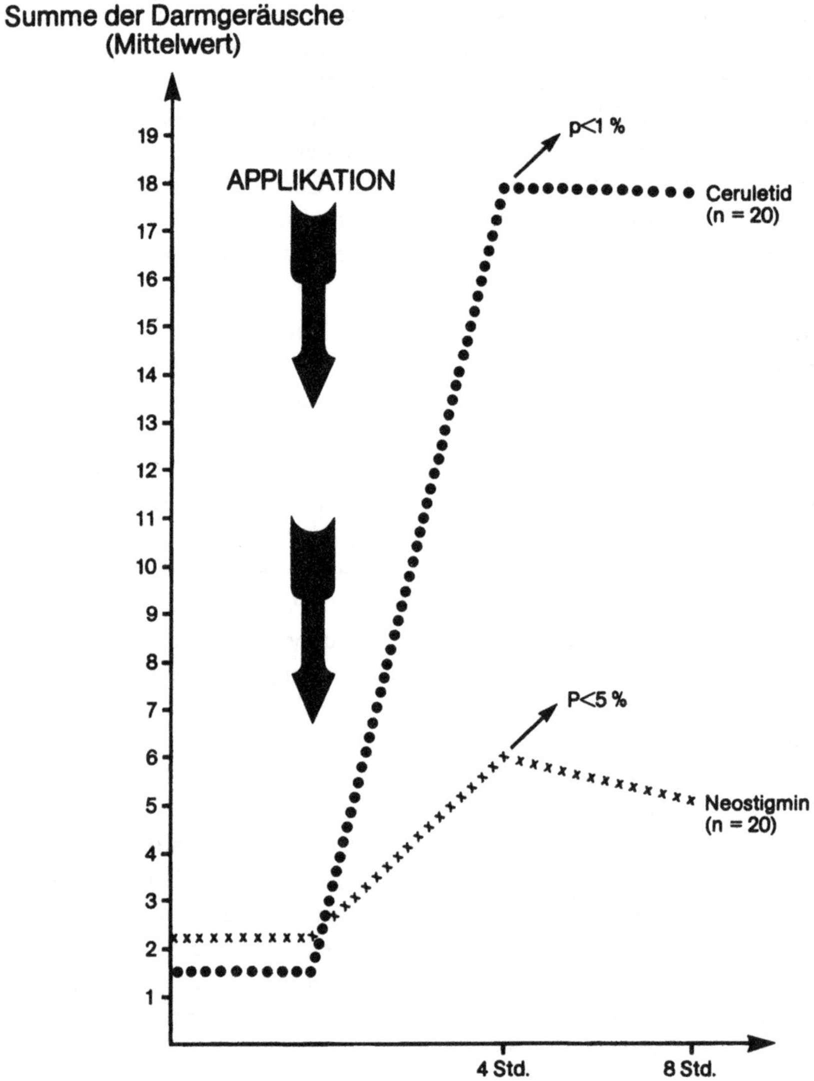


Abb. 3 Summe der Darmgeräusche in den Therapiegruppen vor und nach Applikation (gemessen: 2 min. links paraumbilikal).

# Zusammenfassung und Schlußfolgerungen

Gerade in der rekonstruktiven Chirurgie des aorto-iliakalen Gefäßabschnitts mit der gefürchteten Komplikation einer pulmonalen Insuffizienz bzw. postoperativen Pneumonie kommt der Normalisierung der gastrointestinalen Motilität spätestens am 3. postoperativen Tag eine besondere Bedeutung zu. Die hier mitgeteilten

Ergebnisse einer signifikanten Zunahme der Peristaltik – gemessen mit einem Darmgeräuschanalysator – sowie die Beeinflussung der postoperativen Defäkation zeigen, daß dem Ceruletid-Lyophilisat eine eindeutige stimulierende Wirkung auf die Magen-Darmmotilität zukommt, die der Wirkung des Cholinesterasehemmers Neostigmin überlegen ist. Andererseits stellt die galenische Weiterentwicklung des Ceruletids als Trockensubstanz einen wesentlichen Fortschritt dar: Die neue Applikationsform hat eine längere Haltbarkeit und besitzt die höhere Stabilität gemessen an der herkömmlichen Injektionslösung.

# Literatur


[1] Anastasi, A., V. Erspamer, R. Endean: Isolation an amino acid sequence of caerulein, the active decapeptide of the skin of Hyla caerulea. Arch. Biochem. Biophys. **125** (1968) 57–68.

[2] Anastasi, A., V. Erspamer, R. Endean: Isolation and structure of caerulein, an active endecapeptide from the skin of Hyla caerulea. Experientia **23** (1967) 699–700.

[3] Altunbay, S.: Postoperative Darmatonie. In: Therapie der Darmatonie und des paralytischen Ileus (Hrsg. C. Adami, H. P. Rieder). Kehrer-Verlag KG, Freiburg 1982.

[4] Altunbay, S., J. Horn: Ceruletid in der Behandlung der postoperativen Darmatonie – eine Doppelblindstudie. Therapiewoche **31** (1981) 2773–2774.

[5] Bernardi, L., G. Bossio, R. DeCastiglione, et al.: Synthesis of caerulein. Experientia **23** (1976) 700–701.

[6] Bertaccini, G.: Action of caerulein on gastrointestinal motility in healthy subjects and patients. In vivo and in vitro studies Rendic. R. Gastroenterol. **3** (1971) 122.

[7] Bertaccini, G.: Action of caerulein on the motility of the biliary system and the gastrointestinal tract in man. Med. Chir. Dig. **2** (1973) 133–138.

[8] Bertaccini, G., G. DeCaro, R. Endean, et al.: The action of caerulein on the smooth muscle of the gastro-intestinal tract and the gallbladder. Br. J. Pharmacol. **34** (1968) 291–310.

[9] Grund, K. E.: Behandlung funktioneller Ileusformen: Sympathikolyse und Stimulation. Dtsch. Med. Wschr. **107** (1982) 209–212.

[10] Heinkelmann, W., G. Blümel: Eine neue Methode zur kontinuierlichen Registrierung der Darmperistaltik. Med. Welt **29** (1978) 1979–1981.

[11] Jacob, R., U. Raschdorf, J. Lenz: Die physiologische postoperative Darmatonie. Ergebnisse einer Multizenterstudie. In: Therapie der Darmatonie und des paralytischen Ileus (Hrsg. C. Adami, H. P. Rieder). Kehrer-Verlag KG, Freiburg 1982.

# Wann besteht bei der postoperativen Paralyse Operationsindikation?

B. Husemann

Die postoperative Atonie nach Laparotomie ist jedem Chirurgen gut bekannt. Sie hängt von der Art des durchgeführten Eingriffes und der Operationsdauer ab und beträgt ca. 4–5 Tage. Betrachtet man jedoch die einzelnen Organabschnitte getrennt, so bestehen deutliche Unterschiede. Während Magen und Kolon während der ersten 2–4 Tage eine ausgeprägte Stase zeigen, gewinnt der Dünndarm bereits wenige Stunden nach Beendigung der Operation seine ursprüngliche resorptive Fähigkeit zurück. Auch die Peristaltik setzt früher ein.

Bei der Frage, wann beim postoperativen paralytischen Ileus Operationsindikation besteht, müssen diese Beobachtungen berücksichtigt werden [10, 11, 14].

## Ätiologie

Die Ursachen des paralytischen Ileus umfassen ein Konglomerat verschiedener Diagnosen (Tab. 1) [1, 7, 13, 16]. Die prolongierte postoperative Atonie macht hierbei etwa ⅓ aller Patienten aus, wobei sie bei retroperitonealer Dissektion besonders ausgeprägt sein kann. Peritonitis und vaskuläre Erkrankung, vor allem ein Verschluß der Arteria mesenterica superior, sind nahezu gleich häufig.

Tabelle 1 Ursachen des postoperativen Ileus (Chirurg. Univ. Klinik Erlangen, n = 378, 1969–1981)

| Ätiologie | klinische Diagnose | Häufigkeit |
|---|---|---|
| reflektorisch | Paralyse | 95/32% |
| entzündlich | Peritonitis, Abszeß | 98/33% |
| vaskulär | Mesenterikaverschluß | 78/26% |
| (metabolisch) | Pankreatitis | 27/ 9% |
| Sonstige | | 80 |

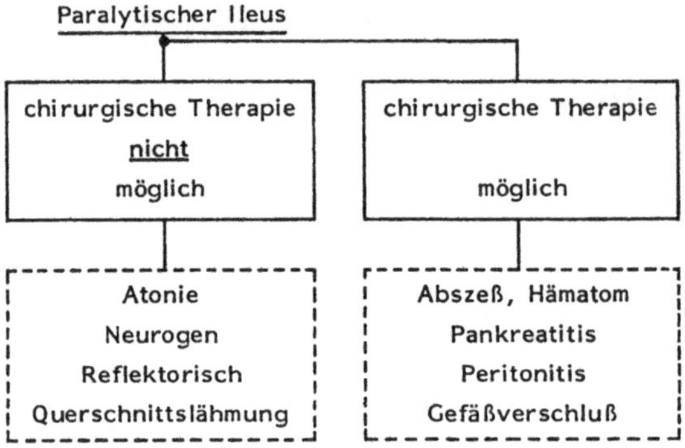


Abb. 1 Indikation zur Operation beim paralytischen Ileus in Abhängigkeit von der Möglichkeit, eine chirurgische Therapie durchzuführen. (Modifiziert nach Bünte [2]).

# Operationsindikation

Die Indikation zur Operation ist beim paralytischen Ileus schwierig. Bei einer chirurgisch behebbaren Ursache, sollte sie großzügig gestellt werden (Abb. 1). Handelt es sich jedoch um eine prolongierte Atonie, führt in der Regel das konservative Vorgehen zum Erfolg. Aufgabe der Diagnostik ist es, diese Frage zu klären. Wie schwierig dies im Einzelfall ist, zeigt die Analyse des eigenen Krankengutes (Tab. 2) [2, 8, 9, 16].

Bei 84 Patienten wurde die Diagnose postoperative Paralyse gestellt. Bei der Laparotomie fand man bei 3 Patienten eine Perforation und bei 16% eine diffuse Peritonitis (Tab. 3). War vor der Relaparotomie die Diagnose Peritonitis bekannt, so fand man trotzdem bei der Reoperation bei 9% aller Kranken eine vorher nicht bekannte Perforation. Die Verzögerung der Diagnose bei Verschluß der A. mesenterica erfolgt überwiegend im außerstationären Bereich. Aber auch präoperativ nicht erkannte Abszesse oder Hämatome konnten als Ursache der Paralyse während der Operation gesichert werden (Tab. 4). Die hohe Letalität beim paralytischen Ileus (Tab. 5) ist zwar Folge dieser Komplikationen, jedoch darf auch die Grunderkrankung hierbei nicht außer Acht gelassen werden. Dies gibt vor allem für den leider immer noch kaum rechtzeitig kausal therapierbaren Verschluß der A. mesenterica.

# Diskussion

Die prolongierte postoperative Atonie stellt ein wichtiges Problem dar, da sich hinter dieser Diagnose eine Vielzahl an chirurgisch behandelbaren und vor allem behandlungspflichtigen Komplikationen verbergen kann. Zu langes Zuwarten verschlechtert die Prognose.

Tabelle 2 Bei der prolongierten postoperativen Paralyse führt konservatives Vorgehen in der überwiegenden Mehrzahl aller Patienten zum Erfolg

| Ursache | Häufigkeit konservativer Therapie | |
|---|---|---|
| postoperativ | 59/84 | 70% |
| posttraumatisch | 5/6 | 83% |
| akute Pankreatitis | 13/19 | 68% |
| Total | 174/378 | 46% |

Tabelle 3 Beziehung zwischen präoperativer Diagnose und intraoperativem Befund

| Ätiologie | n | Komplikation Perforation | Peritonitis |
|---|---|---|---|
| Paralyse postoperativ | 84 | 4% | 16% |
| Peritonitis | 98 | 9% | 13% |
| Mesenterikaverschluß | 78 | 3% | 17% |

Tabelle 4 Therapie beim paralytischen Ileus in Beziehung zum intraoperativen Befund

| Ätiologie | n | Therapie | | | |
|---|---|---|---|---|---|
| | | Darmresektion, Kolostomie | Abszeß, Hämatom | sonstige Operationen | ohne Operationen |
| postoperative Paralyse | 84 | 9 | 8 | 8 | 59 |
| Pankreatitis | 27 | 2 | 3 | 9 | 13 |
| Peritonitis | 98 | 50 | 7 | 21 | 20 |

Tabelle 5 Letalität beim paralytischen Ileus in Abhängigkeit von der präoperativen Diagnose

| Ätiologie | n | Letalität |
|---|---|---|
| Paralyse postoperativ | 84 | 27% |
| Peritonitis | 98 | 42% |
| Pankreatitis | 27 | 15% |
| Mesenterikaverschluß | 78 | 63% |
| Sonstige | 91 | 23% |

Tabelle 6 Diagnostik bei der prolongierten postoperativen Atonie

| Entscheidung für konservatives Vorgehen | operatives Vorgehen |
|---|---|
| guter Allgemeinzustand<br>Abdomen palpatorisch weich<br>Sekretverlust bilanzierbar | Verschlechterung<br>Schmerzen, Bauchdeckenspannung<br>zunehmender Sekretverlust und Verfärbung<br>Temperaturanstieg<br>Leukozytose<br>Schocksymptomatik |

Die Entscheidung, wann eine operative Revision indiziert ist, hängt entscheidend von der Erfahrung des behandelnden Arztes ab. Zwar gibt es klinische Hinweise wie Temperaturanstieg oder zunehmende Bauchdeckenspannung, die eine Relaparotomie nahelegen, sie sind jedoch relativ unspezifisch (Tab. 6). Ist jedoch erst einmal eine Schocksymptomatik eingetreten, kommt jede ärztliche Hilfe meist zu spät. [2, 3, 6]. Daher ist, wenn die medikamentöse Therapie versagt, und die Gastrografinpassage eine hochgradige Stase zeigt, im Zweifel stets die Laparotomie indiziert.

## Zusammenfassung

Von 1969 bis 1981 wurde bei einer Gesamtzahl von 23 652 Laparotomien bei 378 Patienten die Diagnose „postoperativer paralytischer Ileus" gestellt. Eine Relaparotomie war bei 204 Patienten (0,8%) notwendig. Die Analyse der intraoperativen Befunde zeigt, wie häufig sich hinter einer sogenannten Paralyse eine chirurgisch behebbare Komplikation wie Anastomoseninsuffizienz, Perforation oder Abszeß verbergen können. Bei Verschlechterung des Allgemeinzustandes besteht daher stets die Indikation zur Relaparotomie.

## Literatur

[1] Balangero, E. F.: Acute Intestinal Obstruction. Int. Surg. 57 (1977) 873.
[2] Bünte H.: Ileus. In: Indikation zur Operation. (Hrsg.: G. Heberer, L. Schweiberer). Springer, Berlin – Heidelberg – New York 1981.
[3] Deucher, F., I. Oesch: Postoperativer Frühileus: Prophylaxe und Relaparotomie. Chirurg **45** (1976) 195.
[4] Giehl, H. J.: Zur Statistik des operativ lokalisierten Ileus. Zbl. Chir. **96** (1971) 1092.
[5] Gill, S. S., F. C. Egglstoss: Acute intestinal obstruction. Arch. Surg. **91** (1965) 589.
[6] Giuffré, J. C.: Intestinal Obstruction, Ten-year Experience. Dis. Colon & Rectum **15** (1972) 426.
[7] Hegemann, G., H. Grimm: Ileus. Chir. Praxis **5** (1961) 15.

[8] Kern, E.: Zur Chirurgie des postoperativen Ileus. Chirurg **41** (1970) 130.
[9] Kern, E.: Die Relaparotomie im Rahmen der Intensivtherapie bei Peritonitis und Ileus. Langenbecks Arch. Chir. 337 (1974) 301.
[10] Kern, E.: Postoperativer Ileus – Grundsätzliches zu Pathophysiologie und Klinik. Chirurg **51** (1980) 193.
[11] Lindenschmidt, Th. O.: Postoperative Magen-Darm-Atonie oder paralytischer Ileus? In: Postoperative Komplikationen. (Hrsg.: Pichlmayr). Springer, Berlin – Heidelberg – New York.
[12] Maurer, W., F. Enderlein, S. Krupp: Ileus. Konservative und operative Therapie. Chir. Praxis 7 (1963) 191.
[13] Rossetti, M.: Paralytischer Ileus. Chirurg **46** (1975) 54.
[14] Schmidt, E., H. P. Bruch, R. Laven: Dickdarmdynamik im Ileus. Chirurg **49** (1978) 104.
[15] Schwemmle, K.: Paralytischer und postoperativer Ileus. Münch. Med. Wochenschr. **118** (1976) 219.
[16] Schriefers, K. H.: Postoperativer Ileus – Klinik und chirurgische Therapie. Chirurg **51** (1980) 202.
[17] Sufian, S., T. Matsumoto: Intestinal Obstruction. Am. J. Surg. **130** (1975) 9.

# Der Ileus im Rahmen intrathorakaler Erkrankungen oder nach thoraxchirurgischen Eingriffen

H. Denck

Wenn auch der Darmverschluß im Rahmen intrathorakaler Erkrankungen ein äußerst seltenes Ereignis darstellt (eigenes Krankengut; s. Abb. 1), so ist doch für den Einzelfall die Kenntnis der Zusammenhänge von größter Bedeutung.

In der Abbildung 2 ist der Versuch unternommen, die mechanischen und dynamischen Ileusformen bei Thoraxerkrankungen zusammenzufassen.

Der mechanische Ileus bei gleichzeitigen Erkrankungen der Thoraxorgane kann aus verschiedenen Ursachen erfolgen. So zum Beispiel als Obturationsileus bei einer Dünndarmmetastase eines Bronchuskarzinoms, was immerhin in einer Häufigkeit je nach Histologie von 4,5 bis 20% auftreten kann [16]. Zwerchfellrupturen mit Inkarzeration [6, 13, 15] sowie inkarzerierte Zwerchfellhernien [4, 5, 7] können jederzeit zum Ileus führen. Das Verkennen simultaner Veränderungen im Thorax und Abdomen kann sich verhängnisvoll auswirken, so z.B. wenn bei einem intrathorakalen Magenvolvulus gleichzeitig ein Dünndarmvolvulus besteht, der bei rein

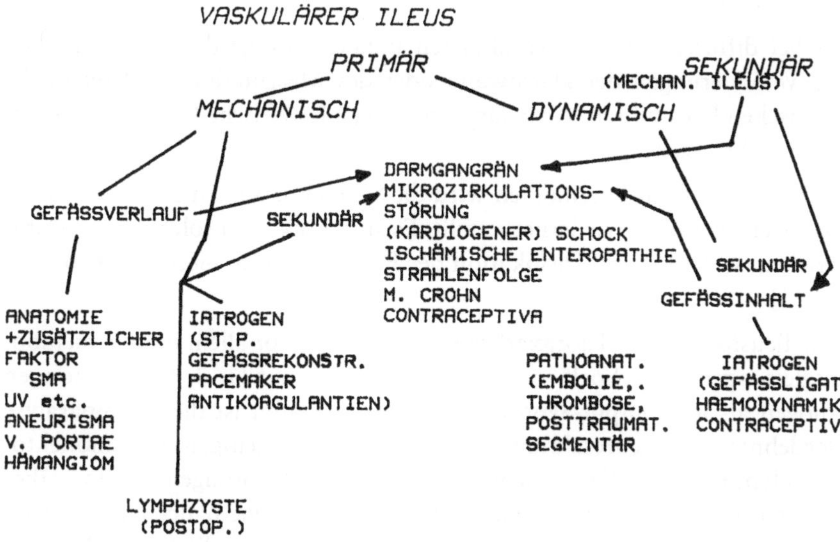


Abb. 1 Ileusursachen.

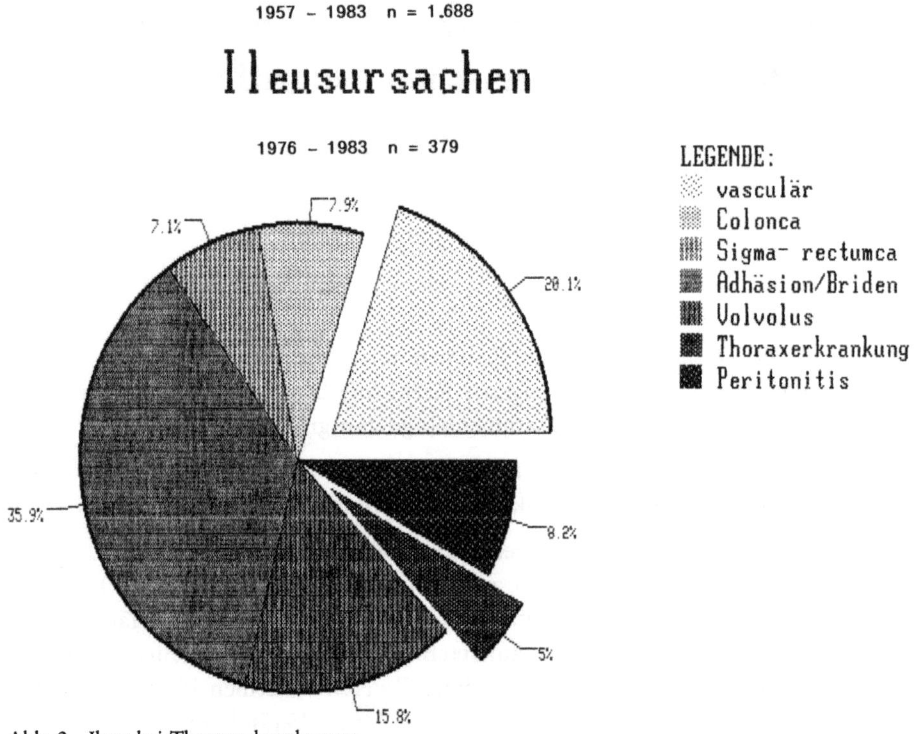


Abb. 2 Ileus bei Thoraxerkrankungen.

transthorakaler Operation des Magenvolvulus zweifelsohne übersehen worden wäre (ein eigener diesbezüglicher Fall).

Aber auch bei diffusen Lungenerkrankungen können infolge des systematischen Charakters Veränderungen der Darmwand oder des Mesenteriums auftreten, die zum mechanischen Ileus führen (Alveolarproteinose, 14, zystische Lungenfibrose, 8, Mukoviseidose, 12, Vaskulitis usw.).

Bei inoperablen Ösophaguskarzinomen wird die Schluckpassage nicht selten durch Celestin- oder Häringtubus wiederhergestellt. Es sind Frakturen solcher Celestintuben beschrieben, welche durch Dislokation der Fragmente zum mechanischen Ileus führten [2, 11].

Dynamische Ileusformen bei Thoraxerkrankungen treten vor allem infolge metabolischer Entgleisungen bei Schock- oder Respiratorlunge auf [1, 3, 9, 10], können auch kardiogen als low output-Syndrom auftreten. Bekannt ist die Darmparalyse nach ausgedehnten Lungenresektionen (besonders rechtsseitigen Pneumonektomien) durch Hypoxie und reflektorische Mikrozirkulationsstörungen – wie wir dies nicht selten beobachten können – ebenso wie der aufgetriebene Bauch ein typisches Frühsymptom des Staphylokokkenpyopneumothorax beim Säugling darstellt.

Bei einem unserer Patienten hat sich nach einer linksseitigen Pneumonektomie durch eine postoperative Hypoxie eine Darmatonie entwickelt, die durch eine Adhäsion nach einer Appendektomie sekundär in einen mechanischen Ileus überging, der zu einer Laparatomie und Adhäsiolyse zwang.

Auch ist bekannt, daß Tumore des Mediastinums, speziell des Ösophagus, auf reflektorischem Wege (Nervus vagus) zum dynamischen Ileus führen können, daß auch eine Ösophagusperforation (spontan oder traumatisch) zum Bild des dynamischen Ileus führen kann, wie wir dies bei einem Boerhaavesyndrom kürzlich beobachten konnten.

Zusammenfassend sei festgestellt, daß der Darmverschluß im Rahmen intrathorakaler Erkrankungen wohl ein seltenes Ereignis darstellt, bei rechtzeitiger Erkennung und zielstrebiger Therapie aber eine gut beherrschbare Komplikation darstellt.

# Literatur

[1] Aranha, G. V., N. R. Goldberg: Surgical problems in patients on ventilators. Crit. Care Med. **9** (1981) 478–480.

[2] Beckmann W. H., U. Schachtel: Ileus als Spätkomplikation einer Ermüdungsfraktur von Ösophagus-Endoprothesen. Med. Welt, **34** (1983) 83, 84.

[3] Berkenboom, G., M. Kraytman, N. Frederic: Pulmonary oedema after propranolol therapy and ileus in a patient with phaeochromocytoma. Acta Clin. Belg. **34** (1979) 296, 297.

[4] Campbell, D. N., J. R. Lilly: The clinical spectrum of right Bochdalek's hernia. Arch. Surg. **117** (1982) 341–344.

[5] Gaisie, G., L. W. Young, K. S. Oh: Cate-onset Bochdalek's hernia with obstruction: radiographic spectrum of presentation. Clin. Radiol. **34** (1983) 267–270.

[6] Harley, H. R.: Traumatic diaphragmatic hernia due to blunt injury. In: W. G. Williams, R. E. Smith (Edts.). Trauma of the chest. Wright, Bristol 1977.

[7] Hay D.: Strangulation of colon in an acquired diagphragmatic hernia. Cent. Aff. J. Med. **21** (1975) 265, 266.

[8] Holsclaw, D. S., C. Rocmans, H. Schwachman: Intussusception in patients with cystic fibrosis. Pediatrics, **48** (1971) 51–58.

[9] Lloyd, E. L.: Diagnostic problems and hypothermia. Br. Med. J. **3** (1972) 417.

[10] Morton A., W. Davies: Advanced strangulating gut obstruction complicated by pulmonary insufficiency and consumptive coagulopathy. Report of a case. Aust. NZ. J. Surg. **41** (1972) 285, 285.

[11] Palafox, B. A., H. Lifschutz, G. Juler: Fragmentation of a celestin tube causing intestinal abstruction. Case report and review of the literature. J. Thorac Cardiovasc. Surg. **87** (1984) 698–701.

[12] Posselt, H. G., S. W. Bender: Gastroenterologische Probleme der Mucoviscidose. Monatsschr. Kinderheilkunde. 126 (1978) 161–164.

[13] Samaan, H. A.: Ondiagnosed traumatic diaphragmatic hernia. Br. J. Surg. **58** (1971) 257–261.

[14] Smitz, L. J., A. L. Katzenstein, M. G. Ankin. et al.: Management of pulmonary alveolar proteinosis (clinical conference). Chest. **78** (1980) 765–770.

[15] Vijayanagar, R., P. C. Hofstra: Obstruction and strangulation in diaphragmatic hernia due to direct trauma. NY. State J. Med. **71** (1971) 1228–1230.

[16] Wiedemer H., M. Godbole, S. K. Appavu: Small bowel metastase in bronchogenic carcinoma. IMJ. **160** (1981) 228–230.

# Die postoperative Motilitätsstörung des Darmes beim Polytrauma

E. Laier, G. Müller

Die Beurteilung der Darmtätigkeit ist beim polytraumatischen Patienten in der postoperativen Phase schwierig, da die Patienten an einer oder mehreren Körperhöhlen voroperiert, häufig bewußtlos, atem- oder kreislaufinsuffizient sind.

Es gilt die postoperative Motilitätsstörung von echten paralytischen oder mechanischen Ileuszuständen zu unterscheiden [5]. Während die verlängerte postoperative Motilitätsstörung ein reversibles Krankheitsbild darstellt und durch gezielte konservative Maßnahmen behoben werden kann [1], muß die Gruppe eines echten Ileus einer sofortigen Operation zugeführt werden [2]. Dabei ist zu bedenken, daß die Indikation zur Laparotomie gerade bei Polytraumatisierung eng gestellt werden muß.

Definition

1. Motilitätsstörung ≙
   (Magen-Darm-Atonie) das heißt: reversible Inaktivität, Distension und Tonusverlust von Magen- und Darmwand.
2. Ileus das heißt: irreversibler mechanischer oder funktioneller Darmpassagestop.

Der Übergang zwischen den verschiedenen Formen kann fließend sein [3].

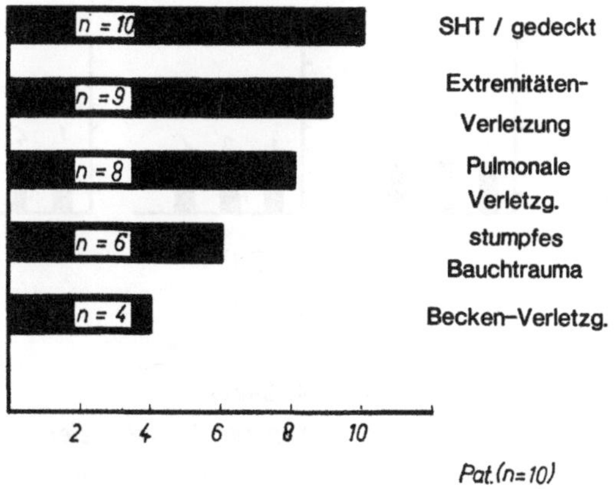


Abb. 1 10 Patienten mit Polytrauma

# Patientengut

Bei 10 Patienten mit Schädel-Hirn-Trauma und schwerwiegenden Begleiterkrankungen bestand mehrfach die Situation, wegen eines Ileuszustandes eine Laparotomie vorzunehmen. In allen Fällen ließ sich jedoch die verzögerte postoperative Motilitätsstörung mit konservativen Mitteln überwinden. Aus Abbildung 1 ist das Verletzungsmuster der Patienten zu entnehmen.

# Diagnostik

Zunächst war eine engmaschige klinische Verlaufskontrolle zur Trenderkennung erforderlich (Palpation, Perkussion und wiederholte Auskultation aller vier Bauchquadranten).

Weiterhin war wichtig, das Ausmaß der Magen- und Darmwanddistension anhand der Exkretionsmenge über die Magensonde zu ermitteln. Bei postoperativer Darmmotilitätsstörung war die Exkretion selten über 500 ml pro 24 Stunden. Mengen von über 1 l sind alarmierend. Bei Mengen von mehr als 3–4 l muß die Operationsindikation gestellt werden.

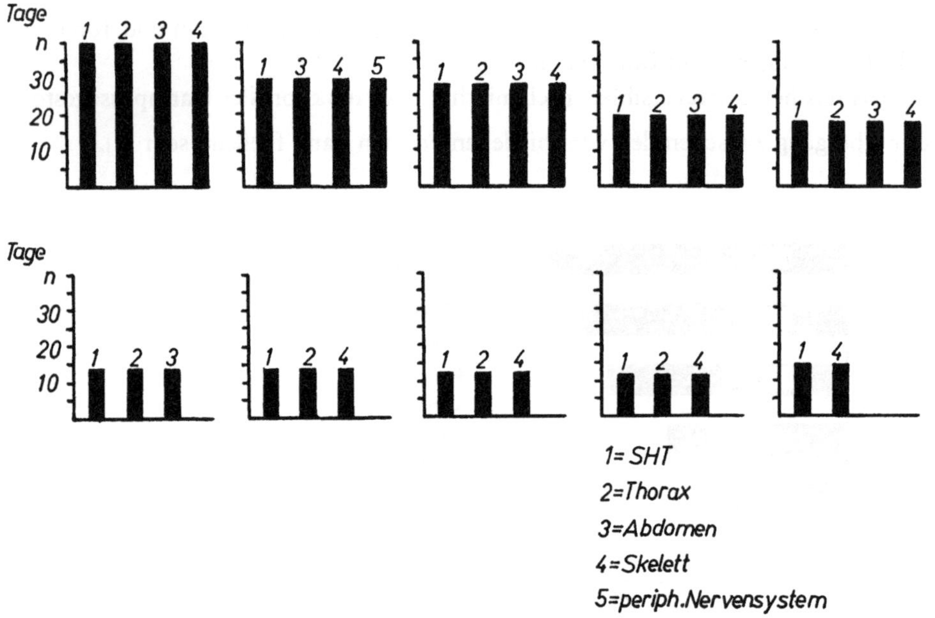


Abb. 2 Dauer der Darmmotilitätsstörung (n = Tage); in Abhängigkeit der verletzten Organgruppen (1–5) bei 10 Patienten.

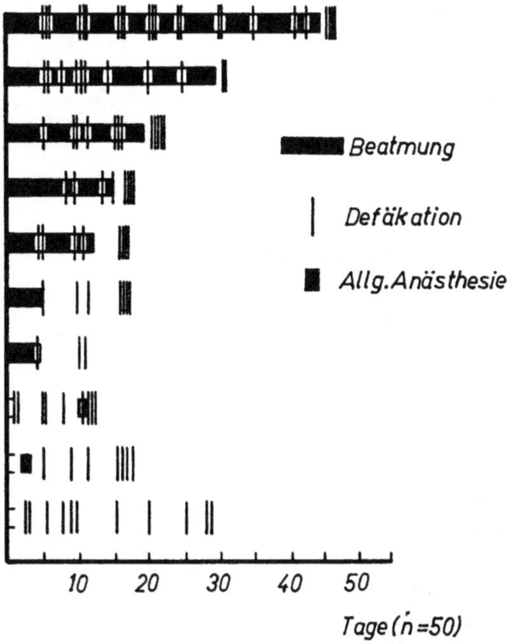


Abb. 3 Korrelation von Beatmungsdauer und Darmatonie bei polytraumatisierten Patienten.

In diesen Fällen kam es in Folge der Magen- und Darmwanddistension zur gestörten Mikrozirkulation mit Flüssigkeits-, Eiweiß- und Elektrolytverlust. Daher waren laufende Laborkontrollen notwendig.

Zur Unterscheidung einer Darmatonie vom echten oder manifesten Ileus wurde die Urinproduktion quantitativ und qualitativ erfaßt. Beim Ileus würde man als Ausdruck der $H_20$-Sequestration in den dritten Raum eine Oligurie beobachten.

# Ergebnisse

Bei allen Patienten zeigten sich unter der Beatmung und Relaxation [4] mit Fentanyl® und Pancuronium® massive Magen-Darm-Atonien sowie Subileuserscheinungen (Abb. 3). Mit der Beendigung der Beatmung, nach konsequenter Laxantiengabe und entsprechender Infusionstherapie normalisierte sich der Abdominalbefund.

Allerdings zeigten auch nichtbeatmete Patienten posttraumatisch Darmmotilitätsstörungen, die gezielte konservative Maßnahmen erforderten.

Von besonderer Wichtigkeit war die Tatsache, daß anhand unseres Patientenguts die Dauer der Darmmotilitätsstörung nicht nur vom Ausmaß des stumpfen Bauchtraumas bzw. des bauchchirurgischen Eingriffes abhängig war. Entscheidender war

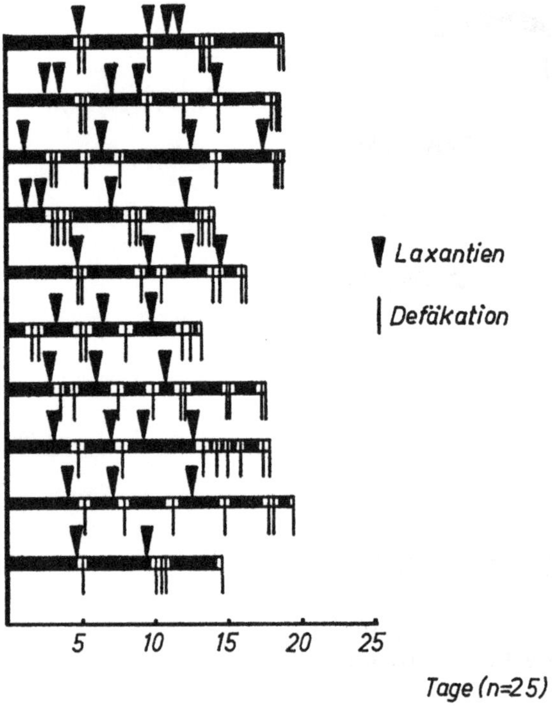


Abb. 4 Therapie mit Laxantien bei 10 polytraumatisierten Patienten mit Darmatonie.

vielmehr das gleichzeitige Vorliegen einer thorax-, neuro- und unfallchirurgischen Verletzung (Abb. 2).

Die Darmmotilität war bei Mehrfachverletzten deutlich verzögert.

Um den drohenden Übergang von der postoperativen Darmmotilitätsstörung in die sekundäre Paralyse zu verhindern, mußte eine kontinuierliche Überwachung mit Laxantiengabe erfolgen (Abb. 4). Das erste Eintreten des Stuhl- und Windabganges war nicht mit normaler Peristaltik gleichbedeutend. Die Darmmotilität mußte weiterhin angeregt werden. Dies erfolgte durch mehrmalige gezielte Laxantiengaben in Form von Anthrachinonderivaten, salinischen Gleitmitteln bzw. Cholinesterasehemmern (Tab. 1). Erst danach besserte sich der klinische Befund des Abdomens, so daß eine Laparotomie vermieden werden konnte. Bis dahin waren mehrfach Zustände mit prall elastischer Abwehrspannung aufgetreten.

In Ergänzung einer gezielten Laxantientherapie mußten Störungen des Flüssigkeits- und Elektrolythaushaltes, ein Volumenmangel, z. B. die Blutungsanämie und Hypoxie bzw. Ateminsuffizienz bei Kontusionslunge ausgeglichen werden. Weiterhin Infektionen bei bakterieller oder chemisch-toxischer Peritonitis, Raumforderungen in abdomine bei retroperitonealen Hämatomen und die Nieren- bzw. Kreislaufinsuffizienz (Tab. 2).

Tabelle 1 Therapiestufenplan

| | |
|---|---|
| 1. Unmittelbar postoperative Phase | Magensonde (Distension?).<br>Cystofix/DK (Nierenausscheidung).<br>Infusionstherapie ($K^+$!).<br>Atmung? Säure-Basen-Status? Kreislauf? |
| 2. Darmmotilitätsstörung/12–72 Std. (Übelkeit, Meteorismus, Aufstoßen, spärliche Darmgeräusche) | Anthrachinonderivat.<br>salinische Gleitmittel/Darmrohr.<br>Parasympathikomimetika.<br>Ochsengalleneinlauf. |
| 3. Drohender Übergang in die sekundäre Paralyse (Urinausscheidung, Erbrechen, Magenexkretion, Schock, fehlende Darmgeräusche) | Ileustropf (Prostigmin®/Mestinon®/ Bepanthen®).<br>Ceruletid. |

Tabelle 2 Mögliche Ursachen einer Darmparalyse

Störungen des Flüssigkeits- und Elektrolythaushaltes (Mikrozirkulation), Volumenmangel (Blutungsanämie).
Hypoxie/Ateminsuffizienz (Kontusionslunge, Pleuraerguss).
Infektion (bakterielle Peritonitis bei Darmwandperforation, chemisch-toxische Peritonitis bei Gallenblasennekrose).
Kreislaufinsuffizienz (Herzinfarkt, Contusio cordis, Hypotonie).
Raumforderungen in-abdomine (retro- und intraperitoneale Hämatome).
Niereninsuffizienz (Nierenkontusion).
Vaskuläre Ursachen (Darmwandischämie, Mesenterialvenenthrombose).
Stoffwechselerkrankungen als Begleiterkrankungen (Diabetes).

# Zusammenfassung


1. Beim Polytraumatisierten besteht eine enge Korrelation zwischen Beatmungsdauer und Dauer der Darmmotilitätsstörung.
2. Die Dauer der Darmmotilitätsstörung hängt weniger von einem vorangegangenen bauchchirurgischen Eingriff, als vielmehr vom Ausmaß der Begleitverletzungen auf neuro-, thorax- oder unfallchirurgischem Gebiet ab.
3. Bei unzureichender Therapie kann sich aus einer Darmmotilitätsstörung eine sekundäre Paralyse entwickeln. Unter Einsatz einer:
   a) Laxantientherapie,
   b) Atem-, Kreislauf- und
   c) Stoffwechselbehandlung
   
   konnte dies in allen Fällen vermieden werden.
4. Wichtigste Kriterien zur Operationsindikation:
   a) die klinische Untersuchung des Abdomens (Bauchumfang, Peristaltik, Puls),

b) der Rückstau von Magensaft und Dünndarminhalt über die Magensonde, der nicht über 500 ml pro Tag betragen sollte, und
c) die Beurteilung der Urinausscheidung, die nicht unter 400 ml pro Tag absinken darf.

# Literatur

[1] Herfarth, Ch., W. Ruf, T. Heil: Akute postoperative Störungen nach Eingriffen am Dünn- und Dickdarm. In: L. Demling, et al.: Therapie postoperativer Störungen des Gastrotintestinaltraktes, S. 24–28. Thieme, Stuttgart 1983.
[2] Kern, E.: Die Relaparotomie bei Peritonitis und Ileus. Langenbecks Arch. Chir. **337** (1974) 301–304.
[3] Kern, E.: Grundsätzliches zu Pathophysiologie und Klinik; postoperativer Ileus. Chirurg **51** (1980) 193–197.
[4] Kucher, R., K. Steinbereithner: Pathophysiologie und Komplikationen der Beatmung. In: Intensivtherapie, S. 287. Thieme, Stuttgart 1972.
[5] Lindenschmidt, Th.-O.: Postoperative Magen-Darm-Atonie oder paralytischer Ileus? In: R. Pichlmayr, Postoperative Komplikationen, S. 22–34. Springer, Heidelberg 1976.

# Das Ogilvie-Syndrom – eine klinisch wichtige Entität

K. Hrynyschyn, V. Schumpelick, G.-A. Schlosser, M. Doehn

1948 berichtete Sir Heneage Ogilvie über 2 Kranke mit kolikartigen Leibschmerzen und einer ileusartigen Auftreibung des Dickdarmes. Die röntgenologische und endoskopische Untersuchung des Kolon erbrachte keinen pathologischen Befund. Bei der explorativen Laparatomie zeigte sich eine maligne Infiltration des Plexus coeliacus ohne krankhaften Befund am Dickdarm selbst.

Als Erklärung führte Ogilvie ein Überwiegen der Parasympathischen Impulse aus dem Plexus sacralis bei fehlendem sympathischen Einfluß nach Zerstörung des Plexus coeliacus an. Resultat war ein segmentärer Spasmus im Bereich des Sigma.[4]

Bis heute sind mehr als 350 Fälle in der Literatur beschrieben worden [3]; wahrscheinlich ist die Inzidenz höher.

Die im Schrifttum verwendeten Symbole sind in Tabelle 1 dargestellt.

## Symptome und Klinik

Das Ogilvie-Syndrom ist durch folgende Symptome gekennzeichnet:

1. Es besteht eine massive Kolondilatation wie beim Dickdarmileus ohne mechanische Ursache (Abb. 1).
2. Die Distension schreitet rasch fort und kann dem Gesetz von Laplace entsprechend zu einer Zökumperforation führen.
3. Die Letalität liegt zwischen 25 und 45% [1].

Tabelle 1 Ogilvie-Syndrom – Synonyme

| | |
|---|---|
| Paralytischer Ileus des Kolons | Idiopathische Dickdarmobstruktion |
| Adynamischer Ileus des Kolons | Falsche Kolonobstruktion |
| Megakolon des Erwachsenen | Intestinale Pseudoobstruktion |
| Pseudomegakolon | Pseudoobstruktion des Kolon |

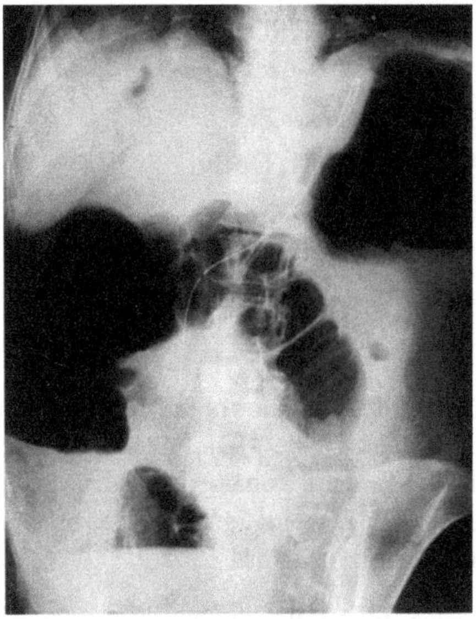

Abb. 1 Ogilvie-Syndrom – Abdomenübersicht.

# Diagnostik

Als diagnostische Maßnahmen sind die Nativröntgenuntersuchung des Abdomen sowie ein Gastrografineinlauf zum Ausschluß einer mechanischen Ursache zu nennen. (Abb. 2)

Blutchemische Untersuchungen besitzen keine wesentliche Bedeutung.

Tabelle 2 Ogilvie-Syndrom – Ätiologie

| | |
|---|---|
| Operative Eingriffe im Beckenbereich<br>Operative Eingriffe an der Wirbelsäule | Kardiovaskuläre Operationen |
| Polytrauma<br>Respiratorische Insuffizienz<br>Niereninsuffizienz<br>Kardiogener Schock | Pankreatitis<br>Verbrennungskrankheit<br>Sepsis |
| Alkoholismus<br>Neurologische Erkrankungen | Tumorinfiltrationen im Retroperitoneum |

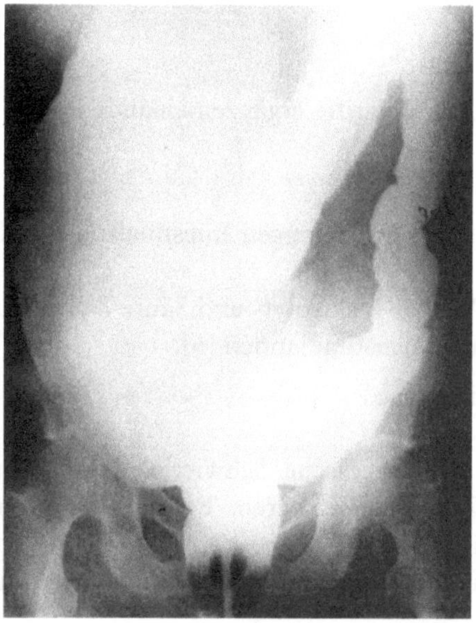

Abb. 2 Ogilvie-Syndrom – diagnostischer Gastrografin Einlauf ohne mechanisches Hindernis.

# Ätiologie

Hinsichtlich der Ätiologie erheben sich zwei Fragen:

1. Welche extrakolischen Erkrankungen führen zur Pseudoobstruktion des Kolon? (Tab. 2).
2. Lassen sich aus diesen ätiologisch unterschiedlichen Erkrankungen pathophysiologische Gemeinsamkeiten erkennen?

Im Widerspruch zu den Vorstellungen von Ogilvie gilt heute das pathophysiologische Konzept, das durch Überwiegen des Sympathikotonus eine Peristaltikhemmung bewirkt wird [7].

Neben den nervalen Ursachen spielen Mikrozirkulationsstörungen im Rahmen eines Schockgeschehens eine Rolle. Vorstellbar wäre, daß sich Schockfolgen, wie z. B. an der Gallenblase auch am Dickdarm manifestieren.

Möglicherweise ist die Pseudoobstruktion auch als Behandlungsfolge im Rahmen einer Intensivtherapie zu sehen, oder sie wird durch Pharmaka ausgelöst oder unterhalten.

Weitere Faktoren, wie z. B. eine Dysbakterie und Störung der Gasresorption und Diffusion führen zu vermehrter Gasansammlung [1].

# Therapie

Konservative Maßnahmen und operative Eingriffe ergänzen einander.

Zu den konservativen Maßnahmen zählen:
1. Nahrungskarenz
2. Naso-gastrale und intestinale Absaugung mit langen Intestinalsonden (Dennissonde)
3. Korrektur von Störungen im Salz-Wasser-Elektrolyt- und Säure-Basenhaushalt
4. Gezielter Einsatz von Einläufen und Darmstimulantien [6].

Als operative Maßnahmen kommen in Frage:
1. Die Kolonoskopische Absaugung
   Verschmutzung des Dickdarmes und technische Schwierigkeiten können die erfolgreiche Dekompression des Zökum erschweren. Es besteht ein erhöhtes Perforationsrisiko. Eine Kontraindikation zur Kolonoskopie besteht bei Vorliegen einer Perforation und bei hämorrhagisch veränderter Schleimhaut im Sinn einer ischämischen Kolitis [2, 8]
2. Die Anlage einer Zökostomie
   Die Dekompression kann durch Anlage einer selbstheilenden Zökalröhrenfistel oder durch ein Zökostoma erfolgen [5].
3. Die Resektion
   Im Fall einer Zökumperforation muß eine Resektion bei deutlich erhöhtem Risiko vorgenommen werden. Die primäre Wiederherstellung der Passage ist nicht zu empfehlen. Der aborale und orale Darmschenkel sollten als Stomata angelegt werden.

Die Indikation zur operativen Behandung stellt sich bei folgenden Gelegenheiten:
1. Übersteigt der Zökumdurchmesser 9 cm, so besteht eine erhöhte Rupturgefahr.
2. Die Verschlechterung des Allgemeinzustandes, der kardio-respiratorischen Situation sowie der Beatmungsparameter können einen Hinweis für eine operative Dekompression liefern.
3. Die Entwicklung eines akuten Abdomen läßt auf eine Perforation schließen, die im Zökalbereich in ca. 15% der Fälle beobachtet werden kann.

# Ergebnisse

Von 1978–1984 haben wir 18 Fälle eines Ogilvie Syndroms beobachtet. Die Ursachen sind in der Tabelle 3 dargestellt.

Von den 18 Patienten haben 9 überlebt. Die Letalität von 50% war durch septische Krankheitsverläufe und deren Komplikationen bedingt.

Tabelle 3 Ogilvie-Syndrom (Chirurgische Universitätsklinik Hamburg 1978–1984)

| | | verstorben | überlebt |
|---|---|---|---|
| Polytrauma | 6 | 5 | 1 |
| Thoraxtrauma | 2 | – | 2 |
| Mediastinitis | 1 | 1 | – |
| Niereninsuffizienz | 2 | 1 | 1 |
| Operation im Retroperitoneum | 3 | 1 | 2 |
| Neurologische Erkrankung | 1 | – | 1 |
| Operation am Herzen | 2 | – | 2 |
| Leberabszesse | 1 | 1 | – |
| n | 18 | 9 | 9 |

Letalität: 50%
Ursachen: septische Komplikationen und ihre Folgen

In der Regel entwickelte sich die massive Kolondilatation, 10–14 Tage nach dem auslösenden Trauma. Trotz einer intensiven Stimulierung der Darmtätigkeit durch Sympathikolyse mit Hilfe eines – über einen Periduralkatheter applizierten Lokalanästhetikums konnte keine Stuhlentleerung herbeigeführt werden. Auch eine α-Rezeptorenblockade mit Regitin und nachfolgender Prostigmin-Applikation blieb erfolglos.

Alle Patienten erhielten Dopamin zur Kreislaufstützung, dessen durchblutungs- und motilitätshemmende Wirkung einen möglichen Faktor darstellt.

Bei 17 Patienten haben wir eine Zökalfistel angelegt, in einem Fall erfolgreich kolonoskopisch abgesaugt.

In allen Fällen kam es zu einer raschen Dekompression. Die histologische Untersuchung der Zökumwandexzidate zeigte in allen Fällen Veränderungen im Sinne einer ischämischen Kolitis.

# Zusammenfassung

Die pathophysiologische Wegstrecke des Ogilvie-Syndroms ist noch nicht eindeutig erklärt.

Eine Imbalenz im Tonus des vegetativen Nervensystems und Folgen von Mikrozirkulationsstörungen werden als Ursachen diskutiert.

Die rechtzeitige operative Behandlung, das heißt endoskopische Absaugung oder Anlage einer Zökalfistel sollte einer Perforation unbedingt zuvorkommen.

Offenbleiben muß, inwieweit konservative Maßnahmen bei Risikopatienten das Auftreten eines Ogilvie-Syndroms verhindern können oder ob die Pseudoobstruktion möglicherweise Folge der Behandlung ist.

# Literatur

[1] Gierson, E. D., F. K. Storm, W. Shaw: Caecal rupture due to colonic ileus. Br. J. surg. **62** (1975) 383–386.

[2] Kukora, J. S., Th. L. Dent: Colonoscopic decompression of massive nonobstructive cecal dilation. Arch. surg. **112** (1977) 512–517.

[3] Nanni, G., A. Garbini, P. Luchetti: Ogilvie's Syndrome. Dis. Col. & Rect. **2** (1982) 157–166.

[4] Ogilvie, H.: Large intestine colic due to sympathetic deprivation: A new clinical syndrome. Br. Med. J. **2** (1948) 671–673.

[5] Schlosser, G.-A., K. Hrynyschyn: Die selbstheilende Zökalröhrenfistel. Chir. Praxis **30** (1982) 473–476.

[6] Schumpelick, V., K. Hrynyschyn: Postoperative und posttraumatische Magendarmparese. Grundlagen der Chirurgie G 22. Beilage zu den Mitteilungen der Dtsch. Ges. f. Chirurgie **4** (1984).

[7] Spira, I. A., R. Rodriques, W. I. Wolff: Pseudoobstruction of the colon. Am. J. Gasroenterol. **65** (1976) 397–408.

[8] Starling, I. R.: Treatment of non-toxic megacolon by colonoscopy Surg. **94** (1983) 677–680.

# VI Ileus im Neugeborenen-, Säuglings- und Kinderalter

# Laparotomie und Relaparotomie beim mechanischen Ileus im Kindesalter

R. Grüßner, I. Koltai, A. Kuhnert, S. Hofmann v. Kap–herr

Die gesonderte Betrachtung des mechanischen Ileus im Kindesalter ist notwendig, weil er sich gegenüber dem des Erwachsenenalters insbesondere bezüglich seiner Ursachen unterscheidet. Damit zusammenhängend ergeben sich auch Unterschiede hinsichtlich des operativen Vorgehens.

Nach der Appendizitis stellt der mechanische Ileus die zweithäufigste Indikation zur Laparotomie im Kindesalter dar. Von Oktober 1974 bis September 1984 wurden in der Kinderchirurgischen Universitätsklinik Mainz von 2327 Laparotomien 345 wegen eines mechanischen Ileus durchgeführt; das entspricht einem prozentualen Anteil von 15%. Der Stellenwert des mechanischen Ileus wird insbesondere bei den Relaparotomien deutlich; so betrug die Indikation 13% bei allen Primärlaparotomien, hingegen 55% bei allen akuten Relaparotomien.

Hinsichtlich der *Ätiologie* des mechanischen Ileus machten die kongenitalen Ursachen 40%, die erworbenen 60% des Gesamtkrankengutes aus. Die weitere Analyse

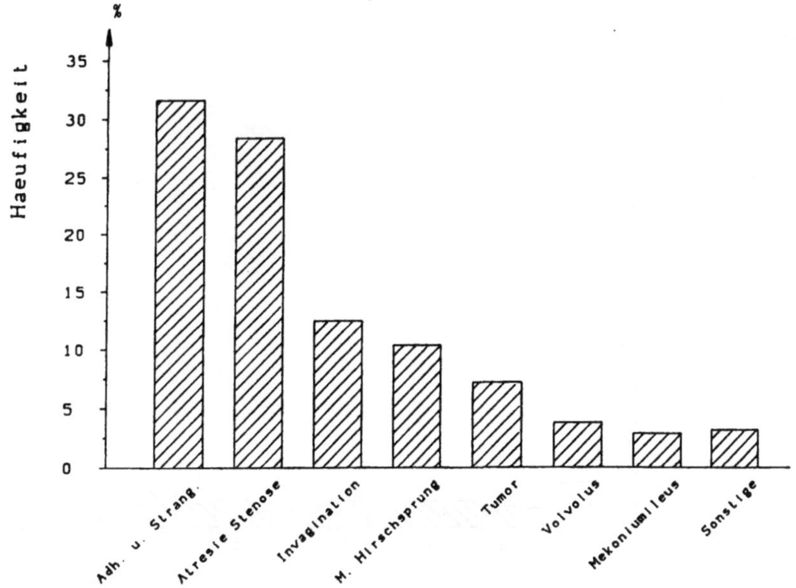


Abb. 1 Ursachen des mechanischen Ileus im Kindesalter (n = 345).

zeigte (Abb. 1), daß Adhäsionen und Stränge mit 31,6% der Fälle als Ileusursache dominierten; gefolgt von Atresien und Stenosen mit 28,4%. Unterteilt man den untersuchten Zeitraum in zwei Fünfjahresabschnitte, so stieg der prozentuale Anteil der Adhäsionen und Strangulationen von 28% auf 35% an, während der der Atresien und Stenosen von 35% auf 23% zurückging.

Weitere Ursachen des mechanischen Ileus waren die Invagination (in 12,5% der Fälle) und die Hirschsprungsche Erkrankung (in 10,4%). Seltener führten Tumore, Volvulus und Mekoniumileus zur Laparotomie.

Hernieninkarzerationen wurden in unsere Untersuchungen nicht miteinbezogen.

Die *Altersverteilung* der kindlichen Ileusfälle (Abb. 2) zeigt einen eindeutigen Häufigkeitsgipfel im ersten Lebensjahr mit 54%; hiervon entfielen 34% auf die Neugeborenen- und 20% auf die Säuglingsperiode. Hervorgerufen wurde dieser Häufigkeitsgipfel durch den mit 65% hohen Anteil an angeborenen Ileusursachen (Abb. 3). So entfielen alle Fälle mit Mekoniumileus, 95% der Atresien, 74% der Stenosen, jeweils 54% der Volvuli und Invaginationen und die Hälfte der Fälle mit Morbus Hirschsprung auf das 1. Lebensjahr. Nur die Adhäsionen und Strangulationen sowie die Tumoren hatten ihren Häufigkeitsgipfel nicht in der Neugeborenen- und Säuglingsperiode, sondern in der Altersklasse der Schulkinder (49% bzw. 44%).

Untersucht man die *Lokalisation* des mechanischen Ileus, so fällt der mit 11% hohe Anteil an duodenalen Darmverschlüssen auf (Abb. 4). Die Häufigkeit des Dünndarmileus betrug 62%, die des Dickdarmileus 27%. Betrachtet man die Ileuslokalisa-

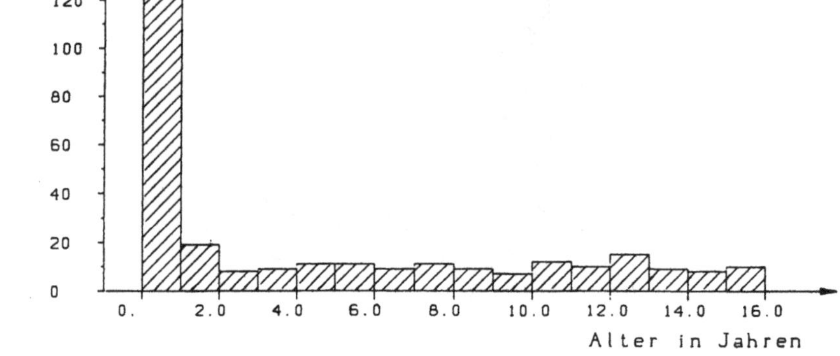


Abb. 2 Altersverteilung bei mechanischem Ileus im Kindesalter (n = 345).

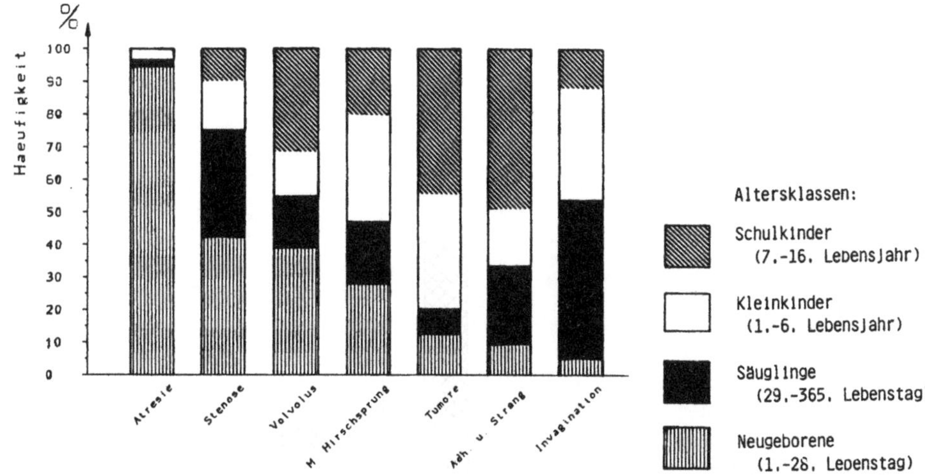


Abb. 3 Ursachen des mechanischen Ileus im Kindesalter in Abhängigkeit von der Altersverteilung.

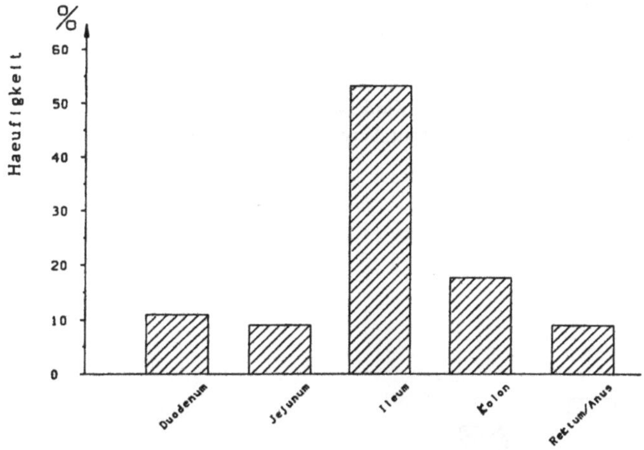


Abb. 4 Lokalisation des mechanischen Ileus im Kindesalter (n = 345).

tion im Neugeborenenalter isoliert, so ist der Anteil der duodenalen Darmverschlüsse mit 25% noch höher als im Gesamtkindesalter; dies korreliert mit einem deutlichen Rückgang des Dünndarmileus (auf 44%), bei fast gleichgroßer Häufigkeit des Dickdarmileus (31%).

Der duodenale Ileus des Neugeborenen war in der Regel angeboren und wurde zu 60% durch intraluminale (Atresien, Membranen, Stenosen) und zu 40% durch extraluminale Ileusursachen (Pankreas anulare, Laddsche Bänder, Darmfehldrehungen) hervorgerufen.

Bei einer Analyse der einzelnen Ileus*ursachen* muß bei der größten Gruppe, den Adhäsionen und Strangulationen, zwischen primärlaparotomierten und relaparoto-

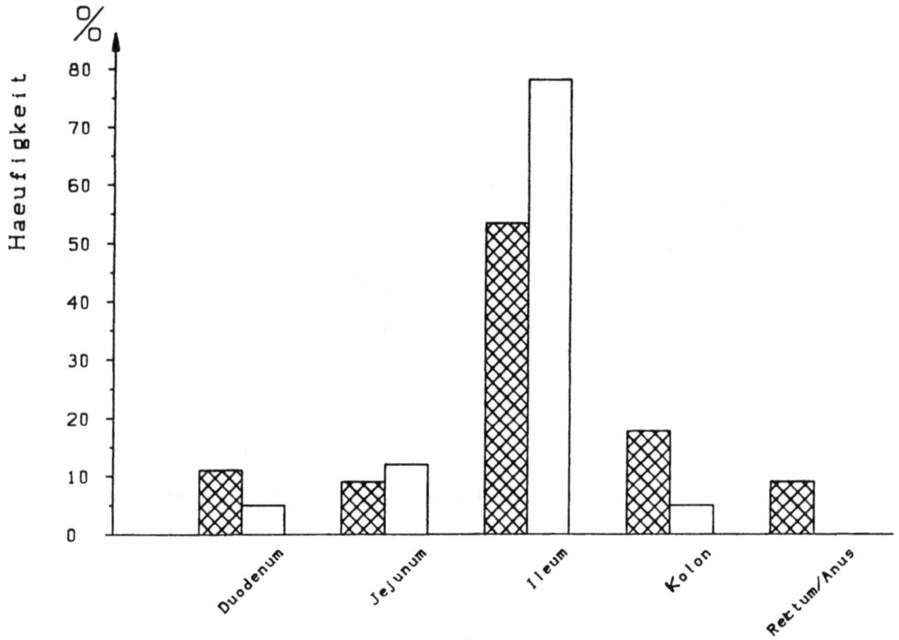


Abb. 5 Lokalisation des mechanischen Ileus im Kindesalter
Gesamtkrankengut (n = 345; schraffiert); Verwachsungsbedingte Relaparotomien; (n = 101; nicht-schraffiert).

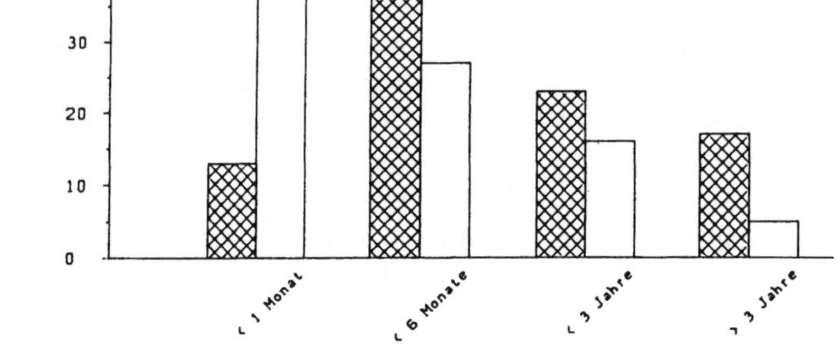


Abb. 6 Zeitraum zwischen verwachsungsbedingter Relaparotomie und vorausgegangener Laparotomie (n = 101).

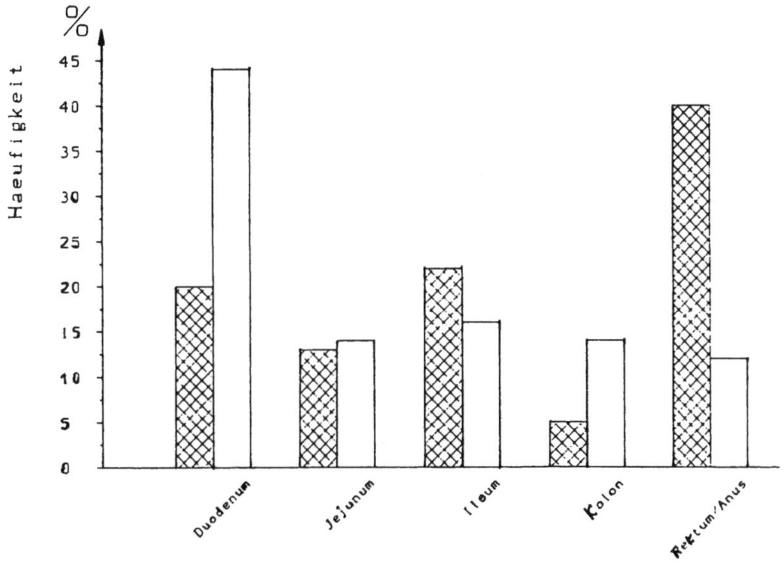


Abb. 7 Grunderkrankungen bei Relaparotomien wegen verwachsungsbedingtem Ileus (n = 101).

mierten Fällen unterschieden werden; mit 93% überwog jedoch deutlich der relaparotionspflichtige Verwachsungsileus. In 55% waren Strangulationen und in 41% Adhäsionen allein, in 4% gemeinsame Ursache der postoperativen Relaparotomie. Im Vergleich zum Gesamtkrankengut (Abb. 5) überwog hinsichtlich der Lokalisation der Dünndarmileus mit 90% deutlich. Darmverschlüsse von Duodenum und Kolon machten jeweils nur 5% aus. Unterschiede zwischen Strangulations- und Adhäsionsileus bezüglich der Ileuslokalisation bestanden nicht. Hingegen zeigte sich, daß über die Hälfte der Adhäsionsilei (51,4%), aber nur 1/7 der Strangulationsilei (13,2%) innerhalb der ersten 4 postoperativen Wochen relaparotomiert werden mußten (Abb. 6). Beim Strangulationsileus lag der Häufigkeitsgipfel (mit 47,2%) zwischen dem 1. und 6. postoperativen Monat. Die Zeitabhängigkeit war statistisch signifikant ($p<0.05$).

Die mit Abstand häufigste Grunderkrankung (Abb. 7) bei verwachsungsbedingten Relaparotomien war die Appendizitis (in 43% der Fälle). Es folgen die angeborenen Bauchwanddefekte (15%), die Darmatresien und -stenosen (9%), das stumpfe Bauchtrauma (8%) sowie die Hirschsprungsche Erkrankung (8%). Bezogen auf die Fallzahlen der jeweiligen Grunderkrankung und bei Ausschluß der auswärts voroperierten Patienten verschiebt sich jedoch die Verteilung der Relaparotomiehäufigkeit (Tab. 1). so wurden 23% aller Patienten mit Bauchwanddefekten, 22% mit Morbus Hirschsprung, 11% mit stumpfen Bauchtrauma und 9% mit Atresien und Stenosen wegen eines Verwachsungsileus relaparotomiert; diese Indikation bestand dagegen nur bei 1,6% der Patienten mit Appendizitis (20 von 1255 Patienten).

Tabelle 1 Häufigkeit verwachsungsbedingter Relaparotomien in Abhängigkeit von der Grunderkrankung*

| Grunderkrankung | Häufigkeit verwachsungsbedingter Relaparotomien (in %) |
|---|---|
| Angeborene Bauchwanddefekte | 22,8 |
| Morbus Hirschsprung | 22,2 |
| Stumpfes Bauchtrauma | 11,1 |
| Angeborene Darmatresien und -stenosen | 9,2 |
| Volvulus | 7,7 |
| Tumor | 5,4 |
| Appendizitis | 1,6 |
| Invagination | – |

* Ausschließlich eigenes Krankengut, keine auswärts voroperierten Patienten.

In 20% der Fälle waren Darmresektionen bei verwachsungsbedingten Relaparotomien erforderlich; Strangulationen waren mehr als doppelt so häufig wie Adhäsionen die Ursache (Verhältnis 2,3 : 1).

Die zweithäufigsten Ursachen des mechanischen Ileus, die Darmatresien und -stenosen, weisen eine unterschiedliche Verteilung bezüglich ihrer Lokalisation auf (Abb. 8). Bei den Atresien stehen die anorektalen Agenesien mit 40% im Vordergrund, gefolgt von den Dünndarm- (35%) und Duodenalatresien (20%). Bei den Stenosen war die duodenale Lokalisation mit 44% am häufigsten, seltener waren Dünndarm- (30%) und Kolonstenosen (14%). Der hohe Anteil an Duodenalstenosen ist vor allem durch extraluminale Ursachen (Pankreas anulare, Laddsche Bänder, Darmfehldrehungen) bedingt. Insgesamt handelte es sich bei 24 von 43 Patienten um angeborene (56%) und in 19 Fällen (44%) um erworbene Stenosen; unter den letzteren waren 15 Anastomosenstenosen, die somit die zweithäufigste Indikation zur Relaparotomie wegen eines mechanischen Ileus darstellten.

Bezüglich der anderen Ileusursachen sei aus Zeitgründen nur auf einige Besonderheiten des eigenen Krankengutes hingewiesen:

Bei 6 von 43 Fällen mit Invagination stellte ein Meckelsches Divertikel und in einem weiteren Fall ein immunoblastisches Lymphom den Führungspunkt dar; in weiteren 21 Fällen lag eine Lymphadenitis mesenterialis vor. Demnach fanden sich bei 65% der Invaginationen intraoperativ Zusatzbefunde (28 von 43 Fällen).

Bei den Patienten mit Morbus Hirschsprung war auffällig, daß diese Erkrankung in 22% (8 von 36 kindern) mit einer neuronalen intestinalen Dysplasie kombiniert war; differentialdiagnostisch ist wichtig, daß auch die Symptomatik der NID von einem Dickdarmileus beherrscht wird.

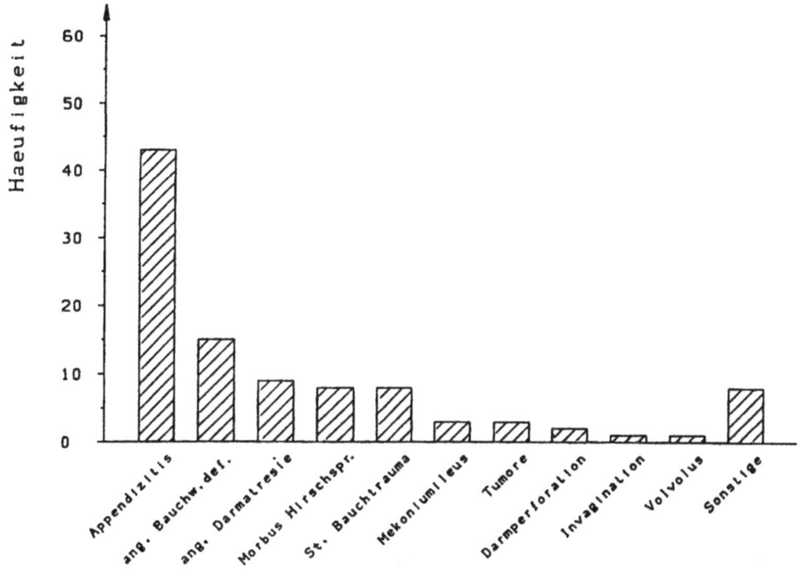


Abb. 8 Lokalisation von Darmatresien (n = 55) und Darmstenosen (n = 43) (Darmatresien schraffiert; Darmstenosen nicht schraffiert).

Bei den Tumoren handelte es sich in 14 von 25 Fällen (56%) um bösartige, bei 11 Patienten (44%) um gutartige Geschwülste; unter den letztgenannten waren 2 Darmduplikaturen, 2 Mesenterialzysten und eine pankreatogene Mesokolonzyste.

Die inneren Hernien, die als alleinige Ursache eines mechanischen Ileus selten (3 Fälle) sind, fanden sich jedoch öfters bei verwachsungsbedingten Relaparotomien als Nebenbefund (in 7 von 101 Fällen).

Zu den seltenen Ileusursachen gehört auch ein Fall mit einer präduodenal verlaufenden Pfortader, die zu einem Duodenalverschluß führte. Ansonsten zählt der vaskulär bedingte Ileus zu den Raritäten im Kindesalter.

Die *Letalität* nach Laparotomien wegen mechanischen Ileus betrug insgesamt 9% (31 von 345 Patienten verstarben). Jedoch ist anzumerken, daß die Letalitätsquote von 14% im ersten 5-Jahresabschnitt auf 5% im folgenden zurückging. Hinsichtlich der Grunderkrankungen zeigte sich (Tab. 2), daß die Letalität bei Patienten mit Mekoniumileus am höchsten war (30%); Ursache war der hohe Anteil diffuser Peritonitiden (60%) und ihrer Folgekomplikationen. Die mit 15% ebenfalls hohe Letalität bei Darmatresien und -stenosen ist auf die große Häufigkeit schwerer Begleitfehlbildungen und anderer perinataler Risikofaktoren zurückzuführen. Letale Verläufe bei verwachsungsbedingten Relaparotomien (8%) betrafen ausschließlich die Neugeborenen- und Säuglingsperiode, wobei Darmatresien und Bauchwanddefekte als Grunderkrankungen deutlich überwogen. Die Sterblichkeit bei Morbus

Tabelle 2 Letalität bei mechanischem Ileus in Abhängigkeit von der Grunderkrankung

| Grunderkrankung | Anzahl der verstorbenen Patienten | Letalität |
|---|---|---|
| Atresien und Stenosen | 15 ( 98) | 15,3 |
| Adhäsionen und Stränge | 9 (109)* | 8,3 |
| Morbus Hirschsprung | 3 ( 36) | 8,3 |
| Mekoniumileus | 3 ( 10) | 30,0 |
| Invagination | – ( 43) | – |
| Tumore | – ( 25) | – |
| Volvulus | – ( 13) | – |
| Sonstige | 1 ( 11) | 9,1 |
| Gesamt | 31 (345) | 9,0 |

* In ( ): Anzahl der Patienten insgesamt

Hirschsprung (8%) war in allen Fällen auf nekrotisierende Enterokolitiden zurückzuführen.

Neben der Grunderkrankung selbst sowie dem Vorliegen schwerer Begleitfehlbildungen, perinataler Risikofaktoren und diffuser Peritonitiden ist die Letalität auch vom Alter abhängig: So hatte nur 1 von 31 verstorbenen Patienten das 1. Lebensjahr vollendet, 16 Kinder kamen noch in der Neugeborenenperiode (14% aller Neugeborenen) und 14 Kinder im Säuglingsalter (19% der Säuglinge) ad exitum.

Abschließend seien einige Möglichkeiten zur Senkung der Inzidenz und Letalität des mechanischen Ileus aufgezeigt: Am wichtigsten ist und bleibt bei jedem Ileusverdacht im Kindesalter die frühzeitige Hinzuziehung des Kinderchirurgen. Nur so geht keine wertvolle Zeit verloren und der Patient kann – gegebenenfalls in Zusammenarbeit mit dem Pädiater – in Ruhe optimal für die Operation vorbereitet werden. Da auf die Frühgeborenenrate nur bedingt und auf schwere Begleitfehlbildungen kaum Einfluß genommen werden kann, ergeben sich für die angeborenen Ursachen des mechanischen Ileus z. Zt. nur wenig Möglichkeiten zur Senkung der Letalität; hier ist allerdings besonders wichtig die weitere Verbesserung der pränatalen Diagnose. Insgesamt kann jedoch die Ileusinzidenz insbesondere bei den Relaparotomien ganz sicher durch gewebsschonendes Operieren weiter gesenkt werden.

# Ileus durch kongenitale ligamentäre Fehlbildung

J. Waldschmidt, P. Berlien

## Einleitung

Angeborene ligamentäre Fehlbildungen können sowohl im Kindes- als auch im Erwachsenenalter Ursache eines Darmverschlusses sein. Die Altersverteilungskurve – hier dargestellt am Beispiel der ligamentären Relikte der Dottersackgefäße – zeigt, daß noch im 5. Dezennium mit einer klinischen Erstmanifestation der Mißbildungen zu rechnen ist. Der Altersgipfel liegt allerdings im 1. Jahrzehnt mit einem Maximum von ca. 35% im 1. Lebensjahr [10] (Abb. 1).

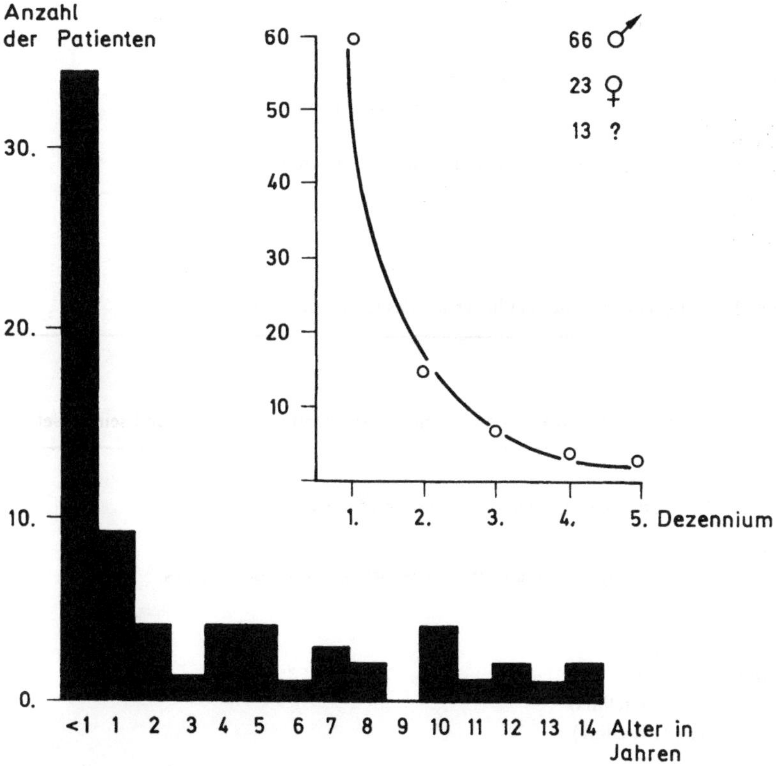


Abb. 1 Manifestationsalter bei 102 Patienten mit ligamentären Relikten des Ductus und der Vasa vitellinae (Literaturzusammenstellung) [10]:

# Embryologie und Pathogenese

Ligamentäre Relikte entstehen durch verschiedene embryonale Differenzierungsstörungen [1, 5–8]. häufigste Ursachen sind Strangbildungen durch unvollständige Rückbildung des Dottersackganges, der Dottersackarterien und der Dottersackvenen [10]. Wesentlich seltener werden eine Aplasie des Lig. falciforme hepatis bei erhaltener Chorda umbilicalis bzw. Aplasie des Lig. umbilicalis lat. bei persistierender Chorda umbilicalis angetroffen. Andere Ursachen sind die Aplasie des Lig. umbilicalis mediale mit Persistenz der Chorda urachi, die Splenogonadale Fusion, Rückbildungsstörungen des embryonalen ventralen Mesenteriums in Form des Mesogastrium ventrale, der Mayo-Membran, des Mesoileum ventrale und des Mesocolon ventrale. Schließlich muß mit Strangbildungen bei embryonaler Fehlinsertion des Omentum majus gerechnet werden (Tab. 1).

Tabelle 1 Ursachen kongenitaler ligamentärer Relikte

1. Relikte des Dottersackganges; der Dottersackarterien; der Dottersackvenen
2. Aplasie des Lig. falciforme hepatis
3. Aplasie Lig. umbil. laterale bei persist. Chorda umbil.
4. Aplasie des Lig. umbil. mediale bei persist. Chorda urachi
5. Spleno-gonadale Fusion
6. Rückbildungsstörungen des embryonalen ventralen Mesenteriums
   Mesogastrium ventrale
   MAYO-Membran
   Mesoileum ventrale
   Mesokolon ventrale
7. Strangbildung bei embryonaler Fehlinsertion des Omentum majus

Tabelle 2 Symptome bei den ligamentären Relikten des Dottersackganges und seiner Gefäße

1. asymptomatischer Verlauf (15%)
   Zufallsbefund bei Laparotomie, Laparoskopie oder Sektion

2. chronisch – intermitt. Verlauf (15%)
   rezidivierende inkomplette Obstruktion bzw. Strangulation des Darmes.

3. akuter Verlauf (70%)
   Strangulationsileus
   Kompressionsileus
   – hoher Ileus (V. vitellina)
   – tiefer Ileus (A. vitellina)
   Atresie
   Blutung

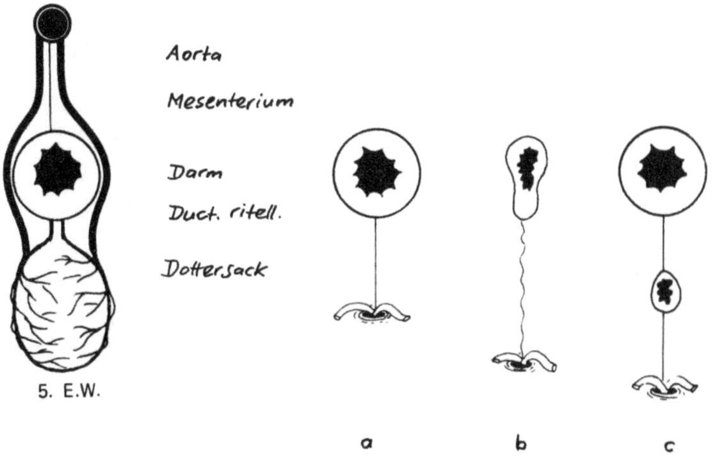


Abb. 2 Schematische Darstellung der Relikte des Ductus vitellinus, der bis zur 5. Embryonalwoche den Dottersack mit dem Urdarm verbindet.
a) Filum enterale: Obliteration des ganzen Ductus; b) Filum terminale: Obliteration von Teilen des Ductus bei erhaltenem Meckelschen Divertikel; c) Obliteration von Teilen des Ductus bei Persistenz einer Dottergangszyste.

# Krankheitsbild

Der Krankheitsverlauf ist abhängig von der Art der Rückbildungsstörung. Bei mehr als 2/3 der Patienten manifestiert sich die Symptomatik bei einem kongenitalen Ligament erstmalig bei Eintreten einer Komplikation (Tab. 2).

## Dottersackrelikte (Abb. 2)

Am bekanntesten sind die Relikte des Dottersackganges und der Dottersackgefäße. Die Ligamente des Dottersackganges erstrecken sich zwischen dem Nabel und einem Meckelschen Divertikel (Filum terminale) oder zwischen Nabel und Ileum (Filum enterale). Kennzeichnend für das Filum terminale ist das Meckelsche Divertikel, an dessen Spitze der derbe, fibröse Strang inseriert. Fehlt ein Meckelsches Divertikel, weil dieses ebenfalls obliteriert ist und als Strang vorliegt, dann inseriert das Ligament am Dünndarm. Man spricht vom Filum enterale. Die Ligamente können sehr lang sein und sich mehrfach axial drehen. Folge ist eine Gangrän des Meckelschen Divertikels und der ebenfalls torquierten Darmschlinge (Abb. 3 a, b, c).

## Relikte der Dottersackarterien

Eine gleiche embryonale Differenzierungsstörung liegt den Relikten der Dottersackarterien zugrunde. Die beiden Dottersackarterien umschlingen nach ihrem Ursprung aus der Aorta das primäre Darmrohr und legen sich dem Ductus omphalo-entericus

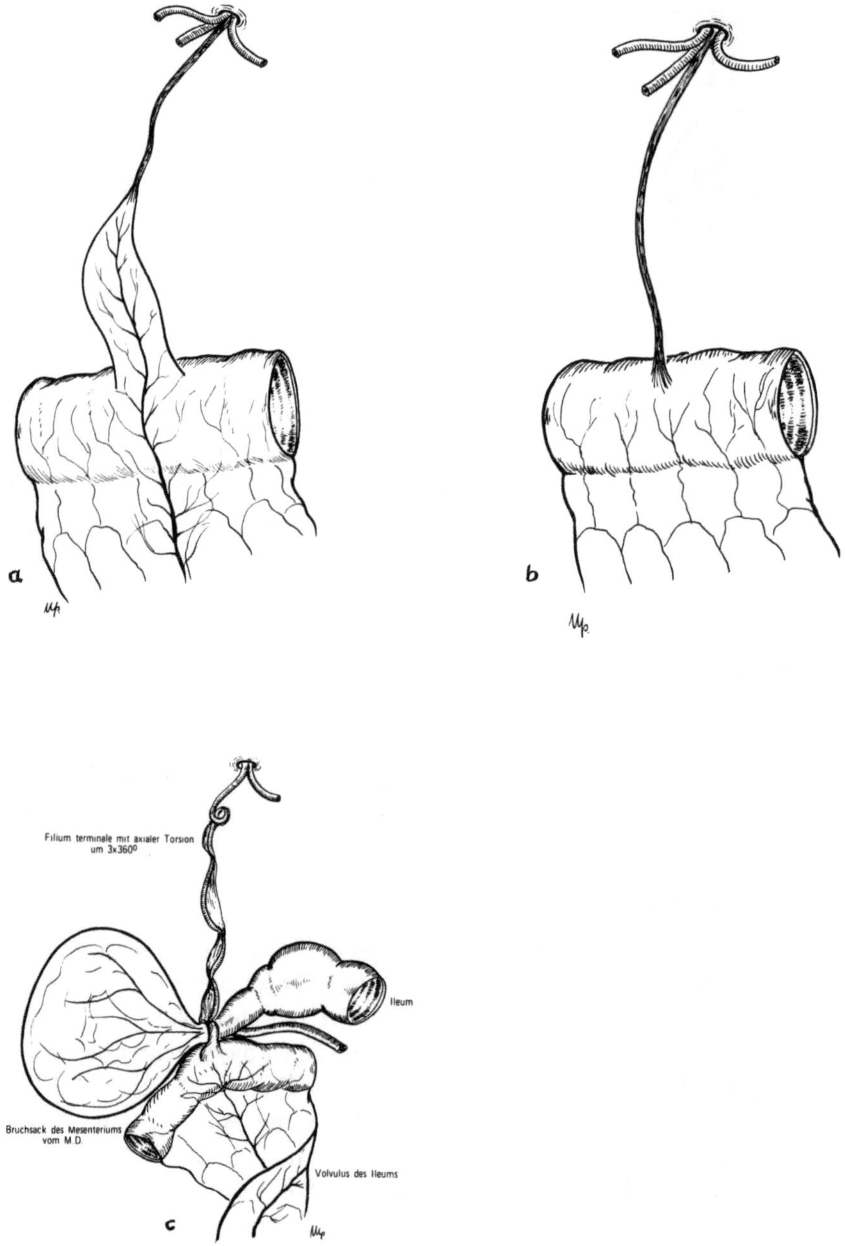


Abb. 3 a) Filum terminale; b) Filum enterale; c) Strangulations-Ileus bei 5 Monate altem Knaben durch Volvulus des Ileums mit axialer Torsion eines Filum terminale um 3 x 360 Grad. Das Mesenteriolum des Meckelschen Divertikels war in einen großen Bruchsack umgewandelt, da mehrere Darmschlingen durch ein Treves-Feld hindurchgeschlüpft und in der großen Peritonealtasche inkarzeriert waren.

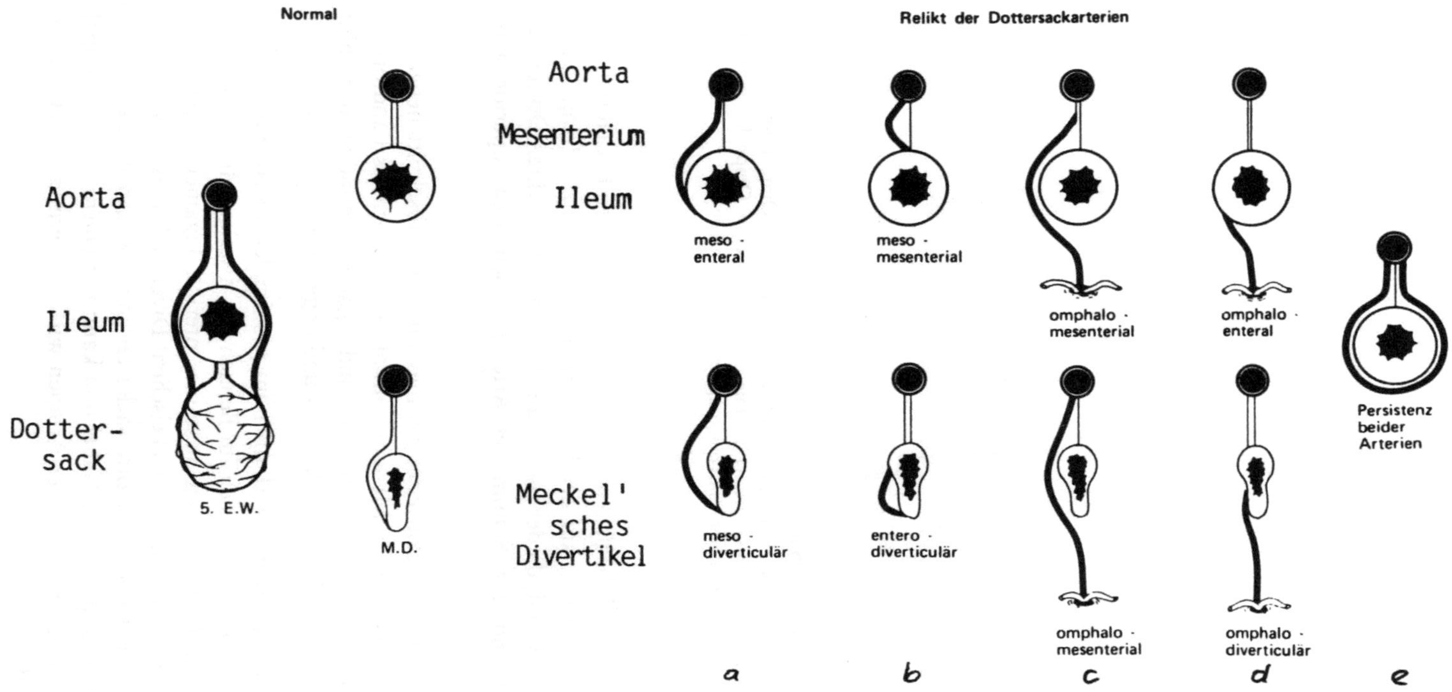


Abb. 4 Relikte der Dottersackarterien. *Oben:* die Verhältnisse bei vollständiger Obliteration des Ductus omphalo entericus, *unten:* der Verlauf der arteriellen Relikte bei persistierendem Meckelschem Divertikel. Die gleichen Ligamente können spiegelbildlich auf der Gegenseite auftreten, wurden aus Gründen der Übersichtlichkeit hier nicht eingezeichnet; e) zeigt den Zustand bei Persistenz beider Arterien ohne Haftung am Nabel.

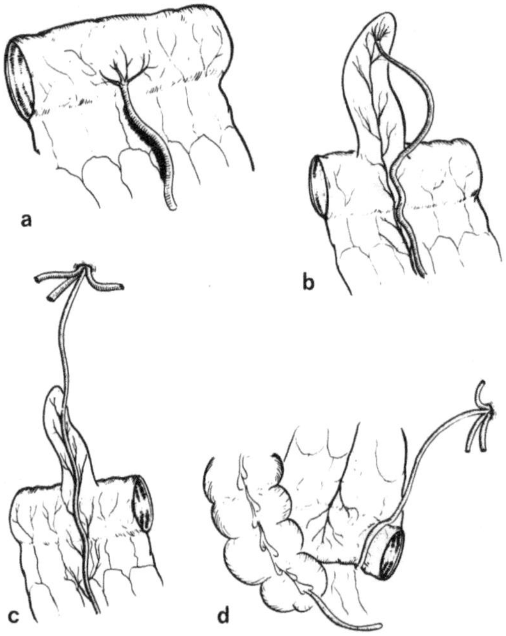


Abb. 5 Ligamente durch Persistenz der Dottersackarterien
a) Meso-mesenteriales Ligament: b) Meso-divertikuläres Ligament: c) Omphalo-mesenteriales Ligament rechts bei Meckelschem Divertikel (Ligamentum terminale): d) Omphalo-mesenteriales Ligament links mit semizirkulärer Umschlingung des terminalen Ileums

an, den sie bis zum Dottersack begleiten. Beide Dottersackarterien bilden sich nach der 5. Embryonalwoche zurück, auf der linken Seite in der ganzen Länge, rechts dagegen nur im distalen Anteil, da der proximale Abschnitt der rechten Dottersackarterie erhalten bleibt und den Stamm der Arteria mesenterica superior bildet (Abb. 4).

Bei einer Persistenz der Dottersackarterien im mesenterialen Abschnitt heben sich die Relikte ganz oder teilweise vom Mesenterium ab und bleiben als bandförmige Narbenstränge erhalten. Zwischen Mesenterium und Ligament können Darmschlingen, die Tube oder das Ovar hindurchschlüpfen und abgeschnürt werden.

Relikte der rechten Arteria vitellina verlaufen am proximalen Mesoileum; Relikte der linken Arteria vitellina befinden sich im Bereich des distalen Mesoileums oder umschlingen das Zökum. Es resultieren meso-mesenteriale Ligamente, meso-enterale Ligamente und bei erhaltenem Meckelschen Divertikel meso-divertikuläre Ligamente. Persistiert eine der beiden Dottersackarterien in der ganzen Länge, dann zieht diese als fibröser Strang bis zum Nabel und kann mit einem Filum terminale verwechselt werden. Bei Persistenz beider Arterien wird das terminale Ileum lassoförmig umschlungen (Abb. 5).

Die Symptomatik setzt im allgemeinen plötzlich und sehr heftig ein. Der klinische Ablauf wird beherrscht von der mesenterialen Ischämie infolge Strangulation, Interposition oder Torsion von Anteilen des Dünndarms. Kennzeichnend ist die Irreversibilität des Geschehens, da die Ligamente sehr straff sind und auch nach Hindurchschlüpfen einer Darmschlinge nicht nachgeben. Seltener sind intermittierende Strangulationen und Einengungen des Darmes durch eine ligamentäre Einschnürung ohne Beteiligung des Mesenteriums. Es betrifft vor allem die kombinierten Rückbildungsstörungen, so die lassoförmige Umschlingung des distalen Ileums bei Persistenz beider Dottersackarterien ohne Haftung am Nabel. Die Ligamente sind dann sehr lang und verursachen nur vage, chronisch-rezidivierende Beschwerden (Abb. 6 a, b, c).

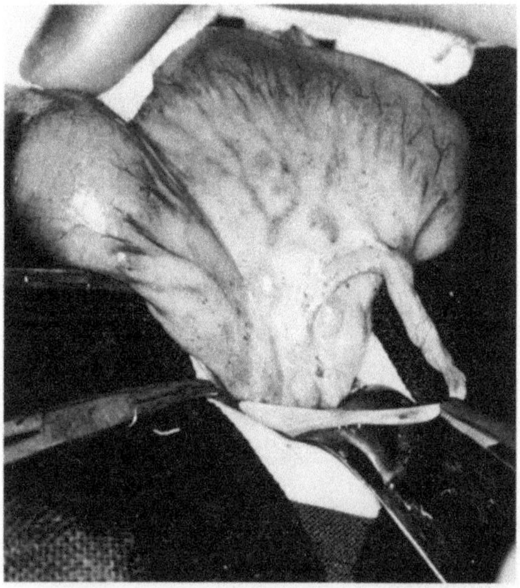

Abb. 6 b

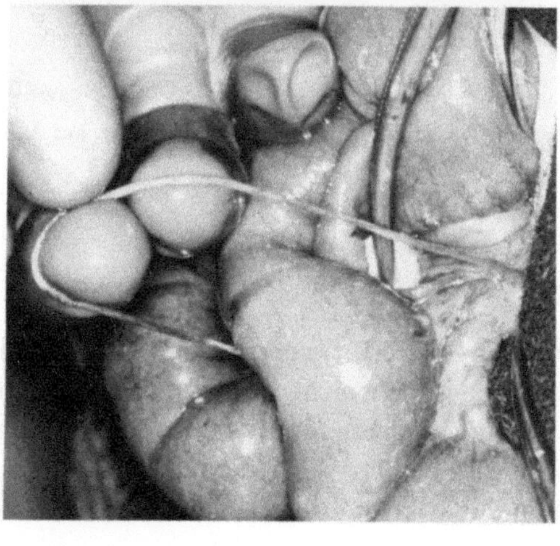

Abb. 6 a

Abb. 6c

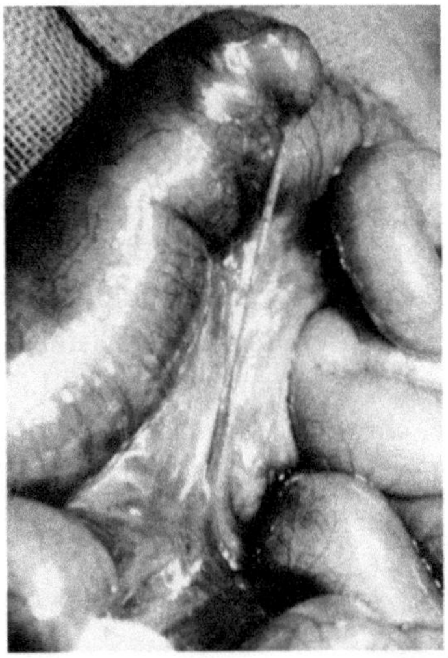

Abb. 6 Verschiedene ligamentäre Relikte der Dottersackarterien:
a) Radikulo-mesenteriales-Ligament am distalen Ileum bei einem 9 Wochen alten Mädchen;
b) Meso-mesenteriales Ligament mit lassoförmiger Umschlingung des terminalen Ileums bei 5-jährigem Mädchen; c) Radikulo-divertikuläres Ligament bei 5 Tage altem Mädchen.

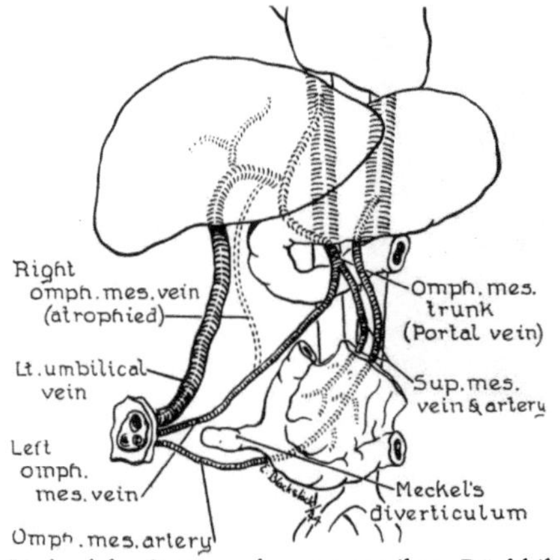


Abb. 7 Verlauf der Dottersackvenen vor ihrer Rückbildung im 5. Embryonalmonat, aus A. V. Postololoff (1946).

## Relikte der Dottersackvenen

Anders sind die Verhältnisse bei den Dottersackvenen. Auch diese sind paarig angelegt. Sie begleiten den Dottersack jedoch nicht, sondern ziehen ventral vom primitiven Darmrohr durch die Zölomhöhle zum Sinus venosus. Die beiden Venen obliterieren größtenteils in der 6. und 7. Embryonalwoche und bilden sich in ihren peripheren Abschnitten vollständig zurück [6]. Die zentralen Anteile bleiben ab-

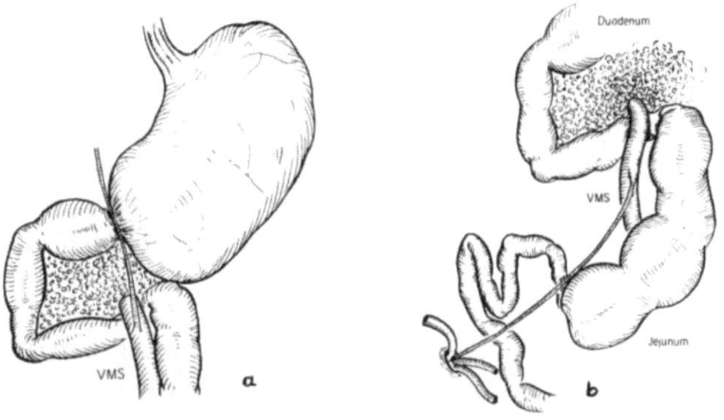


Abb. 8 Persistierende Vena vitellina sinistra. a) Zentraler Abschnitt mit Einschnürung des Magenausgangs; b) Peripherer Abschnitt mit Kompression des proximalen Jejunums.

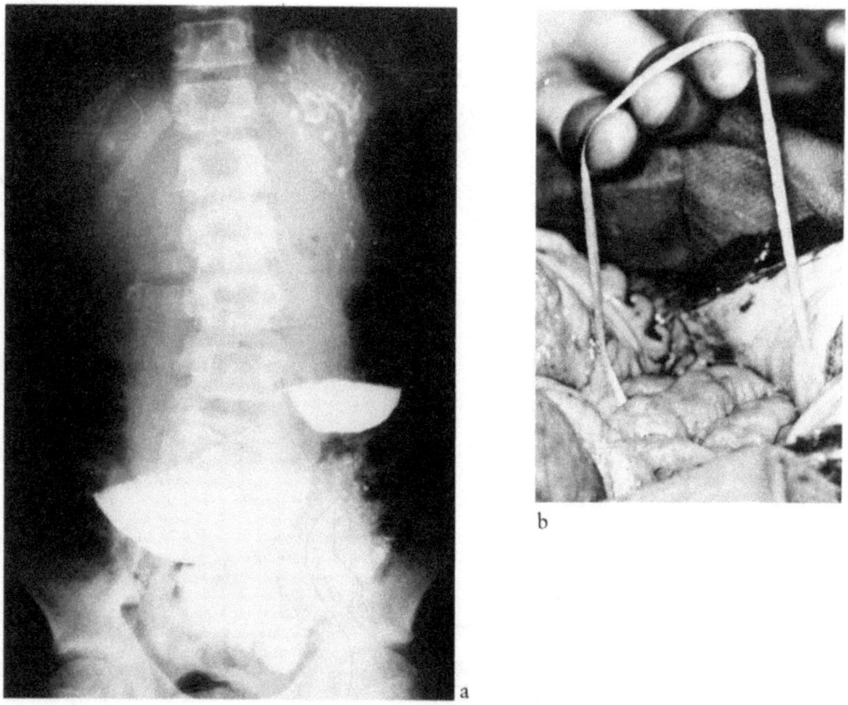

a b

Abb. 9 Kombinierte Rückbildungsstörung der Vena vitellina sinistra mit ligamentärem Relikt des zentralen und peripheren Anteils. a) Die MDP zeigt eine Obstruktion des Pylorus und eine weitere Stenosierung an der ersten Jejunumschlinge; b) Operationssitus: Das Ligament zieht vom Nabel zur Wurzel des Mesocolon transversum, wo es in die Vena mesenterica superior übergeht.

schnittsweise erhalten und werden durch Ausbildung von drei Queranastomosen anteilmäßig zur Pfortader und zum intrahepatischen Pfortadernetz (Abb. 7).

Bei der Obliteration und Persistenz der linken Vena vitellina in ihrem peripheren Abschnitt entsteht ein Ligament, welches vom Nabel zum Mesocolon transversum verläuft. Bei der Persistenz im zentralen Abschnitt resultiert ein Strang, welcher sich vor dem Bulbus duodeni bzw. vor dem Pylorus zur Leberunterfläche ausspannt (Abb. 8).

Es können beide Abschnitte der Vena vitallina sinistra gleichzeitig persistieren, so daß neben der Pylorusstenose ein hoher Ileus durch Einschnürung des proximalen Jejunums resultiert (Abb. 9).

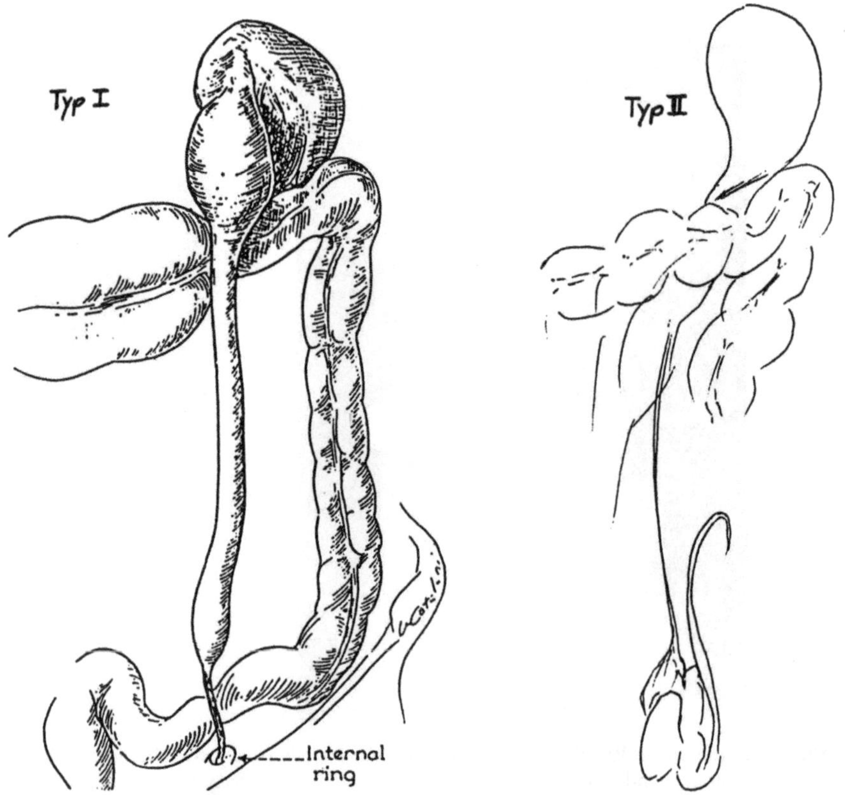


Figure 2

Abb. 10 Splenogonadale Fusion Typ I und II. Beim Typ I werden Querkolon und Sigma von ventral her komprimiert. Beim Typ II verläuft das Ligament dorsal des Querkolons.

## Spleno-gonadale Fusion

Bei der spleno-gonadalen Fusion liegen abnorme ligamentäre oder parenchymatöse Verbindungen zwischen Milz und Gonaden vor. Die abnorme Fusion zwischen Milz und Gonaden entsteht bereits in der frühembryonanalen Differenzierungsphase. In der 6. bis 8. Embryonalwoche stehen Milz, Gonaden und Wolfscher Körper in direktem Kontakt. Verschmelzen diese, dann wird beim Deszensus der Hoden bzw. der Ovarien Milzgewebe strangförmig ausgezogen. Dieses zieht in der Regel frei durch die Bauchhöhle zur linken Leistenregion, nur 3 x bei 85 Beobachtungen nach rechts [10]. Strang- bzw. Milzgewebe haften am oberen Pol des linken Hodens oder Nebenhodens, bei Mädchen am linken Ovar oder Paroophoron. Diese sind oft unvollständig deszendiert. Das Ligament zieht vor den Dünndarmschlingen und meist hinter dem Querkolon zum Hilus der linken Niere, gelegentlich nur wird die linke Kolonflexur ventral überspannt. Seltene, aber gefürchtete Komplikation ist die Strangulation des Darmes mit Darmgangrän (Abb. 10).

## Rückbildungsstörungen des embryonalen ventralen Mesenteriums

Relikte des embryonalen ventralen Mesenteriums sind relativ häufig, werden aber nur selten als solche korrekt zugeordnet. Das ventrale Mesenterium kann nicht nur im Bereich des Mesogastrium ventrale, sondern auch am Jejunum und Ileum (MAYO-Membran, Mesoileum ventrale) und am Dickdarm (Mesocolon ventrale) angetroffen werden. Es resultieren nur selten akute Zustände. Im Vordergrund stehen chronisch rezidivierende Bauchschmerzen.

## Strangbildung bei embryonaler Fehlinsertion des Omentum majus

Fehlinsertionen des Omentum majus sind vielfältig und können sehr unterschiedliche Krankheitsbilder bereiten [11]. Die Folgezustände (Darmstenosen, Atresien, Volvulus, Kurzdarm-Syndrom) werden insbesondere im Neugeborenenalter beobachtet [11].

# Zusammenfassung

Intraabdominelle kongenitale Ligamente durch embryonale Differenzierungsstörungen sind nicht so selten, wie häufig angenommen. Sie sind sehr vielfältig und können unterschiedliche Krankheitsbilder verursachen. Bei mehr als ⅔ der Patienten besteht ein akutes Abdomen. Die Versorgung eines solchen Patienten ist noch dadurch zusätzlich kompliziert, daß sehr oft weitere intraabdominelle Mißbildungen vorliegen, bei deren Nichtbeachtung schwerwiegende Folgen resultieren.

# Literatur

[1] Aitken, J.: Remnants of the vitello-intestinal duct. Arch. Dis. Child **28** (1953) 1–7.

[2] Buchanan, J. S., H. Wapshaw: Remnants of the vitelline vascular system as a cause of intestinal obstruction. Br. J. Surg. **27** (1949) 533–541.

[3] Fraser, J., J. E. McCartney: A case of persistant vitelline artery: Fatal intraabdominal hemorrhage from rupture of the vessels. Br. J. Surg. **8** (1921) 478–481.

[4] Johnson, G. F., A. D. Verhagen: Mesodiverticular Band. Radiology **123** (1977) 409–412.

[5] Kleinhaus, S., M. I. Cohen, S. J. Boley: Vitelline artery and vein remnants as a sause of intestinal obstruction. J. Ped. Surg. **9** (1974) 295–299.

[6] Postoloff, A. V.: Intestinal obstruction due to persistence of the omphaloenteric artery. Ann. Surg. **123** (1946) 315–320.

[7] Rutherford, R. B., D. R. Akers: Meckel's Diverticulum: A review of 148 pediatric patients with special reference to the pattern of bleeding. Surgery **59** (1966) 618–626.

[8] Smithy, H. G., J. A. Chamberlin: Persistence of the vitelline (omphalomesenteric) artery as a clinical problem. Surg. Gynecol. Obstet **82** (1946) 579–585.

[9] Wansbrough, R. M., S. Thomson, R. G. Leckey: Meckel's diverticulum. A 42-year review of 273 cases at the hospital for sick children. Can J. Surg. **1** (1957) 15–21.

[10] Waldschmidt, J.: Intraabdominelle ligamentäre Relikte des Dottersackganges und der Dottersackgefäße. Monatschr. Kinderheilkd. **131** (1983) 222–227.

[11] Waldschmidt, J.: Diseases of the omentum. Congenital abnormalites and pediatric diseases. In: D. Liebermann-Meffert, H. Whith, (Edts.). The Greater Omentum, pp. 111–118. Springer, Berlin – Heidelberg – New York 1983.

# Invagination – eine Form des Ileus im Kindesalter

M. Villain, D. Neubauer, U. Bauer-Buttler

Die Invagination erfordert stets aus vitaler Indikation eine sofortige Therapie.

Anatomisch definiert man die Häufigkeit der Invagination nach ihrer Lokalisation. Die Abbildungen 1 und 2 zeigen die häufigsten Formen.

Folgen einer Invagination sind: venöse Stase im Bereich der Darmwand, hämorrhagische Infarzierung und schließlich Darmwandnekrose im Spätstadium. Um diese Komplikationen zu vermeiden, ist die Frühdiagnose dringendst zu fordern.

Unsere retrospektive Untersuchung erstreckt sich über einen Zeitraum von 12 Jahren (1972–1984). 58 Kinder mit einer Invagination liegen dieser Studie zugrunde.

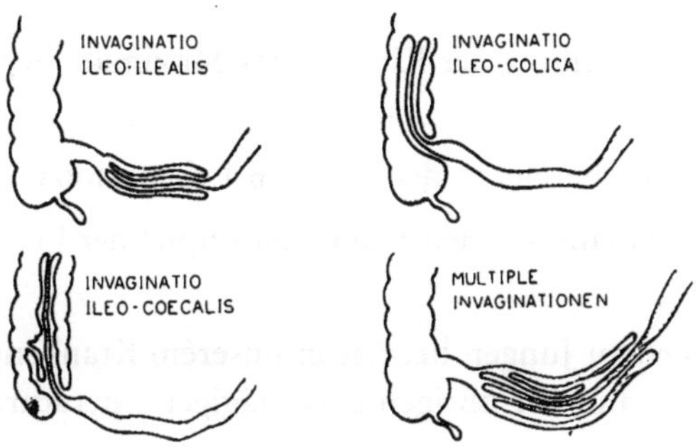


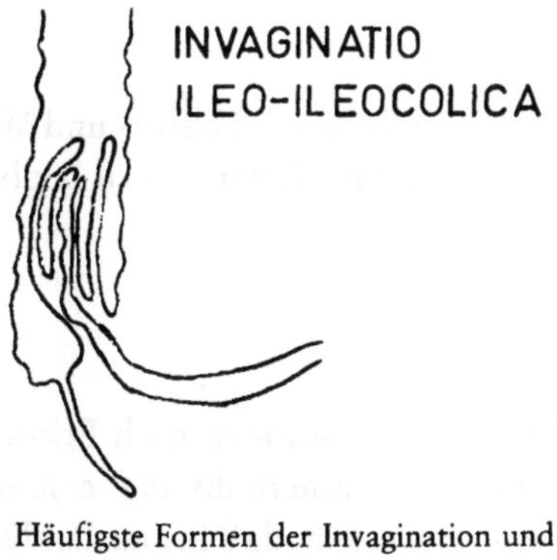


Abb. 1, Abb. 2 Häufigste Formen der Invagination und ihre Lokalisation.

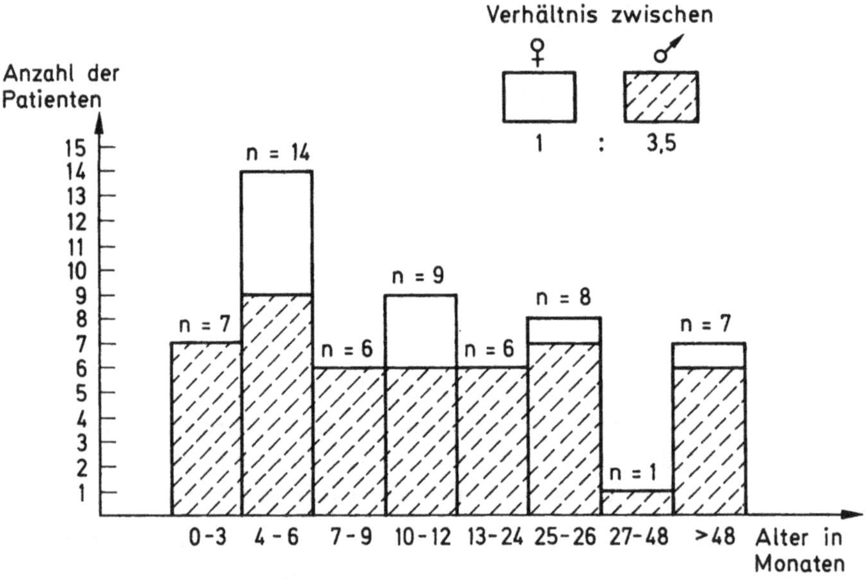


Abb. 3 Altersverteilung (n = 58)

## Alters- und Geschlechtsverteilung

Abbildung 3 zeigt die Altersverteilung der Kinder. Das Maximum liegt mit 62% im 1. Lebensjahr.

40% dieser Kinder erkrankten bereits in den ersten 6 Lebensmonaten.

Im Gegensatz dazu gibt Bachmann [1] den Häufigkeitsgipfel der Erkrankung im 2. und 3. Lebenshalbjahr an.

Das Verhältnis von Mädchen zu Jungen beträgt in unserem Krankengut 1:3,5 und entspricht damit den Angaben in der übrigen einschlägigen Literatur.

## Jahreszeitengipfel

Eine jahreszeitliche Häufung (Abb. 4) sahen wir in den Herbst- und Wintermonaten mit annähernd 70%. Ein weiterer Gipfel war im Monat Juli zu beobachten.

## Anamnese

71% der Kinder kamen innerhalb der ersten 24 Stunden nach Erkrankungsbeginn zur stationären Behandlung, insgesamt 83% innerhalb der ersten 48 Stunden (Abb. 5). Einschränkend hierzu muß gesagt werden, daß bei ausländischen Kindern

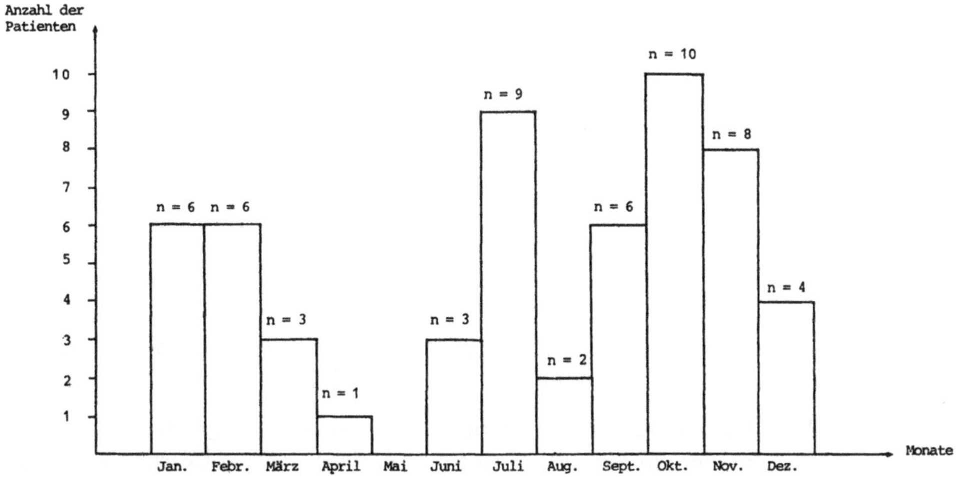


Abb. 4 Jahreszeitengipfel (n = 58)

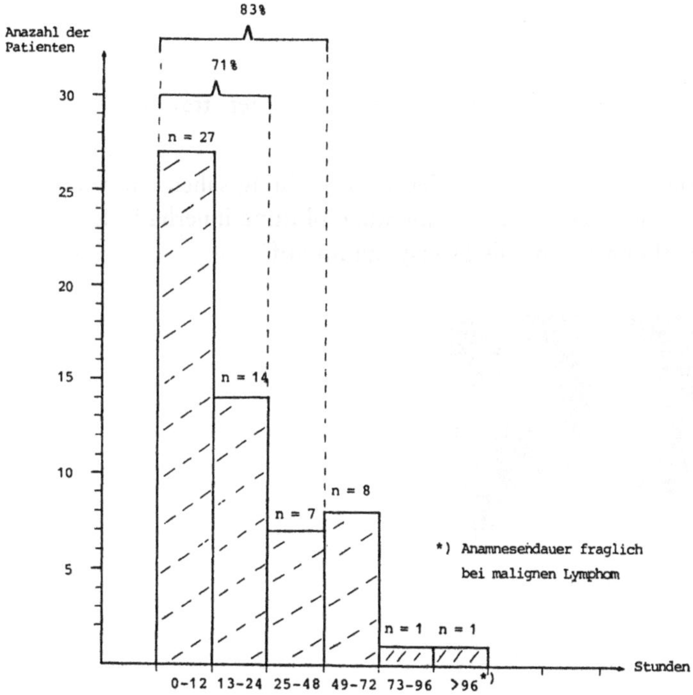


Abb. 5 Anamnesendauer (n = 58)

Tabelle 1

| Symptome | Anzahl der Symptome | Häufigkeit in % |
|---|---|---|
| Schmerzen | 49 | 84 |
| Erbrechen | 46 | 79 |
| Blutabgang | 36 | 62 |
| Palpabler Tumor | 30 | 53 |
| Analprolaps | 2 | 3 |

der Erkrankungsbeginn aufgrund sprachlicher Schwierigkeiten mit den Eltern häufig nicht exakt festgestellt werden konnte.

Bei einem 14jährigen Jungen mit einer ileo-zökokolischen Invagination bestanden bereits 8 Tage vor der stationären Aufnahme rezidivierende kolikartige Bauchbeschwerden. Als Ursache der Invagination wurde ein malignes Lymphom nachgewiesen.

Typisch für die Anamnese der Erkrankung ist der Beginn aus „heiterem Himmel" und der peritoneale Schockzustand im Wechsel mit symptomfreien Intervallen.

## Symptomatik

Die Tabelle 1 zeigt die Symptomatik.

84% der Kinder hatten rezidivierende Schmerzen, Erbrechen trat bei 79% der Kinder auf.

Blutabgang bzw. Blutnachweis bei der rektalen Untersuchung sahen wir bei 62%. Nur bei 10% der Beobachtungen trat eine anorektale Blutung innerhalb der ersten 12 Stunden nach Erkrankungsbeginn als Frühsymptom auf.

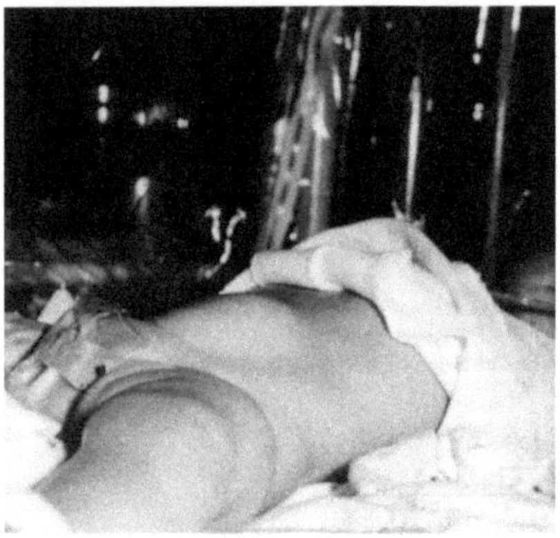

Abb. 6 Ausgeprägter Invaginationstumor im rechten Oberbauch.

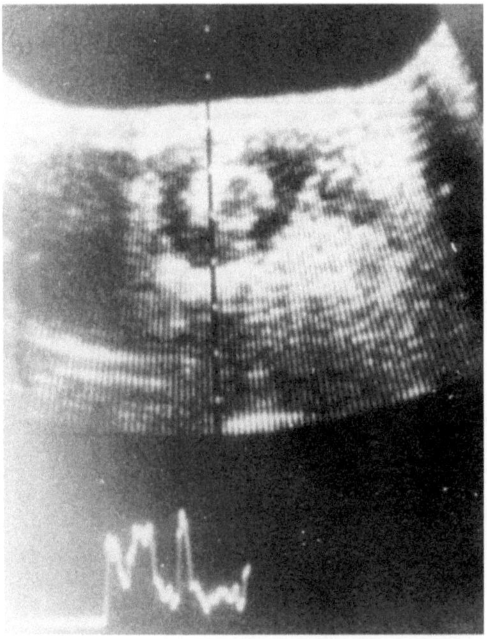

Abb. 7 Sogenanntes Kokardenphänomen bei Invaginationstumor im Sonogramm.

Tabelle 2

| Diagnostik | Anzahl der Patienten | positiv | unklar |
|---|---|---|---|
| Sonographie | n = 15 | 12 | 3 |
| Kontrasteinlauf | n = 14 | 14 | – |

Tabelle 3

| Lokalisation | n = 58 | % |
|---|---|---|
| ileo-zökokolisch | 24 | 41 |
| ileo-kolisch | 13 | 22 |
| ileo-ileal | 9 | 16 |
| ileo-zökal | 5 | 9 |
| ileo-ileo-zökokolisch | 3 | 5 |
| ileo-ileokolisch | 2 | 3 |
| ileo-ileoileal | 1 | 2 |
| zökokolisch | 1 | 2 |

Tabelle 4

| | | |
|---|---|---|
| Pexie | 37 | 60 % |
| Resektion ohne Letalität | 7 | 12% |
| Perforation prä-existent | 2 | 3,4% |
| Zweitinvagination | 2 | 3,4% |
| Letalität | 0 | |
| Rezidive | 0 | |

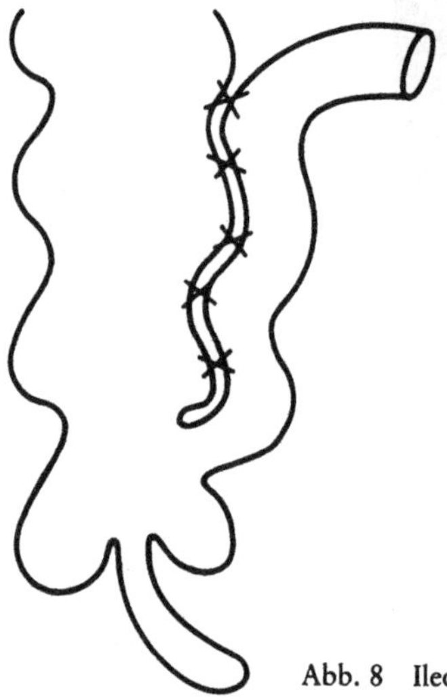

Abb. 8 Ileopexie zur Rezidivprophylaxe.

# Diagnostik

Für die Diagnostik hat sich bei uns folgendes Vorgehen bewährt:
1. Palpation des Abdomens mit der Fragestellung: Tumor (Abb. 6).
Die Abbildung zeigt einen eindeutigen Befund, der sich in den meisten Fällen nicht so ausgeprägt darstellt.
2. Nachweis des Tumors durch die Sonographie. Die Abbildung 7 zeigt das typische Kokardenphänomen.

Seit Einführung der Sonographie in unserem Hause 1980 haben wir bei 15 Kindern diese Untersuchung durchgeführt (Tab. 2).

Bei 12 Kindern wurde der Tumor nachgewiesen, bei 3 Kindern blieb der Befund fraglich.

In diesem Falle ist die Kontrastmitteldarstellung zur Diagnostik indiziert.

Die Tabelle 3 zeigt die Häufigkeit der Lokalisationen im eigenen Krankengut. 41% waren ileo-zökokolisch, 22% ileo-kolisch, 15% ileo-ileal und 9% ileo-zökal gelegen. Die übrigen traten, wie aus der Darstellung ersichtlich, nur in wenigen Fällen auf.

## Therapie

Bei 7 Kindern war eine primäre Darmresektion erforderlich, bei 2 Kindern aus dieser Gruppe bestand bereits eine Darmperforation (Tab. 4).

Zur Rezidivprophylaxe führen wir grundsätzlich die Ileopexie durch (Abb. 8). Rezidive im Bereich der Erstinvagination sahen wir nicht.

Bei 2 Kindern beobachteten wir eine Zweitinvagination an anderer Stelle.

Die Letalität im eigenen Krankengut beträgt 0%.

Abschließend bleibt festzustellen, daß heute bei frühzeitiger Diagnosestellung kein Kind mehr an den Folgen einer Invagination sterben muß.

## Literatur

[1] Bachmann, K.-D.: Das akute Abdomen. In: III. Aus der Sicht des Pädiaters. Deutsches Ärzteblatt Heft 6 (1984).

# Der Ileus im Neugeborenenalter unter besonderer Berücksichtigung des Kurz-Darm-Syndroms

Peter Illing

Die Diagnosestellung des Ileus im Neugeborenen- und Säuglingsalter ist schwierig und setzt die Kenntnisse des erfahrenen Pädiaters und pädiatrisch ausgebildeten Röntgenologen voraus. Galliges Erbrechen, kein Abgang von Stuhl, erweiterte Darmschlingen im Röntgenbild, atypische Luftverteilung und fehlende Luft im Rektum verlangen die alsbaldige Weiterbehandlung des kleinen Patienten durch den Kinderchirurgen in enger Zusammenarbeit mit der pädiatrischen Intensivmedizin.

In diesem Lebensalter geht der mechanische Darmverschluß in der Mehrzahl der Fälle vom Dünndarm aus. Während die Anal- und Rektumatresie in der Regel rechtzeitig erkannt und meist problemlos durch die Anlage eines Anus praeter behandelt werden kann, führt der Verschluß im Dünndarmbereich schon frühzeitig zu einem komplexen Krankheitsbild. Je nach Ursache, Lokalisation und Dauer kann es zu ausgeprägten Wasser- und Elektrolytentgleisungen, zu Dünndarmentzündung und -nekrose, bis hin zur Gangrän, zur Perforation und Peritonitis mit Sepsis kommen. Der chirurgischen Sanierung kann ein entsprechend komplizierter Verlauf folgen, der Patienten, Eltern, Pflegepersonal und Ärzte vor eine lange Geduldsprobe stellt.

In unserer Klinik mußten zwischen 1972 und 1982 bei 51 Neugeborenen und Säuglingen nach einem mechanischen Ileus im Bereich des Dünndarms Resektionen vorgenommen werden, 43 davon überlebten (Tab. 1).

Die operative Behandlung (Tab. 2) reicht von der Resektion und End-zu-End-Anastomose in unkomplizierten und früh erkannten Fällen von Jejunal- und Ileumatresie über die Durchführung einer Bishop-Koopschen Anastomose beim Mekoniumileus mit deutlichem Lumenunterschied zwischen zu- und abführendem Schenkel

Tabelle 1 Ursachen des Ileus

| | |
|---|---|
| Atresie | 13 |
| Volvulus | 8 |
| Mekoniumileus | 6 |
| Invagination | 7 |
| NEC | 17 |

Tabelle 2 Operatives Vorgehen

| | |
|---|---|
| Primäre Anastomose | 32 |
| Bishop-Koop-Anastomose | 4 |
| Ileostoma | 15 |

Tabelle 3 Postoperative Komplikationen

| | |
|---|---|
| Wunheilungsstörung | 4 |
| Ileus | 7 |
| Narbenhernie | 2 |

bis zur Anlage eines Ileostomas bei Peritonitis infolge einer Perforation. Während bei 25 Patienten der Heilungsverlauf unkompliziert war, zeigten 26 Zeichen eines mehr oder weniger ausgeprägten „Kurz-Darm-Syndroms" [1, 2]. Diese Gruppe soll im Folgenden untersucht werden.

Die Zeit der postoperativen Darmatonie betrug durchschnittlich 4 Tage. Die Motilität wurde medikamentös mit Neostigmin und Dihydroergotaminmethansulfat sowie mechanisch durch Anspülen mit physiologischer Kochsalzlösung unterstützt. Trotzdem dauerte es bei einem Patienten mit Gastroschisis und gleichzeitiger Dünndarmatresie 3 Wochen bis zum Absetzen des ersten Stuhls (Tab. 3).

Problematisch war der postoperativ weiter bestehende Ileuszustand. Hielt die Darmatonie über 8 Tage an, wurde eine Röntgenkontrastdarstellung vorgenommen. In einem Falle mußte die Anastomose wegen einer Enge reseziert werden, in den anderen lag ein Adhäsionsileus vor [3], dreimal mußte deshalb wiederholt relaparatomiert werden.

Bei den 26 Patienten mit Kurz-Darm-Syndrom stellte sich postoperativ nach einer anfänglichen Subileussituation ein Zustand mit Malabsorptionssyndrom und Diarrhoe ein. Je nach Schwere der Grundkrankheit, Allgemeinzustand während der Erstoperation und Komplikationen während des Heilungsverlaufs dauerte dieser unterschiedlich lange.

Die Behandlung erfolgte in 3 Phasen: der totalen parenteralen Ernährung, dem Beginn mit Elementardiät und dem Übergang zu normaler Kost.

Das in unserer Klinik angewandte Ernährungsschema für die totale parenterale Ernährung zeigt Tabelle 4. Die tägliche Zufuhr von 100 bis 130 ml Flüssigkeit pro Kilogramm Körpergewicht und einem Kaloriengehalt von 100 bis 130 kcal kann selbstverständlich nur über einen zentralen Venenkatheter erfolgen. Dieser wird bereits intraoperativ in der Regel durch Punktion der Vena subclavia oder Vena jugularis interna gelegt. Tabelle 5 zeigt die Liegedauer des zentralen Katheters, welche von 9 Tagen bis zu 18 Monaten reicht.

Die Möglichkeit der hochprozentigen parenteralen Kalorienzufuhr wird durch die Komplikationen des zentralen Venenkatheters limitiert. Die Gefahr der Thrombophlebitis, der Bakteriämie sowie der Sepsis ist bereits normalerweise hoch. Pro Tag Verweildauer des Katheters muß mit einer Sepsisrate von 0,5 bis 1% gerechnet werden [4]. Für das häufige Auftreten einer Sepsis in dieser Patientengruppe ist deren reduzierter Allgemeinzustand und die verminderte Infektabwehr verantwortlich.

Die Therapie der Sepsis erfolgt entsprechend des Antibiogramms und besteht in der Regel aus einer Kombinationsbehandlung aus Cefotaxim, Metronidazol und Tobramycin. Kommt es zu einem Thrombozytensturz unter 20 000, führen wir die Blutaustauschtransfusion mit Frischblut durch. Dadurch wird der Immunstatus der Patienten gebessert. Tritt der erwünschte Erfolg nicht ein, muß der zentrale Katheter entfernt und ein neuer gelegt werden. Dieser Möglichkeit sind Grenzen gesetzt. Als Notmaßnahme kommt die überbrückende Infusion über eine periphere Vene in Betracht. Hier können jedoch auf Dauer nicht genügend Kalorien zugeführt werden.

Zur Vermeidung der Sepsis ist deshalb beim darmoperierten Kind bereits beim Legen des zentralen Zugangs und bei dessen weiterer Pflege auf strengste Asepsis zu

Tabelle 4 Parenterale Ernährung

| | |
|---|---|
| Menge: | 100–130 ml/kg Körpergewicht<br>100–130 kcal/kg Körpergewicht |
| täglich: | Glukose (10–20%)<br>Aminosäuren (10%)<br>Fett (10%)<br>Elektrolyte<br>Vitamine<br>Spurenelemente |
| wöchentlich: | Vitamin K<br>Folsäure |
| monatlich: | Eisen<br>Vitamin $B_{12}$ Depot |

Tabelle 5

| Patient | Alter | Gewicht | Länge |
|---|---|---|---|
| A | 7 Jahre | 15 kg | 112 cm |
| C | 4 Jahre | 16 kg | 102 cm |
| D | 2 Jahre | 14 kg | 89 cm |

achten. Insbesondere Blutabnahmen aus ihm müssen vermieden werden. Alle 8 verstorbenen Kinder nach ausgedehnter Darmresektion starben an Katheterkomplikationen, in erster Linie Thrombophlebitis und Thromboembolie infolge Cavathrombose.

Nach Möglichkeit soll deshalb bald in die zweite Phase der Behandlung des Kurz-Darm-Syndroms übergegangen werden, dem Beginn des oralen Nahrungsaufbaues mit Elementardiät in Verbindung mit peripherer intravenöser Substitution. Die Zufuhr der häufig nicht sehr schmackhaften Nahrung kann über eine Magensonde oder eine intraoperativ bereits angelegte Gastrostomie erfolgen. Diese Phase dauert lange, bei unseren Patienten zwischen 6 und 18 Monaten. In diesem Zeitraum regenerieren sich die Mukosazellen. Es schließt sich die letzte Phase der vorsichtigen Umstellung auf normale Kost an. Tabelle 5 zeigt das Gewicht und die Körperlänge von 3 Patienten mit einem ausgeprägten Kurz-Darm-Syndrom nach einer Ileusoperation. Die Kinder unterschieden sich zum Zeitpunkt der Nachuntersuchung nur mehr unwesentlich von ihren Altersgenossen. Eine besondere Diät mußte nicht mehr beachtet werden.

Die langwierige und mühevolle Therapie der Kinder mit ausgedehnten Dünndarmresektionen macht deutlich, daß zur Vermeidung eines solchen Krankheitsbildes die Diagnose eines Dünndarmileus frühzeitig gestellt und die anschließende fachgerechte kinderchirurgische Behandlung sofort eingeleitet werden muß.

## Literatur

[1] Rickham, P. P.: Massive small intestinal resection in newborn infants. Am. Royal Coll. Surg. Engl. 41 (1967) 480.

[2] Stauffer, U. G. et al.: Spätergebnisse nach ausgedehnten Dünndarmresektionen. Vortrag 79. Tagung der Deutschen Gesellschaft für Kinderheilkunde in München 1983.

[3] Deven, K.: Recurrent intestinal obstruction in the neonatal period. Arch. of Disease in Childhood. 38 (1963) 118.

[4] Dietz, H. G. et al.: Die Cavathrombose als Komplikation des Cava-Langzeitkatheters. Wschr. Kinderheilkunde 131 (1983) 238.

# Operationstaktik beim Ileus des sehr kleinen Frühgeborenen

P. Dohrmann, W. Mengel

In der Neonatologie versteht man unter einem sehr kleinen Frühgeborenen ein vor der 37. Schwangerschaftswoche zur Welt gekommenes Kind mit einem Geburtsgewicht unter 1500 g.

Die Probleme des Frühgeborenen sind hier durch das geringe Geburtsgewicht zusätzlich erschwert. So besteht vordergründig eine pulmonale Dysplasie mit unzureichender Oxygenierung und Atemregulation.

Besteht bei dieser mangelnden Anpassungsfähigkeit an das extrauterine Leben zusätzlich ein Ileus, bedeutet dies eine gravierende Verschlechterung des Allgemeinzustandes mit der Gefahr weiterer Komplikationen.

An unserer Klinik wurden 85% aller Ileusfälle beim Neugeborenen durch kongenitale Mißbildungen verursacht, nur 15% waren Folgen postpartal erworbener Erkrankungen. Die typischsten Anomalien waren Atresien, die mit 65% die häufigste Ursache des Neugeborenenileus waren. Der Mekoniumileus stand mit ca. 10% an zweithäufigster Stelle, der Rest verteilte sich auf Malrotationen, Darmduplikaturen und Zysten.

Liegt ursächlich eine Atresie oder hochgradige Stenose vor, so wird operativ versucht, durch entsprechende Resektion des dilatierten Darmabschnittes anastomosierbare, etwa gleichkalibrige Darmlumina zu schaffen. Die Anastomose sollte ausschließlich durch End-zu-End-Vereinigung nach der Herzog-Naht-Technik durchgeführt werden [1]. Hierbei handelt es sich um eine vom Lumen her gestochene Rückstichnaht.

Gelingt es nicht, gleichkalibrige Darmabschnitte zu schaffen, werden modifizierte Anastomosentechniken, wie trichterförmige Resektion und End-to-back-Anastomose, angewandt [3].

Der Mekoniumileus sollte primär konservativ therapiert werden. Ist dennoch eine operative Intervention notwendig, führen wir eine Bishop-Koop-Technik durch, bei der der abführende Darm zum endständigen Stoma und der zuführende zur End-zu-Seit-Roux-Anastomose verwendet wird. Jeder operativ behandelte Neugeborenenileus wird zusätzlich mit einer Gastrostomie versorgt. Hierdurch kann der Magensaft

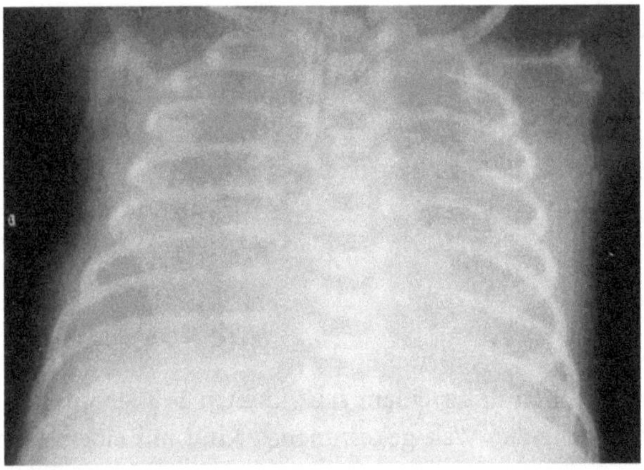

Abb. 1 Sehr kleines Frühgeborenes (31. Gestationswoche) mit ausgeprägter Lungendysplasie (weiße Lunge).

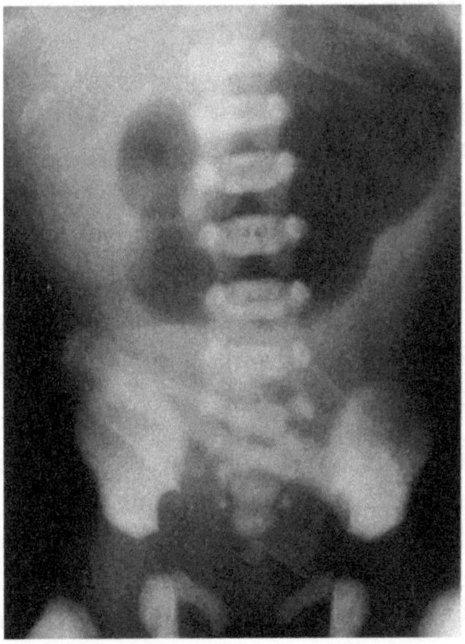

Abb. 2 Sehr kleines Frühgeborenes (31. Gestationswoche) mit Duodenalileus.

sicher abgeleitet werden, der Nasopharyngealbereich wird geschont und ein enteraler Nahrungsaufbau ist möglich [2].

Trotz des erheblichen Operationsrisikos bei einem sehr kleinen Frühgeborenen mit Ileus, besteht die Notwendigkeit einer dringlichen chirurgischen Intervention. Dennoch haben wir bei einem sehr unreifen Frühgeborenen eine abweichende Operationstaktik eingeschlagen. Unser kleiner Patient mußte wegen einer ausgeprägten Lungendysplasie mit dem Bild der „weißen Lunge" primär maschinell beatmet werden (Abb. 1). Das Gestationsalter lag mit 9 Reifepunkten nach der Farr-Skala bei der 31. Woche [4].

Nachdem 48 Stunden postpartum aufgetretenes galliges Erbrechen persistierte, zeigte die Abdomenleeraufnahme das typische Bild eines Duodenalileus (Abb. 2).

Wegen der von uns sehr hoch eingeschätzten Operationsletalität, wurde primär eine abwartende Haltung eingenommen, um unter kontinuierlicher Magensaftabsaugung dem Frühgeborenen die Möglichkeit der Nachreifung und Gewichtszunahme zu geben.

6 Wochen später führten wir die notwendige Laparotomie durch. Intraoperativ zeigte sich ein Pancreas anulare, das durch eine Duodeno-duodenostomie versorgt wurde. 6½ Monate später konnte das Kind mit altersentsprechend normaler geistiger und körperlicher Entwicklung entlassen werden.

Zusammenfassend läßt sich sagen, daß auch für uns kein Zweifel an der Notwendigkeit einer chirurgischen Intervention bei Diagnosestellung eines Ileus besteht.

Bei sehr kleinen Frühgeborenen mit hochgradigem Operationsrisiko, erscheint es uns gerechtfertigt, bei einem *hohen* Ileus eine abwartende Haltung einzunehmen. Die gute Erfahrung mit zwar nur einem Patienten lassen uns zu diesem Vorgehen ermutigen.

# Literatur

[1] Hecker, W.: Die Eingriffe in der Bauchhöhle im Neugeborenen-, Säuglings- und Kindesalter. In: Zenker, Berchtold, Hamelmann (Hrsg.), Die Eingriffe in der Bauchhöhle, S. 800. Springer, Berlin –Heidelberg – New York 1975.

[2] Hecker, W.: Notfälle in der Neugeborenen- und Säuglingschirurgie Chirurg 52 (1981) 129.

[3] Joppich, I.: Ileus durch Anomalien. Chirurg 52 (1981) 134.

[4] Riegel, K., K. Betke: Das Frühgeborene. In: Keller, Wiskott (Hrsg.), Lehrbuch der Kinderheilkunde, 8.1. Thieme, Stuttgart – New York 1977.

# VII Spezielle Krankheitsbilder

# Der Dünndarmileus durch Strahlenreaktion – Differentialdiagnose, Operationstaktik, postoperative Komplikationen

F. W. Eigler, V. Kindhäuser, M. Beyer, E. Gross

Die Tatsache, daß bei Tumoren im kleinen Becken prä- oder postoperative Bestrahlungen als primäre oder adjuvante Therapie durchgeführt werden, macht es notwendig, daß der Chirurg grundsätzlich über die damit verbundenen Probleme unterrichtet ist. Dabei scheint es wichtig, daß Veränderungen am primär nicht behandelten Nachbarorgan nicht mit dem mißverständlichen Ausdruck „Schaden" belegt wird, sondern daß diese möglichst zu vermeidende Komplikation als Strahlenspätreaktion oder Strahlenfolge benannt wird.

In einer Zeit, in der die Tendenz zu Haftpflichtprozessen weiter steigt, ist es gerade auch dem Patienten gegenüber nicht ratsam, von einem Schaden zu sprechen, wo es sich um eine bedauerliche Mitreaktion umgebenden Gewebes handelt; bei nicht selten erfolgreicher Therapie der Primärerkrankung. Die Folgen möglicher postoperativer Bestrahlungen sollten aber auch bei Primäroperationen im kleinen Becken gleichsam prophylaktisch berücksichtigt werden.

## Häufigkeit, Latenzzeit, prädisponierende Faktoren

Der radiogene Ileus gehört zusammen mit Fistelbildungen und Ulzerationen zu den Strahlenspätreaktionen [10]. Tabelle 1 gibt eine Übersicht über die in der Literatur mitgeteilte zu erwartende Häufigkeit. Dabei besteht eine direkte Beziehung zwischen Heilungsrate und der Häufigkeit von Strahlenkomplikationen. Bei etwa 5% ist mit gewichtigeren Strahlenfolgen zu rechnen. Dabei kann die Latenzzeit von der Bestrahlung bis zur Manifestation wenige Monate bis mehrere Jahre dauern, wie eine Literaturzusammenstellung mit den eigenen Daten in Tabelle 2 zeigt. Darüber hinaus sind verschiedene prädisponierende Faktoren angegeben worden. Aus Tabelle 3 geht hervor, daß von den meisten Autoren Voroperationen eine besondere Bedeutung beigemessen wird. Das Risiko einer Voroperation wird darin gesehen, daß Operationen zu Adhäsionen des Dünndarms führen können. Dadurch wird die normale Beweglichkeit des relativ strahlensensiblen Dünndarms eingeschränkt, und es besteht die Gefahr, daß bestimmte fixierte Schlingen ständig im Bestrahlungsfeld

Tabelle 1 Inzidenz der Entwicklung einer Strahlenspätreaktion

| Autoren | Inzidenz<br>% | Bestrahlte Patienten<br>n | Grunderkrankung |
|---|---|---|---|
| Burne (1978) | 3,6<br>8,2* | 1752 | Collumkarzinom |
| Maruyama (1974) | 3,3 | 271 | Collumkarzinom |
| Cochrane (1981) | 7 | 400 | Gynäkologische Tumoren |
| Cram (1977) | 5,1 | 1824 | Gynäkologische Tumoren und andere Erkrankungen |

* = Patienten, die eine Strahlenfrühreaktion zeigten.

Tabelle 2 Das zeitliche Intervall zwischen Strahlentherapie und chirurgisch erforderlichem Eingriff wegen einer Strahlenspätreaktion

| Autoren | Patienten | Kürzeste Latenzzeit | Häufigkeitsgipfel der chirurg. Eingriffe nach Strahlentherapie | Längste Latenzzeit | Vorwiegende Lokalisation der Spätreaktionen |
|---|---|---|---|---|---|
| Sugg, W. L. et al. (1963) | 105 | 1 Jahr | 1–3 Jahre | 10 Jahre | Dünn- und/oder Dickdarm und/oder ableitende Harnwege |
| De Cosse, J. J. et al. (1969) | 100 | 3 Monate | ½–2 Jahre | 31 Jahre | Dünn- und/oder Dickdarm |
| Wellwood, J. M. et al. (1973) | 38 | 6 Monate | ½–5 Jahre | 5 Jahre | Dünn- und/oder Dickdarm |
| Joelsson, J. u. L. Räf (1973) | 24 | 3 Monate | ½–5 Jahre | 9 Jahre | Nur Dünndarm |
| Deveney, C. W. et al. (1976) | 34 | 1 Monat | ½–5 Jahre | 30 Jahre | Dünn- und/oder Dickdarm |
| Jackson, B. T. (1976) | 52 | 6 Monate | ½–5 Jahre | 5 Jahre | Dünn- und/oder Dickdarm |
| Lenner, V. et al. (1977) | 50 | 3 Monate | 2–5 Jahre | 23 Jahre | Dünn- und/oder Dickdarm |
| Pattermann, M. et al. (1978) | 28 | 4 Monate | 1–3 Jahre | 23 Jahre | Dünn- und/oder Dickdarm |
| Russel, J. C. u. P. Wech (1979) | 40 | 2 Monate | 1½–2½ Jahre | 30 Jahre | Dünn- und/oder Dickdarm |
| Galland (1979) | 37 | | 2 Jahre<br>1,3 Jahre | | Dünndarm<br>Kolon und Rektum |
| Essen (1984) | 140 | 1½ Monate | 1½–3 Jahre | 22 Jahre | Dünn- und/oder Dickdarm |

liegen und damit die Strahlenbelastbarkeit des Dünndarms von etwa 4500 rad im einzelnen überschritten wird.

Der Strahlenileus zeichnet sich durch folgende Besonderheiten aus [10]:

1. Beeinträchtigung der Darmwanddurchblutung infolge Obliteration im Kapillarbereich.
2. Motilitätsstörung mit Wandverdickungen durch Narbenbildung.

Bei notwendiger Darmresektion und teilweisem Belassen des entsprechend veränderten Darmes kann die normale Atonie über die übliche Zeitdauer nach einer

Tabelle 3 Risikofaktoren in der Entwicklung von Strahlenspätreaktionen

| Autoren | Risikofaktoren |
|---|---|
| Localia (1969)<br>Jackson (1971)<br>Graham (1963) | Voroperationen |
| Maruyama (1974) | Diabetes/Hypertonie |
| de Cosse (1969) | Diabetes/Hypertonie |
| Burne (1983) | Frühe Strahlenreaktion |
| Maruyama (1974) | Jugendliches Alter |
| Maruyama (1974) | Untergewicht |

Tabelle 4 Voroperationen im Bereich des späteren Bestrahlungsfeldes bei 119 Patienten, die wegen Strahlenspätreaktionen am Intestinaltrakt zwischen 1962–1984 operiert wurden

| Art der Voroperation | 1962–1984 |
|---|---|
| Vulvektomie | 1 |
| Operation des Uterus und der Adnexe | 66 |
| Appendektomie | 11 |
| Nephrektomie | 4 |
| Elektroresektion Prostata-Ca | 4 |
| Elektroresektion Blasen-Ca | 4 |
| Entfernung eines Nierenbeckensteines | 1 |
| Zystektomie | 4 |
| Laparotomie wegen Ileus | 2 |
| „Staging laparotomy“ mit Splenektomie | 4 |
| Intraabdominelle Lymphadenektomie | 3 |
| Rektumexstirpation/-resektion | 7 |
| Sigmaexstirpation/-resektion | 6 |
| Orchiektomie | 2 |
| Gesamtzahl | 119 |

Tabelle 5 Lokalisation der 46 Strahlenspätreaktionen bei 43 Patienten mit Dünndarmileus

| Lokalisation | 1962–1984 | |
|---|---|---|
| | n | % |
| Duodenum | 3 | 7 |
| Jejunum | 8 | 17 |
| Ileum | 35 | 76 |
| Insgesamt | 46 | 100% |

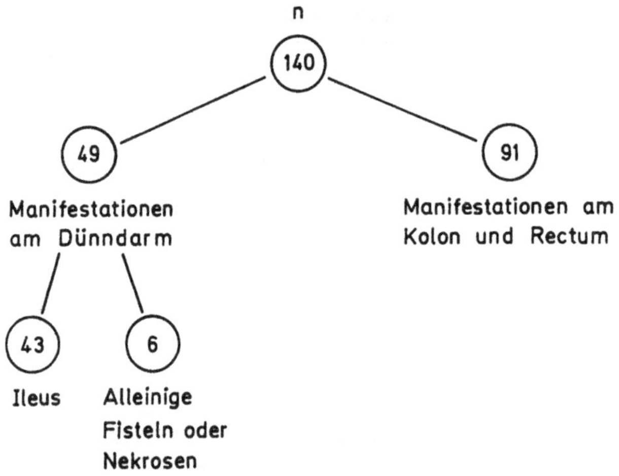


Abb. 1 Eigenes Krankengut von 1962 bis 1984.
Bei den Strahlenreaktionen am Dünndarm überwiegt bei weitem der Ileus.

Operation hinaus verlängert sein. Die ohnehin durch die Gefäßveränderung verschlechterte Anastomosenheilung wird dann durch einen funktionell bedingten Aufstau des Dünndarminhaltes zusätzlich gefährdet.

## Eigenes Krankengut

Abbildung 1 gibt einen Überblick über das eigene Krankengut von insgesamt 140 Patienten mit Spätreaktionen am Gastrointestinaltrakt. Über die Voroperationen bei 119 dieser Patienten gibt die Tabelle 4 Aufschluß. Man erkennt, daß die Voroperationen zwar zum großen Teil mit der primären Tumorerkrankung zusammenhängen, es aber sehr wohl auch völlig davon unabhängige Operationen gibt.

Der Ileus stellt bei 43 Patienten das Hauptproblem dar. Die Lokalisation wird in Tabelle 5 wiedergegeben. Es zeigt sich entsprechend dem häufigsten Strahlenbereich die Hauptlokalisation im unteren Ileum.

## Differentialdiagnose und Operationsindikation

Entsprechend der Anamnese der Patienten ist oft eine Kombination von Strahlenfolge und Tumorrezidiv zu erwarten. Da Strahlenfolgen ebenso zu einer Motilitätsbeeinträchtigung ohne mechanisches Hindernis führen können, wie eine Peritonealkarzinose, aber auch in beiden Fällen eine mechanische Ursache vorliegen kann, wird man oft nicht nur mit einer Abdomenübersichtsaufnahme allein zurecht kommen, vielmehr empfiehlt sich eine Magen-Darm-Passage, die wir vorzugsweise mit Prophyliodon* durchführen, da der Vorteil dieses Präparates in weitgehender Ähnlichkeit zum Barium liegt, ohne die Nachteile bei Peritonealaustritt zu haben. Bei der verzögerten Passage scheint es uns wichtig, nicht eines der üblichen stark osmotisch wirksamen jodhaltigen Kontrastmittel zu verwenden; denn oft läßt sich erst in der Verlaufsbeobachtung über Stunden Schweregrad und Sitz der Veränderungen im unteren Ileum erkennen. Die zur Diagnostik benötigte Zeit kann gleichzeitig genutzt werden, die allgemeine Situation des Patienten zu verbessern. Konsequente parenterale Ernährung ist für die häufig mangelernährten Patienten wichtig. Bei der Diagnostik ist im übrigen für den Patienten wichtiger die Frage, ob ein eindeutiges mechanisches Hindernis vorliegt als die Ursache desselben präoperativ zu kennen; denn in jedem Falle würde man kurativ oder palliativ ein eindeutig mechanisches Hindernis operativ angehen. Nicht selten wird die endgültige Diagnose auch erst durch eine Laparotomie gestellt. Auf keinen Fall sollte man unter dem Verdacht eines Karzinomrezidivs zu früh resignieren.

## Chirurgische Therapie

Bei der chirurgischen Therapie steht die Tatsache ganz im Vordergrund, daß im Gegensatz zu sonstigen Erfahrungen die Dünndarmanastomosen weit stärker gefährdet sind als Dickdarmanastomosen [18]. Wie aus Tabelle 6 zu erkennen ist, scheinen Ileokolostomien etwas weniger insuffizienzgefährdet als ileo-ileale Anastomosen. Auch das Bypassverfahren mit Seit-zu-Seit-Anastomosen wird oft günstiger

Tabelle 6 Art der Eingriffe wegen Dünndarmileus, postoperative Komplikationen und Letalität

| | | Patienten n | Anastomosen-insuffizienz | Reileus | fistel | Verstorben* |
|---|---|---|---|---|---|---|
| Resektion | Dünn-Dickdarm Anastomose | 19 | 4 | 2 | 2 | 4 |
| | Dünndarm-anastomose | 13 | 3 | 1 | 2 | 4 |
| Bypass | | 10 | 2 | | | 4 |
| Adhäsiolyse und sonstige Operationen | | 8 | | | | 3 |

* = Todesursache war in allen Fällen; abgesehen von einer Lungenembolie in der Bypass Gruppe, eine Sepsis.

* Dionosil®

Tabelle 7 Anastomoseninsuffizienzrate nach Dünndarmresektionen wegen Strahlenspätreaktionen

| Autoren | Patienten<br>n | Anastomosen-<br>insuffizienz<br>n | % |
|---|---|---|---|
| White (1951) | 13 | 4 | 31 |
| Joelssen (1973) | 38 | 10 | 36 |
| Jackson (1974) | 26 | 12 | 46 |
| Swan (1976)* | 244 | 100 | 41 |
| Deveney (1976) | 15 | 2 | 13 |
| Russel (1979) | 26 | 10 | 38 |
| Galland (1979) | 18 | 8 | 44 |
| Cochrane (1981) | 3 | 2 | |
| Essen (1984) | 29 | 12 | 41 |

* = Sammelstatistik mit Ileotransverso- bzw. Ileoascendostomien

Tabelle 8 Letalität nach Operation wegen radiogener Dünndarmspätreaktionen (Ileus, Fistel, Nekrose, Perforation)

| Autoren | Patienten<br>n | Operationen | †<br>% | |
|---|---|---|---|---|
| Swan (1976) | 199 (Sammelstatistik) | Resektion | 21 | |
| | | Bypass | 10 | |
| | 45 eigene Fälle | Resektion | 53 | |
| | | Bypass | 7 | |
| Galland (1979) | 18 | Resektion | 44 | |
| Cochrane (1981) | 6 | Resektion<br>und Bypass | 55 | |
| Essen (1984) | 43 (nur Ileus) | Resektion | 46 | 35 |
| | | Bypass | 25 | |

beurteilt als die End-zu-End-Anastomosen nach Resektion. Hinsichtlich der anastomosierten Darmteile ergibt die Auswertung des eigenen Krankengutes eindeutigere Hinweise, wenn zu den Ileuskranken die hinzugenommen werden, die aus anderen Strahlenkomplikationen heraus operiert werden mußten. Es zeigt sich dann, daß von 28 Dünndarmanastomosen 11 eine Insuffizienz aufwiesen, von 25 Dünndarm-Dickdarm-Anastomosen nur 14.

Diese Ergebnisse werden durch Zahlen der Literatur sowohl für die Anastomoseninsuffizienz wie die Letalität (Tab. 7–8) bestätigt. Die bei uns sonst bei kurativen Eingriffen grundsätzlich verpönte Umgehungsanastomose ist nach unserem Ermessen aber bei Kranken mit Strahlenfolgen dann anzuwenden, wenn das kleine Becken von einem fest verbackenen Darmkonvolut ausgefüllt wird und die Präparation zu zahlreichen Darmeröffnungen führen würde.

## Prophylaxe

Angesichts der schweren Problematik beim Strahlenileus muß die Frage nach der Prophylaxe solcher Veränderungen unbedingt gestellt werden. Dabei kann es nicht Aufgabe dieser Darlegungen sein, auf die exakte Berechnung strahlentherapeutischer Möglichkeiten einzugehen. Vielmehr soll abschließend darauf hingewiesen werden, daß auch, wenn der Operierende an eine nachfolgende Strahlentherapie nicht denkt, häufig im Verlauf einer bösartigen Erkrankung doch die Strahlentherapie eingesetzt wird. Daraus muß die Folgerung gezogen werden, nach Möglichkeit den Dünndarm aus dem kleinen Becken herauszuhalten [6]. Dies kann bei vorhandenem Netz durch einen gestielten Netzlappen, der in das kleine Becken hineingelegt wird, erfolgen. Darüber hinaus ist es für uns ein weiteres Argument, wenn möglich, eine kontinenzerhaltende Dickdarmresektion durchzuführen. Jedenfalls ist unter den dargelegten Gesichtspunkten ein bewußtes Offenlassen des peritonealen Beckenbodens nicht zu empfehlen.

Abschließend sei noch einmal daran erinnert, daß die in glücklicherweise wenigen Fällen auftretenden schweren radiogenen Komplikationen der Preis für eine oft kurative onkologische Behandlung darstellt.

## Literatur

[1] Bourne, R. G., J. H. Kearsley, W. D. Grove et al.: The relationship between early and late gastrointestinal complications of radiation therapy for carcinoma of the cervix. Int. J. Radiation Oncology Biol. Phys. **9** (1983) 1445–1450.

[2] Bruneton, J. N., X. Faure, J. Bourry et al.: A radiologic study of chronic radiation-induced injuries of the small intestine and colon. Fortschr. Röntgenstr. **136** (1982) 129–132.

[3] Cochrane, J. P. S., J. R. Yarnold, W. W. Slack: The surgical treatment of radiation injuries after radiotherapy for uterine carcinoma. Br. J. Surg. **68** (1981) 25–28.

[4] De Cosse, J. J., R. S. Rhodes, W. B. Wentz et al.: The natural history and management of radiation induced injury of the gastrointestinal tract. Ann. of Surgery **170** (1969) 369.

[5] Deveney, C. H., F. R. Lewis, T. R. Schrock: Surgical management of radiation injury of the small and large intestine. Dis. Col. & Rect. **19** (1976) 25.

[6] Eigler, F. W., F. Beersiek, E. Gross: Chirurgische Gesichtspunkte bei der prä- und postoperativen Bestrahlung des Rektumkarzinoms. In: Aktuelle chirurgische Onkologie I, S. 463–464 (Hrsg.: W. Denk) Pharmazeutische Verlagsgesellschaft 1980.

[7] Galland, R. B., J. Spencer: Surgical aspects of radiation injury to the intestine. Br. J. Surg. **66** (1979) 135.

[8] Jackson, B. T.: Bowel damage from radiation. Proc. Roy. Soc. **69** (1976) 683.

[9] Joelsson, J., L. Räf: Late injuries of the small intestine following radiotherapy for uterine carcinoma. Acta Chir. Scand. **139** (1973) 194.

[10] Kindhäuser, V.: Klinische und tierexperimentelle Untersuchungen zum Problem der Strahlenfolgen am Dünndarm und ihre Behandlungsmöglichkeiten. Habilitationsschrift 1981.

[11] Lenner, V., G. Hoffmann, V. Daniels: Der Strahlenschaden des Dünn- und Dickdarms. Leber Magen Darm **7** (1977) 92.

[12] Pattermann, M., G. Zimmermann, H. Klotzenbücher et al.: Zur chirurgischen Therapie aktinischer Darmläsionen. Wiener Med. Wschr. **16** (1978) 546.

[13] Russel, J. C., J. P. Welch: Operative management of radiation injuries of the intestinal tract. Am. J. of Surg. **137** (1979) 433.

[14] Schmitt III, E. H., R. E. Symmonds: Surgical treatment of radiation induced injuries of the intestine. Surg. Gyn. & Obstet. **133** (1981) 896.

[15] Schulz, U., W. Niebel, E. Gross: Preoperative irradiation for rectal adenocarcinoma: first experiences using accelerated fractionation. J. of Clin. Res. and Clin. Oncology, **107** (1981) 58.

[16] Sugg, W. L.: Operative therapy for seven irradional injuries in the entral and urinary tracts. Ann. of Surg. **157** (1963) 62.

[17] Swan, R. W., W. C. Fowler, R. C. Boronow: Surgical management of radiation injury to the small intestine. Surg. Gyn. & Obstet. **142** (1976) 325.

[18] Wellwood, J. M.: Breakdown of small bowel anastomoses after pelvic radiotherapy. Ann. of the Roy. Coll. of Surg. of Engl. **54** (1974) 307.

[19] White, W. C., F. W. Finn: The late complications following irradiation of pelvic viscera. Am. J. Gyn. & Obstet. **62** (1951) 65.

# Der hohe Dünndarmileus nach Strahlentherapie

W. Neugebauer, L. Koslowski, G. Breucha

Das Grundproblem der Strahlentherapie ist und bleibt die Zerstörung des Tumors unter möglichster Schonung des umgebenden gesunden Gewebes. Allgemeingültige, nur mathematisch-physikalisch berechenbare Maßstäbe für Dosis, Fraktionierung und Dosisverteilung gibt es nicht [3].

## Strahlentoleranz

Die für das betreffende Organ oder Gewebe charakteristische Belastbarkeit wird als Strahlentoleranz bezeichnet, deren Grenze nicht ohne ernste – zum Teil bleibende Schädigung überschritten werden darf. Die einzelnen Darmabschnitte tolerieren eine Strahlenbehandlung unterschiedlich. Der Dünndarm und hier insbesondere das Duodenum ist eines der strahlensensibelsten Organe des Körpers. Für jeden Patienten besteht eine individuell unterschiedliche Strahlensensibilität der Darmschleimhaut. Schleimhautbioptische Untersuchungen [1] ließen erkennen, daß die stärksten Schleimhautläsionen in den proximalen Dünndarmanteilen auftreten und nach distal abnehmen. Bei der postoperativen Strahlentherapie von malignen Nierentumoren und paraaortalen Lymphomen ist mit einer relativ hohen Strahlenbelastung benachbarter Organe und hier insbesondere von Duodenum und der Flexura duodenojejunalis zu rechnen. Nach Nephrektomie ändern sich häufig die topographischen Verhältnisse: rechts verlagert sich das Duodenum; links das Jejunum teilweise in die Nierenloge [12, 13]. Hier wird das Dilemma, vor dem der Strahlentherapeut häufig steht, besonders deutlich. Lymphknotenmetastasen im Nierenhilus zwingen in den meisten Fällen zu einer hochdosierten Strahlentherapie, so daß auch schwere Reaktionen der Duodenalschleimhaut in Kauf genommen werden müssen. Ihr Ausmaß ist oft kaum abzuschätzen [3].

Von 1968 bis 1983 wurden an der Chirurgischen Universitätsklinik Tübingen 79 Patienten wegen Strahlenfolgen am Intestinaltrakt behandelt. Bei 5 Männern und 4 Frauen traten so erhebliche Strikturen oder Stenosen im Bereich des Duodenums oder der Flexura duodenojejunalis auf, daß eine chirurgische Therapie erforderlich wurde. Die mittlere Latenzzeit betrug 1,4 Jahre.

# Symptomatik

Veränderungen des Tonus und der Motilität sind die ersten Zeichen einer nachweisbaren Reaktion des Darmes auf die Einwirkung ionisierender Strahlen [11, 12, 14]. Die Krankheitszeichen sind zunächst uncharakteristisch und setzen nicht selten erst Jahre nach der Strahlentherapie ein. Die Beschwerden reichen von der Symptomatik einer Enteritis mit Übelkeit, Brechreiz, Erbrechen und intermittierenden Bauchschmerzen mit Krämpfen sowie Gewichtsverlust und Verschiebungen des Elektrolythaushaltes bis zu Symptomen einer partiellen Striktur und ihren Folgeerscheinungen [4, 5]. Stenoseerscheinungen treten Monate bis Jahre nach Abschluß der Strahlentherapie auf [9, 10]. Diese Beschwerden werden häufig über Wochen oder Monate als postoperative Schmerzzustände verkannt oder als Adhäsionsbeschwerden gedeutet. Setzen die Beschwerden erst Jahre nach der Bestrahlung ein, wird häufig der Verdacht auf ein Tumorrezidiv geäußert [4, 6].

# Diagnostik

Bei Aufnahme des Patienten ist eine Übersichtsaufnahme des Abdomens im Stehen oder in Linksseitenlage unerläßlich. Hierbei erkennt man – wenn auch nur in seltenen Fällen – dilatierte Anteile im Duodenum oder im Bereich der Flexura duodenojejunalis. Zur weiteren Diagnostik und zur genauen Bestimmung eines Passagehindernisses ist die Untersuchung des Magens und Dünndarms mit einem wasserlöslichen Kontrastmittel hilfreich. Röntgenologisch finden sich entsprechend den trophischen Störungen, die durch die obliterierende Endangitis hervorgerufen sind, meist langstreckige Einengungen des Lumens mit starrer Wandkontur. Eine komplette Stenose, die für wasserlösliches Kontrastmittel nicht mehr durchgängig ist, trat nur zweimal im eigenen Krankengut auf. Bei einer Striktur sollte die Diagnostik zum Ausschluß eines Tumorrezidives zügig vorangetrieben werden. Die weitere Reihenfolge sieht dann eine Gastroduodenoskopie mit Schleimhautbiopsie vor [2, 7, 8]. Nicht selten finden sich strahlenbedingte Erosionen oder Ulzerationen bereits im Magen. Sonographie und Computertomographie ergänzen die Diagnostik sinnvoll, da sie Auskunft geben können für einen Rezidivtumor oder postoperative Flüssigkeitsansammlungen in den Nierenlogen nach Nephrektomie, die zu einer Kompression des Duodenums bzw. der proximalen Jejunalabschnitte führen können. Durch diese Diagnostik, die zumeist nur im Ablauf von 2 bis 3 Tagen durchführbar ist, darf der Patient jedoch nicht gefährdet, oder eine evtl. notwendige chirurgische Intervention verzögert werden [4, 6, 9].

# Therapie

Eine konservative medikamentöse Therapie ist gerechtfertigt, wenn die Beschwerden zum erstenmal auftreten, keine Elektrolytverschiebungen vorliegen und die röntgenologische Untersuchung einschließlich der Gastroduodenoskopie nur eine Wandstarre mit beginnender Strikturbildung aufweist. In diesen Fällen ist eine hochkalorische parenterale Ernährung mit Vitaminsubstitution, bei Bedarf Bluttransfusion und Gabe von Fermentpräparaten der richtige Weg [7]. Gleichzeitig sollten auch Medikamente zur Verbesserung der Darmmotilität (Prostigmin, Ubretid, Ceruletid) gegeben werden.

Besteht klinisch ein inkompletter oder kompletter Ileus, ist die chirurgische Intervention unumgänglich. Bis zum heutigen Zeitpunkt ist die Entscheidung Resektion oder Umgehungsanastomose nicht getroffen [4, 5, 6, 8, 11]. Für die Resektion der strahlenveränderten Darmabschnitte spricht die Tatsache, daß dadurch die Gefahr einer Perforation, Blutung oder Fistelbildung verhindert wird. Nachteilig wirkt sich jedoch aus, daß die Insuffizienzrate wesentlich höher als bei den Umgehungsanastomosen liegt. Im eigenen Krankengut betrug die Insuffizienzrate nach Resektion 19%, nach Umgehungsanastomosen 7%.

Der hohe Dünndarmileus durch Stenosierung oder Strikturbildung im Duodenum oder im Bereich der Flexura duodenojejunalis stellt den Chirurgen vor besonders große Probleme. In diesem Bereich sind Resektionen der strahlenveränderten Darmabschnitte durch erweiterte ausgedehnte operative Eingriffe (Whipplesche Operation) zu erreichen und unseres Erachtens nicht gerechtfertigt.

Bei schlechtem Allgemeinbefinden des Patienten sollte eine antekolische Gastroenterostomie mit einer hochgezogenen Jejunumschlinge und Braunschen Fußpunktanastomose angelegt werden. Diese Bypassoperation hat den Vorteil der kurzen Operationszeit; es treten kaum Nahtinsuffizienzen auf, da die Durchblutung im Bereich der Gastroenterostomie ungestört ist und eine Skelettierung nicht erforderlich wird. Der Nachteil einer Gastroenterostomie liegt darin, daß die Nahrung weiterhin den physiologischen Weg bis zur Stenose sucht und der Patient über weitere krampfartige Schmerzen klagt.

Sofern es der Zustand des Patienten jedoch zuläßt, bevorzugen wir die ⅔-Resektion des Magens und die Wiederherstellung der Passage mit einer ausgeschalteten Jejunumschlinge nach Roux. Den Duodenalstumpf verschließen wir in den letzten Jahren mit dem Nähapparat (TEA 55 der Firma Autosuture).

Stenosen im Bereich der Flexura duodenojejunalis können reseziert und End-zu-End anastomosiert werden. Im eigenen Krankengut wurde dieses Vorgehen bei einem Patienten durchgeführt, es kam hierbei jedoch nach 3 Monaten erneut zur Ausbildung einer Striktur, so daß letztendlich auch in diesem Falle eine ⅔-Resektion des Magens und antecolische Gastroenterostomie mit Fußpunktanastomose vorgenommen werden mußte.

# Schlußfolgerungen

Obwohl das Duodenum und das proximale Jejunum zu den strahlensensibelsten Organen des Körpers gehören, sind bisher wenige Veröffentlichungen über strahlenbedingte Veränderungen an diesen Dünndarmabschnitten erschienen. Die individuelle Strahlensensibilität führt glücklicherweise nicht immer zu Strikturen und Stenosen. Bildet sich jedoch eine langstreckige Striktur oder eine Stenose mit dem Bild eines Ileus aus, so sollte nicht länger zugewartet werden, sondern die ⅔-Resektion des Magens mit Wiederherstellung der Passage durch eine antecolisch hochgeschlagene Jejunumschlinge nach Roux so schnell wie möglich vorgenommen werden.

# Literatur

[1] Baker, D. G., R. I. Mitchel: Studies of the intestine during acute radiation syndrome. Gastroenterology **44** (1963) 291.

[2] Egger, G., L. Witzel: Strahlenschäden des Gastrointestinaltraktes. Fortschr. Med. **92** (1974) 12.

[3] Frommhold, W.: Standpunkt des Strahlentherapeuten. Langenbecks Arch. Chir. **355** (1981) 23 a.

[4] Kahle, M.: Der Dünndarmileus nach Strahlentherapie. In: G. Lemperle, L. Koslowski (Hrsg.): Chirurgie der Strahlenfolgen, S. 165. Urban u. Schwarzenberg, München 1984.

[5] Kindhäuser, V., I. Böttcher, U. Badziong et al.: Zur chirurgischen Behandlung von Komplikationen am Intestinaltrakt nach Strahlenbehandlung maligner Tumoren. Fortschr. Med. **95** (1977) 16.

[6] Koslowski, L., W. Neugebauer: Chirurgie der Strahlenfolgen am Magen-Darm-Trakt. In: G. Lemperle, L. Koslowski (Hrsg.): Chirurgie der Strahlenfolgen, S. 158. Urban u. Schwarzenberg, München 1984.

[7] Lackner, J., J. Schröter: Veränderungen am Duodenum nach $^{60}$Co-Teletherapie von Hypernephromen. Strahlentherapie **144** (1972) 691.

[8] Lenner, V., G. Hofmann, V. Daniels: Der Strahlenschaden des Dünn- und Dickdarms. Leber Magen Darm **7** (1977) 92.

[9] Nordman, E. M., R. A. Valavaara: Gastrointestinal complications after external megavoltage treatment. Strahlentherapie **154** (1978) 16.

[10] Rogers, L. F., H. M. Goldstein: Roentgen Manifestations of Radiation Injury to the Gastrointestinal Tract. Gastrointest. Radiol. 2 (1977) 281.

(11] Swan, R. W., W. C. Fowler, R. C. Boronow: Surgical Management of Radiation Injury to the Small Intestine. Surgery Gynecol. & Obstet. **142** (1976) 326.

[12) Vergau, W., G. Bürkle, R. Herzer et al.: Dünndarmschädigung bei Telekobalt-Pendelbestrahlung der Nierenregion. Strahlentherapie **144** (1972) 697.

[13] Voss, A. C., P. Wöllgens, D. Klöckner: Das hypernephroide Karzinom. Strahlentherapie **147** (1974) 447.

[14] Wehbe, S.: Duodenalstenosen nach Bestrahlung der Nierenregion wegen Malignom. Fortschr. Röntgenstr. **129** (1978) 421.

# Der Ileus als Strahlenfolge

P. Kujath, R. Arbogast, H.-P. Bruch, P. Wünsch

Innerhalb der vielfältigen Erscheinungsformen des Krankheitsbildes Ileus nimmt der Ileus als Folge einer Radiatio eine Sonderstellung ein. Dies ist einerseits in der Seltenheit des Auftretens, andererseits in den meist prolongierten Verlaufsformen und schließlich in der äußerst problematischen Therapie begründet.

Die Diagnostik wird durch die Anamnese erleichtert. Häufig weist das typische Radioderm mit seiner bräunlich pigmentierten Hautverfärbung auf den durch die aufgehobene Elastizität der Haut bedingten Einschnürungen auf die stattgefundene Bestrahlung hin (Abb. 1). Die Symptomatik des Ileus ist nur selten akut; der Verlauf zieht sich oft über Wochen, Monate, wenn nicht Jahre hin. Vom Zeitpunkt der Erstbestrahlung bis zum Auftreten von Komplikationen lagen in der eigenen Klinik die Zeitspannen zwischen zwei Monaten und 37 Jahren. Leitsymptome sind der diffuse Leibschmerz, die Erhöhung der Stuhlfrequenz mit Diarrhöen und vereinzelten Blutungen. Unter 23 Krankheitsfällen, die zwischen 1970 und 1984 behandelt wurden, trat im eigenen Krankengut eine akute Symptomatik, die eine umgehende Operation erforderlich gemacht hätte, nur zweimal auf. Damit bleibt genügend Zeit für die wichtigste differentialdiagnostische Erwägung: Handelt es sich um einen generalisierten Strahlenschaden des Darmes oder um ein Rezidiv des ursprünglich bestrahlten Tumors? Zur Abklärung hat sich die Magen-Darm-Passage mit Gastrografin bewährt, die uns gute Hinweise auf die Lokalisation der Passagestörung geben kann (Abb. 2). Die Computertomographie bietet eine gute Hilfe bei der Abgrenzung zu einem Tumorrezidiv der meist im Beckenbereich bestrahlten Tumo-

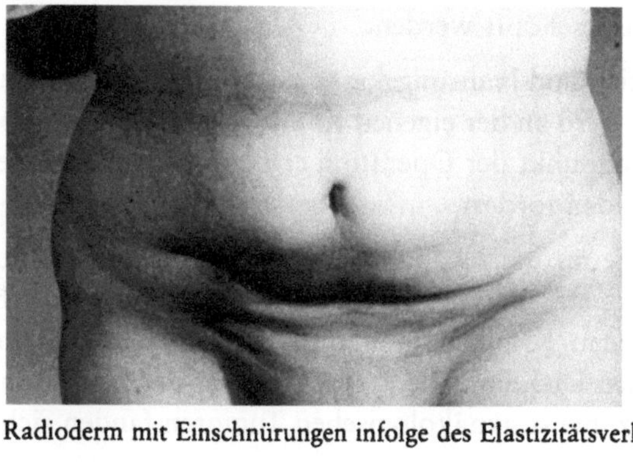

Abb. 1 Radioderm mit Einschnürungen infolge des Elastizitätsverlustes der Haut.

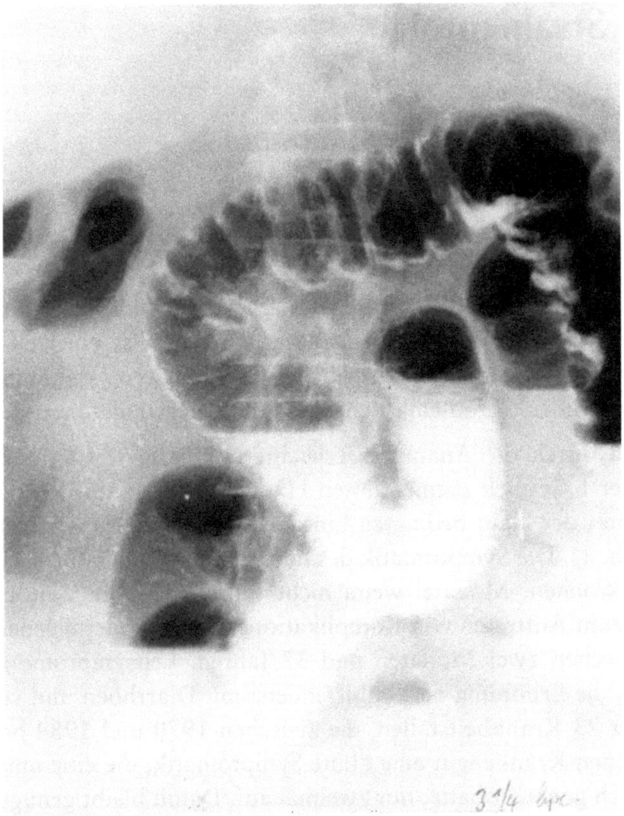

Abb. 2 Magen-Darm-Passage mit Gastrografin zur Lokalisationsdiagnostik einer Stenose im rechten Unterbauch. Die Aufnahme erfolgte 3¼ Std. p.c.

ren. Außerdem kann eine retroperitoneale Fibrose (Abb. 3) abgeklärt werden, was zusätzliche Informationen über die Schwere des Strahlenschadens gibt.

Vor jedem operativen Eingriff sollten alle konservativen Maßnahmen zur Behandlung des Strahlenschadens ausgeschöpft werden.

Antiphlogistika, Vasodilatantien und Nahrungskarenz haben die beste Wirkung [5]. Die Indikation zur Operation wird an der eigenen Klinik nach erfolgloser konservativer Therapie gestellt. Der Zeitpunkt der Operation erfolgt, wenn die Magensonde mehr als 1 l Sekret in 12 Stunden fördert.

Operiert wird immer über eine mediane Laparotomie. Der Situs zeigt Stenosierungen, verklebte, teilweise fibrosierte und zu Konvoluten gelagerte Darmschlingen. Unter den 23 Fällen im eigenen Krankengut handelt es sich zehnmal um einen Dünndarm-, neunmal um einen Dickdarm-Ileus. Viermal war der Ileus kombiniert. Bei den zwölf Rezidiven der zumeist gynäkologischen Tumoren fanden sich Fisteln

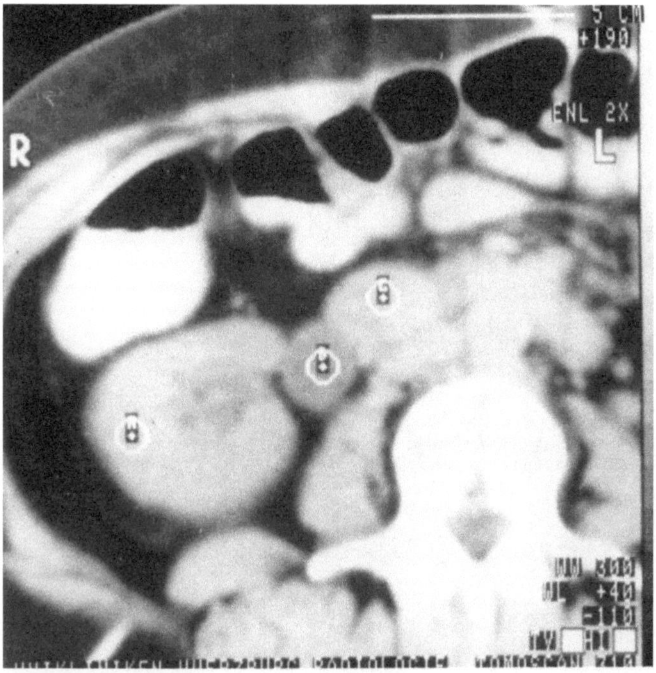


Abb. 3 Computertomogramm einer 56jährigen Patientin mit einer retroperitonealen Fibrose, einer Hydronephrose und Megaureter.

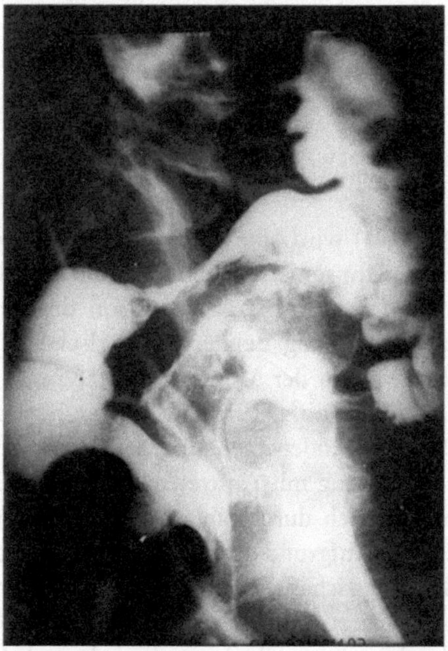

Abb. 4 Kolonkontrasteinlauf bei einer 72jährigen Patientin mit einem Strahlenschaden des Rektums. Ein Tumorrezidiv des bestrahlten Copuskarzinoms hat zu einer Rektum-Uterus-Fistel geführt.

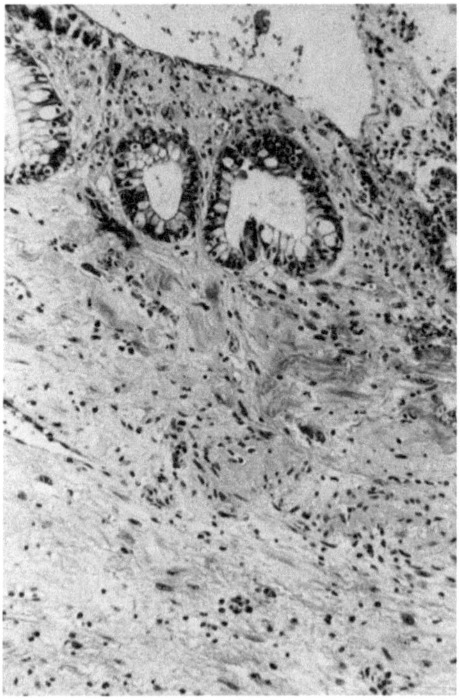

Abb. 5 Histologisches Bild eines Strahlenschadens am Dünndarm (van Gieson; 190fache Vergrößerung). Die Schleimhaut ist atrophisch geschrumpft; ausgeprägte bindegewebige Reaktion in der Submukosa und der Muskularis.

(Abb. 4) zu den gynäkologischen Tumoren bzw. zur Scheide. Perforationen bestanden nicht.

Im Gegensatz zu anderen Autoren [1, 2, 4] wird eine Umgehungsoperation abgelehnt, da der eigentliche Krankheitsherd nicht saniert wird und immer ein Blindsack besteht. Methode der Wahl scheint uns die großzügige Resektion der befallenen Darmabschnitte mit End-zu-End-Anastomosierung. Bei der histologischen Aufarbeitung der Präparate zeigte die glatte Muskulatur der Mesenterialgefäße eine ödematöse Schwellung. Die endotheliale Proliferation der Intima und subendotheliale hyaline Ablagerung hatten zu erheblichen Lumeneinengungen geführt. Auch das intestinale Bindegewebe zeigte eine Schwellung mit Auftreten aktivierter Fibroblasten. Es resultierte eine Faserbildung, die sich durch ein verdicktes, hyalinisiertes Stroma bemerkbar machte (Abbildg. 5, 6). Aufgrund der obliterierenden Endangiitis ist der genuine Strahlenschaden mit einer ischämischen Enteropathie kombiniert und wird durch diese wesentlich kompliziert. Dadurch ist die Anastomose beim Strahlenschaden des Mesenteriums hochgradig gefährdet und wird, nach Untersuchung anderer Autoren, mit einer Insuffizienzrate von bis zu 35% angegeben [1, 3].

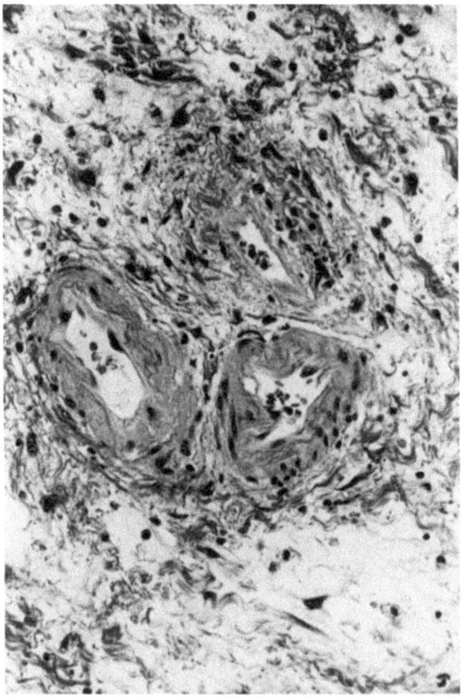

Abb. 6 Strahlenfolge an den Mesenterialgefäßen des Dünndarms mit endothelialer Proliferation und subendothelialen hyalinen Ablagerungen. Die Gefäße sind von einer zwiebelschalenförmigen fibrotischen Gewebsreaktion umgeben (van Gieson, 250fache Vergrößerung).

Im eigenen Krankengut trat sie bei 6 Fällen, d. h. 24%, auf. Der Chirurg muß diese Tatsache berücksichtigen. In den sich daraus ergebenden Konsequenzen nimmt die eigene Klinik insofern einen besonderen Standpunkt ein, indem die Second-look-Operation am dritten und siebenten postoperativen Tag empfohlen wird. Dieser Standpunkt konnte sich nach zwei dramatischen Verläufen mit mehrfachen Anastomoseninsuffizienzen durchsetzen. Histologisch konnten diese Insuffizienzen als Folge der Mangeldurchblutung identifiziert werden. Bei den achtmal durchgeführten Second-look-Operationen mußte die Anastomose dreimal revidiert werden. Durch rechtzeitiges Erkennen der Insuffizienz konnte so bei diesen Patienten die Letalität von 34% auf 0% gesenkt werden.

# Literatur


[1] Graudins, J.: Über Strahlenspätschäden am Dünndarm. Langenbecks Arch. Chir. **324** (1969) 120.

[2] Lenner, V.: Therapie von Strahlenfrüh- und Spätschäden des Darmes. Dtsch. med. Wschr **105** (1980) 912.

[3] Russell, J. C., J. P. Welch: Operative management of radiation injuries of the intestinal tract. Am J. Surg. **137** (1979) 433.

[4] Swan, R. W., W. C. Fowler, R. C. Boronow: Surgical management of radiation injury to the small intestine. Surg. Gynecol. **142** (1976) 325.

[5] Verhaeghe, M., J. C. Laurent, A. Dupont: Traitment Chirurgical des radio-lésions intestinales. J. Chir. (Paris) **118** (1981) 221.

# Postoperative Komplikationen nach Ileusoperationen wegen Strahlenfolgen im oberen und unteren Intestinaltrakt

B. Günther, F. Utz

Nach primärer und adjuvanter Strahlentherapie, hauptsächlich von gynäkologischen und retroperitoneal lokalisierten Tumoren, treten in 2–5% schwere gastrointestinale Störungen auf. Diese erfordern in 1–2% eine chirurgische Intervention [4, 9, 12].

Seit dem Umzug unserer Klinik in das neue Klinikum Großhadern im November 1977 wurden 88 Patienten an den Spätfolgen der Strahlentherapie operiert. Die meisten Eingriffe wurden wegen Stenosen bzw. Ileus und Fisteln zu Nachbarorganen durchgeführt (Abb. 1). Seltener mußte wegen akuter und chronischer intestinaler Blutungen oder freier Perforation mit Peritonitis chirurgisch behandelt werden.

Im gleichen Zeitraum von November 1977 bis September 1984 wurden insgesamt 511 Ileusoperationen durchgeführt (Abb. 2). Die 38 Operationen wegen Strahlenileus ergeben damit einen Anteil von 7,4% am Gesamtkrankengut.

Die retrospektive Analyse unseres Krankengutes sollte zeigen, welche Darmabschnitte besonders von Strahlenschäden betroffen sind und welches operative Verfahren – Resektion oder Umgehung des geschädigten Darmabschnittes – sich als

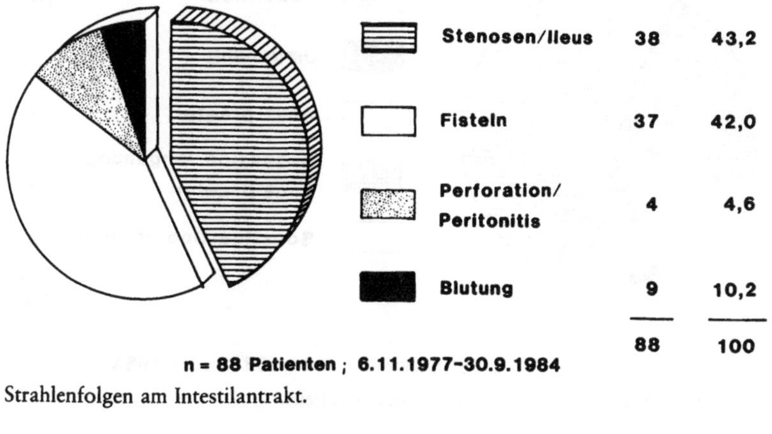


Abb. 1 Strahlenfolgen am Intestilantrakt.

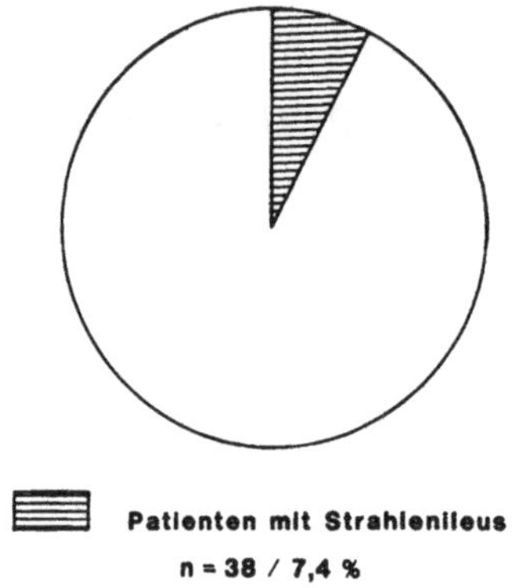


Abb. 2 Patienten mit Ileusoperationen (n = 511; 6. 11. 1977–30. 9. 1984).

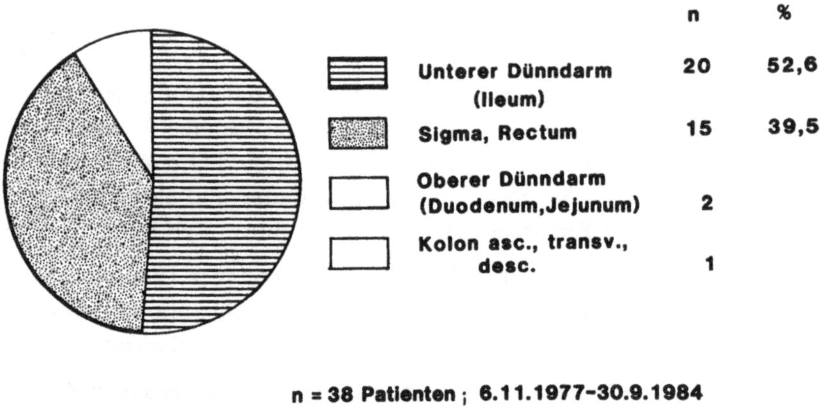


Abb. 3 Lokalisation von Strahlenstenosen/Ileus.

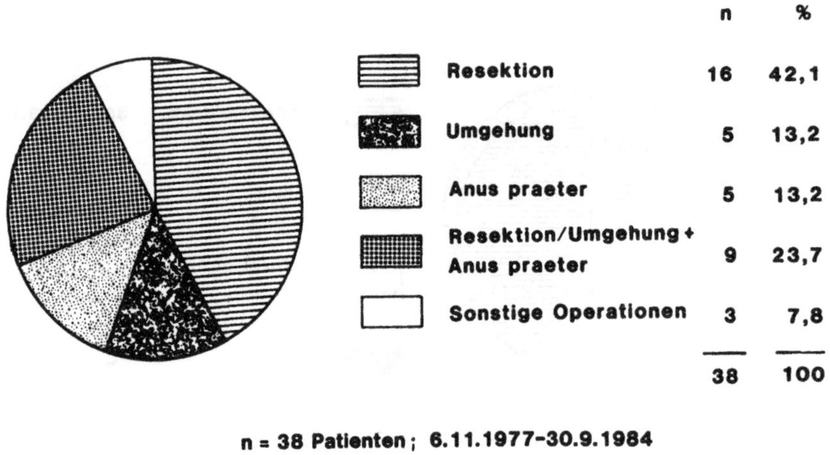


Abb. 4 Operative Verfahrenswahl bei Strahlenstenosen/Ileus.

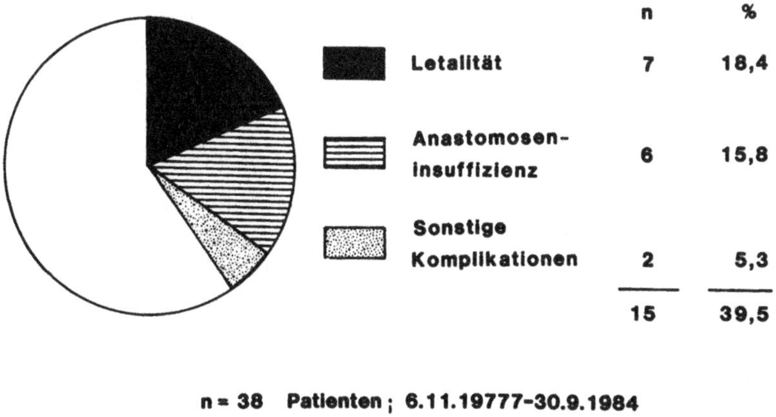


Abb. 5 Postoperative Komplikationen nach Operationen wegen Strahlenileus.

Verfahren der Wahl empfiehlt und mit der geringsten Morbidität und Letalität belastet ist.

Prädilektionsstellen der zum Ileus führenden Stenosen waren unterer Dünndarm und Sigma mit oberem Rektum (Abb. 3). Colon ascendens, transversum und descendens waren so gut wie nicht betroffen. 2 Patienten zeigten das Bild eines hohen Ileus als Folge einer Duodenalstenose nach postoperativer Radiatio eines rechtsseitigen Nierenkarzinoms.

Am häufigsten wurde das stenosierte Darmstück reseziert und eine End-zu-End-Anastomose durchgeführt (Abb. 4). Nur bei 5 Patienten mit Ileus wurde das veränderte Darmstück umgangen. Bei 9 Patienten wurde wegen multilokulärer Stenosierung in Dünn- und Dickdarm die Resektion oder Umgehung der Dünndarmstenose mit einem Anus praeter, meist im Rahmen einer Hartmannschen Operation, kombiniert.

Im Dünndarmbereich wurde das stenosierte Segment hauptsächlich reseziert (10 Patienten). Bei Stenosen im Sigma-Rektum-Bereich wurde oft ein Anus praeter ohne oder mit Resektion in der Technik nach Hartmann angelegt (11 Patienten).

Unabhängig von der Wahl des Operationsverfahrens waren die Eingriffe bei Ileus nach Bestrahlung mit Komplikationen belastet (Abb. 5).

Die Hospitalletalität betrug 18,4%, die Anastomoseninsuffizienzrate 15,8%. 8 der 38 Kranken, d. h. 21% mußten relaparotomiert werden.

Eine Stellungnahme, ob die Resektion eine höhere Morbidität als die Umgehungsanastomose aufweist, ist nur kasuistisch möglich. Beide Verfahren waren bei uns mit der gleichen Komplikationsrate belastet.

Die vorliegende Analyse unseres Krankengutes und die Durchsicht der aktuellen Literatur lassen folgende Schlußfolgerungen auf die gestellten Fragen zu:

Prädilektionsstellen für Strahlenschäden sind der untere Dünndarm und der rektosigmoidale Übergang. Entsprechendes bestätigt auch die Literatur [3, 4, 8, 9].

Resektion und Bypass sind in unserem Krankengut mit der gleichen Komplikationsrate belastet. Befürworter der Resektion postulieren eine möglichst radikale Entfernung strahlenveränderter Darmabschnitte weit im Gesunden [3, 8, 9, 10, 12].

Der Wert eines intraoperativen Schnellschnittes der Schnittränder zur Beurteilung der Gewebsverhältnisse ist noch Gegenstand der Diskussion [1, 3, 9]. Die Ausschaltung größerer Darmabschnitte durch Umgehungsanastomosen dürfte aber in Funktionsstörungen ihre Grenzen haben. Ileo-Ileo- oder Ileo-Ascendostomien werden allgemein abgelehnt [8, 10]. In der Literatur überwiegen die Empfehlungen zum konservativen Vorgehen bei gleichzeitiger Ablehnung prophylaktischer Indikationen [1, 4, 5, 6, 11, 12].

Unabhängig von der Wahl des Eingriffes ist die Morbidität bei Operationen wegen Strahlenileus hoch. Trotz unterschiedlicher Therapieempfehlungen sind sich darin alle Autoren einig [1, 2, 6, 7, 9]. Ob allgemeine Maßnahmen wie perioperative Antibiotikaprophylaxe oder perioperative künstliche enterale oder parenterale Ernährung die Ergebnisse verbessern, bleibt abzuwarten [4, 8, 9, 11].

# Literatur

[1] Anseline, P. F., I. C. Lavery, V. W. Fazio et al.: Radiation Injury of the Rectum. Ann. Surg. **194** (1981) 716.

[2] Baer, U., K. J. Bauknecht, R. Souchon et al.: Strahlenschäden am Darm. Münchn. Med. Wschr. **123** (1981) 503.

[3] Cochrane, J. P. S., J. R. Yarnold, W. W. Slack: The surgical treatment of radiation injuries after radiotherapy for uterine carcinoma. Br. J. Surg. **68** (1981) 25.

[4] Deitel, M., U. Vasic: Major intestinal complications of radiotherapy. Am. J. Gastroenterol. **72** (1979) 65.

[5] Galland, R. B., J. Spencer: Surgical aspects of radiation injury to the intestine. Br. J. Surg. **68** (1979) 135.

[6] Koslowski, L., W. Neugebauer: Probleme nach Strahlentherapie in der Chirurgie. Langebecks Arch. Chir. **355** (Kongreßbericht 1981) 173.

[7] Lenner, V.: Therapie von Strahlenfrüh- und -spätschäden des Darmes. Dtsch. Med. Wschr. **105** (1980) 912.

[8] Marks, G., M. Mohindden: The surgical management of the radiation injured intestine. Surg. Clin. N. Am. **63** (1983) 81.

[9] Russell, J. C., J. P. Welch: Operative management of radiation injuries of the intestinal tract. Am. J. Surg. **137** (1979) 433.

[10] Schmitt III, E. H., R. E. Symonds: Surgical treatment of radiation induced injuries of the intestine. Surg. Gynecol. Obstet. **153** (1983) 896.

[11] Swan, R. W., W. C. Fowler, R. C. Boronow: Surgical management of radiation injury to the small intestinal. Surg. Gynecol. Obstet. **142** (1976) 325.

[12] Verhaeghe, M., J. C. Laurent, A. Dupont: Traitement chirurgical des radio-lesions intestinales. J. Chir. (Paris) **118** (1981) 221.

# Zusammenfassende Diskussion

H. G. Beyer, Ulm, F. W. Eigler, Essen

Strahlentherapie ist eine etablierte Behandlungsmethode bei intraabdominellen und Beckenmalignomen. Bei einer üblichen therapeutischen Dosis von 4000–6000 rad entwickeln etwa 2–6% der Patienten therapiebedürftige gastrointestinale Beschwerden und twa 2% müssen infolge schwerster Früh- und Spätkomplikationen operiert werden. Die klinisch relevanten Strahlenfolgen am Intestinaltrakt verlaufen wie folgt:

1. Bis zu drei Monaten nach der Bestrahlung kommt es zu milden bis schweren, aber reversiblen schmerzhaften Diarrhoen, die durch ein strahleninduziertes Darmwandödem mit Hyperämie der Mukosa bedingt sind.
2. 6–12 Monate nach Beendigung der Behandlung kann es zur Diarrhoe mit rektaler Blutung, Schmerzen und Verstopfung kommen; diese Veränderungen korrespondieren morphologisch mit Mukosaulceration und Fibrosierung der Darmwand. Perforation oder Narbenstriktur zwingen zum operativen Vorgehen.
3. Schwerwiegende Spätstörungen treten nach Jahren bzw. Jahrzehnten am Dünndarm (40%) am Rektum (30%) und dem Kolon (15%) sowie kombiniert Dünn- und Dickdarm (15%) im Sinne segmentaler oder langstreckiger Stenosierungen durch Fibrosierung der Wand des Darmes auf. Eine operative Therapie ist bei dieser Gruppe von Patienten absolut notwendig.

Das charakteristische morphologische Korrelat der Bestrahlungsenteritis/-colitis mit sukzessiver Stenosierung ist die sklerosierende Vaskulitis, die nicht nur die intramuralen Gefäße, sondern auch die mesenterialen Anteile der A. mesenterica superior bzw. A. mesenterica inferior-Äste einbezieht.

Die operative Therapie ist immer noch mit einer hohen Komplikationsquote durch Nahtbruch belastet. Dies gilt sowohl für die Bypass-Operationen wie für die resezierende Therapie (Eigler, Essen). Während der Wert einer extensiven Resektion mit Schnellschnittkontrolle der Schnittränder zum Anlegen einer sicheren Anastomosennaht – bisher nicht eindeutig als komplikationsverminderndes Verfahren belegt werden konte, ist die Darmresektion mit Anlegen eines protektiven Stomas ein sehr empfehlenswertes operatives Vorgehen bei Dickdarmresektion (Eigler). Der hohe Dünndarmileus nach Strahlentherapie stellt ein diagnostisches wie therapeutisches Sonderproblem dar (Neugebauer, Tübingen). Bypass-Operationen zur Überwindung einer Stenose sollten wegen des Blindsacksyndroms im Bereich des oberen Dünndarmes vermieden werden. Die Anwendung des Prinzips der programmierten Reoperation nach operativer Strahlenileustherapie bezieht sich derzeit auf ein sehr kleines Krankengut der Würzburger Klinik und kann abschließend nicht beurteilt werden. Die Therapie postoperativer Komplikationen nach Darmresektion wegen strahlenbedingter Stenosierung wird vom Ernährungszustand der Patienten und vom Ausmaß der Darmresektion wesentlich beeinflußt (Günther, München).

# Diagnose, Technik und Taktik beim Gallensteinileus

D. Schröder, P. Brandt, Th. Boettger

Der Gallensteinileus als ebenso seltene, wie gefährliche Komplikation des Gallensteinleidens ist auch bei einem großen Krankengut – mit über 13 000 operativen Eingriffen an der Gallenblase und den Gallenwegen (Tab. 1) – mit 39 Fällen (das entspricht prozentual gesehen 0,29% gemessen an den anderen üblicherweise vorgenommenen Eingriffen) beim Steinleiden und Erkrankungen des Gallengangsystems, eine Rarität. Er ist eine Spezialform des mechanischen Ileus, an dem an unserem Krankengut mit 6,6% von 591 Fällen anteilig vertreten ist (Tab. 2), wobei ihn drei gravierende Eigenschaften auszeichnen:

1. sein seltenes Auftreten
2. eine relativ späte Diagnosestellung
3. eine hohe Letalität, die in der Literatur im günstigsten Fall mit 10%, im ungünstigsten Fall mit 70% angegeben wird (3–6).

Alle Berichte über Vorgehen und Taktik sowie rasche Diagnosemöglichkeiten tragen das Stigma der kleinen Zahl. Selbst ein so subtiler Kenner der Ileusproblematik wie

Tabelle 1 Häufigkeit und Letalität von Gallenwegseingriffen (1964–1984)

| Art des Eingriffs | n | Letalität % |
|---|---|---|
| Cholezystektomie | 10 492 | 0,2 |
| Cholezystektomie + Revision | 2 194 | 1,8 |
| Zweit- und Mehrfacheingriffe einschl. biliodigestiver Anastomosen | 556 | 4,8 |
| Gallenwegsoperationen insgesamt (incl. 226 Malignome) | 13 468 | |

Tabelle 2 Häufigkeit des Gallensteinileus – bezogen auf Gallenwegsoperationen und mechanische Darmverschlüsse

| 1964–1984 | Fallzahl | Gallensteinileus | % |
|---|---|---|---|
| Gallenwegsoperationen | 13 468 | 39 | 0,29 |
| mechanischer Darmverschluß | 591 | 39 | 6,6 |

Hentschel berichtet lediglich über 3 persönlich operierte Fälle [2], bezeichnender Weise allerdings mit einer Null-Letalität. Eine große Sammelstatistik aus 29 Kliniken aus dem Jahre 1971 umfaßt 164 Fälle [4].

So versteht es sich, daß es außerordentlich schwer ist, ein homogenes Krankengut mit ausreichender Fallzahl an Patienten zu finden, das es erlaubt, zu allgemein gültigen Aussagen zu kommen. Um so mehr gilt dies, wenn man das Kriterium einer identischen prä- und postoperativen Betreuung sowie operativen Technik anlegt.

Wir sind also konfrontiert mit der klassischen Problemstellung eines chirurgischen Krankheitsbildes, wo die beliebte und zumindest bis zum sogenannten Lay-out medizinisch-wissenschaftlich und akademisch überzeugende – prospektiv randomisierte Studie über einen nahezu unübersehbaren Zeitraum laufen müßte, selbst wenn man sie multizentrisch anlegen würde.

Was bleibt, ist nahezu der Paradefall für die Berechtigung einer retrospektiven Aufarbeitung, der mit dem Gallensteinileus sich verbindenden Fragestellungen, um somit einen weiteren Beitrag zur Abklärung dieses außerordentlich schwierigen Krankheitsbildes liefern zu können. Wir sehen darin den Versuch gerechtfertigt, anhand unseres – auch relativ kleinen – Krankengutes von 39 Fällen in 20 Jahren den Versuch zu unternehmen, die Frage der Diagnose, Technik und Taktik dieses Krankheitsbildes zu beantworten. Als besonderer Umstand fällt dabei ins Gewicht, daß die betreffenden Patienten in einheitlicher und unveränderter Technik diagnostiziert und operiert wurden und daß die Klinikleitung über den gesamten Zeitraum identisch war. In diesem Zusammenhang sei besonders darauf hingewiesen, daß es die Struktur unserer Klinik ermöglichte, einen Akutfall, wie ihn jeder Ileus und insbesondere der Gallensteinileus darstellt, von Anfang an in ausschließlich chirurgischer Obhut zu betreuen. Gerade hier ist die kontinuierliche Beobachtung und Überwachung durch den potentiellen Operateur bzw. den Klinikleiter unabdingbar.

Damit ergibt sich die erste Konsequenz für die Therapie: Jeder Ileuspatient gehört in die federführende Obhut eines Chirurgen. Eine konsiliarische Mitbetreuung auf einer fachfremd geleiteten Intensiveinheit ist unzureichend.

Diese Feststellung mag banal klingen, wer jedoch die Realität an zahlreichen chirurgischen Abteilungen und Kliniken kennt, weiß, daß gerade bei diesem Krankheitsbild die kontinuierliche Betreuung zu fordern ist, da nur sie alleine zur raschen Diagnose führt, die lebensrettend sein kann.

Diese Tatsache wird dadurch unterstrichen, daß es sich hier um ein Krankengut handelt, das neben der eindeutigen Bevorzugung des weiblichen Geschlechts (32 von 39 Patienten) gekennzeichnet ist – durch ein hohes Durchschnittsalter von über 70 Jahren, was sich ungünstig auf die Prognose auswirken muß, wie aus der in unserem Krankengut zu findenden Letalität von 18% hervorgeht; wenngleich diese Quote immer noch am Unterrand der in der Literatur mitgeteilten Sterblichkeit liegt (Abb. 1).

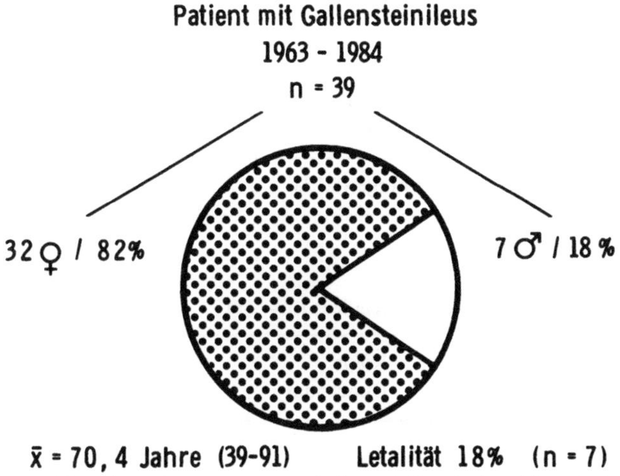


Abb. 1 Aufschlüsselung der wegen eines Gallensteinileus behandelten Patienten an der Chirurgischen Klinik des Krankenhauses Nordwest in Frankfurt am Main.

Unsere Zielvorgabe ist es, anhand dieses Krankengutes folgende Fragen zu beantworten:

1. Kann die Anamnese Hinweise auf die Diagnose liefern?
2. Welche Symptomatik ist führend beim Gallensteinileus?
3. Wie groß ist der Zeitraum von den ersten Krankheitszeichen bis zur Klinikeinweisung und von der Aufnahme bis zur Operation?
4. Welchen Stellenwert hat die Pneumatie der Gallenwege für die Diagnosestellung durch Röntgenanalyse?
5. Gibt es eine bevorzugte Lokalisation der Steineinklemmung und ergeben sich hieraus operationstaktische Konsequenzen?
6. Welche Schlußfolgerung läßt die Analyse des Gallensteinleidens als gefürchtete Steinwanderungskomplikation zu?

Will man die gestellten Fragen in ihrer Reihenfolge beantworten, so fällt zunächst auf, daß in ¾ unserer Patienten auch im Zeitalter der Computer und technisch geprägten Medizin nach wie vor die Anamnese wertvolle Hinweise liefern kann. So wiesen 29 von 39 Patienten bei gezielter Befragung anamnestisch ein Gallensteinleiden auf. Durchschnittlich vergingen von der Erstsymptomatik bis zur Einweisung 3 Tage (Tab. 3). Als Leitsymptom fanden wir in 78% der Fälle Erbrechen, nahezu

Tabelle 3 Gallensteinileus und Anamnese. Dauer von der Erstsymptomatik bis zur Einweisung

| |
|---|
| 75% aller Patienten mit Gallensteinileus zeigen anamnestisch Hinweise auf ein Gallensteinleiden |
| Durchschnittlich vergehen von der Erstsymptomatik des Ileus bis zur Einweisung 3,2 Tage (1–21) |

Tabelle 4 Leitsymptome des Gallensteinileus (n = 39)

| | |
|---|---|
| Erbrechen | 78% |
| Schmerzen im Abdomen | 73,3% |
| Stuhlverhaltung | 51,3% |
| Röntgen-Abdomenübersicht-Pneumatie der Gallenwege 48,7% | |

Tabelle 5 Ort der Steineinklemmung beim Gallensteinileus (n = 39)

| | | | |
|---|---|---|---|
| Ileum | 22× | Kolon | 3× |
| Jejunum | 13× | Duodenum | 1× |

immer (73,3%) verbunden mit Schmerzen im Abdomen und in der Hälfte der Fälle (51,3%) ergänzt durch eine Stuhlverhaltung. Ebenso zeigte jeder 2. Patient (48,7%) im Zuge der Röntgenanalyse die typische Pneumatie der Gallenwege (Tab. 4). Die Trias Anamnese, Untersuchung mit Verlaufsbeobachtung sowie synchroner Röntgenanalyse durch Abdomen-Übersicht im Stehen führte in der Regel innerhalb 12 Stunden zur Operation. Bei 5 Patienten konnte der Entschluß zum aktiven Vorgehen erst nach 2- bis 3tägiger Beobachtung und Vorbereitung gefaßt werden. Zieht man die Konsequenz aus den seither geschilderten Fakten im Sinne einer Zwischenbilanz, ergibt sich, daß die ältere, in der Regel auch beleibtere Dame mit Leibschmerzen, Übelkeit, Erbrechen und eventuellem Stuhlverhalt, die anamnestisch Hinweise auf ein Gallenblasensteinleiden bietet, bei jedem Untersucher den Gedanken an die Möglichkeit eines Gallensteinileus wecken muß.

Wird unter dieser Prämisse der Entschluß zur Operation gefaßt, so findet sich der Stein nach erfolgter Wanderung fast immer im Jejunum bzw. Ileum. Eine Blockade der Passage im Duodenum bzw. erst im Kolon fanden wir nur in einem bzw. in drei Fällen (Tabelle 5).

Unser operatives Vorgehen bestand grundsätzlich in der Enterotomie im Inkarzerationsbereich mit Entfernung des Gallensteins und gegebenenfalls synchroner Absaugung des Darminhaltes in der bereits geschilderten Methode. Eine gleichzeitige Sanierung des Gallenwegsystems nehmen wir nicht vor. Wir sind der Auffassung, daß in der Notsituation des Ileus wie in jeder anderen chirurgischen Notsituation grundsätzlich, wenn immer möglich, lediglich der kleinstmögliche Eingriff vorgenommen werden muß. Eine Revision des gesamten Gastrointestinaltraktes um einen eventuellen zweiten Stein bzw. ein anderes Passagehindernis nicht zu übersehen, empfiehlt sich jedoch in jedem Fall. So mußten wir – allerdings nur ein einziges Mal – eine zweite Laparotomie wegen eines ursprünglich übersehenen Steines vornehmen.

Eine Sanierung der Gallenwege empfehlen wir in der Regel nach einem Zeitintervall von drei Monaten.

Die nach wie vor dramatisch hohe Letalität des Gallensteinileus, die bei unserem Krankengut 18% beträgt und dessen Diagnose an Kenntnis und Intuition des behandelnden Arztes hohe Ansprüche stellt, ist uns Anlaß, auch in diesem Zusammenhang darauf hinzuweisen, daß diese gefürchtete Komplikation des Gallenblasensteinleidens nach erfolgter Diagnose desselben letztlich und endlich nur durch eine frühe und elektiv durchzuführende Cholezystektomie zu verhindern ist [1, 7, 8]. Vergleicht man die Letalität für die elektive Cholezystektomie, in unserem Krankengut derzeit 0,2% bei über 10 000 Eingriffen, so wird die Forderung nach ihr eindeutig durch die 90-fach höhere Letalität des Gallensteinileus unterstrichen.

# Literatur


[1] Brandt, P., E. Ungeheuer, D. Schröder: Frühoperation bei Gallenblasensteinleiden. Risiken und Ergebnisse Diagnostik **13** (1980) 274.

[2] Hentschel, M.: Gallensteinileus in Praxis der Chirurgie des Ileus, S. 210. Enke, Stuttgart 1984.

[3] Koch, G., H.P. Eichfuß, V. Schumpelick: Gallensteinileus – Diagnose und Therapie. Med. Welt **27**, (1976) 296.

[4] Maurer, G., H. Schäfer: Der Gallensteinileus. Internist. Praxis **11** (1971) 233.

[5] Peters, H., H.J. Schubert: Gallensteinileus. Münchn. Med. Wschr. **118** (1976) 1521.

[6] Re Mine, W.H.: Biliary-Enteric Fistula and Gallstone Ileus. In: Textbook of Surgery, 5. Aufl. Philadelphia 1977.

[7] Schröder, D., P. Brandt, E. Ungeheuer et al.: Langzeitergebnisse nach einfacher standardisierter Cholezystektomie. Langenbecks Arch. Chir. **351** (1980) 7.

[8] Ungeheuer, E., P. Brandt: Chirurgische Therapie von Gallenwegserkrankungen. Therapiewoche **30** (1980) 7684.

# Gallensteinileus heute

J. Ennker, D. Büttner, H.-J. Meyer

Die erste Beschreibung eines Gallensteinileus aufgrund einer Verlegung des Darmlumens durch einen oder mehrere Gallensteine stammt von Bartholini aus dem Jahre 1654 [16].

1890 berichtete Courvoisier über 131 Patienten mit Gallensteinileus, von denen 125 mit einer Letalität von 44% operiert worden waren [9]. Insgesamt ist in der angloamerikanischen und deutschen Literatur mittlerweile über mehr als 3000 Fälle berichtet worden.

Der Gallensteinileus stellt ein seltenes Krankheitsbild dar, so daß die Mehrzahl der Chirurgen nur eine begrenzte Zahl von Fällen persönlich gesehen hat. Ein Verschluß des Dünndarms ist nur in 1–3% der Fälle auf Gallensteine zurückzuführen. Diese Rate steigt in einem Patientengut über 65 Jahre auf 23–25%, eine Cholezystolithiasis ist in 0,3–0,5% der Patienten durch einen Gallenstein kompliziert [10].

## Krankengut

Zwischen 1960 und 1984 wurden in den Krankenhäusern Goslar, Northeim, Gehrden sowie der Medizinischen Hochschule Hannover insgesamt 28 Patienten mit einem Gallensteinileus von den Autoren erfaßt. Es handelte sich um 21 Frauen und 7 Männer, entsprechend einem Verhältnis von 3:1. Bei einem mittleren Alter von 68,5 Jahren lagen die Altersgrenzen bei 49,6 bzw. 89 Jahren zum Zeitpunkt der Diagnose. 16 der 28 Patienten (57%) wiesen in der Vorgeschichte Hinweise auf ein Gallensteinleiden auf. An wesentlichen Begleiterkrankungen fanden sich immer eine Herz-Kreislauf-Erkrankung und 6mal ein klinisch manifester Diabetes mellitus. Bei einem Patienten war 2 Jahre vor Operation einer eitrigen Peritonitis durch Perforation der Gallenblase ins Duodenum eine Appendektomie durchgeführt worden. Aufgrund von Verwachsungen des Netzes mit Magen und Gallenblase war eine Begutachtung der Gallenwege intraoperativ nicht erfolgt. Retrospektiv muß das primäre Ereignis wohl als Gallensteinileus mit unbemerktem Gallensteinabgang und die Exstirpation der unauffälligen Appendix als fehlindiziert gewertet werden.

Alle Patienten klagten über Schmerzen im Bereich des Abdomens; die Mehrzahl litt unter Erbrechen. Die nächst häufigen Beschwerden waren Obstipation und Exsikkose. Bei einer Patientin hatte eine ausgeprägte Dehydratation zur Klinikeinweisung unter der Diagnose eines protrahierten hypovolämischen Schockes geführt. Die Zeit zwischen Symptombeginn und stationärer Aufnahme währte bei einem Mittel von 4,6 Tagen zwischen sofortiger Aufnahme und 16 Tagen.

Bei 2 Patienten kam es zu einem spontanen Steinabgang, während 26 Patienten operiert werden mußten. 12mal wurde eine alleinige Enterolithotomie durchgeführt, 6mal eine Enterolithotomie mit gleichzeitiger Cholezystektomie und Fistelsanierung. Bei einer 89jährigen Patientin wurde von einem von uns (B.) ein Gallenstein aus dem mittleren Ileum entfernt. Zudem lag eine serös-eitrige Peritonitis vor, deren Quelle entweder im Bereich der vorhandenen cholezystoduodenalen Fistel oder aufgrund einer Keimdurchwanderung im Ileum zu suchen war. Da dies intraoperativ nicht mit Sicherheit zu entscheiden war, wurde zusätzlich eine Cholezystektomie durchgeführt. Postoperativ kam es zu einem glatten Verlauf. Unseres Wissens handelt es sich dabei um den ältesten Patienten in der Literatur mit simultaner Cholezystektomie. Der Steinentfernung folgte im Intervall 3mal die Cholezystektomie.

Bei einem weiteren Patienten wurde neben einer Cholezystektomie aufgrund einer Magenausgangsstenose nach cholezystoduodenaler Fistel eine Antrumresektion vorgenommen. Ein Stein konnte bei diesem Patienten nicht gefunden werden, er war offenbar schon abgegangen. Nach Vorliegen einer Gallenblasenperforation ins Duodenum sowie ins Colon transversum mit Steinen im Duodenum sowie im Magen wurde eine Cholezystektomie, B II-Resektion sowie Dickdarmübernähung durchgeführt. Eine Dünndarmsegmentresektion, durch einen inkarzerierten Stein bedingt, war 1mal notwendig; ein weiteres Mal nach Perforation durch einen Gallenstein bei Einklemmung im Leistenkanal. Bei einem 52jährigen Patienten kam es zu einer Beseitigung einer cholezystokolischen Fistel, Choledochusrevision, Papillotomie, Cholezystektomie sowie Herniotomie rechts.

Von den 26 Patienten verstarben insgesamt 5 postoperativ, entsprechend einer Letalität von 19,2%. Das Durchschnittsalter dieser Patienten lag mit 75,2 Jahren deutlich über dem des Gesamtkollektivs. Als Todesursache sind 3mal eine Peritonitis, 2mal hierbei im Gefolge eine Nahtinsuffizienz, 1mal ein hypoxisches Herz-Kreislaufversagen bei renaler und respiratorischer Insuffizienz, sowie 1mal ein

Tabelle 1 Postoperative Komplikationen und Letalität. Gesamtletalität (5/26) = 19,2% (Durchschnittliches Lebensalter: 75,2 Jahre)

| Komplikationen | Gesamt n | Ausgeheilt n | Letal n |
|---|---|---|---|
| Sekundärheilung | 5 | 5 | – |
| Peritonitis (gallig) | 4 | 1 | 3 |
| Hypoxisches Herz-Kreislauf-Versagen | 1 | – | 1 |
| Rechtsherzversagen bei Pneumonie/Embolie | 1 | – | 1 |

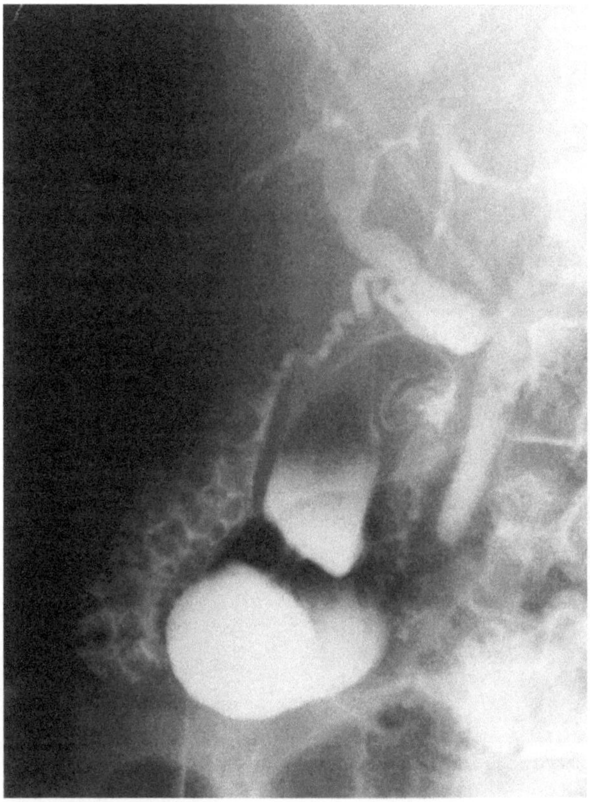

Abb. 1 Enge anatomische Lagebeziehung zwischen Gallenblase und Duodenum.

Rechtsherzversagen bei Pneumonie und multiplen Thromembolien zu nennen. Weitere Komplikationen im postoperativen Verlauf lagen in einer Peritonitis aufgrund einer Insuffizienz der Dünndarmübernähung; diese konnte durch Dünndarmteilresektion beherrscht werden. 6mal kam es zu einer Sekundärheilung im Bereich der Bauchdecken (Tab. 1).

Nachuntersuchungen zeigten, daß es bei 2 Patienten zu einem sicheren Gallensteinrezidiv gekommen war. Bei einem Patient kam es zu einem spontanen Steinabgang, ein anderer mußte relaparotomiert werden; hier wurde eine Enterolithotomie durchgeführt. Zu einem fraglichen Rezidiv kam es 6 Jahre nach Exstirpation eines Tonnensteins mit konkaver Fläche aus dem unteren Ileum mit vermutetem Reststein in der Gallenblase. Der Patient klagte über Schmerzen im Abdomen und Erbrechen. Röntgenologisch fanden sich Dünndarmspiegel, ein geblähter Dickdarm sowie Luft in der Hepatikusgabel. Ein Konkrement konnte nicht nachgewiesen werden. Unter konservativer Therapie kam es zur Besserung. Über diese Fälle ist bereits berichtet worden [7]. Bei einem 70jährigen Patienten trat 1 Jahr nach Gallensteinileus, Enterolithotomie und simultaner Cholezystektomie ein Verschlußikterus auf. Nach

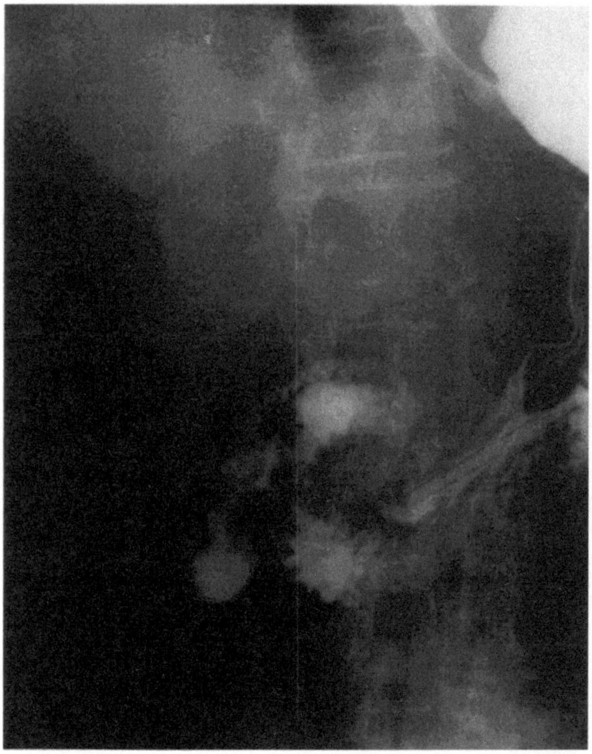

Abb. 2 Darstellung einer cholezystoduodenalen Fistel mittels Gastrografinschluck.

einer endoskopischen Elektropapillotomie kam es zum Abgang von mehreren Steinen. Bei einer weiteren Patientin fand sich bei elektiver Cholezystektomie 3 Monate nach Enterolithotomie bei Gallensteinileus ein Adenokarzinom der Gallenblase. Die Patientin verstarb 9 Monate später an Gallenblasenkarzinommetastasen.

## Pathogenese

Ein Gallensteinileus entwickelt sich im allgemeinen aus einer akuten Cholezystitis, die entzündungsbedingt zur Adhäsion zwischen der Gallenblase und dem umgebenden Intestinum führt. Im Gefolge einer durch Konkrement verursachten Läsion der Gallenblasenwand bildet sich eine cholezystointestinale Fistel aus, welche der Gallenstein passiert. In der Mehrzahl der Fälle findet sich eine Fistel zwischen Gallenblase und Duodenum (Abb. 1, 2). Eine Auswertung von 176 Fisteln fand einen Durchbruch ins Duodenum in 101, in das Kolon in 33, im Magen in 7 und mehrfache Fisteln in 11 Fällen [27].

Es liegt auf der Hand, daß die Ausbildung einer cholezystogastralen Fistel und Durchwanderung eines Gallensteines eine Magenausgangsstenose bewirken kann [1]. Während die Verlegung des Dünndarms nach cholezystoduodenaler Perforation sich an der engsten Stelle, im Bereich des terminalen Ileums und damit in diesem Bereich am häufigsten überhaupt vollzieht, findet sich eine duodenale Obstruktion nur in 1–3% der Patienten mit einem Gallensteinileus [20].

Ein Dickdarmileus ist neben einer Fistel im Kolon auch nach einer cholezystoduodenalen [19] oder choledochoduodenalen Fistel [24] berichtet worden. Zusätzlich ist für die Pathogenese eines Dickdarmileus die Apposition von Stuhlinhalt an einen kleineren Gallenstein bekannt geworden [28] (Abb. 3). Ein Gallensteinileus kann sich auch nach Cholezystektomie bei Vorliegen einer Choledocholithiasis ausbilden [15].

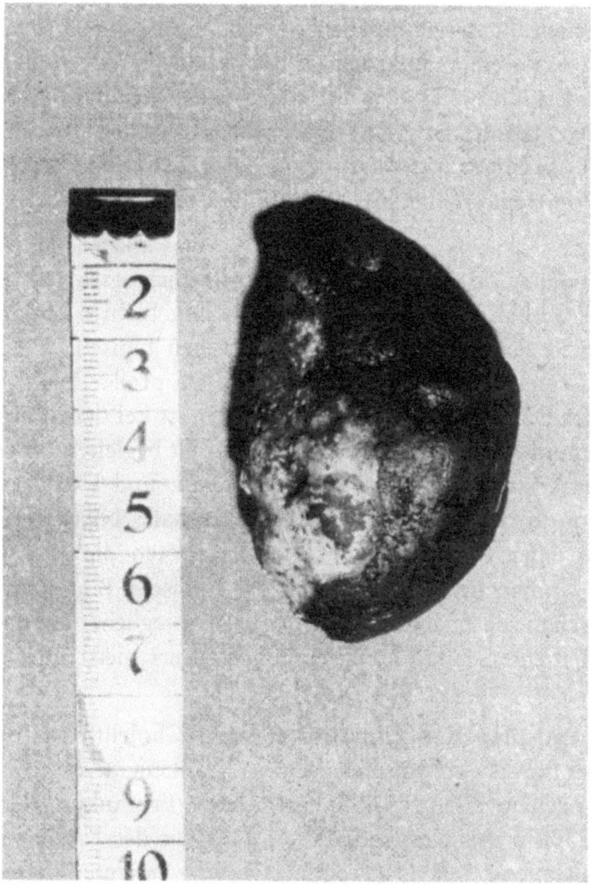


Abb. 3 Apposition von Stuhlinhalt an einem Gallenstein.

Einmal im Gastrointestinaltrakt vorhanden, kann ein Gallenstein erbrochen werden, einen Ileus verursachen oder spontan abgehen. Letzteres soll in der Hälfte der Fälle eintreten [11]. Gallensteine – kleiner als 2,5 cm werden im allgemeinen ohne Komplikationen abgeführt, obwohl auch kleinere Steine einen Ileus hervorrufen können und andererseits Steine bis zu 5 cm Größe spontan abgehen können. Während schon Courvoisier über einen 10 cm großen Gallenstein berichtete, konnte G. Turner den mit 17,7 cm bisher größten beschriebenen Stein erfolgreich entfernen [26].

## Diagnose

Die Diagnose eines Gallensteinileus ist mit klinischen Untersuchungsmethoden präoperativ schwierig zu erheben. Die Symptomatik ist oft intermittierend, da der die Passage vollständig oder teilweise sperrende Gallenstein sich bei seiner Wanderung durch den Intestinaltrakt in verschiedenen Höhen einklemmen und wieder lösen kann. Nach dem Ende einer derartigen Obstruktionsperiode fühlt sich der Patient erheblich gebessert und verzögert eine ärztliche Konsultation. Ein etwa schon behandelnder Arzt kann dann auf einen diagnostischen Irrweg geleitet werden. Die hierdurch bedingte Verzögerung in Diagnostik und konsekutiver chirurgischer Intervention trägt erheblich zur Morbidität und Letalität der Erkrankung bei [10].

Die körperliche Untersuchung des Patienten ist im allgemeinen erschwert durch ein in Abhängigkeit von der Lokalisation des Passagestops aufgeblähtes Abdomen. Bei einer hohen Verlegung ist ein galleenthaltendes Erbrechen typisch, während bei einer Obstruktion des Ileums fäkulentes Erbrechen und ein praller Bauch vorherrschen. Die Verlegung des Darmes durch einen Gallenstein ist bei der Mehrzahl der Patienten von Störungen im Wasser- und Elektrolythaushalt begleitet. Im einzelnen sind Hypokaliämie mit Verstärkung der Ileussymptomatik und Exsikkose durch Erbrechen, Sequestration in das Darmlumen sowie prärenales Nierenversagen zu nennen. Kommt es zu einer Perforation des Darmes, treten die Zeichen einer beginnenden Peritonitis hinzu. Insgesamt spiegelt das klinische Bild eines Gallensteinileus, das einer mechanisch bedingten Darmverlegung jeglicher Genese wider. Zusätzlich haben die Patienten aufgrund ihres hohen Alters meist noch mehrere Begleiterkrankungen.

In der Anamnese der Patienten sind Hinweise auf eine Cholelithiasis bzw. eine Cholezystitis oder beides typisch; so war dies in einem Krankengut von 85 Patienten bei 64% der Patienten nachzuweisen [14]. Zu einer akuten Erkrankung der Gallenwege war es in etwa 25% dieses Krankengutes, 1 Jahr vor der Krankenhausaufnahme, aufgrund eines Gallensteinileus gekommen. Bei 10 Patienten hatte sich ein Gallensteinileus während der Aufnahme aufgrund einer Cholelithiasis ausgebildet, woraus die Autoren schlossen, daß präoperative Untersuchungen die Wanderung von Gallensteinen in das Intestinum begünstigen können.

Die klinische Diagnose eines Gallensteinileus kann durch Röntgenaufnahmen gesichert werden (Abb. 4). 1941 berichteten Rigler, Bormann et al. über die pathognomonischen Kennzeichen eines Gallensteinileus in Übersichtsaufnahmen des Abdomens:

1. Luft in den Gallenwegen
2. ein Gallenstein im Dünndarmlumen
3. erweiterte Dünndarmschlingen
4. ein Wechsel der Lokalisation des nachgewiesenen Gallensteines [22].

Balthasar et al. wiesen zusätzlich auf den Nachweis von Luft in den Gallenblasen als weiteren röntgenologischen Hinweis zur Diagnose eines Gallensteinileus hin [3].

Es muß jedoch festgehalten werden, daß der Nachweis von Luft im Gallentrakt nicht beweisend für einen Gallensteinileus ist. Eine Auswertung von 74 Fällen einer Pneumobilie zeigte, daß 44mal eine vorangegangene Operation im Bereich des Gallentraktes hierfür verantwortlich gemacht werden mußte; zudem erlaubt ein inkompetender Sphinkter oddi ebenfalls einen chronischen Reflux von Luft in die Gallenwege [23].

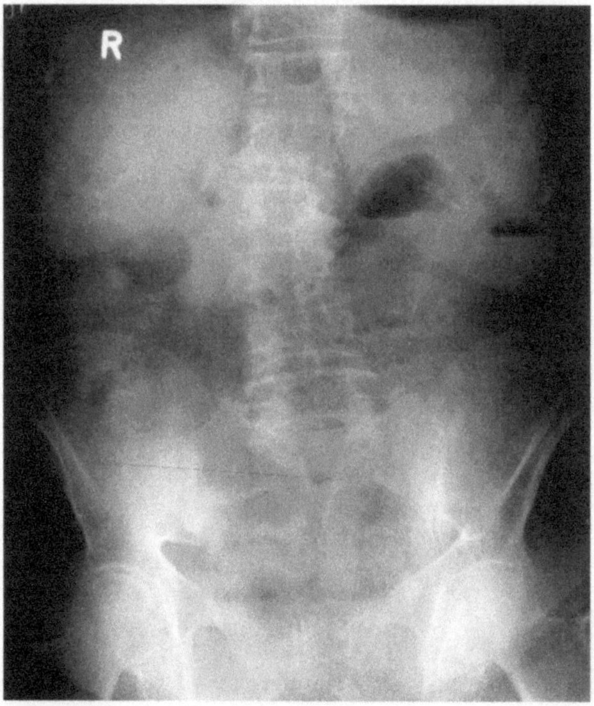


Abb. 4 Abdomenübersicht: Darstellung von freier Luft in den Gallenwegen und mehreren Dünndarmspiegeln.

Zusätzlich zur Übersichtsaufnahme können Kontrastmitteluntersuchungen mit Gastrografin oder ein i.v.-Cholangiogramm zum Nachweis einer bilioenteralen Fistel, Erweiterung des Sphinkter Oddi oder von im oberen Dünndarm inkarzerierten Gallensteinen eingesetzt werden. Mittels einer oberen Intestinoskopie sind Fisteln oder eingeklemmte Steine ebenfalls nachweisbar.

Während Mauerer noch vor 20 Jahren feststellen mußte, daß die Diagnose eines Gallensteinileus vor der Operation selten gestellt wird [17], konnten in jüngerer Zeit Heumann und Mitarbeiter die korrekte Diagnose vor der Laparotomie schon bei 12 von 20 Patienten (60%) stellen [13]. Es ist davon auszugehen, daß in Zukunft die modernen bildgebenden Verfahren, in erster Linie aufgrund ihrer Prakatikabilität die Sonographie einen intraabdominellen sicheren Steinnachweis präoperativ führen können (Abb. 5). Hierdurch wird die frühzeitige und damit oft lebensrettende Diagnose eines Gallensteinileus wesentlich erleichtert. Zudem ist es möglich, in der Verlaufskontrolle postoperativ die Frage von Residualsteinen eindeutig zu klären.

# Therapie

Nach erfolgter Diagnose eines „mechanischen Ileus" eventuell durch Gallensteine, ist eine Operation als einzige kausale Behandlung anzuschließen. Es ist abzulehnen, den chirurgischen Eingriff in der Hoffnung auf einen spontanen Steinabgang zu verzögern. Die Letalität eines Gallensteinileus steht in direktem Zusammenhang mit der Dauer der Symptomatik. Balch berichtete noch 1938 über eine Letalität von 87% bei Patienten, die nach einer Dauer der Symptomatik von über 3 Tagen

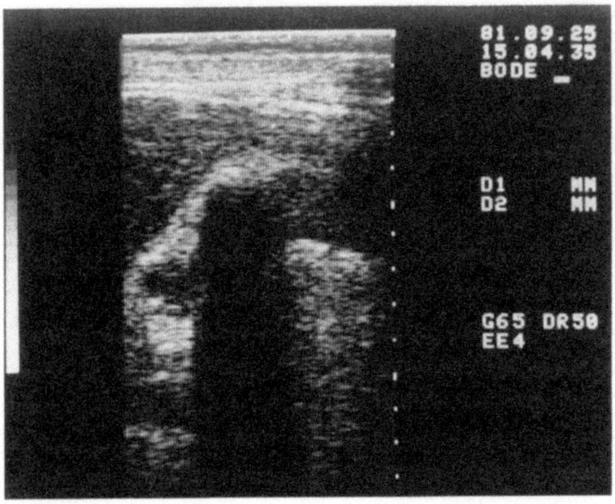


Abb. 5 Sonographie: Gallenblase nur noch als Steinschatten sichtbar. Galle ist über bilioenterale Fistel abgelaufen.

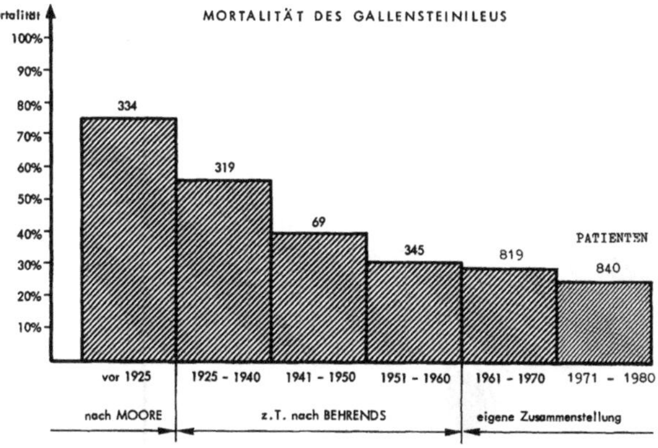


Abb. 6 Letalität des Gallensteinileus.

operiert worden waren, im Gegensatz zu einer Letalitätsrate von 45% bei Patienten mit weniger als 3tägigem Symptomennachweis [2]. In der Folgezeit konnte die Sterblichkeit von Patienten mit Gallensteinileus dann kontinuierlich verbessert werden. Eine Durchsicht von 890 in den Jahren von 1961–1970 veröffentlichten Fällen zeigte eine Letalität von 28,9% (237 Patienten). Von 1971 bis 1980 kam es dann bei 840 Patienten nur noch zu einer Letalität von 24,4% (205 Patienten) (Abb. 6).

Ein präoperativer Ausgleich der Dehydratation und der Elektrolytverschiebung der Patienten ist fast immer notwendig und die Verzögerung einer Operation insoweit durchaus angezeigt. Zur perioperativen Behandlung des Patienten gehört ebenfalls eine prophylaktische Antibiotikagabe zur Vermeidung von postoperativen septischen Komplikationen, die in bis zu 75% der Patienten berichtet wurden [10].

Das erstrangige Ziel aller Gallensteinileus-Operationen ist die Rettung des Lebens durch Behebung des mechanischen Ileus. Um jedes zusätzliche Risiko auszuschalten, wird vielfach die alleinige Enterolithotomie als Behandlung der Wahl empfohlen [13, 25]. Zu diesem Zweck wird der Gallenstein 10–20 cm proximal in nicht kompromittierte Darmanteile bewegt. Über eine Längsinzision wird der Stein dann entfernt und die Enterotomie anschließend quer vernäht. Falls der Stein inkarzeriert ist und nicht leicht entfernt werden kann, ist eine Segmentresektion erforderlich. Es empfiehlt sich nicht, das Konkrement in das Kolon zu befördern, da diese Prozedur die Darmwand zu sehr beschädigen und später der Gallenstein im linken Kolon sich erneut einklemmen kann. Es ist unabdingbar, Gallenblase, Dünn- wie auch Dickdarm bezüglich weiterer Steine zu untersuchen, da über eine 5%ige Rezidivrate nach zurückgelassenen Steinen berichtet worden ist [7]. Aus der Form des exstirpierten Steines kann oft schon auf verbliebene Steine geschlossen werden (Abb. 7a, b). Für das letzte Jahrzehnt schätzen wir diese Quote nach Durchsicht der Literatur noch auf 2,74% (23 Rezidive bei 840 Patienten). In diesem Zusammenhang ist auch

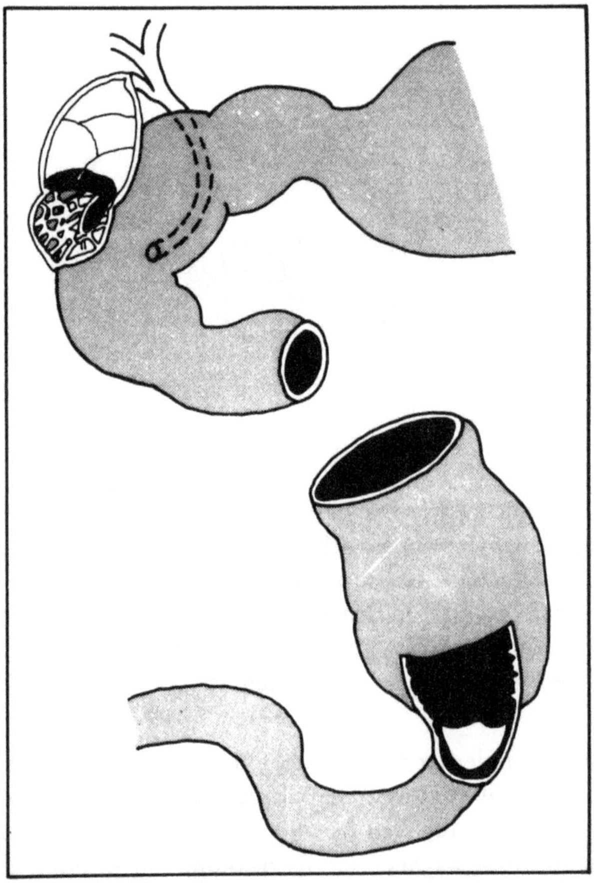

Abb. 7a

Abb. 7a b Aus der Form des exstirpierten Gallensteines läßt sich auf Residualsteine schließen.

festzuhalten, daß über 50% aller Rezidive innerhalb von 30 Tagen nach der ersten Episode auftreten. Von den 23 Patienten mit einem Rezidiv verstarben 3 – entsprechend einer Letalität von 13%. Diese 3 Patienten verstarben alle am 7. postoperativen Tag. Unter Einbeziehung auch der älteren Literatur fanden sich 28 Patienten mit einem Rezidiv innerhalb von 12 Tagen. Hiervon verstarben 14 – entsprechend einer Letalität von 50%. Diese Zahl verdeutlicht, daß das Frührezidiv mit einer hohen Sterblichkeit belastet ist. Weiterhin müssen neben dem Darm auch die Gallenblase und, wenn lokalisierbar, die cholezystoenterale Fistel bezüglich Leck, Abszeß oder drohender Gangrän bewertet werden.

Patienten nach alleiniger Enterolithotomie weisen in 30% wiederkehrende Schmerzzustände auf. Zudem ist bei Erkrankten mit einer cholzystoenteralen Fistel neben der Gefahr einer aszendierenden Cholangitis [12] und anderer Fistelkomplikationen (Tab. 2) ein Risiko von 15% hinsichtlich der Entwicklung eines Gallenblasenkarzi-

Tabelle 2 Folgeerkrankungen der inneren Gallenfistel

| | |
|---|---|
| Cholangitis | Duodenalstenose |
| Cholezystitis | Intestinalblutung |
| Gallenblasenkarzinom | Malabsorptions-Syndrom |
| Pankreatitis | |

Tabelle 3 Kriterien zur Wahl des Therapieverfahrens (speziell der Simultanen Cholezystektomie bzw. Revision der Gallenwege)

| | |
|---|---|
| 1. Ausgangssituation | 2. Operationsdauer |
| – Ileus | 3. Zugang zu den Gallenwegen |
| – Alter | 4. Erschwerte Cholezystektomie |
| – Begleiterkrankung | 5. Gallengangssteine, Papillenveränderungen |
| – Letalität | |

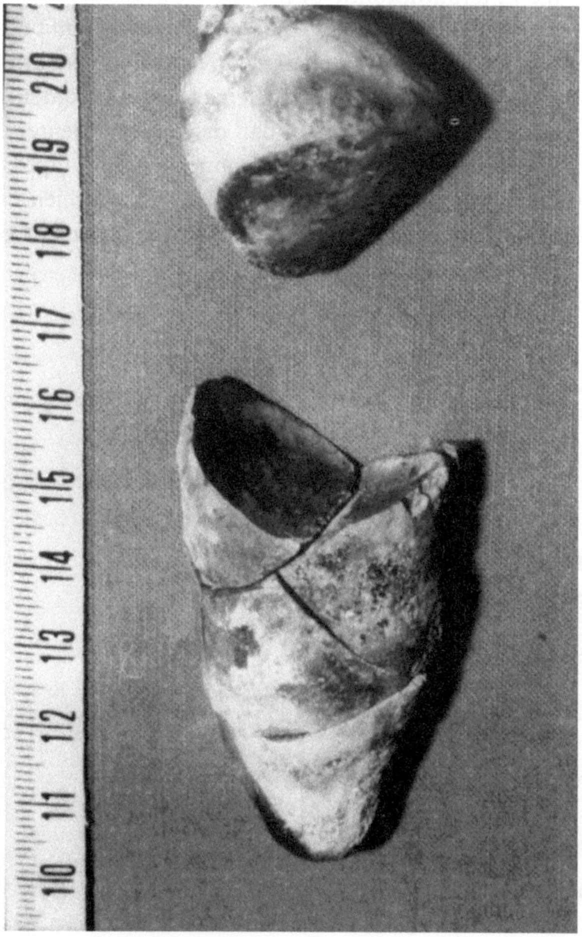

Abb. 7b

noms (verglichen mit einer Rate von 0,8% in Patienten, bei denen Cholezystektomie aufgrund von anderen Gründen durchgeführt wurde) [5]. Die Zahl von 15% ist wohl als Ausnahme anzusehen. Wir selbst fanden bei 23 Überlebenden nur ein Gallenblasen-Karzinom. Zusätzlich zu den Genannten ist die erhöhte Letalität insbesondere eines Gallensteinileusfrührezidivs [6, 8] für ein einzeitiges chirurgisches Vorgehen bei einem Gallensteinileus in Form von Enterolithotomie plus Cholezystektomie und Fistelsanierung angegeben worden. Aufgrund der längeren Operationsdauer und dem größeren Trauma sollte die einzeitige chirurgische Therapie nicht das Vorgehen der Wahl bei den erheblich gefährdeten zumeist polymorbiden Patienten werden. Ausnahmen sind bei optimalen Bedingungen hinsichtlich des Allgemeinzustandes des Patienten sowie des vorliegenden Operationssitus durchaus sinnvoll (Tab. 3). Bei einem ausgesuchten Krankengut muß – wie die Literaturübersicht zeigt – die Operationsletaltität des simultanen Vorgehen nicht über der Gesamtsterblichkeit aller Patienten mit Gallensteinileus liegen (Abb. 8). Bei Zweifeln jedoch ist eine alleinige Enterolithotomie durchzuführen. Diese Patienten sind postoperativ nachzuuntersuchen. Der Nachweis einer Cholelithiasis – mit oder ohne Symptome – sollte bei operablen Patienten zu einer elektiven Cholezystektomie und Fistelsanierung führen. Bei Abwesenheit von Gallensteinen und adäquatem Gallenabfluß über die Papille, ist es sehr wahrscheinlich, daß die cholezystoenterale Fistel sich spontan schließt [21]. Da zudem eine offene Fistel ohne weitere Symptome einer Erkrankung der Gallenwege nur ein geringes Risiko bei einem steinfreien Patienten darstellt, ist eine Operationsindikation nach unserem Ermessen hier nicht gegeben.

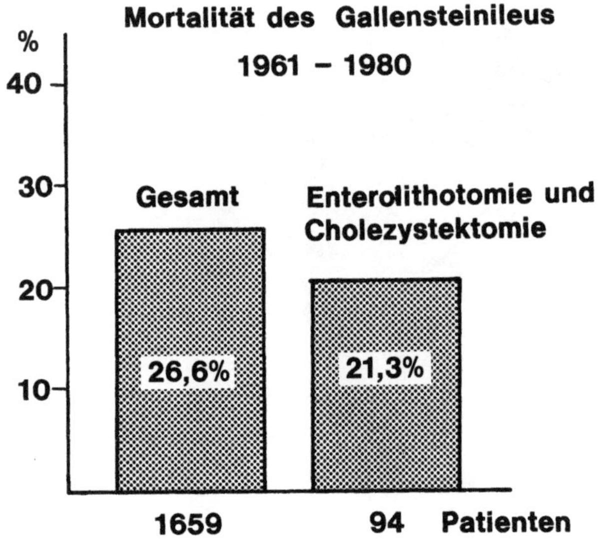


Abb. 8 Mortalität des Gallensteinileus im Vergleich mit der OP-Letalität als simultanes Vorgehen.

Tabelle 4 Therapeutisches Vorgehen bei Gallensteinileus

| | |
|---|---|
| präoperative Vorbereitung (Infusionstherapie) | |
| perioperative Antibiotikagabe | |
| operativ immer anstreben: | Enterolithotomie |
| bei ausgesuchten Patienten: | Simultane Cholezystektomie |
| postoperative Cholezystolithiasis: | Elektive Cholezystektomie erwägen |

Die durch einen Gallensteinileus bedingte Sterblichkeit; früher erschreckend hoch und im letzten Jahrzehnt noch durchschnittlich bei knapp 25% liegend, konnte in einzelnen Berichten schon auf 5–10% gesenkt werden [13, 14]. Eine durch die Sonographie bedingte frühzeitigere Diagnose sowie eine verbesserte perioperative Betreuung der Patienten werden diese Erfolge auf eine breitere Basis stellen. Nicht zuletzt sollte jedoch bemerkt werden, daß die optimale Therapie eines Gallensteinileus bei der Prophylaxe, der umgehenden Sanierung der Gallenwege bei Nachweis eines Steinleidens beginnt.

# Literatur


[1] Ayub, A., C.H. Michalko: Gallstone obstruction of the pylorus. Gastrointestinal Endoscopy **28** (1982) 25.

[2] Balch, F.G.: Gallstone Ileus. N. Engl. J. Med. **218** (1938) 457.

[3] Balthazar, E.J., L.S. Schechter: Air in gallbladder: A frequent finding in gallstone ileus. Am F. Roentgenol. **131** (1978) 219.

[4] Behrends, W.: Gallensteinileus. Chirurg 30 (1959) 512.

[5] Berliner, S.D., L.L. Burson: One stage repair for Cholecystoduodenal fistula and gallstone ileus. Arch. Surg. **90** (1965) 313.

[6] Buetow, G.W., J.P. Glaubitz, R.S. Crampton: Recurrent gallstone ileus. Surgery **54** (1963) 716.

[7] Büttner, D.: Der rezidivierende Gallensteinileus. Langenbecks Arch. Chir. **324** (1969) 225.

[8] Büttner, D.: Gleichzeitige Gallenwegschirurgie beim Gallensteinileus. Chirurg. Praxis **18** (1974) 39.

[9] Courvoisier, C.T.: Kasuistisch-statistische Beiträge zur Pathologie und Chirurgie der Gallenwege. Vogel, Leipzig 1890.

[10] Day, E.A., C. Marks: Review of the literature and presentation of thirty-four cases. Gallstone Ileus. Am. J. Surg. **129** (1975) 552.

[11] Gutmann, J.H.: Ileus due to migrating gallstones. Am. J. Surg. **30** (1935) 548.

[12] Hantschmann, N., J. Voigt, R. Becker: Zur Wahl des Operationsverfahrens beim Gallensteinileus. Langenbecks Arch. Chir. **338** (1975) 55.

[13] Heumann, R., R. Sjödahl, J. Wetterfors: Gallstone ileus: An Analysis of 20 Patients. World J. Surg. 4 (1980) 595.

[14] Kasahara, Y., H. Umemura, S. Shiraha et al.: Gallstone Ileus. Review of 112 patients in the Japanese Literature. Am. J. Surg. **140** (1980) 437.

[15] Lindsey, T.M., A. Katz-Unger, W.M. Strickland: Gallstone Ileus in the absence of a gallbladder. Arch. Surg. **110** (1975) 448.

[16] Martin, F.: Intestinal obstruction due to gallstones Am. Surg. 55 (1912) 725.

[17] Maurer, G.: Der Gallensteinileus. Langenbecks Archiv. Chir. **308** (1964) 177.
[18] Moore, G.A.: Gallstone Ileus. Boston Med. Surg. J. **192** (1925) 1051.
[19] Müller, J.D.R., L.B. Costopoulos, L.B. Holmes, G.L. Wilcox: Gallstone Ileus of the Colon. British J. Radiology **38** (1965) 960.
[20] Printen, K.J., S. Safaie-Shirazi: Duodenal obstruction caused by gallstones: Report of six cases. Am. Surg. **39** (1973) 688.
[21] Raiford, T.S.: Intestinal Obstruction. Am. Surg. **104** (1962) 383.
[22] Rigler, L.G., C.N. Bormann, J.F. Noble: Gallstone obstruction: Pathogenesis and Roentgen Manifestations. JAMA **117** (1941) 1753.
[23] Sedlach, R.E., J.R. Dodgson, H.R. Butt: Gas in the biliary tract. Clinical and experimental observations. Gastroenterology **41** (1961) 551.
[24] Shore, S., H.H. Jacobs, J.A. Cannon: Intestinal obstruction resulting from biliary calculi (Gallstone Ileus). Arch. Surg. **66** (1953) 301.
[25] Tuell, S.W.: Gallstone Ileus: Is cholecystectomy indicated? Am. Surg. **31** (1965) 473.
[26] Turner, G.G.: A giant gallstone impacted in the colon and causing acute obstruction. Brit. J. Surg. 20 (1932) 548.
[27] Wakefield E.G., P.M. Vickers, W. Walters: Intestinal obstruction caused by gallstones. Surgery **5** (1939) 670.
[28] Wittmann, D.H., A. Eggert: Zur Pathogenese des Gallensteinileus. Chirurg **48** (1977) 678.

# Prognostische Kriterien und operative Taktik beim Gallensteinileus

B. Pasurka, R.D. Filler

Der Darmverschluß durch Gallensteine wird – je nach Alter des Patienten – mit 0,7% bis 14,5% angegeben [4]. Als eine der möglichen Komplikationen des Gallensteinleidens kommt es in 0,3% bis 0,4% zum Ileus [10] (Abb. 1).

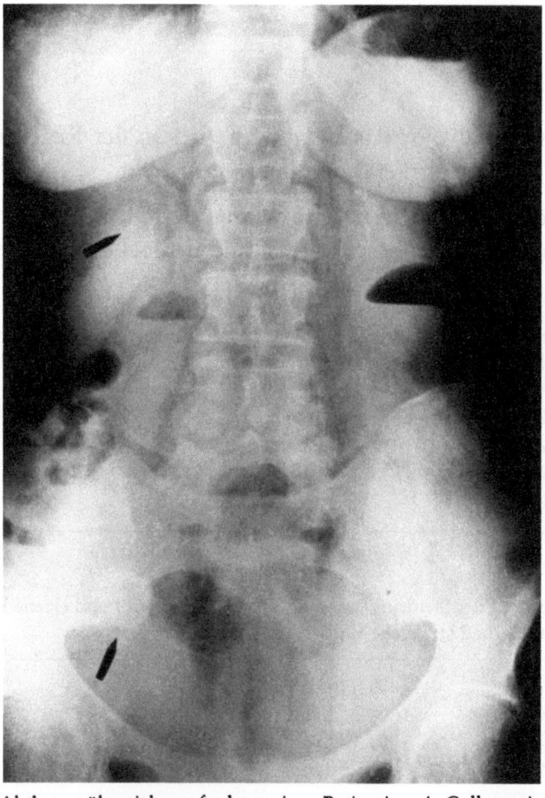

Abb. 1 Abdomenübersichtsaufnahme einer Patientin mit Gallensteinileus. Die Pfeile zeigen gasgefüllte Gallenwege und den röntgen-positiven Stein. Typisch sind die Gasleere im Kolon und die spärlichen Dünndarmspiegel.

# Ätiologie und Pathogenese

Durch eine meist nekrotisierende Entzündung der steintragenden Gallenblasenwand entsteht eine bilidigestive Fistel. Der Stein „perforiert" in benachbarte Organe – meist in das Duodenum (70%) oder in das Kolon (25%) (Tab. 1). Bei unseren Patienten perforierte der Stein 10mal (76%) in das Duodenum. Selten entsteht eine Verbindung zum Magen (5%) und noch seltener zum Choledochus [7, 11]. Ob der Steindurchtritt von der Gallenblase in den Gastrointestinaltrakt ein stummes Ereignis ist, bleibt fraglich. Wir konnten dies in keinem Fall klären. Es gibt aber auch Einzelberichte darüber, daß der zum Darmverschluß führende Stein per viam naturales über die Papilla Vateri ohne Entstehung einer inneren Fistel in das Duodenum gelangen kann [7]. Die Steineinklemmung erfolgt dann in über 80% der Fälle im unteren Ileum [7], selten im Dickdarm [6] und erstaunlicherweise noch seltener im Bereich der Ileozökalklappe (Tab. 2). Auch wir fanden bei ⅔ der Patienten das Gallenblasenkonkrement im Ileum, bei zwei der 13 Patienten im Jejunum und einmal im Kolon festsitzend.

# Symptome

Verantwortlich für die Symptomatik ist das „Wandern" des in der Regel mehr als 2,5 cm großen Steines [3], der anschließend den Ileus verursacht.

Typisch sind wiederkehrende Episoden relativer Beschwerdefreiheit und Symptome in Form von rezidivierenden Oberbauchbeschwerden und Erbrechen. Seltene Beglei-

Tabelle 1 Häufigkeit und Lokalisation der biliodigestiven Fistel. Literaturübersicht und eigene Ergebnisse der letzten 10 Jahre (nach [7, 11]: eigene Ergebnisse)

| | | |
|---|---|---|
| Duodenum | 70% | 84% (11 Patienten) |
| Kolon | 25% | 8% ( 1 Patient) |
| Magen | 5% | 8% ( 1 Patient) |
| Choledochus | 1% | |

Tabelle 2 Häufigkeit und Lokalisation der Steineinklemmung. Literaturübersicht und eigene Ergebnisse der letzten 10 Jahre (nach [6, 11]: eigene Ergebnisse)

| | | |
|---|---|---|
| Ileum | 83% | 76% (10 Patienten) |
| Jejunum | 10% | 16% ( 2 Patienten) |
| Kolon | 3% | 8% ( 1 Patient) |
| Duodenum | 3% | |
| Ileozökal | 1% | |
| Magenausgang | 0,1% | |

Tabelle 3 Präoperative Verdachtsdiagnosen beim Gallensteinileus. Eigene Ergebnisse der letzten 10 Jahre

| präoperative Diagnosen | Patienten |
|---|---|
| Gallensteinileus | 3 (23%) |
| Akute Appendizitis | 2 |
| Magenperforation | 2 |
| Ileus „unklarer Genese“ | 6 |

Tabelle 4 Operatives Vorgehen beim Gallensteinileus

| |
|---|
| Darmausstreifung retrograd |
| Quere Enterostomie im „Hungerdarm“ |
| Suche nach weiteren Konkrementen |
| Eventuelle temporäre Enterostomie |
| Keine Gallenwegssanierung |

terscheinungen sind Melaena und Ikterus. Meist haben die Patienten eine jahrelange „Gallenanamnese“. Fehlt sie, wird präoperativ die richtige Diagnose nur selten gestellt. Von unseren Patienten wurde nur dreimal vor der Operation die richtige Diagnose angenommen (Tab. 3). Unter der seltenen Bouveretschen Stenose versteht man die Symptomatik einer Magenausgangsbehinderung mit hoher Steineinklemmung [11].

# Operative Taktik

Wir entfernen den Stein durch eine quere Darminzision distal der Einklemmungsstelle (Tab. 4). Durch die quere Inzision wird die Darmwanddurchblutung am wenigsten gestört. Außerdem ist die Heilung des eröffneten Darmsegmentes im nichtdilatierten, gesunden „Hungerdarm“ sicher besser als im dilatierten Darmabschnitt. Vorher wird der Dünndarminhalt oralwärts ausgestreift und vom Anaesthesisten über die liegende Magensonde abgesaugt. Das „Weitermelken“ des Konkrementes in den Dickdarm oder das Zerquetschen des Steines bei uneröffnetem Darm [8] lehnen wir ab.

Unbedingt erforderlich ist es, den gesamten Dünn- und Dickdarm (besonders das retroperitoneale Duodenum und die Zökalgegend) nach weiteren Konkrementen palpatorisch zu explorieren, da multiple Steinabgänge möglich sind [10]. Auch wir fanden bei 4 Patienten noch weitere Konkremente, die entfernt werden mußten. 2 unserer Patienten verstarben postoperativ am Rezidivileus. In beiden Fällen wurde der Restdarm nicht sorgfältig nach weiteren Konkrementen exploriert.

Dabei ist zu berücksichtigen, daß auch kleinere Steine durch Anlagerung von Darminhalt „wachsen“ und so zum Rezidivileus führen können. Eine temporäre Enterostomie proximal der Einklemmungsstelle halten wir nur beim dekompensierten Ileus für notwendig. Wir haben diese Technik bei unseren Patienten nicht angewandt.

Auch bei tiefsitzenden Gallensteinen halten wir die Möglichkeit, das Konkrement durch einen retrograden Einlauf zu lösen, für nicht praktikabel. Ebenso raten wir von der gleichzeitigen Sanierung der Gallenwege mit Beseitigung der biliodigestiven Fistel ab. Der schlechte Allgemeinzustand der Ileuskranken, das meist hohe Alter der Patienten und das größere Operationstrauma erhöhen das Operationsrisiko erheblich.

## Prognose

Von unseren 13 Patienten verstarben postoperativ 7 (Kliniksletalität 54%). Die Prognose hängt entscheidend von der Dauer der präoperativen Beschwerden ab (Tab. 5). Wenn die rezidivierenden Ileusattacken länger als 5 Tage anhielten, verstarben von sieben Patienten sechs (86%). Außerdem ist es wichtig, daß der präklinischen Verschleppung [5] bis zur Operation nicht auch noch ein klinischer Anteil hinzugefügt wird. In unserem Krankengut verstarben von 6 Patientinnen eine, wenn innerhalb der ersten 12 Stunden nach der Kliniksaufnahme operiert wurde. Wenn bis zur Operation mehr als 48 Stunden gewartet wurde (bei 5 Frauen und 2 Männern), überlebte nur 1 Patient. Gerade für den Gallensteinileus muß deshalb die alte Regel gelten, daß über einen Ileus die Sonne weder auf- noch untergehen darf.

Schließlich spielt auch die Art des operativen Eingriffes eine prognostisch wichtige Rolle (Tab. 6). Obwohl immer wieder die Enterolithotomie mit gleichzeitiger Sanierung der Gallenwege empfohlen wird [2], raten wir davon ab. Erstens gibt es kontrollierte Untersuchungen darüber, daß 50% der biliodigestiven Fisteln sich

Tabelle 5 Dauer der präoperativen Beschwerden (Ileussymptomatik) und Prognose (n = 13)

| | Patienten | Sterblichkeit |
|---|---|---|
| Enterotomie (Steinentfernung) | 7 | 2 |
| Darmresektion | 3 | 2 |
| Enterotomie, Cholezystektomie und Gallenwegssanierung | 2 | 2 |
| Enterotomie nach Cholezystektomie | 1 | 1 |
| Gesamt | 13 | 7 |

Tabelle 6 Operationsart und Letalität des Gallensteinileus. Ergebnisse der letzten 10 Jahre

| Ileusanamnese (Tage) | Patienten | Todesursache (Sektion) | |
|---|---|---|---|
| 2 | 1 | 0 | |
| 3 | 3 | 1 | Kardiopulmonale Insuffizienz |
| 4 | 1 | 0 | |
| 5 | 1 | 0 | |
| 8 | 2 | 2 | Lungenembolie, Herzinfarkt |
| 14 | 3 | 2 | Sepsis (Peritonitis), Nierenversagen |
| unbekannt > 8 Tage | 2 | 2 | Lungenembolie, Herzinfarkt |

nach Enterolithotomie spontan schließen [12], wenn keine Choledochussteine oder andere Abflußstörungen vorliegen. Zweitens ist trotz Persistenz der Fistel die Ileus-Rezidivgefahr mit 5% gering [1]. Drittens – und dies scheint uns der wichtigste Grund – steigt durch die erweiterte Operation die postoperative Letalität auch in unserem Krankengut überproportional. Beschränkte sich jedoch der primäre Eingriff auf die Enterotomie zur Steinentfernung und auf das Ausstreichen des Dünndarminhaltes oralwärts, überlebten 5 von 7 Patienten (71%) den Eingriff.

Wenn sich der Patient von der Operation wieder erholt hat (in der Regel nach 4 bis 6 Wochen), beseitigen wir definitiv das Grundleiden durch Verschluß der biliodigestiven Fistel [9]. Dies halten wir deshalb für notwendig, weil durch hochsteigende Nahrungsbestandteile chronisch-rezidivierende Entzündungen der Gallenblase und sekundär der Gallenwege zur biliären Zirrhose führen können. Zudem droht die Gefahr der malignen Entartung und der Neubildung von Konkrementen. Die definitive Zweitoperation haben wir bei 3 Patienten erfolgreich durchgeführt. Die restlichen 3 Patienten haben einen erneuten operativen Eingriff abgelehnt. Selbstverständlich sind vorher weiterführende diagnostische Untersuchungen, wie Sonographie, Röntgenkontrastaufnahmen und gegebenenfalls eine Computertomographie notwendig, um die Persistenz der Fistel darzustellen.

## Schlußfolgerungen

Der Gallensteinileus tritt gehäuft bei Frauen im hohen Lebensalter auf. Die Kliniksletalität ist hoch. Eine bessere Prognose ist erreichbar, wenn die Patienten frühzeitig in die Klinik gebracht werden, dort unverzüglich operiert werden und die präoperative Diagnostik nicht übertrieben wird. Der „Minimaleingriff" mit Enterolithotomie und retrograder Darmausstreifung ist am erfolgversprechendsten. Obligat ist die Suche nach weiteren Konkrementen, um den Rezidivileus zu vermeiden. Die definitive Versorgung der biliodigestiven Fistel sollte nach 4 bis 6 Wochen erfolgen.

# Literatur


[1] Behrends, W.: Gallensteinileus. Chirurg **30** (1959) 512.
[2] Büttner, D.: Gleichzeitige Gallenwegschirurgie beim Gallensteinileus. Chir. Prax. **18** (1974) 39.
[3] Day, E.A., C. Marks: Gallstone Ileus. Review of the Literature and Presentation of thirty-four New Cases. Amer. J. Surg. **129** (1975) 552.
[4] Faust, H.: Zur Problematik des Gallensteinileus. Münch. Med. Wschr. **115** (1973) 1191.
[5] Götze, K.J., W. Kleinau, A. Kirsch: Erfahrungen beim Gallensteinileus. Zbl. Chir. **100** (1975) 1498.
[6] Hadspeth, A.S., W.F. Mc Guirt: Gallstone Ileus. Arch. Surg. **100** (1970) 668.
[7] Maurer, G.: Der Gallensteinileus. Langenbecks Arch. Klin. Chir. **308** (1964) 177.
[8] Mittelbach, H.R.: Der Gallensteinileus. Langenbecks Arch. Chir. **334** (1973) 285.
[9] Pasurka, B., R.D. Filler, P. Effenhauser: Der Gallensteinileus. Med. Welt **34** (1983) 64.
[10] Peters, H., H.J. Schubert: Gallensteinileus. Münch. Med. Wschr. **118** (1976) 1521.
[11] Schwamberger, K., L. Riedler: Magenausgangsstenose durch einen Gallensteinileus. Chir. Prax. **20** (1976) 223.
[12] Thiede, A., H. Brieler, H. Zierott et al.: Zum Gallensteinileus. Zbl. Chir. **99** (1974) 184.


# Zusammenfassende Diskussion

F. W. Eigler, Essen

Die Diagnostik beim Gallensteinileus ist durch die oft nicht eindeutige Anamnese erschwert. Bei der Abdomenübersichtsaufnahme ist die Aerobilie ein praktisch zwar beweisendes, aber nicht immer vorhandenes Zeichen. Dazu wurde berichtet, daß bei nachträglicher Auswertung entsprechender Abdomenübersichtsaufnahmen immerhin in der Hälfte der Fälle Luft in den Gallenwegen zu erkennen war, präoperativ aber sehr viel seltener eine Diagnose gestellt wurde. Hinsichtlich der Sanierung der Gallenwege wurde allgemein ein zurückhaltendes Vorgehen empfohlen. Nur bei offensichtlicher Komplikation im Bereich der Gallenwege ist eine Intervention zu rechtfertigen. Bei der Operation ist besonders auf die Form des Gallensteins zu achten, weil sich daraus erkennen läßt, ob mehrere Steine vorhanden sind und dann im Gastrointestinaltrakt gesucht werden müssen. Bei jeweils relativ kleinen Gruppen ließ sich im übrigen zeigen, daß die Letalität auch unter 5% liegen kann. Die angesprochene Frage der prophylaktischen Gallensteinsanierung im Hinblick auf einen Gallensteinileus ist zurückhaltend zu bewerten, obwohl ein nachgewiesener Tonnenstein in der Gallenblase eine Operationsindikation abgeben sollte.

# Ileus bei Morbus Crohn

R. Winkler

Darmpassagestörungen bei Morbus Crohn bis hin zum Vollbild des Ileus können aus verschiedenen Ursachen eintreten (Tab. 1). Infolge der Durchfallneigung, der allmählichen Entwicklung mit entsprechenden kompensierenden Regulationen; nicht zuletzt auch in den Ernährungsgewohnheiten der Betroffenen und der überwiegenden Lokalisation im Bereich des Dünndarm bzw. rechten Kolons, führen selbst hochgradige Lumeneinengungen nur ausnahmsweise zum akuten Ileus. Ist die Diagnose Morbus Crohn bekannt, wird man daher auch der oft eindrucksvollen

Tabelle 1 Morbus Crohn – Ursache von Passagestörungen

| |
|---|
| Reine Stenose |
| Stenose bei Konglomerattumor |
| Rezidivierende Invagination bei Kurzdarm |
| Paralytisch |
| Intraabdomineller Abszeß |
| Toxisches Megakolon |
| Innere Hernie (Adhäsionen) |

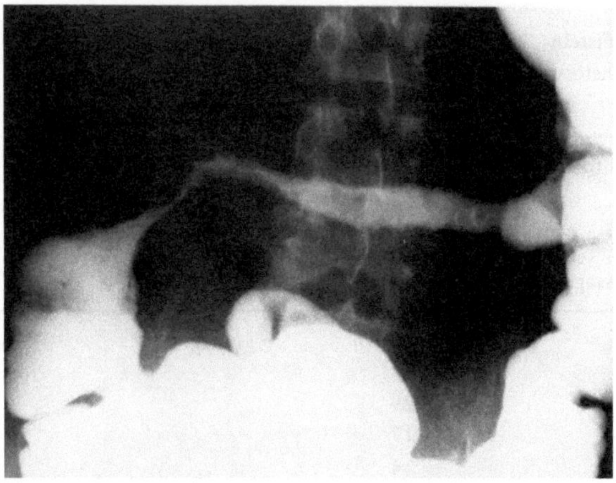

Abb. 1 Hochgradig stenosierende Colitis granulomatosa Crohn des Colon transversum mit chronischem Ileus.
a) Vor Behandlungsbeginn;

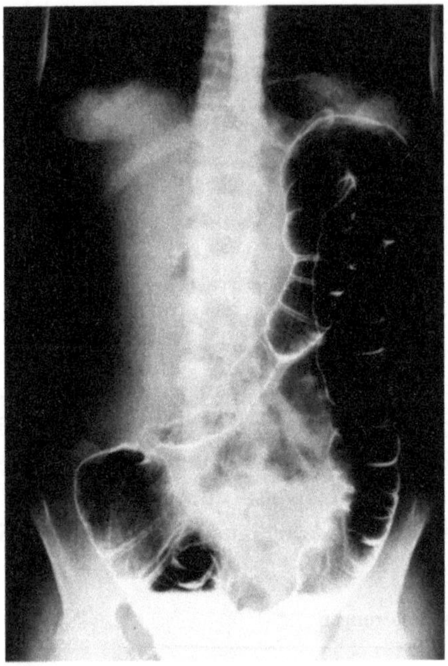

Abb. 1 b) nach 8wöchiger funktioneller Darmausschaltung durch Ernährung mit voll resorbierbaren Diäten (s. Tab. 4). Deutliche Lumenerweiterung als Ausdruck des Rückgangs der entzündlichen Wandverschwellung. Keine Passagestörungen. Elektivoperation.

Tabelle 2 Morbus Crohn – Indikation zur Laparotomie (n = 188)

| | |
|---|---|
| Fisteln/Abszeß | 63 |
| Stenose | 65 |
| Konglomerattumor mit Stenose/Fisteln | 28 |
| Therapiefraktärer Verlauf/Gedeihstörung | 11 |
| Toxisches Megakolon* | 22 |

* teilweise nicht eindeutig klassifiziert (incl. Colitis ulcerosa)

Tabelle 3 Morbus Crohn – Passagestörungen, Lokalisation

| | |
|---|---|
| Dünndarm | |
| primär | 47 |
| rezidiv (Naht) | 29 |
| Kolon | 17 |
| Rektum* | 4 |
| Anorektum* | 9 |

* nur lokale transanale Erweiterung

Diskrepanz zwischen einem relativ blanden klinischen Bild und einem ausdrucksvollen Röntgen-Abdomen-Übersichtsbild mit multiplen breiten Spiegelbildungen und stehenden Schlingen nicht erliegen und vorschnell zur Operation schreiten.

Unter den mechanischen Wegsamkeitsstörungen des Darmes überwiegen die durch die oft mächtige entzündliche Wandverdickung bedingten deutlich (Abb. 1). Sie sind oft langstreckig, spindelförmig zulaufend. Zirkumskripter sind die stenosierenden Rezidive vornehmlich zum neuen terminalen Ileum erkorenen Dünndarmsegment. Als begünstigender Faktor erweist sich hierbei die Anlage terminolateraler oder laterolateraler Anastomosen. Häufig finden sich Mischformen aus einer Konglomerattumorbildung mit Stenose, wobei die Konglomeratbildung durch innere Fistelungen ausgelöst wird (Tabellen 2, 3). Derartige Fisteln können jedoch als innere Kurzschlüsse ein Passagehindernis kompensieren.

In auffälligem – und nach meiner Einschätzung – krankheitsspezifischen Kontrast zu den erheblichen Lokalreaktionen steht die ansonsten eigentümlich geringe Verklebungsbereitschaft in der übrigen Bauchhöhle. Diese Störung kann Anlaß zu wenig bekannten Ileusbildern werden, deren differentialdiagnostische Abgrenzung von einem Crohnrezidiv bisweilen Schwierigkeiten bereitet; die jedoch in der Regel ob ihrer Akuität sich deutlich von Rezidivformen unterscheiden. Hierbei handelt es sich einmal um rezidivierende Invaginationen; insbesondere bei Dünndarmdilatation und Hypertrophie beim Kurzdarmsyndrom (Abb. 2) sowie um innere Hernien durch Einklemmung – in sekundär aufgelösten Mesenterialschlitzverschlüssen; insbesondere in Form der lateralen Einklemmung zwischen Bauchwand und zu einem Stoma

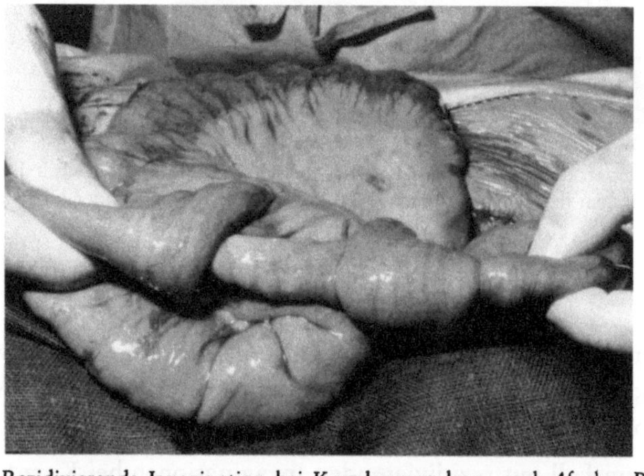

Abb. 2 Rezidivierende Invagination bei Kurzdarmsyndrom nach 4facher Rezidivoperation, jetzt mit Jejuno-Transversostomie vor der linken Flexur. Ausgeprägte funktionelle Dünndarmdilatation und -hyperplasie.
a) Intraoperativer Situs (6. Laparotomie!); mehrere spontane Invaginationen. Keinerlei Adhäsionen. Kein Rezidiv;

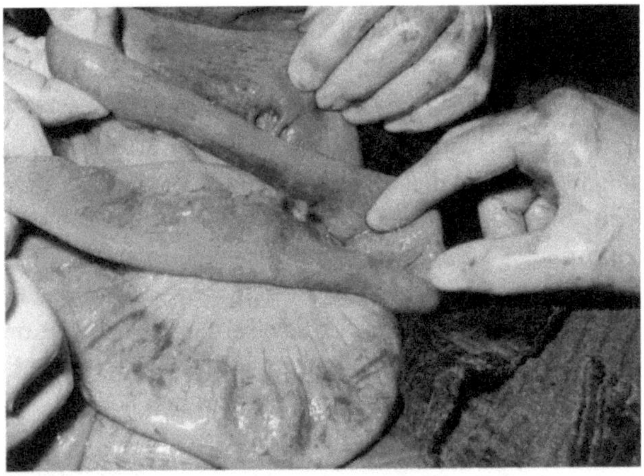

Abb. 2 b) Zustand bei Relaparotomie nach Nobelscher Operation mit resorbierbarem Nahtmaterial. Keine Induktion von Verwachsungen nach Nahtauflösung. Beschwerdefreies Intervall 3 Monate (sic!);

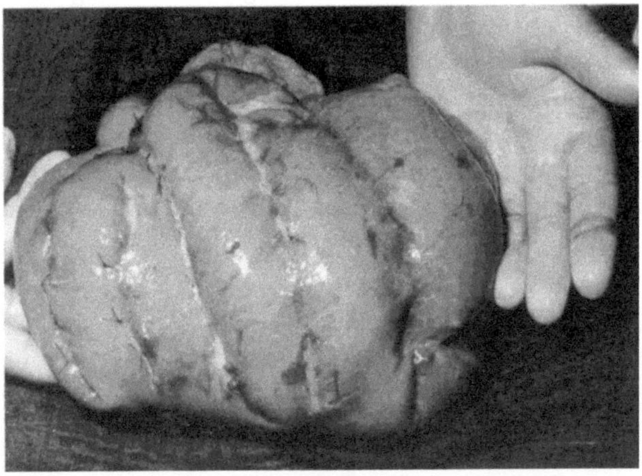

Abb. 2 c) Situs bei 8. Relaparotomie mit erneuter (3.) Nobelscher Operation, jetzt mit Einlage von Teflon-Netzen zwischen den Darmschlingen, Seidennähten und assistierender Fibrinklebung.

führenden Darmschenkel. Die zur Vermeidung derartiger Zwischenfälle erwünschten Verwachsungen können selbst dann ausbleiben, wenn man sie durch Verwendung nicht resorbierbarer Nahtmaterialien zu provozieren sucht.

So mußten wir in einem Fall mit rezidivierenden Invaginationen bei Kurzdarmsyndrom mit Jejunotransversostomie nach vierfachem Rezidiv insgesamt dreimal reintervenieren, weil sich die im Sinne einer Nobelschen Operation gelegten Nähte stets wieder auflösten. Erst nach Einlage von Teflonnetzen, Fixation durch Seide und assistierende Fibrinklebung (Abb. 2 c) gelang eine Beseitigung der Invaginationsneigung. Bei den insgesamt drei Fällen mit innerer Einklemmung zwischen Darm und Bauchwand mußte ebenfalls in einem Fall dreimal interveniert werden, da sich die Bruchlücke trotz Verwendung von Seidenmaterial zweimal wieder öffnete. Erst nach Verschluß in drei Lagen wurde eine stabile Ausheilung erreicht.

Bei einer derartig geringen inneren Verwachsungsbereitschaft überrascht es nicht, daß der reine Adhäsionsileus bei operierten Morbus Crohn-Patienten zu den seltenen Ausnahmen gehört.

Stenosen im Anorektalbereich haben einen meist zirkumskripten, membranösen Charakter (Tab. 3). Trotz oft hochgradiger Ausprägung bleiben derartige Hindernisse wegen der gleichzeitigen Diarrhoe zumeist kompensiert und werden von dem Betroffenen kaum bemerkt. In der Regel lassen sie sich in Narkose stumpf sprengen. Eine anschließende Nachbehandlung mit Azulfidine-Klysmen bzw. Suppositorien bei schwerer Rektumbeteiligung auch Betnesol-Klysmen, kann zu einer vollständigen Ausheilung derartiger Stenosen führen. Auf die Kombination mit intramuralen Abszessen als Auslöser der Stenose ist zu achten.

Paralytische Ileusformen können sich auf dem Boden intraabdomineller Abszesse, dann auch im postoperativen Verlauf als Ausdruck einer Nahtinsuffizienz entwikkeln. Zu den dramatischsten Paralyseformen zählt die Entwicklung eines toxischen Megakolons. Gelingt es nicht, innerhalb von 48 Stunden unter intensiver konservativer Therapie die Entwicklung zu durchbrechen, muß unverzüglich chirurgisch interveniert werden. Hierzu hat sich uns die Anlage multipler Enterostomien nach Turnbull mit Intervall-(Prokto-)Kolektomie am besten bewährt. Sie reduziert das globale Operationsrisiko der sonst häufig letalen Komplikation [1] auf unter 5%.

Tabelle 4 Ernährungstherapie (funktionelle Darmausschaltung) als Operationsvorbereitung bei Morbus Crohn

| kompensiert | dekompensiert |
|---|---|
| 6 (–8) Wochen<br>nährstoff-definierte Diät (NDD) über Sonde oder Oligopeptid-Diät (OPD) über pumpengesteuerte Jejunalsonde<br>2400–3600 kcal | 2 Wochen<br>komplette parenterale Hyperalimentation (30–50 kcal/kg KG Zucker-Alkohol-Lösungen + 1,5–2 g Aminosäuren/kg KG pro Tag + jeden 2. Tag 500 ml 10% Fettemulsionen |
| | 3.–4. Woche<br>schrittweise Substitution durch NDD oder OPD |
| | 5.–8. Woche<br>komplette Sondenernährung nach Rekompensation (s. Spalte 1) |

Insgesamt stellen Darmwegsamkeitsstörungen mit den Fistelbildungen nahezu gleich häufige Indikationen zur Laparotomie dar (Tab. 3). Wegen des chronisch inkompletten Charakters sollte jedoch in jedem Fall die Elektivoperation angestrebt werden, da deren Risiko ungleich gering ist, als das notfallmäßiger Maßnahmen. Hierzu hat sich die sog. funktionelle Darmausschaltung [4, 5, 6] besonders bewährt. Sie sieht bei dekompensierten Fällen eine initiale komplette parenterale Ernährung vor, die nach Rekompensation allmählich durch eine vollresorbierbare Mehrstoff-definierte Diät ersetzt wird (Tab. 4). Bei kompensierten Formen kann initial über eine Ernährungssonde mit Nährstoff-definierten Diäten ernährt werden. Behandlungsziel ist dabei einmal die Beseitigung der oft tiefgreifenden Stoffwechseldefekte, insbesondere die Durchbrechung der Katabolie, zum anderen die durch die funktionelle Ausschaltung erreichte Rückbildung der sekundären Infektionsquellen. Hier sind insbesondere die bakterielle Fehlbesiedelung des Darmlumens sowie die periintestinale Infektion als Folge von Wandabszessen, Fisteln und intraabdominellen Abszessen zu nennen. Mit der Rückbildung dieser Sekundärinfektion kann eine wesentliche Passageverbesserung erreicht werden (Abb. 1).

Um jedoch einen derartigen Effekt zu erreichen, ist eine mehrwöchige internistische Vorbereitungsphase erforderlich (Tab. 4). Ein Einfluß auf die krankheitsspezifischen Entzündungsvorgänge kann dagegen mit einer derartigen Vorbereitungsform nicht erzielt werden. Für das postoperative Auskommen ist dieses jedoch unerheblich, da die postoperativen entzündlichen Komplikationen ganz eindeutig zu Lasten der Sekundärinfektion gehen [5, 6].

Unter diesen Prämissen ist die Elektivoperation eine weitgehend risikofreie und auch von schwerwiegenden postoperativen Komplikationen ungetrübte Operation geworden. Von den 85 planmäßigen Operationen wegen Darmpassagestörungen erlebten nur vier Patienten Heilungsstörungen, davon lediglich einer mit einer konservativ ausheilenden Nahtinsuffizienz. Ein Todesfall trat nicht ein (Tab. 5).

Aufgrund dieser Erfahrungen sollten notfallmäßige Interventionen bei Morbus-Crohn-bedingten Passagestörungen vermieden werden, wenn sie auf einem krankheitsspezifischen Prozeß beruhen. Auch initial sehr dramatisch imponierende Krankheitsbilder lassen sich durch enterale Sondendekompression und parenterale Hyperalimentation regelhaft rasch rekompensieren. Entscheidend ist, an die Möglichkeit einer Crohnschen Erkrankung zu denken. Bei den acht Akut-Interventionen mit

Tabelle 5 Morbus Crohn – Stenose. Resektionsbehandlung

| Intervention | n | Komplikation | letal |
|---|---|---|---|
| notfallmäßig, elektiv | 8 | 3 | – |
| nur Stenose | 57 | 3 | – |
| Stenose/Fisteln | 28 | 4 | – |

Tabelle 6 Morbus Crohn – Ileus. Notoperation – präoperative Diagnose

| | |
|---|---|
| Adhäsionsileus nach Appendektomie | 6 |
| Ileus unklarer Genese | 1 |
| Dekompensierter Ileus bei Morbus Crohn-Rezidiv | 1 |

Resektion war denn auch nur in einem Fall die richtige Diagnose gestellt worden, die als Rezidiv eines Morbus Crohn nahelag (Tab. 6).

Mehrheitlich wurde in der Annahme eines Bridenileus nach Appendektomie operiert. Dabei hätte die sorgfältige Beachtung der Anamnese sehr wohl Brückensymptome zwischen der Appendektomie und der definitiven Manifestation der Crohnschen Erkrankung aufdecken können. Obwohl die acht notfallmäßigen Resektionen mit insgesamt nur drei Komplikationen, darunter eine Nahtinsuffizienz mit konservativer Ausheilung, belastet waren (Tab. 5), darf aus diesen eher glücklichen Umständen keinesfalls die grundsätzliche Berechtigung einer notfallmäßigen Resektionsbehandlung abgeleitet werden. Die Ausgangsbedingungen dieser Patienten mit tiefgreifenden Stoffwechseldefekten und dem der Resektionsbehandlung im Ileus ohnehin innewohnenden höheren Komplikationspotential rechtfertigen sehr wohl einen primär konservativen Ansatz, wobei man sich bei der Exploration der Leibeshöhle auf eine Herableitung einer präoperativ gelegten Dennissonde beschränken kann. Die eigentliche Resektion wäre dann im Intervall nach planmäßiger internistischer Vorbehandlung vorzunehmen. Als Alternative ist insbesondere bei starker Dünndarmdilatation und Manifestation des Ileus im terminalen Ileum bzw. Kolon eine ausschaltende doppelläufige Ileostomie zu erwägen. Eine notfallmäßige Resektion sollte die Ausnahme bleiben, die nur dann indiziert ist, wenn sich, ausgehend von dem stenosierten Segment, zusätzlich eitrige Komplikationen aufpfropfen. Hier dominiert die Notwendigkeit zur Beseitigung des septischen Herdes.

## Zusammenfassung

Darmwegsamkeitsstörungen gehören zu den häufigsten Indikationen für eine Operation beim Morbus Crohn. Sie sind jedoch nur ausnahmsweise Akutsituationen, die eine notfallmäßige Laparotomie erfordern. Behandlungsziel sollte primär die konservative Durchbrechung der Wegsamkeitsstörung sein, um nach diätetischer funktioneller Darmausschaltung, hiermit verbundener Beseitigung von Sekundärinfektionen und Stoffwechseldefekten, mit ungleich geringerem Risiko eine planmäßige Resektion durchführen zu können. Anders ist die Situation bei den nicht-Crohnspezifischen Ileusformen der inneren Hernie, der rezidivierenden Invagination sowie der sehr seltenen echten Adhäsionsileusformen, die nach den klassischen Ileustherapiegesichtspunkten behandelt werden müssen. Die paralytischen Ileusformen des toxischen Megakolons, das in 48 Stunden nicht auf eine intensiv-konservative Therapie anspricht und dann mit multiplen Enterostomien nach Turnbull entlastet werden sollte, sowie die im Zuge abszedierender abdomineller Infektionen auftretenden Darmlähmungen, die primär nur drainiert werden sollten, erfordern ebenfalls notfallmäßige Entscheidungen.

## Literatur


[1] Ewerwahn, W. J., R. Winkler: Die zweizeitige chirurgische Therapie der akuten komplizierten Colitis. Indikationen, Erfahrungen, Ergebnisse. Dtsch. Med. Wschr. **102** (1977) 860.

[2] Gall, F. P., E. Mühe: Experience and results in surgery of Crohn's disease. In: Entzündliche Erkrankungen des Dünn- und Dickdarms (Hrsg. F. P. Gall, H. Groitl). Perimed, Erlangen 1982.

[3] Heil, Th., Ch. Herfarth: Operationsindikation und Erfolgsbeurteilung bei Morbus Crohn. In: Der chronisch Kranke in der Gastroenterologie (Hrsg. H. Goebell, J. Hotz, E. H. Farthmann). Springer, Berlin 1984.

[4] Peters, H.: Ernährungstherapie vor Operationen von entzündlichen Krankheiten des Dünn- und Dickdarms. Akt. Ernährung **4** (1979) 128.

[5] Winkler, R., V. Schumpelick, M. Pfeiffer: Operationsvorbereitung bei entzündlichen Darmerkrankungen durch Elementardiäten und fakultative parenterale Ernährung. Klinische Ernährung **4** (1981) 50.

[6] Winkler, R.: Beeinflussung des pathogenetischen Verlaufs bei Morbus Crohn und Colitis ulcerosa durch ausschaltende Operationsverfahren und Ernährungstherapie. Workshop „Enterale Ernährungstherapie“ 11.–13. 1. 1984 Neu-Ulm, Publikation im Druck.

# Die spezielle Problematik des Ileus bei Morbus Crohn

W. Peitsch, H.D. Becker

60 bis 90% aller Patienten mit Morbus Crohn müssen wegen eines komplizierten Verlaufes ihrer Erkrankung einmal oder mehrfach operiert werden [6]. Die chirurgische Intervention stellt dennoch den letzten therapeutischen Schritt dar nach Versagen konservativer therapeutischer Versuche, oder wenn Komplikationen mit akuter abdomineller Symptomatik wie Darmperforation, Blutung und Ileus auftreten.

Die Therapie eines akuten Abdomens bei Vorliegen eines Morbus Crohn stellt eine große Verantwortung für den behandelnden Chirurgen dar, da ein zu rasches und aggressives Vorgehen, aber auch das Unterlassen einer chirurgischen Intervention dem Patienten Schaden zufügen kann.

## Krankengut

In der Chirurgischen Universitätsklinik Göttingen kamen von 1980 bis 1984 50 Patienten mit „akutem Abdomen" bei Morbus Crohn zur Notfallaufnahme. Die Krankengeschichten dieser Patienten wurden hinsichtlich der Indikation zur Operation, des Intervalles zwischen Klinikeinweisung und operativer Therapie ausgewertet. 4 Problemgruppen mit speziellen diagnostischen und therapeutischen Schwierigkeiten werden dargestellt.

## Symptome bei Klinikeinweisung (Tab. 1)

Die Patienten boten in der Regel die Kombination der klassischen Symptome des akuten Abdomens; hervorgerufen durch ein septisches Geschehen im Abdomen (lokaler Peritonismus mit bevorzugter Lokalisation im rechten Unterbauch, tastbarer hochdruckschmerzhafter Unterbauchtumor, Rücken- bzw. Flankenschmerz und septische Temperaturen) – oder die klinischen und röntgenologischen Zeichen eines mechanischen Darmverschlusses, kombiniert mit den typischen Erscheinungen eines akuten Schubes des Morbus Crohn; mit Durchfällen, Gewichtsabnahme sowie nicht selten spontanen Enterokutanfisteln. 30% aller Patienten boten einen akuten kom-

Tabelle 1 Symptome bei Vorliegen eines akuten Morbus Crohn, die zur notfallmäßigen Klinikseinweisung führten (Anzahl der Patienten n = 50)

| | % |
|---|---|
| Ileus | 30 |
| Subileus | 34 |
| lokaler Peritonismus | 34 |
| tastbarer Tumor | 26 |
| Rücken-/Flankenschmerz | 8 |
| Spontanperforation | 8 |
| Septische Temperaturen | 16 |

pletten Ileus, weitere 34% einen Subileus mit rezidivierendem Erbrechen, krampfartigen Schmerzen und in der Röntgenaufnahme des Abdomens stehende Schlingen.

## Intervall bis zur Operation

Dennoch wurden nur 13,5% der Patienten in den ersten 12 Std. nach der Klinikeinweisung einer Operation zugeführt. In der Regel blieb genügend Zeit zu eingehender Diagnostik der Ursache und Lokalisation des Krankheitsgeschehens (Tab. 2). 17% aller Patienten wurden ausschließlich konservativ behandelt und bedurften keiner operativen Intervention während des stationären Aufenthaltes.

## Therapie

Die Frage, ob die komplette parenterale Ernährung mit oder ohne gleichzeitiger Steroidgabe als Primärtherapie, das heißt alleinige Therapie, oder als begleitende Maßnahme zur Behebung des akuten Krankheitsgeschehens zu verstehen ist, läßt

Tabelle 2 Zeitdauer zwischen der Klinikseinweisung mit der Diagnose „akutes Abdomen" und der operativen Therapie eines Morbus Crohn (n = 50 Patienten)

| | % |
|---|---|
| 12 Stunden | 13,5 |
| 24 Stunden | 3,5 |
| 3 Tage | 3,5 |
| 7 Tage | 13,5 |
| 14 Tage | 15,0 |
| 21 Tage | 8,5 |
| > 21 Tage | 25,5 |
| konservativ | 17,0 |

sich unseres Erachtens dahingehend beantworten, daß die hochkalorische totale parenterale Ernährung bei akutem Schub als Erstmanifestation oder Rezidiv eines Morbus Crohn durch Ileusstenose, gedeckter Perforation oder innerer Fistelbildung die *Soforttherapie* darstellt. Das Krankheitsbild läßt sich günstig beeinflussen; Notfalloperationen sind nur ausnahmsweise erforderlich. Das kontinuierliche Absaugen des Magensaftes durch eine nasogastrale Sonde sowie die Reduktion der intestinalen Sekretion durch die komplette parenterale Ernährung führt zur Rückbildung der Stenose. Es wird Zeit gewonnen, der operative Eingriff kann geplant und vorbereitet werden. Dennoch dient die hochkalorische parenterale Ernährung und die antibiotische Abdeckung bei septischem Krankheitsgeschehen nur als *Operationsvorbereitung*. So weisen Patienten nach präoperativer parenteraler Ernährung signifikant weniger allgemeine Komplikationen wie Pneumonien, Nierenversagen und signifikant weniger septische lokale Komplikationen wie Wundinfekte und Abdominalabszesse auf [9]. Insbesondere Patienten mit einem Serumalbumin unter 3,5 g/dl oder einem Serumtransferrin unter 150 mg/dl profitieren von einer länger dauernden präoperativen hochkalorischen parenteralen Ernährung bei entzündlichen Dünndarmerkrankungen. Prospektive Untersuchungen [8] zeigen, daß die hochkalorische parenterale Ernährung als alleinige Therapie des akuten Morbus Crohn der chirurgischen Therapie mit einer 4mal höheren Rezidivrate unterlegen ist. Müller und Mitarbeiter [8] empfehlen die ausschließliche parenterale Ernährung als Langzeittherapie daher nur für Patienten mit multifokalem Crohnbefall und dem Risiko eines Kurzdarmsyndroms bei operativer Intervention. 50–60% der Patienten sprechen auf eine primäre medikamentöse Therapie und intravenöse hochkalorische parenterale Ernährung an [2, 10], dennoch bestehen keine Unterschiede der Rezidivhäufigkeit gegenüber der alleinigen medikamentösen Therapie nach 2- bzw. 5jähriger Verlaufsbeobachtung.

Während eines akuten Crohnschubes liegen die Veränderungen des Postaggressionsstoffwechsels mit verminderter Insulinwirksamkeit, gestörter Glukosehomoestase und Eiweißabbau vor (Tab. 3). Deswegen sind wesentlich höhere Energiemengen

Tabelle 3 Sichere Indikationen für die hochkalorische komplette parenterale Ernährung und Kalorienbedarf bei Morbus Crohn.

| | |
|---|---|
| 1. akuter Morbus Crohn mit<br>a) Ileus<br>b) Stenose<br>c) Fistel oder Abszeß<br>d) Versagen der konservativen Therapie | – Postaggressionsstoffwechsel |
| 2. Postoperative Anastomoseninsuffizienz | – Geringerer Kalorienbedarf |
| 3. Kurzdarm-Syndrom Untergewicht | – Langzeiternährung durch Broviac-Katheter |

Tabelle 4 Ursachen für eine Sofortoperation innerhalb der ersten 24 Stunden nach Klinikseinweisung wegen akuten Abdomens (Problemgruppe 1)

| OP nach weniger als 24 Stunden (17%) | |
|---|---|
| akute Appendizitis | 6 Patienten |
| progredienter Ileus | 2 Patienten |
| Peritonitis | 2 Patienten |

erforderlich, als in der Therapie postoperativer Anastomoseninsuffizienzen oder eines Kurzdarmsyndroms mit fehlendem Postaggressionsstoffwechsel.

Sofortoperation innerhalb der ersten 24 Std. nach Klinikeinweisung (Tab. 4).

10 unserer Patienten wurden innerhalb der ersten 24 Std. wegen akuten Abdomens operiert. 6mal erfolgte die Laparotomie unter der Verdachtsdiagnose akute Appendizitis, 4 dieser Patienten wurden aus auswärtigen Krankenhäusern mit Komplikationen nach Appendektomie bei akutem Schub eines Morbus Crohn eingewiesen. Die kritische retrospektive Auswertung der Anamnese dieser Patientengruppe zeigt, daß in allen Fällen eine charakteristische Befundkonstellation mit krampfartigen Schmerzen, Gewichtsverlust und Durchfällen über Wochen vorausgegangen war. „Der lange Weg zum Morbus Crohn" dauert im Mittel vom Beginn der Symptome bis zur Diagnose mehrere Jahre [7]. Die Erstmanifestation eines Morbus Crohn bei älteren Patienten verläuft nur selten unter den Zeichen eines akuten Abdomens. In einer Serie von 25 Patienten mit Crohnmanifestation nach dem 65. Lebensjahr [12] waren die dominierenden Symptome die intermittierende Diarrhoe sowie episodische Abdominalschmerzen und ein ausgeprägter Gewichtsverlust. Abdominalbeschwerden waren insbesondere bei Befall des Dickdarmes selten. Patienten mit akuter Ileitis weisen in der Regel eine Beschwerdesymptomatik von weniger als einer Woche Dauer auf, das Zökum erscheint intraoperativ normal, die Appendektomie kann sicher vorgenommen werden [3]. Bei chronischer Ileitis (Morbus Crohn) führt die Appendektomie zu einer Fistel des Appendixstumpfes oder vom befallenen terminalen Ileum ausgehend. In diesen Fällen sollten selbst Manipulationen des terminalen Ileum unterlassen werden, insbesondere die Appendektomie [3]. Selbst die Entnahme eines Lymphknotens aus dem Mesenterium zur histologischen Untersuchung, der von Herfarth und Ewe [6] bei akuter Enteritis regionalis empfohlen wird, in diesen Fällen ein riskantes Vorgehen.

Nur 2 unserer Patienten mußten wegen freier Perforation und generalisierter Peritonitis notfallmäßig laparotomiert werden, zwei weitere wegen eines sich rasch entwickelnden Ileus. Die freie Perforation eines akuten Morbus Crohn geht in 90% aller Fälle vom terminalen Ileum aus, die restlichen Perforationen sind im Jejunum lokalisiert. Einfache Übernährungen reichen nicht aus, die Resektion des erkrankten

Darmabschnittes ist die Methode der Wahl. Dennoch beträgt die Letalität einer freien Perforation trotz chirurgischer Intervention 11% [1]. Deswegen wird als Primärtherapie auch die Resektion des befallenen Ileumsegmentes und die temporäre Ileostomie empfohlen, während die Rekonstruktion 3 Monate später erfolgt [3].

Die Notfallaparotomie wegen eines progredienten Ileus trotz konservativer Therapie ist eher selten. Im eigenen Krankengut war sie 2mal erforderlich (Tab. 5).

Weitere 9 Patienten mit Ileus bzw. Subileus wurden ausschließlich mit Prednisolon sowie einer hochkalorischen kompletten parenteralen Ernährung behandelt. Zwar ließ sich der Ileus in allen Fällen beseitigen, jedoch wiesen 4 der 9 Patienten nach erneuter oraler Nahrungsaufnahme ein Rezidiv des Darmverschlusses auf, welches teilweise bereits 1–2 Tage nach der Entlassung aus der Behandlung zur Notfalleinweisung und Operation führte. Da die Ursache des Darmverschlusses bei Morbus Crohn hochgradige Darmstenosen mit Konglumerattumor oder innerer Fistelbildung sind, sollten die Patientengruppen unseres Erachtens nach Beseitigung des Ileuszustandes chirurgisch durch Resektion der veränderten Darmanteile therapiert werden, um schwerwiegende Komplikationen zu vermeiden. Über ähnliche Ergebnisse berichtete Torsoll [11], aus dessen konservativ behandelter Gruppe von 46 Patienten mit Ileus bei Morbus Crohn 20 Kranke innerhalb von 2 Monaten wegen rezidivierender Obstruktion oder persistierenden aktiven Crohngeschehens einer Darmresektion unterzogen wurden. Nach 60 Monaten betrug die Resektionsquote 70% aller Patienten (Tab. 6).

Ileus bei tastbarem rechtsseitigen Unterbauchtumor (Tab. 7). Die Problemgruppe 4 stellt Patienten mit tastbarem Tumor, meist im rechten Unterbauch auf dem Boden einer gedeckt perforierten Darmfistel dar. Im Vordergrund der Symptome stehen hohes Fieber, druckschmerzhafte tastbare Walze im rechten Unterbauch mit drohender Spontanperforation sowie krampfartige Schmerzen. Die Diagnose läßt sich

Tabelle 5 Alleinige konservative Therapie des Ileus bei Morbus Crohn (Problemgruppe 2)

| |
|---|
| akutes Abdomen konservativ behandelt (17%) |
| Rezidiv mit Notfalleinweisung (40%) |

Tabelle 6 Häufigkeit und Verlauf des akuten kompletten Ileus bei Morbus Crohn (Problemgruppe 3)

| |
|---|
| Kompletter Ileus bei Morbus Crohn (30%) |
| davon konservativ nicht beherrschbar und Notfall-Operationen nach 12 Stunden bis 14 Tagen, ein Viertel der Patienten |

Tabelle 7 Häufigkeit und Therapie eines tastbaren rechtsseitigen Unterbauchtumors (Problemgruppe 4)

| Tastbarer Tumor mit Peritonismus (26%) |
| --- |
| davon lokal drainiert, zwei Drittel der Patienten |
| davon intraabdominell saniert, nach 3–40 Tagen (100%) |

durch die Unterbauchsonographie leicht sichern. ⅔ dieser Patienten wurden zunächst unter begleitender kompletter parenteraler Ernährung lokal drainiert. Wichtig ist der zweite therapeutische Schritt, der in der obligaten Sanierung der crohnbefallenen Darmabschnitte nach Reinigung der Abszeßhöhle besteht, denn Ursache ist eine Perforation bei hochakutem Morbus Crohn. Unter ausschließlich konservativer Therapie kommt es bei diesen Patienten zu einer Zunahme der Stenose durch Schrumpfung und Narbenbildung sowie zu erneutem Aufflackern des Fistelgeschehens und Ileus. Ein gleiches therapeutisches Vorgehen empfehlen Greenstein und Mitarbeiter [5], die in 20% aller Crohn-Patienten einen intraabdominellen Abszeß fanden, der zunächst durch eine einfache extraperitoneale Drainage therapiert wurde. Auch sie empfehlen, wenn immer möglich, die Resektion des erkrankten Darmabschnittes als Therapie der Wahl bei Crohn-Kolitis und Ileokolitis als zweitzeitiges Vorgehen, um die Komplikationsrate gering zu halten.

## Zusammenfassung

Das akute Abdomen bei Morbus Crohn bedarf einer abwägenden, behutsamen Entscheidung des Operationszeitpunktes bei gleichzeitiger adäquater begleitender konservativen Therapie. Entscheidend für den Verlauf ist jedoch die konsequente chirurgische lokale Sanierung des Crohnherdes zu einem Zeitpunkt, der das geringste Risiko für den Patienten darstellt.

## Literatur

[1] Abascal, J., F. Dias-Rojas, J. Jorge et al.: Free perforation of the small bowel in Crohn's disease. World J. Surg. **6** (1982) 216–220.

[2] Diehl, J.T., E. Steiger, R. Hooley: The role of intravenous hyperalimentation in intestinal disease. Surg. Clin. North Am. **63** (1983) 11–26.

[3] Fazio, V.W.: Regional Enteritis (Crohn's disease): Indications for surgery and operative strategy. Surg. Clin. North Am. **63** (1983) 27–48.

[4] Gaebel, G., H. Geisbe, R. Bähr: Chirurgische Behandlungsergebnisse bei Morbus Crohn. Chirurg **51** (1980) 403–406.

[5] Greenstein, A.J., D.B. Sachar, R.J. Greenstein et al.: Intraabdominal abscess in Crohn's (ileo) colitis. Am. J. Surg. **143** (1982) 727–730.
[6] Herfarth, Ch., K. Ewe: Die chirurgische Behandlung des Morbus Crohn. Chirurg **48** (1977) 569–576.
[7] Kuntz, H.D.: Akute Appendicitis oder „akuter" Morbus Crohn. MMW **124** (1982) 51–52.
[8] Müller, J.M., H.W. Keller, H. Erasmi et al.: Total parenteral nutrition as the sole therapy in Crohn's disease – a prospective study. Br. J. Surg. **70** (1983) 40–43.
[9] Rombeau, J.L., L.R. Barot, C.E. Williamson et al.: Preoperative total parenteral nutrition and surgical outcome in patients with inflammatory bowel disease. Am. J. Surg. **143** (1982) 139–142.
[10] Shiloni, E., H.R. Freund: Total parenteral nutrition in Crohn's disease – Is it a primary or supportive mode of therapy? Dis. Colon Rectum **26** (1983) 275–278.
[11] Torsoli, A.: Bowel obstruction in Crohn's disease – Corticoids or surgery? V$^{th}$ International Symposium on Gastroenterological Emergencies. Modena, April 5–7, 1984.
[12] Tchirkow, G., I. Lavery, V.W. Fazio: Crohn's disease in the elderly. Dis. Colon Rectum **26** (1982) 177–181.

# Ileus bei Morbus Crohn – Operationszeitpunkt und Operationstaktik

G. Gaebel, H. Bockhorn

Generell ist man zur Zeit der Ansicht, beim Morbus Crohn einen operativen Eingriff möglichst lange zu vermeiden und die Chance einer spontanen oder medikamentös bedingten Remission zu nutzen, um bei der ausgesprochenen Rezidivneigung der Erkrankung (Tab. 1) den Verlust von Darmanteilen so gering wie möglich zu halten [1].

Die Indikation zur operativen Behandlung bleibt auf die Komplikationen der Erkrankung beschränkt. Dennoch müssen sich bis zu 80% aller Crohnpatienten im Verlauf ihrer Erkrankung einem operativen Eingriff unterziehen [2].

Diese restriktive Einstellung gegenüber operativen Eingriffen resultiert aus der Erkenntnis, daß der Morbus Crohn durch eine Operation nicht geheilt werden kann, auch wenn die Resektionsgrenzen in vermeintlich gesundem Gewebe liegen. Die Bereitschaft zur entzündlichen Reaktion scheint bei einem Crohnkranken an jeder Stelle des Darmes zu bestehen, da es sich hier um eine generalisierte Erkrankung des gesamten Intestinaltraktes handelt [3].

Man unterscheidet je nach Dringlichkeit Komplikationen mit absoluter Indikation zur sofortigen Operation. Darunter fallen alle Zustände, die das Bild eines akuten

Tabelle 1 Rezidivrate bei Morbus Crohn nach Darmresektion

| Autor | Jahr | Patientenzahl | Beobachtungs-zeitraum (Jahre) | Rezidivrate (%) |
|---|---|---|---|---|
| van Patter et al. | 1954 | 230 | 2 | 62 |
| Colcock und Vansant | 1960 | 272 | 25 | 37 |
| Attwell et al. | 1963 | 133 | 0–20 | 55 |
| Lennard-Jones und Stalder | 1967 | 71 | 1–10 | 28 |
| Wallensteen | 1970 | 196 | ½–14 | 35 |
| De Dombal et al. | 1971 | 168 | 1–29 | 34 |
| Krause et al. | 1971 | 141 | 2½–14 | 39 |
| Greenstein et al. | 1975 | 100 | 1–10 | 58 |
| Kümmerle et al. | 1979 | 183 | 2–13 | 33 |
| Gaebel et al. | 1980 | 122 | 2–20 | 45 |
| Mühe et al. | 1981 | 127 | 5 | 37 |

Abdomens bieten; wie Darmperforation, intraabdominelle Abszesse, der mechanische Ileus und die – allerdings beim Morbus Crohn selten vorkommende – schwere intestinale Blutung [3–6], sowie Komplikationen mit relativer Indikation zur Operation, die man zum Zeitpunkt der Wahl und nach optimaler Vorbereitung des Patienten durchführen kann. Zur letzteren Gruppe gehören die Darmstenosen mit rezidivierenden Subileuszuständen, Fistelbildungen, Konglomerattumoren; eventuell mit Kompression der Ureteren und medikamentös nicht beeinflußbare schwere Krankheitsverläufe (Tab. 2) [3–7].

Am häufigsten zu beobachten sind sicher die Komplikationen, die durch stenotische Darmsegmente hervorgerufen werden und die mit rezidivierenden Subileusattacken einhergehen. Wesentlich seltener kommt es zu einem kompletten mechanischen Ileus. Dies liegt im Wesen der Crohnschen Erkrankung, die gekennzeichnet ist durch eine Verdickung der Darmwand infolge eines chronisch-entzündlichen Ödems aller Wandschichten und nachfolgender bindegewebiger Vernarbung.

Diese Lumeneinengung entwickelt sich langsam und führt so zu einem chronischen Ileus mit rezidivierenden und für dieses Krankheitsbild typischen Tenesmen und Koliken [2]. Dieser reversible Zustand kann jederzeit in einen kompletten, mechanischen Ileus übergehen, der dann die sofortige Operation unter nun schlechteren Vorbedingungen erzwingt.

In Anbetracht dieser jederzeit drohenden Gefahr und der Tatsache, daß eine medikamentöse Behandlung mit Azulfidine und auch Kortison eine längere Zeit bestehende Stenose nicht mehr zur Rückbildung bringen kann, sollte man sich bereits in einem frühen Stadium bei nachgewiesener Darmstenose zu einer Operation entschließen, nachdem man den Patienten in einen bestmöglichen Zustand gebracht hat.
Neben der Senkung der Operationsletalität bringt dieses Vorgehen auch den Vorteil, daß in der Regel eine primäre Anastomosierung nach Resektion möglich und keine vorübergehende Stuhlableitung erforderlich ist.

Da auch bei den Rezidiveingriffen die Hauptindikation ein stenotisches Segment ist und hier in aller Regel die Anastomose, muß auf die Anlage der Anastomose große

Tabelle 2 Operationsindikation bei Morbus Crohn

| absolute Indikation | relative Indikation |
|---|---|
| 1. akutes Abdomen | 1. Darmstenose |
| a) Darmperforation | 2. Fisteln |
| b) mechanischer Ileus | 3. Konglomerattumor |
| c) Abszeß | 4. erfolglose medikamentöse Therapie |
| 2. schwere intestinale Blutung | |

Tabelle 3 Operationsindikation (Ersteingriff)

| | | Letalität |
|---|---|---|
| Fisteln (entero-enteral, entero-kutan) | n = 66 | n = 1 |
| Darmstenose mit Subileusattacken | n = 45 | n = 0 |
| intraabdomineller Abszeß/gedeckte Perforation | n = 23 | n = 2 |
| erfolglose internistische Behandlung | n = 19 | n = 0 |
| kompletter mechanischer Ileus | n = 19 | n = 3 |
| Tumorverdacht | n = 13 | n = 0 |
| Appendizitisverdacht | n = 12 | n = 0 |
| freie Darmperforation | n = 6 | n = 2 |
| intestinale Blutung | n = 3 | n = 0 |
| Gesamt | n = 206 | n = 8 |

Sorgfalt verwandt werden. Eine Resektion im makroskopisch nicht entzündlich veränderten Gebiet ist anzustreben. Es muß mit resorbierbarem Nahtmaterial gearbeitet werden, und es sollte nach Möglichkeit eine einreihige Naht erfolgen, um die primäre Lumeneinengung so gering wie möglich zu halten.

## Eigene Ergebnisse

An unserer Klinik haben wir von 1965–1983 bei 206 Patienten 298 Eingriffe wegen eines Morbus Crohn durchgeführt. Die Indikation zur operativen Behandlung erfolgte bei den Ersteingriffen (Tab. 3) in 66 Fällen wegen entero-enteraler oder entero-kutaner Fisteln, die allerdings meist von stenotischen Darmsegmenten ausgingen. Bei 45 Patienten wurde die Indikation zur Operation wegen einer Stenose mit rezidivierenden Subileusattacken bzw. einem chronischen Ileus gestellt. Alle anderen Indikationsstellungen waren deutlich seltener vertreten. Wegen eines kompletten mechanischen, akut aufgetretenen Ileus mußte in 19 Fällen operiert werden. Die Operationsletalität lag bei unseren Eingriffen im gesamten Krankengut bei 4,3%. Verteilt auf die einzelnen Indikationsgruppen zeigte sich aber ein deutlich unterschiedliches Risiko.

So fanden wir bei den Patienten, die im Ileus operiert werden mußten, eine Operationsletalität von 16%; während in der Gruppe der Patienten, die wegen rezidivierender Subileusattacken zum Zeitpunkt der Wahl operiert werden konnten, kein Todesfall aufzuweisen war.

Sowohl bei den Patienten mit rezidivierenden Subileuszuständen als auch bei den Patienten mit einem kompletten Ileus lag die durchschnittliche Anamnesedauer vom Erkennen der Erkrankung bis zur Operation bei ungefähr 4 Jahren. Die Patienten

Tabelle 4 Operationsindikation (Reeingriff)

| | | Letalität |
|---|---|---|
| Resektion von Stomata | n = 25 | n = 0 |
| Resektion von Seit-zu-Seit-Anastomosen | n = 11 | n = 0 |
| Fisteln | n = 24 | n = 0 |
| Stenose im Anstomosenbereich | n = 19 | n = 0 |
| Stenose abseits der Anastomose | n = 2 | n = 0 |
| Abszeß | n = 11 | n = 0 |
| Darmperforation | n = 1 | n = 1 |
| Gesamt | n = 93 | n = 1 |

beider Indikationsgruppen waren alle internistisch vorbehandelt worden, der größte Teil sowohl mit Kortikosteroiden als auch mit Azulfidine.

Entsprechend der am häufigsten zu beobachtenden Lokalisation im Ileozökalbereich wurden bei den Subileuspatienten überwiegend Ileozökalresektionen oder Ileohemikolektomien mit primärer Anastomosierung durchgeführt. Diese primäre Anastomosierung konnte bei den 19 Ileuspatienten nur in 7 Fällen erreicht werden. In 12 Fällen mußten wegen einer Durchwanderungsperitonitis oder erheblicher Überdehnung des Darmes beide Darmschenkel nach der Resektion ausgepflanzt und eine sekundäre Anastomosierung durchgeführt werden.

Bei den 53 Reeingriffen, die wegen eines Rezidivs durchgeführt werden mußten, war in der Mehrzahl der Fälle die Indikation zur Operation wiederum das Auftreten von Fisteln und ein stenotisches Darmsegment. Ganz überwiegend lag die Stenose mit dem Rezidiv im alten Anastomosenbereich. Ein kompletter Ileus war bei den Reeingriffen in unserem Krankengut nicht zu beobachten. Dies mag mit an der besseren Nachsorge und Kontrolle dieser Patienten liegen (Tab. 4).

## Schlußfolgerungen

Der Morbus Crohn führt sehr häufig zu einer erheblichen Einengung des Darmlumens, die zu rezidivierenden Subileuszuständen führt. Ein kompletter Darmverschluß entwickelt sich vergleichsweise selten, kann aber jederzeit auftreten. Die Operationsletalität im Ileus ist jedoch ungleich höher als bei Operationen, die zum Zeitpunkt der Wahl ausgeführt werden können. Aus diesem Grund sollte die Entscheidung zur Operation bei nachgewiesenen Darmstenosen frühzeitig erfolgen, zumal eine medikamentöse Behandlung in aller Regel keinen Erfolg bringt, sondern nur den unabwendbaren Operationszeitpunkt hinausschiebt.

# Literatur

[1] Goligher, J.C.: Colitis ulcerosa, Crohnsche Erkrankung von Dünndarm und Dickdarm, ischaemische Kolitis. In: Chirurgie der Gegenwart Bd. II Verdauungsorgane, S. 1–52. (Hrsg.: R. Zenker, F. Deucher, W. Schink) Urban & Schwarzenberg, München – Wien – Baltimore.

[2] Fahrländer, H.: Die chronisch entzündlichen Darmkrankheiten: Colitis ulcerosa und Enterocolitis regionalis Crohn. Verhandlungen der Deutschen Gesellschaft für Innere Medizin **85** (1979) 52–65.

[3] Herfarth, Ch., K. Ewe: Die chirurgische Behandlung des Morbus Crohn. Chirurg **48** (1977) 569–576.

[4] Herfarth, Ch., Th. Heil: Morbus Crohn und Colitis ulcerosa – Standortbestimmung: Chirurgische Aspekte. Chirurg **52** (1981) 749–757.

[5] Gall, F.P., E. Mühe, B. Söhnlein et al.: Ergebnisse bei chirurgischer Behandlung des Morbus Crohn. Therapiewoche 30 (1980) 8507–8640.

[6] de Dombal, F.T., L. Burton, J.C. Goligher: The early and late results of surgical treatment for Crohn's disease. Br. J. Surg. 58 (1971) 805–816.

# Ileus bei Morbus Crohn: Indikation und Operations-Ergebnisse

G. Walter, H. Denecke, W. Kruis, G. Heberer

Der Ileus ist neben Fistelbildung und Abszedierung die häufigste Komplikation beim Morbus Crohn. Dabei ist der komplette mechanische Ileus und die Darmparalyse bei toxischem Kolon und freier Perforation eher selten. Der chronisch stenosierende Prozeß mit progredientem Subileus steht im Vordergrund. Die entsprechende Verschlechterung des klinischen Bildes erfordert die operative Beseitigung der Stenose.

Die Indikation zur Operation ist relativ. Operationsletalität und mögliche Komplikationen müssen deshalb besondere Beachtung finden. Wir haben unser Krankengut daraufhin untersucht.

Von 1954 bis 1984 wurden an unserer Klinik 175 Patienten wegen eines Morbus Crohn operiert. Die Operationsletalität liegt über den gesamten Zeitraum noch bei 8% und entspricht den Angaben im Schrifttum.

In der Zeit von 1973 bis 1984, aus der für die Auswertung genauere Daten vorliegen, war die Operationsletalität deutlich rückläufig. Sie liegt in den letzten sechs Jahren bei 2,7% (Tab. 1).

45% der Patienten wurden wegen therapieresistenter Fisteln und Abszesse operiert. Fast genau so viele – ca. 40% – wegen Ileus, wobei bei über der Hälfte dieser Patienten gleichzeitig septische Komplikationen, wie z. B. ausgedehnte Fistelsysteme und Abszesse, teils mit Perforation, Peritonitis und Sepsis, vorlagen.

Therapieresistenz bei Diarrhoe, Kachexie und Unmöglichkeit einer normalen Lebensführung, bei Stenosebeschwerden und Malnutrition waren seltenere Indikationen, ebenso die akute Blutung und der Verdacht auf einen malignen Tumor (Tab. 2).

Tabelle 1 Operationsletalität, Gesamtkrankengut Morbus Crohn (1954–1984)

| Zeitraum | Patienten | Operationsletalität (n) |
|---|---|---|
| 1954–1984 | 175 | 14 ( 8,0%) |
| 1954–1972 | 62 | 9 (14,5%) |
| 1973–1978 | 40 | 3 ( 7,5%) |
| 1979–1984 | 73 | 2 ( 2,7%) |

Tabelle 2 Operationsindikation bei Morbus Crohn (1973)

| Indikation | | Patienten |
|---|---|---|
| Abszesse, Fisteln | | 51 ( 45,1%) |
| Obstruktion | 16 | |
| Obstruktion/Fisteln | 23 | 45 ( 39,8%) |
| Paralytischer Ileus (Perforation, tox. Ileokolitis, Peritonitis) | 6 | |
| Therapieresistenz | | 11 ( 9,7%) |
| Blutung | | 2 ( 1,8%) |
| Tumorverdacht | | 2 ( 1,8%) |
| Stomarückverlagerung | | 2 ( 1,8%) |
| Gesamt | | 113 (100 %) |

6 Patienten mußten wegen paralytischem Ileus bei freier Darmperforation oder toxischem Kolon und Peritonitis unverzüglich operiert werden. Es wurden 5 Resektionen mit Anastomosierung und eine subtotale Kolektomie mit Anlage eines Ileostomas durchgeführt.

Diese zum Notfalleingriff zwingenden und mit einer hohen Letalität behafteten Komplikationen waren in unserem Krankengut entsprechend den Angaben in der Literatur selten.

Ch.H. Suk berichtete 1984 aufbauend auf einer Literaturübersicht von R. Orda über bisher 18 freie Kolonperforationen und J. Abascal 1982 in einer Übersicht nur über ca. 100 freie Ileumperforationen in der Weltliteratur [1, 7, 9].

10 Patienten wurden in unserem Krankengut wegen komplettem mechanischen Ileus operiert. Die Indikation zur Operation ist hier dringlich. Meist bleibt jedoch Zeit präoperativ Flüssigkeitsverlust, Elektrolyt- und Eiweißdefizit auszugleichen.

Bei 29 Patienten lag ein fortgeschrittener Subileus bei chronischer Darmobstruktion vor. Zunehmende Darmkrämpfe, hochgestellte Peristaltik, rezidivierendes Erbrechen und rascher Kräfteverfall führten zur Operation (Tab. 3).

Die Operationsletalität war – erwartungsgemäß – beim paralytischen Ileus mit 33,3% am höchsten. 2 Patienten verstarben an der Sepsis, die bereits präoperativ bestanden hatte (Tab. 4).

Die Angaben im Schrifttum bezüglich der Letalität bei Peritonitis und toxischem Kolon bewegen sich zwischen 13 und 20% (bei Gall 1981) und 50% (bei Whorwell 1981) [3, 10].

Die mechanische Passagebehinderung hatte dagegen keinen Einfluß auf die OP-Letalität. Sie lag bei 2,6%. Bei den übrigen Operationsindikationen (Fisteln, Abszeß, Therapieresistenz, Blutung usw.) betrug sie 2,9%.

Tabelle 3 Dringlichkeit der Operationsindikation bei Ileus bei Morbus Crohn. 45 Patienten (1973–1984) n = 45

| Klinik | Patienten | Indikation |
|---|---|---|
| paralytischer Ileus (Perforation, tox. Ileokolitis, Peritonitis, Sepsis) | 6 | sofort |
| komplette mechanische Obstruktion | 10 | dringlich |
| chronische Obstruktion | 29 | aufgeschoben |
| | 45 | |

Tabelle 4 Operationsletalität bei Ileus bei Morbus Crohn (1973–1984)

| | n | Operationsletalität |
|---|---|---|
| paralytischer Ileus (Perforation, tox. Ileokolitis, Peritonitis) | 6 | 2 (33,3%) |
| Obstruktion | 39 | 1 ( 2,6%) |
| Übrige | 68 | 2 ( 2,9%) |
| Gesamt | 113 | 5 ( 4,4%) |

Dasselbe galt für die Anzahl der postoperativen Anastomosenkomplikationen, Nahtinsuffizienz und postoperative enterokutane Fistel. Von insgesamt 102 Anastomosen waren 49 am dilatierten Darm angelegt.

Bei mechanischer Obstruktion war die Rate der Anastomosenkomplikationen mit 11,3% nicht wesentlich höher als bei den anderen Indikationen mit 9,4%.

Allerdings scheint hier auch die Resektion im gesunden Darmabschnitt und die Nahttechnik von Bedeutung zu sein [5, 6, 8, 11].

In der ersten Hälfte des Beobachtungszeitraumes (von 1973 bis 1978) wurde vorwiegend zu ca. 60% eine zweireihige und zu 40% eine einreihige Nahttechnik angewandt. In der zweiten Hälfte des Beobachtungszeitraumes wurde überwiegend zu 80% einreihig genäht (Tab. 5). Die einreihige Naht wurde als seromuskuläre Einzelknopfnaht ohne Mitfassen der Mucosa mit resorbierbarem Nahtmaterial angelegt.

Die einreihige Naht wies – sowohl bei den Anastomosen im Ileus, als auch bei den übrigen Anastomosen – mit 4,8% bzw. mit 8,8% eine niedrigere Rate von Anastomosenkomplikationen auf, als die zweireihige Naht mit 20 bzw. 25%. Vom histologischen Befund am Absetzungsrand und vom Nahtmaterial her waren beide Gruppen vergleichbar. Einschränkend muß man sagen, daß der historische Unter-

Tabelle 5 Postoperative Anastomosen; Komplikationen nach Resektionsbehandlung des Morbus Crohn (1973–1984) n = 102

| | n | Nahtinsuffizienz postoperative Stuhlfistel |
|---|---|---|
| paralytischer Ileus (Perforation, Peritonitis, tox. Ileokolitis) | 5 | 1 (20 %) |
| Obstruktion | 44 | 5 (11,3%) |
| Übrige | 53 | 5 ( 9,4%) |
| Gesamt | 102 | 11 (10,8%) |

Tabelle 6 Postoperative Anastomosenkomplikationen und Nahttechnik bei der Resektionsbehandlung des Morbus Crohn (1973–1984) n = 102

| | einreihige Naht | | zweireihige Naht | |
|---|---|---|---|---|
| Ileus | Anastomosen (n) | Nahtinsuffizienz postoperative Stuhlfistel (n) | Anastomosen (n) | Nahtinsuffizienz postoperative Stuhlfistel (n) |
| Indikation | 34 | 3 (8,8%) | 15 | 3 (20,0%) |
| Übrige | 41 | 2 (4,8%) | 12 | 3 (25,0%) |
| Gesamt | 75 | 5 (6,7%) | 27 | 6 (22,2%) |

schied die Ergebnisse beeinflußt haben kann. Dennoch sind wir der Meinung, daß die einreihige Naht unter Auslassen der Mukosa bei der Resektionsbehandlung des Morbus Crohn auch beim Ileus weniger Anastomosenkomplikationen nach sich zieht (Tab. 6).

Ein medikamentöser konservativer Therapieversuch kann vorläufig zum Erfolg führen, wenn ein akuter Entzündungsschub vorliegt. Die hochgradige Narbenstenose dagegen kann nur noch operativ beseitigt werden. Der Operationszeitpunkt kann abhängig von der Toleranz des Patienten elektiv gewählt werden, falls nicht septische Komplikationen zu einem früheren Eingreifen zwingen [2–5]. Die Vorbereitung zur Operation ist durch die Möglichkeit der parenteralen Ernährung wesentlich erleichtert. Die Darmvorbereitung durch orthograde Spülung kann versucht werden. Wir stellen die Indikation dazu allerdings ziemlich weit.

## Zusammenfassung

1. Der Ileus bei Morbus Crohn ist meistens inkomplett. Häufig liegen zunächst konservativ beherrschbare Obstruktionssymptome vor.
2. Nach unseren Ergebnissen ist auch beim fortgeschrittenen Subileus kein erhöhtes Risiko für lokale chirurgische Komplikationen zu erwarten.
3. Selbstverständlich besteht beim kompletten Ileus und toxischer Paralyse die absolut dringliche oder die sofortige Operationsindikation.

## Literatur


[1] Abascal, J.: Free Perforation of the Small Bowel in Crohn's Disease. World J. Surg. **6** (1982) 216–220.

[2] Fazio, V.W.: Regional Enteritis (Crohn's Disease). Surg. Clinics of North America **63** (1983) 27–48.

[3] Gall, F.P.: Ergebnisse bei der chirurgischen Behandlung des Morbus Crohn. Therapiewoche **30** (1980) 8507–8512.

[4] Guthy, E.: Chirurgische Therapie des Morbus Crohn. Verdauungskrankheiten **1** (1983) 76–78.

[5] Herfarth; Ch.: Morbus Crohn und Colitis ulcerosa-Standortbestimmung und chirurgische Aspekte. Chirurg **52** (1981) 749–757.

[6] Lee, E.C.G.: Aim of Surgical treatment of Crohn's Disease. GUT **25** (1984) 217–222.

[7] Orda, R.: Free perforation of the Colon in Crohn's Disease. Dis. Colon Rectum **25** (1982) 145–147.

[8] Pennington, L.: Surgical Management of Crohn's Disease. Ann. Surg. **192** (1980) 311–318.

[9] Suk, Ch.H.: Colonic Perforation in Crohn's Disease. Am. J. Gastroenterol. **79** (1984) 695–696.

[10] Whorwell, P.J.: Toxic Dilatation of Colon in Crohn's Disease. The Lancet (1981) 1334–1337.

[11] Wolff, B.G.: The importance of disease-free Margins in Resections for Crohn's Disease. Dis. Colon Rectum **26** (1983) 239–243.

# Ergebnisse nach chirurgischer Therapie der akuten und chronischen Obstruktion bei Morbus Crohn

B. Angermann, F. P. Gall

Patienten mit Morbus Crohn kommen sehr häufig wegen Subileus oder seltener wegen Ileus in chirurgische Behandlung. Ursache für die chronische oder akute Obstruktion dieser Patienten ist eine zunehmende Verhärtung und Verdickung der Darmwand mit nachfolgender Stenosierung und Lumeneinengung.

## Ergebnisse

Im Zeitraum 1968 bis März 1984 haben wir an unserer Klinik 374 Crohn-Patienten mit Darmresektionen behandelt. Bei 202 Patienten (54%) stellten wir die Operationsindikation wegen akuter oder chronischer Obstruktion.

Auffallenderweise ist ein völliger Darmverschluß bei Morbus Crohn selten [4]. In unserem Krankengut führten chronische Subileuszustände bei 9 von 10 Patienten zur Operation. Nur 7%; oder 15 von 202 Patienten wurden wegen eines Ileus operiert.

Zum Zeitpunkt der Operation war jeder zweite Patient jünger als 30 Jahre. ⅐ der Patienten war höchstens 20 Jahre, ⅖ der Patienten zwischen 20 und 30 Jahre alt.

Mehr als die Hälfte unserer Patienten war wegen Morbus Crohn bereits voroperiert (35% einmal und 11% zweimal). Drei oder mehr Operationen hatten 6% der Patienten hinter sich; 48% der Patienten wurden erstmals wegen Morbus Crohn operiert.

Eine Obstruktion kann als die erste Manifestation der Crohnschen Erkrankung auftreten oder sie entwickelt sich als eine Komplikation bei einem bereits bekannten, aber bisher chronisch verlaufenen Morbus Crohn [3]. Das Auftreten der Subileus – oder Ileussymptomatik war bei 10% unserer Patienten der erste Hinweis für die Crohn-Erkrankung; bereits bekannt war der Crohn bei 90%. Die Anamnesedauer betrug bei 16% der Patienten weniger als ein Jahr. Crohn-Verläufe zwischen 4 und 10 Jahren fanden wir bei 40% der Patienten; 15% litten bereits länger als 10, höchstens 24 Jahre an Morbus Crohn.

## Lokalisation

Am häufigsten fanden wir Stenosen im Dünndarm (Tab. 1). Bei 107 von 202 Patienten waren sie dort lokalisiert. Jeder dritte Patient hatte eine Engstelle im Dickdarm – jeder Achte gleichzeitig im Dünn- und Dickdarm. Stenosen im Duodenum blieben die Ausnahme und kamen nur dreimal vor.

## Operationsverfahren:

Entsprechend der Ausdehnung der Crohn-Erkrankung haben wir am häufigsten rechtsseitige Hemikolektomien, Proktokolektomien und Ileorektostomien durchgeführt (Tab. 2). Bei jedem zehnten Patienten waren mehrfache Resektionen erforder-

Tabelle 1 Lokalisation der Stenose

| | n | % |
|---|---|---|
| Dünndarm | 107 | 53,0 |
| Dickdarm | 68 | 33,6 |
| Dünn- und Dickdarm | 24 | 11,9 |
| Duodenum | 3 | 1,5 |
| | 202 | 100,0 |

Tabelle 2 Operationsverfahren

| | n | % |
|---|---|---|
| Hemikolektomie rechts | 79 | 39,1 |
| Proktokolektomie | 33 | 16,4 |
| Ileorektostomie | 28 | 13,8 |
| Mehrfachresektion | 20 | 9,9 |
| Dünndarmresektion | 16 | 7,9 |
| Anastomosennachresektion | 11 | 5,4 |
| „Strikturoplastik“ | 4 | 2,0 |
| GE, Vagotomie, Dünndarmresektion | 3 | 1,5 |
| Hemikolektomie links | 2 | 1,0 |
| Kolektomie, Hartmann I | 2 | 1,0 |
| Rektumexstirpation | 2 | 1,0 |
| Anus praeter, im Intervall Darmresektion | 2 | 1,0 |
| | 202 | 100 |

lich. Abgesehen von sehr kurzstreckigen und sehr weit auseinander liegenden Stenosen streben wir immer die Resektion des erkrankten Darmabschnittes mit primärer Anastomosierung an. Für diese Fälle sehen wir in der sogenannten „Strikturoplastik" wie sie erstmals 1982 von den Arbeitsgruppen um Alexander-Williams und Lee beschrieben wurde, eine geeignete Methode [1]. Wir haben bisher vier Patienten auf diese Weise operiert. Bei allen vier Patienten konnten die Subileuszustände beseitigt werden. Aber die Anzahl der Patienten und die zurückliegende Zeitspanne sind zu gering, um weitergehende Schlüsse zuzulassen.

Bei vier weiteren Patienten, die im Ileus zur Operation kamen, waren wir wegen des kritischen Allgemeinzustandes gezwungen, zweimal zunächst eine Ileostomie anzulegen und im Intervall die Darmresektion anzuschließen und bei zwei weiteren Patienten eine Kolektomie durchzuführen und eine Hartmann I-Situation zu schaffen.

Bei beiden Patienten mit Hartmann I-Operation haben wir zwei bzw. vier Jahre später die Darmkontinuität wieder hergestellt. eine jetzt 26jährige Frau entwickelte 18 Monate danach eine Stenose in Höhe der Ileorektalanastomose mit beträchtlicher klinischer Symptomatik. Wir mußten die Patientin nachoperieren und eine Resektion der Anastomose und des stenosierten Dünndarmes vornehmen.

## Postoperative Komplikationen

Postoperativ verloren wir sieben der 202 Patienten. Dies entspricht einer Operationsletalität von 3,5% (Tab. 3). Das Risiko des Eingriffs ist damit gegenüber einer Operation nach Versagen der konservativen Therapie, aber noch vor dem Auftreten von Komplikationen deutlich erhöht, doch sehr viel niedriger, als nach Auftreten von schweren septischen Komplikationen; wie abdominalen Abszessen, Peritonitis oder toxischem Megakolon mit 8% Operationssterblichkeit.

Patienten, die wegen chronischer Obstruktion operiert wurden, hatten ein geringeres Operationsrisiko mit 3% postoperativer Sterblichkeit. Waren wir dagegen gezwungen, im Ileus zu operieren, stieg das Operationsrisiko um das Doppelte, auf fast 7%.

Tabelle 3 Postoperative Letalität

| | | postoperativ verstorben | |
|---|---|---|---|
| präoperative Komplikationen | n | n' | % |
| keine Komplikationen | 53 | 0 | 0 |
| Subileus und Ileus | 202 | 7 | 3,5 |
| schwere septische Komplikationen | 119 | 10 | 8,4 |
| | 374 | 17 | 4,5 |

Tabelle 4 Rezidivhäufigkeit

| | | Rezidive | |
|---|---|---|---|
| Resektion | n | n' | % |
| im Gesunden | 156 | 44 | 28,2 |
| nicht im Gesunden | 31 | 17 | 54,8 |
| | 187 | 61 | 32,6 |

Alle sieben postoperativ verstorbenen Patienten verloren wir wegen septischer Komplikationen. Zweimal kam es zu einer Anastomoseninsuffizienz. Davon war eine Operation im Ileus, eine bei Subileus durchgeführt worden.

Schwere, nicht tödliche Komplikationen sahen wir bei 20 Patienten. Es handelte sich ebenfalls überwiegend um septische Komplikationen. Anastomoseninsuffizienzen traten achtmal auf. Insgesamt kam es zu zehn Anastomoseninsuffizienzen. Die Häufigkeitsrate beträgt 5%. Sie ist nur geringfügig niedriger als 7% Insuffizienzrate bei allen unseren Crohn-Patienten mit enteralen Fisteln.

## Rezidivhäufigkeit

Im weiteren Verlauf entwickelten 61 Patienten Rezidive; dies entspricht einer Rezidivrate von 33%. Von allen Patienten mit Rezidiven konnte knapp die Hälfte konservativ behandelt werden.

Ein auffälliger Unterschied in der Rezidivhäufigkeit besteht zwischen Absetzen des Darmes in gesundem oder befallenen Gewebe [2]. Nach Resektion im Gesunden betrug die Rezidivhäufigkeit 28% (Tab. 4). Sie war damit deutlich niedriger gegenüber einer Resektion in makroskopisch normalen, aber histologisch aktiv von Crohn befallenen Darmabschnitten mit 55%. Dieses Ergebnis ist statistisch nicht signifikant, zeigt aber einen deutlichen Trend zum besseren Ergebnis nach Resektion auch mikroskopisch im Gesunden.

## Zusammenfassung

Die Hälfte der Crohn-Patienten muß wegen akuter oder chronischer Obstruktion operiert werden. Die Stenosen sind am häufigsten im Dünndarm lokalisiert. Die Spätergebnisse sind deutlich besser, wenn die Darmresektion histologisch im Gesunden erfolgt war.

# Literatur

[1] Alexander-Williams, J., M. Fornaro: „Strictureplasty" beim Morbus Crohn. Chirurg **53** (1982) 799.

[2] Gall, F.P., E. Mühe, B. Angermann: Resultate operativer Therapie des Morbus Crohn. In: R. Ottenjann, H. Fahrländer (Hrsg.), Entzündliche Erkrankungen des Dickdarms. Springer, Berlin – Heidelberg – New York 1983.

[3] Goligher, J.C.: Surgery of the Anus, Rectum and Colon. B. Tindall, London 1984.

[4] Lampe, H.J., M. Trede, H. Thiele et al.: Spezielle Indikationen zur chirurgischen Therapie beim Morbus Crohn. Chir. Praxis **29** (1981) 19.

# Ileus und Passagestörung bei Morbus Crohn
# Eine vergleichende Untersuchung zur Bedeutung präoperativer Kriterien im Hinblick auf das operative Ergebnis

K.W. Ecker, G. Feifel, U. Hildebrandt

In den vergangenen Jahrzehnten wurde die Diagnose eines Morbus Crohn sehr häufig erst im Operationssaal anläßlich einer Operation wegen Darmverschluß unbekannter Ursache gestellt. Dank besserer Kenntnis des Krankheitsbildes und Verbesserung der apparativen Diagnostik ist heute in der vergleichbaren Situation die Diagnose „Morbus Crohn" zum Zeitpunkt der Klinikeinweisung des Patienten bereits bekannt oder zumindest vermutet.

## Problemstellung

Dem Chirurgen ist heute die Diagnostik der Grunderkrankung meist abgenommen; seine Hauptverantwortung liegt in der Beurteilung der Akuität des Darmverschlusses und damit in der Festlegung des Operationszeitpunktes. Dieser wird zwar vor allem durch die präoperativen Ileus-Kriterien bestimmt, aber häufig auch durch eine Comorbidität des Patienten beeinflußt.

Die Kriterien des Darmverschlusses zeigen beim Morbus Crohn qualitative und quantitative Abweichungen und Unterschiede zu Ileusformen aus anderen Ursachen, so daß präoperativ eine Abgrenzung der Ileusformen im Hinblick auf den Operationszeitpunkt möglich wird und unter Umständen Bedeutung für das operative Ergebnis erlangt.

Tabelle 1 Operationsindikationen beim Morbus Crohn (n = 65) 1982–1984

| | n | % |
|---|---|---|
| Ohne Passagestörung | 13 | 20 |
| Mit Passagestörung | 52 | 80 |
| Chronische Passagestörung | 42 | 65 |
| Akute Obstruktion (Gruppe I) | 10 | 15 |

Ziel dieser Arbeit ist es, diesen klinischen Eindruck anhand einer retrospektiven Analyse zu überprüfen und die Bedeutung der Feststellungen mit den operativen Ergebnissen des eigenen Krankengutes zu vergleichen.

## Material und Methode

An der Chirurgischen Universitätsklinik Homburg wurden im Zeitraum 1982–1984 65 Patienten wegen eines Morbus Crohn operiert. Eine Aufteilung der Operationsindikation in solche mit und ohne Passagestörung zeigt die Tabelle 1. Obwohl die intestinale Obstruktion beim Morbus Crohn in 52 Fällen mit 80% die Hauptindikation zur operativen Behandlung darstellte, waren Eingriffe wegen akutem bzw. komplettem Darmverschluß mit 15% (10 Patienten) relativ selten. Die Hälfte (5 Patienten) wurde sofort operiert, die andere Hälfte (5 Patienten) erst nach konservativer Rekompensation des Darmverschlusses. Damit liegt der Anteil der Patienten mit sofort operationsbedürftigem Ileus beim Morbus Crohn unter 10%.

Im gleichen Zeitraum wurden 71 Patienten wegen eines Darmverschlusses aus verschiedenen Ursachen operiert. Eine Aufgliederung der Ileusursachen zeigt die Tabelle 2. 42 Patienten (59%) zeigten das Bild einer akuten Obstruktion, die den sofortigen operativen Eingriff erforderlich machte.

In einer retrospektiven, vergleichenden Untersuchung haben wir die präoperativen Ileus-Kriterien der akuten Obstruktion bei Morbus Crohn (Gruppe I) denen der akuten Obstruktion bei Briden, Inkarzeration bzw. Volvulus (Gruppe II) gegenübergestellt. Der Vergleich wurde bewußt auf diese ausgewählte Gruppe beschränkt, da der Darmverschluß wegen Tumorobstruktion eher mit der chronischen Passagestörung beim Morbus Crohn vergleichbar ist. Der postoperative, mechanische Ileus und seltene andere Ileusformen sind zu einem Vergleich der Symptomatik und der präoperativen Befunde nicht geeignet.

Als zu vergleichende präoperative Ileus-Kriterien wurden Symptomatik, klinische Befunde, Labordaten und Röntgenuntersuchungen zum Zeitpunkt der stationären

Tabelle 2 Operationen wegen Ileus (n = 71) 1982–1984

| | n | % |
|---|---|---|
| Tumor-Obstruktion | 28 | 39 |
| Akute Obstruktion (Gruppe II) | | |
| Bride, Inkarzeration, Volvulus | 14 | 20 |
| Postoperativer Ileus | 19 | 27 |
| Andere Ursachen | 10 | 14 |

Tabelle 3 Symptomatik bei akuter Darmobstruktion. (Gruppe I = Morbus Crohn; Gruppe II = Vergleichsgruppe)

| | Gruppe I (n = 10) | Gruppe II (n = 14) |
|---|---|---|
| Erbrechen | + | + |
| Miserere | Ø | 7/14 |
| Stuhl-/Windverhalt | Ø | 7/14 |
| Schmerzcharakter | *Verstärkung* vorbestehender krampfartiger Schmerzen | *akut* einsetzende krampfartige Schmerzen |

Aufnahme bzw. der Notfalldiagnostik herangezogen. Hierbei wurde zunächst nicht unterschieden, ob im Falle des Ileus bei Morbus Crohn (Gruppe I) nach Diagnosestellung sofort operiert wurde (5 Patienten) oder eine konservative Rekompensation der späteren elektiven Operation vorausging (5 Patienten). In der Gruppe II (Ileus aus anderer Ursache) mußte in jedem Fall sofort operiert werden.

# Ergebnisse

## Symptomatik

In der Symptomatik der beiden verglichenen akuten Ileusformen zeigt alleine das Symptom Erbrechen eine volle Übereinstimmung. Miserere und Stuhl- bzw. Windverhalten haben wir nur in der Vergleichsgruppe in einer Häufigkeit von 50% beobachtet. Der Schmerzcharakter ist in beiden Gruppen krampfartig; jedoch handelt es sich beim Morbus Crohn um eine Verstärkung bereits bestehender Schmerzen, während sie in der Vergleichsgruppe akut aus Wohlbefinden einsetzen (Tab. 3).

## Klinische Befunde

In beiden Gruppen finden wir bei der klinisch-physikalischen Abdominaluntersuchung einen deutlichen Meteorismus. Die Druckschmerzhaftigkeit bei der Palpation ist beim Morbus Crohn lokalisiert im Bereich des entzündeten Darmabschnittes (häufig rechter Unterbauch), weniger ausgeprägt als im Bereich des oralwärts gelegenen, distendierten Darmes. Bei der Vergleichsgruppe liegt meist eine mehr diffuse Druckschmerzhaftigkeit vor, ausgelöst durch den akut überdehnten Darm vor dem Verschluß. Eine hochgestellte, metallisch klingende Peristaltik kann nur bei akuter Überdehnung des Darms entstehen. Sie wurde deshalb typischerweise nur in der Vergleichsgruppe beobachtet (Tabelle 4).

Tabelle 4 Klinische Befunde bei akuter Darmobstruktion (Gruppe I = Morbus Crohn; Gruppe II = Vergleichsgruppe)

| | Gruppe I (n = 10) | Gruppe II (n = 14) |
|---|---|---|
| Meteorismus | + | + |
| abdominaler Druckschmerz | lokalisiert | diffus |
| Peristaltik | normal-heftig | hochgestellt, metallisch |

Tabelle 5 Labordaten bei akuter Darmobstruktion (Gruppe I = Morbus Crohn, Gruppe II = Vergleichsgruppe)

| | Gruppe I (n = 10) | Gruppe II (n = 14) |
|---|---|---|
| *Bilanzstörungen* | | |
| Exikkose | Ø | 4/14 |
| Elektrolytstörung | Ø | 4/14 |
| Azidose/Alkalose | Ø | 2/14 |
| *Entzündungsparameter* | | |
| BSG-Beschleunigung | 10/10 | 3/14 |
| Leukozytosee (>12 000) | 1/10 | 6/14 |
| Temperatur (>38°) | 1/10 | 6/14 |

## Labordaten

Bei den Laboruntersuchungen haben wir unterschieden zwischen Bilanzstörungen und entzündungsspezifischen Laborbefunden (Tabelle 5).

Die charakteristische Trias Exsikkose, Elektrolytverschiebung und Entgleisung des Säure-Base-Haushaltes wurde nur in der Vergleichsgruppe in 30% der Fälle beobachtet. Beim Morbus Crohn scheinen diese Störungen durch zeitabhängige Adaptationsvorgänge weitgehend kompensiert.

Die Entzündungsparameter Leukozytose und Temperaturerhöhung als schnell reagierende Meßgrößen sind differentialdiagnostisch wenig bedeutsam und nur der Vollständigkeit halber aufgeführt.

Eine meist exzessive BSG-Beschleunigung als Ausdruck eines länger bestehenden Entzündungsprozesses wurde bei allen Morbus-Crohn-Patienten beobachtet, jedoch nur bei etwa ⅕ der Kontrollgruppe.

## Röntgenuntersuchungen

In der röntgenologischen Basisdiagnostik ist die Abdomenübersichtsaufnahme unverzichtbar. Sie zeigt in beiden Gruppen die für den Ileus charakteristische Spiegelbildung oder sogenannte stehende, gasmarkierte, distendierte Darmschlingen.

Quantitativ schienen diese Phänomene in der Vergleichsgruppe stärker ausgeprägt zu sein als beim Morbus Crohn. Im Hinblick auf die Dringlichkeit der Operation sind diese Aufnahmen jedoch nur unter gleichzeitiger Berücksichtigung der Symptomatik und Klinik zu interpretieren. Bei der allgemeinen Bekanntheit solcher Röntgenbilder möchten wir auf die Demonstration verzichten (Tab. 6).

Während die Leeraufnahme kaum Unterschiede in beiden Gruppen zeigt, treten bei der Gastrografin-Passage charakteristische Unterscheidungsmerkmale hervor. In

Tabelle 6 Röntgenbefunde bei akuter Darmobstruktion (Gruppe I = Morbus Crohn, Gruppe II = Vergleichsgruppe

| | Gruppe I (n = 10) | Gruppe II (n = 14) |
|---|---|---|
| *Abdomen-Leeraufnahme* | | |
| Spiegel | + | ++ |
| stehende, distendierte Schlingen | + | ++ |
| *Gastrografin-Passage* | | |
| distendierte Schlingen | 8/8 | 7/7 |
| komplette KM-Passage | 4/8 | 0/7 |
| klarer KM-Stop | 0/8 | 7/7 |

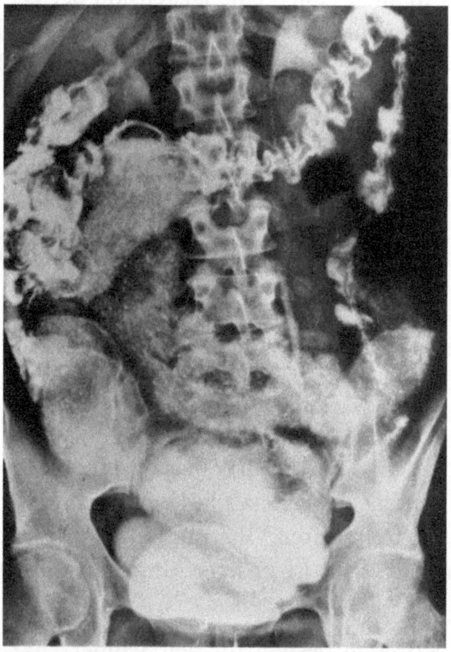

Abb. 1a Kontrastmittelpassage bei akuter Obstruktion des Morbus Crohn. Trotz monströser Dilatation des prästenotischen Dünndarms passiert das Kontrastmittel die Stenose in das Kolon.

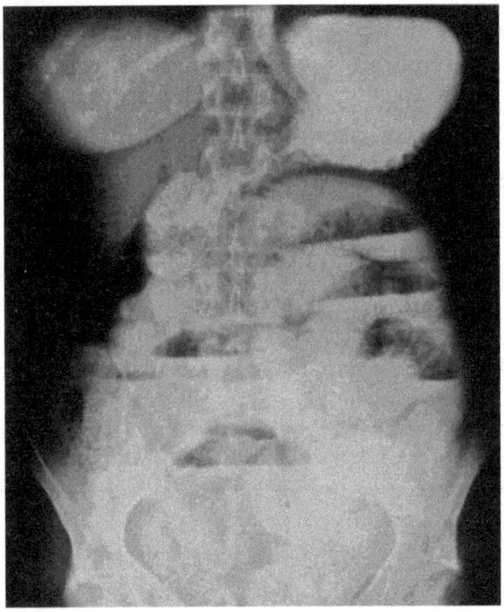

Abb. 1b Kontrastmittelpassage bei Bridenileus. Das Kontrastmittel passiert *nicht* über das Passagehindernis das Kolon.

beiden Gruppen zeigt sich zunächst in allen Fällen eine Distension der Darmschlingen oralwärts des Passagehindernisses. Wurde, wenn klinisch vertretbar, die Beobachtungszeit lange genug gewählt, kam es beim Morbus Crohn in 4 von 8 Fällen zu einer kompletten Kontrastmittelpassage. In den Fällen der inkompletten Passage „verdämmerte" das Kontrastmittel, ohne einen definierten Stop anzuzeigen (Abb. 1 a, b).

In der Kontrollgruppe zeigte sich bereits nach kurzer Beobachtungszeit ein klarer Kontrastmittelstop, so daß in keinem Fall eine komplette Passage zustande kam.

Zusammenfassend kann man feststellen, daß von den untersuchten und verglichenen Ileus-Kriterien eine volle Übereinstimmung lediglich für die „weichen" Kriterien wie Erbrechen, Meteorismus und Spiegelbildung in der Abdomen-Leeraufnahme besteht (Tab. 7).

Eine deutliche Diskrepanz besteht in den spezifischen („harten") Ileus-Kriterien wie Miserere, Stuhl- und Windverhalt, metallische Peristaltik, Kontrastmittelstop, sowie den Zeichen der Ileus-Krankheit. Bei der akuten Obstruktion des Morbus Crohn sind diese Kriterien relativ selten oder, wie in unserer Untersuchung, gar nicht anzutreffen.

Eine Unschärfe der präoperativen Kriterien besteht für den Schmerzcharakter und die Entzündungsparameter.

Tabelle 7 Übereinstimmende bzw. diskrepante präoperative Symptome und Befunde bei Passagestörung bei Morbus Crohn und mechanischer Ileus aus anderer Ursache

| Übereinstimmung | Unschärfe | Diskrepanz |
|---|---|---|
| Erbrechen | Schmerzcharakter | Miserere<br>Stuhl-/Windverhalt |
| Meteorismus | Druckschmerz<br>Entzündungsparameter | Peristaltik<br>Bilanzstörungen<br>KM-Passage |
| Spiegel (Abdomen-Leeraufnahme) | | |

Tabelle 8 Intraoperative Befunde bei akuter Darmobstruktion (Gruppe I = Morbus Crohn, Gruppe II = Vergleichsgruppe)

| | Gruppe I (n = 10) | Gruppe II (n = 14) |
|---|---|---|
| Prästenotale Distension | + | + |
| Prästenotale Wandödem | + | + |
| Prästenotale Muskelhypertrophie | + | Ø |
| Durchblutungsstörung | Ø | 8/14 |

# Diskussion

Die dargestellten quantitativen und qualitativen Unterschiede der präoperativen Ileus-Kriterien beim Morbus Crohn und dem mechanischen Ileus lassen sich ausschließlich auf die Besonderheit des morphologischen Substrates beim Morbus Crohn zurückführen und werden durch den intraoperativen Befund erklärt (Tab. 8). Die langstreckige Röhrenstenose beim Morbus Crohn bewirkt in Zeitabhängigkeit nicht nur eine Dilatation des oralwärtigen Darmes, sondern gleichzeitig eine muskuläre Wandhypertrophie, die im Falle einer akuten, meist Bolus-Obstruktion, durch ein zusätzliches Ödem überlagert werden kann.

Diese muskuläre Wandhypertrophie erklärt die Diskrepanz der Symptomatik und der klinisch-physikalischen Befunde und wirkt der Gefahr der prästenotischen Perforation entgegen. Die Zunahme der propulsiven Kraft des prästenotischen Darmes ermöglicht die Passage eines temporär obstruierenden enteralen Bolus und rechtfertigt einen konservativen Rekompensationsversuch.

Die in der Kontrollgruppe mit 60% häufigen Durchblutungsstörungen des Darmes unterschiedlicher Schweregrade fehlen beim Morbus Crohn vollständig. Hier liegt vielmehr eine entzündungsbedingte Hypervaskularisation vor.

Die auf den ersten Blick als akut imponierende Obstruktion beim Morbus Crohn erfüllt nicht die harten Kriterien des kompletten mechanischen Ileus. Viemehr handelt es sich um eine akute Dekompensation einer schweren präexistenten, chronischen Passagestörung, meist durch enteralen Bolus.

In der Regel läßt sie sich konservativ rekompensieren. Die Operation wird deshalb keineswegs überflüssig. Sie sollte jedoch unter elektiven Bedingungen nach entsprechender Vorbereitung des Patienten durchgeführt werden. Dieses Vorgehen verringert Risiken im Hinblick auf septische postoperative Komplikationen und erleichtert die Festlegung der Resektionsgrenzen im Hinblick auf die anzustrebende kurative Resektion.

In diesem Zusammenhang muß darauf hingewiesen werden, daß bei voroperierten Patienten mit Morbus Crohn selbstverständlich auch die Symptomatik wie bei unserer Kontrollgruppe II auftreten kann (Tab. 9).

Betrachtet man die Ergebnisse der Operation, wird dieses empfohlene Vorgehen im Nachhinein bestätigt. Während in der Vergleichsgruppe (Gruppe II) nach Diagnosesicherung in jedem Falle der Ileus sofort operativ behoben werden mußte, wurden in der Morbus-Crohn-Gruppe (Gruppe I) 5 Patienten (Gruppe Ia) ebenfalls sofort operiert, 5 Patienten (Gruppe Ib) erst nach konservativer Vorbereitung. Die Verteilung in die Gruppen Ia und Ib erfolgte je nach Erfahrung und Beurteilung durch den Operateur. Dennoch lassen sich trendmäßig die augenscheinlichen Vorteile eines abwartenden Vorgehens beim Morbus Crohn erkennen. In der Vergleichsgruppe fand sich eine relativ hohe Letalität (3/14), die auf die hohe ileusunabhängige Co-Morbidität des Vergleichskollektivs und die Durchblutungsstörungen am Darm und ihre Folgen in dieser Gruppe zurückzuführen ist.

In der Morbus-Crohn-Gruppe war eine „Null-Letalität" in beiden Untergruppen festzustellen, jedoch läßt sich unseres Erachtens die hohe Komplikationsrate in der Gruppe der Sofort-Operierten (Gruppe Ia) auf das operationstaktische Vorgehen zurückführen. Damit scheint sich unser klinischer Eindruck zu bestätigen, daß die

Tabelle 9 Ergebnisse nach Operation wegen akuter Darmobstruktion beim Morbus Crohn (Gruppe I = Sofortoperation, Gruppe II = Operation nach Rekompensation)

| Komplikationen | Gruppe I (n = 5) | Gruppe II ( = 5) |
|---|---|---|
| abdominaler Spätabszeß | 1/5 | 0/5 |
| postoperative Stuhlfistel | 1/5 | 0/5 |
| nicht kurativ reseziert | 1/5 | 0/5 |
| übersehene 2. Crohn-Manifestation | 1/5 | 0/5 |
| *gutes Ergebnis* | 2/5 | 5/5 |
| *Letalität* | 0 | 0 |

präoperativen Ileus-Kriterien beim Morbus Crohn einer anderen Gewichtung bedürfen als bei Ileus aus anderen Ursachen.

Diese Untersuchung ist jedoch mit allen Nachteilen einer retrospektiven Analyse behaftet. Die Ergebnisse sollten deshalb Anlaß sein, eine entsprechende prospektive Beobachtungsstudie zu beginnen, um die Bedeutung der gefundenen Unterschiede zu belegen.

# Autorenverzeichnis

Agdemir, D., Dr. med., Chirurg. Universitätsklinik, Adana/Türkei

Alparslan, A., Dr. med., Chirurg. Universitätsklinik, Adana/Türkei

Altendorf, A., Dr. med., Chirurg. Klinik mit Poliklinik der Universität, Maximiliansplatz, D-8520 Erlangen

Angermann, B., Dr. med., Chirurg. Universitätsklinik, Maximiliansplatz, D-8520 Erlangen

Arbogast, R., Prof. Dr. med., Dr. med. habil., Chirurgische Univ.-Klinik und Poliklinik, Josef-Schneider-Str. 2, D-8700 Würzburg

Baerwald, C., Dr. med., Chir. Klinik, Ev. Diakonissenanstalt, Gröpelinger Heerstr. 406/408, D-2800 Bremen 21

Bäumer, B., Dr. med., Chirurg. Univ.-Klinik und Poliklinik, Josef-Schneider-Str. 2, D-8700 Würzburg

Banzhaf, G., Dr. med., Chirurg. Klinik des Kreiskrankenhauses, Schwarzenmoorstr. 70, D-4900 Herford

Barth, H. O., Dr. med., Chirurg. Klinik, Klinikum Mannheim der Universität Heidelberg, Theodor-Kutzer-Ufer, D-6800 Mannheim 1

Bauer, J., Dr. med., Abteilung für Thorax- und Gefäßchirurgie der Universität, Steinhövelstr. 9, D-7900 Ulm

Bauer, M., Dr. med., Abt. Chirurgie, Med. Fakultät der RWTH, Goethestr. 27/29, D-5100 Aachen

Bauer-Buttler, U., Dr. med., Oberärztin der Chirurg. Abteilung der Kinderklinik des Rudolf-Virchow-Krankenhauses, Reinickendorfer Str. 61, D-1000 Berlin 65

Becker, H. D., Prof. Dr. med., Ltd. Oberarzt der Klinik und Poliklinik für Allgemeinchirurgie der Universität, Robert-Koch-Str. 40, D-3400 Göttingen

Beger, H. G., Prof. Dr. med., Ärztl. Direktor der Klinik für Allgemeine Chirurgie, Klinikum der Universität Steinhövelstr. 9, D-7900 Ulm

Berlien, P., Dr. med., Abteilung Kinderchirurgie der Chir. Klinik und Poliklinik im Klinikum Steglitz der Freien Universität Berlin, Hindenburgdamm 30, D-1000 Berlin

Bilgin, I., Prof. Dr. med., Cukurova Üniversitesi, Tip, Fakültesi, Gastroenteroloji Cerrahisi Klinigi, Adana/Türkei

Bleckmann, R., I. Chirurg. Abteilung, Landeskrankenanstalten, Müllner Hauptstr. 48, A-5020 Salzburg

Bockhorn, H., Priv.-Doz. Dr. med., Geschäftsf. Oberarzt der Chirurg. Klinik der Universität, Calwer Str. 7, D-7400 Tübingen

Böckmann, U., Dr. med., Chirurg. Klinik und Poliklinik A, Med. Einrichtungen der Universität, Moorenstr. 5, D-4000 Düsseldorf 1

Böttcher, K., Dr. med., Chirurg. Univ.-Klinik, Jungeboldtplatz 1, D-4400 Münster

Böttger, Th., Dr. med., Chirurg. Klinik, Krankenhaus Nordwest, Steinbacher Hohl 2–26, D-6000 Frankfurt a. M. 90

Brandmeir, W., Dr. med., Chirurg. Klinik und Poliklinik rechts der Isar der TUM, Ismaninger Str. 22, D-8000 München 80

Brandt, P., Dr. med., Chirurg. Klinik, Krankenhaus Nordwest, Steinbacher Hohl 2–26, D-6000 Frankfurt a. M. 90

Branscheid, D., Dr. med., Chirurg. Klinik, Zentrum für Operative Medizin I, Klinikum der Universität, Robert-Koch-Str. 8, D-3550 Marburg

Braun, J. Chr., Dr. Dr. med., Abt. Chirurgie, Med. Fakultät der RWTH, Goethestr. 27/29, D-5100 Aachen

Braun, L., Prof. Dr. med., Chefarzt der Chirurg. Klinik, Krankenhaus Detmold, Röntgenstr. 18, D-4930 Detmold

Breucha, G., Priv.-Doz. Dr. med. habil., Oberarzt der Chirurg. Klinik und Poliklinik der Universität, Calwer Str. 7, D-7400 Tübingen

Breul, J., Dr. med., Abt. Allgemeine Chirurgie, Univ.-Klinikum der Gesamthochschule, Hufelandstr. 55, D-4300 Essen

Brobmann, G. F., Prof. Dr. med., Abt. Allgemeinchirurgie und Poliklinik der Chirurg. Universitätsklinik, Hugstetter Str. 55, D-7800 Freiburg

Bruch, H.-P., Priv.-Doz. Dr. med., Abteilung Gefäßchirurgie der Chir. Univ.-Klinik und Poliklinik, Josef-Schneider-Str. 2, D-8700 Würzburg

Büttner, D., Dr. med., Department Chirurgie der MHH, Konstanty-Gutschow-Str. 9, D-3000 Hannover 61
van Calker, H., Dr. med., Leiter des Path. Instituts des Kreiskrankenhauses, Schwarzenmoorstr. 70, D-4900 Herford
Cappel, J., Dr. med., Chirurg. Klinik, Krankenhaus Nordwest, Steinbacher Hohl 2–26, D-6000 Frankfurt a. M. 90
Cyba-Altunbay, S., Dr. med., Klinik für Thorax- und Gefäßchirurgie der Universität, Steinhövelstr. 9, D-7900 Ulm
Deltz, E., Priv.-Doz. Dr. med., Oberarzt der Abt. Allgemeinchirurgie der Chir. Univ.-Klinik, Hospitalstr. 40, D-2300 Kiel 1
Denck, H., Univ.-Prof. Dr. med., Primarius, Vorstand der I. Chirurg. Abteilung, Krankenhaus der Stadt Wien-Lainz, Wolkersbergenstr. 1, A-1130 Wien
Denecke, H., Priv.-Dozent Dr. med., Chirurg. Univ.-Klinik, Klinikum Großhadern, Marchioninistr. 15, D-8000 München 70
Doehn, M., Prof. Dr. med., Ltd. Oberarzt der Abt. Anästhesie der Chir. Univ.-Klinik, Martinistr. 52, D-2000 Hamburg 20
Dohrmann, P., Dr. med., Chirurgische Klinik – Kinderchirurgie, Klinikum der Universität, Hospitalstr. 40, D-2300 Kiel 1
Düben, W., Prof. Dr. med., Klinik und Poliklinik für Allgemeinchirurgie, Zentrum Chirurgie der MHH, Krankenhaus Oststadt, Podbielskistr. 380, D-3000 Hannover 51
Düsel, W., Dr. med., Chirurg. Univ.-Klinik und Poliklinik, Josef-Schneider-Str. 2, D-8700 Würzburg
Ecker, K. W., Dr. med., Chirurg. Univ.-Klinik, D-6650 Homburg/Saar
Eckert, P., Prof. Dr. med., Chefarzt der Allgemeinchir. Klinik, Akademisches Lehrkrankenhaus Winterberg, Theodor-Heuss-Str. 120, D-6600 Saarbrücken 6
Eigler, F. W., Prof. Dr. med., Direktor der Abt. Allgemeine Chirurgie, Univ.-Klinikum der Gesamthochschule, Hufelandstr. 55, D-4300 Essen
Encke, A., Prof. Dr. med., Leiter der Abt. für Allgemein- und Abdominalchirurgie, Zentrum der Chirurgie des Universitäts-Klinikums, Theodor-Stern-Kai 7, D-6000 Frankfurt/Main 70
Ennker, J. C., Dr. med., Department Chirurgie der MHH, Konstanty-Gutschow-Str. 9, D-3000 Hannover 61
Evangelopoulos, N., Dr. med., Chirurg. Klinik und Poliklinik A, Med. Einrichtungen der Universität, Moorenstr. 5, D-4000 Düsseldorf
Farthmann, E., Prof. Dr. med., Direktor der Abt. für Allgemeinchirurgie mit Poliklinik der Chirurg. Univ.-Klinik, Hugstetterstr. 55, D-7800 Freiburg
Feifel, G., Prof. Dr. med., Direktor der Abt. für Allgemein- und Abdominalchirurgie, Chir. Univ.-Klinik, D-6650 Homburg/Saar
Fiedler, L., Priv.-Doz. Dr. med., Abt. Allgemeinchirurgie und Poliklinik der Chirurg. Universitätsklinik, Hugstetterstr. 55, D-7800 Freiburg
Filler, R. D., Prof. Dr. med., Oberarzt der Klinik für Allgemeinchirurgie, Klinikum der Universität, Klinikstr. 29, D-6300 Gießen
Finke, U., Dr. med., Chirurg. Klinik der Ruhruniversität, St.-Josef-Hospital, Gudrunstr. 56, D-4630 Bochum
von Fournier, D., Prof. Dr. med., Ärztl. Direktor der Frauenklinik 8.1.4 und Gynäkologisch-Geburtshilflichen Radiologie, Klinikum der Universität, Voßstr. 9, D-6900 Heidelberg 1
Friedrich, M., Prof. Dr. med., Klinik für Radiologie, Klinikum Steglitz der Freien Universität Berlin, Hindenburgdamm 30, D-1000 Berlin 45
Gaebel, G., Dr. med., Chirurg. Univ.-Klinik, Calwer Str. 7, D-7400 Tübingen
Gall, F. P., Prof. Dr. med., Direktor der Chirurgischen Universitätsklinik, Krankenhausstr. 12, D-8520 Erlangen
Gmeinwieser, J., Dr. med., Chirurg. Klinik und Poliklinik rechts der Isar der TUM, Ismaninger Str. 22, D-8000 München
Gögler, H., Priv.-Doz. Dr. med., Chirurg. Klinik und Poliklinik im Klinikum Charlottenburg der Freien Universität Berlin, Spandauer Damm 130, D-1000 Berlin 19
Grabe, J., Dr. med., Zentrum der Chirurgie des Univ.-Klinikums, Theodor-Stern-Kai 7, D-6000 Frankfurt/M. 70

Grüßner, R., Dr. med., Kinderchirurgische Klinik, Klinikum der Universität, Langenbeckstr. 1, D-6500 Mainz
Grund, K. E., Prof. Dr. med., Chirurgische Univ.-Klinik, Langenbeckstr. 1, D-6500 Mainz
Günther, B., Priv.-Doz. Dr. med., Chirurg. Univ.-Klinik, Klinikum Großhadern, Marchioninistr. 15, D-8000 München 70
Günther, W., Dr. med., Chirurg. Klinik, Ev. Diakonissenanstalt, Gröpeliner Heerstr. 406/408, D-2800 Bremen 21
Häring, R., Prof. Dr. med., Geschäftsf. Direktor der Chirurg. Klinik und Poliklinik im Klinikum Steglitz der Freien Universität Berlin, Leiter der Abteilung Allgemein-, Gefäß- und Thoraxchirurgie, Hindenburgdamm 30, D-1000 Berlin 45
Häring jr., R., Chirurg. Univ.-Klinik, Hugstetterstr. 55, D-7800 Freiburg
Hagmüller, E., Dr. med., Chirurg. Klinik, Klinikum Mannheim der Universität Heidelberg, Theodor-Kutzer-Ufer, D-6800 Mannheim 1
Hagmüller, G., Univ.-Doz. Dr. med., Oberarzt der I. Chir. Abt., Krankenhaus der Stadt Wien-Lainz, Wolkersbergenstr. 1, A-1130 Wien
Hamelmann, H., Prof. Dr. med., Direktor der Chirurg. Klinik des Universitätsklinikums, Hospitalstr. 40, D-2300 Kiel 1
Hamm, B., Klinik für Radiologie, Klinikum Steglitz der Freien Universität Berlin, Hindenburgdamm 30, D-1000 Berlin 45
Hartmann, K., Dr. med., Abt. Innere Medizin mit Schwerpunkt Gastroenterologie der Med. Klinik und Poliklinik im Klinikum Steglitz der Freien Universität Berlin, Hindenburgdamm 30, D-1000 Berlin 45
Haße, Wolfgang, Prof. Dr. med., Chefarzt der Kinderchirurg. Klinik des Städt. Rudolf-Virchow-Krankenhauses, Reinickendorfer Str. 61, D-1000 Berlin 65
Heberer, G., Prof. Dr. med., Direktor der Chirurgischen Klinik und Poliklinik der Universität, Klinikum Großhadern, Marchioninistr. 15, D-8000 München 70
Henke, W., Dr. med., Chirurg. Univ.-Klinik, Hugstetterstr. 55, D-7800 Freiburg
Hentschel, M., Prof. Dr. med., Chefarzt der Chirurg. Abteilung, Luisenhospital, Boxgraben 99, D-5100 Aachen
Hermanek jr., P. J., Dr. med., Chirurg. Klinik mit Poliklinik der Universität, Maximiliansplatz, D-8520 Erlangen
Heymann, H., Prof. Dr. med., Direktor der Chirurg. Klinik der MHH im Oststadt-Krankenhaus, Podbielskistr. 380, D-3000 Hannover 51
Hildebrandt, U., Dr. med., Chirurg. Univ.-Klinik, D-6650 Homburg/Saar
Hirner, A., Prof. Dr. med., Ltd. Oberarzt der Abt. für Allgemein-, Gefäß- und Thoraxchirurgie, Chirurg. Klinik und Poliklinik im Klinikum Steglitz der Freien Universität Berlin, Hindenburgdamm 30, D-1000 Berlin 45
Hörl, M., Dr. med., Chirurg. Univ.-Klinik und Poliklinik, Josef-Schneider-Str. 2, D-8700 Würzburg
Hofmann-v. Kap-herr, S., Prof. Dr. med., Direktor der Kinderchirurgischen Klinik, Klinikum der Universität, Langenbeckstr. 1, D-6500 Mainz
Hopt, U. T., Dr. med., Chirurg. Klinik der Universität, Calwer Str. 7, D-7400 Tübingen
Hottenrott, Ch., Priv.-Doz. Dr. med., Abt. für Allgemein- und Abdominalchirurgie, Zentrum der Chirurgie des Universitäts-Klinikums, Theodor-Stern-Kai 7, D-6000 Frankfurt/M. 70
Hrynyschyn, K., Dr. med., Abt. Allgemein-Chirurg. der Chir. Univ.-Klinik, Martinistr. 52, D-2000 Hamburg 20
Husemann, B., Prof. Dr. med., Chirurgische Klinik mit Poliklinik der Universität, Maximiliansplatz, D-8520 Erlangen
Illing, P., Dr. med., Kinderchirurgische Klinik der Universitäts-Kinderklinik, Lindwurmstr. 4, D-8000 München 2
Jung, D., Chirurg. Klinik der MHH im Oststadt-Krankenhaus, Podbielskistr. 380, D-3000 Hannover 51
Junger, K., Dr. med., Chirurg. Klinik der Universität, Calwer Str. 7, D-7400 Tübingen
Junkermann, H., Dr. med., Oberarzt der Frauenklinik Abt. 8.1.4 und Gynäkologisch-Geburtshilflichen Radiologie, Klinikum der Universität, Voßstr. 9, D-6900 Heidelberg 1
Kahle, M., Dr. med., Klinik für Allgemeinchirurgie, Klinikum der Universität, Klinikstr. 29, D-6300 Gießen
Kaminski, M., Dr. med., Abt. für Allgemein-, Gefäß- und Thoraxchirurgie der Chirurg. Klinik und

Poliklinik im Klinikum Steglitz der Freien Universität Berlin, Hindenburgdamm 30, D-1000 Berlin 45

Kindhäuser, V., Dr. med., Abt. für Allg. Chirurgie, Univ.-Klinikum der Gesamthochschule, Hufelandstr. 55, D-4300 Essen

Kirch, W., Dr. med., Abt. für Allgemeine Innere Medizin, Univ.-Klinikum der Gesamthochschule, Hufelandstr. 55, D-5300 Essen

Kirchner, R., Priv.-Doz. Dr. med., Oberarzt der Chirurg. Univ.-Klinik, Hugstetterstr. 55, D-7800 Freiburg

Koch, H.-Chr., Dr. med., Klinik für Radiologie, Klinikum Steglitz der Freien Universität Berlin, Hindenburgdamm 30, D-1000 Berlin 45

Köfüncü, Ö. A., Chirurg. Abt. Allgem. Krankenhaus Barmbeck, Rübenkamp 148, D-2000 Hamburg 33

Koltai, J. L., Dr. med., Oberarzt der Kinderchirugie, Klinikum der Universität, Langenbeckstr. 1, D-6500 Mainz

Koslowski, L., Prof. Dr. med., Direktor der Chirurg. Univ.-Klinik, Calwer Str. 7, D-7400 Tübingen

Kremer, K., Prof. Dr. med., Direktor der Chirurg. Klinik und Poliklinik A, Med. Einrichtungen der Universität, Moorenstr. 5, D-4000 Düsseldorf 1

Kroll, H.-U., Dr. med., Klinik für Radiologie, Klinikum Steglitz der Freien Universität Berlin, Hindenburgdamm 30, D-1000 Berlin 45

Kruis, W., Dr. med., Chirurg. Univ-Klinik, Klinikum Großhadern, Marchioninistr. 15, D-8000 München 70

Kümmerle, F., Prof. Dr. med., Direktor der Chirurgischen Klinik und Poliklinik, Klinikum der Universität, Langenbeckstr. 1, D-6500 Mainz

Kujath, P., Dr. med., Chirurgische Universitätsklinik und -Poliklinik, Josef-Schneider-Str. 2, D-8700 Würzburg

Laier, E., Dr. med., Chirurg. Univ.-Klinik, Calwer Str. 7, D-7400 Tübingen

Langhans, P., Prof. Dr. med., Chirurgische Klinik, Kreiskrankenhaus, D-8130 Starnberg

Lehmann, L., Prof. Dr. med., Chirurg. Univ.-Klinik und Poliklinik, Josef-Schneider-Str. 2, D-8700 Würzburg

Lepsien, G., Dr. med., Klinik und Poliklinik für Allgemeinchirurgie der Universität, Robert-Koch-Str. 40, D-3400 Göttingen

Linder, M. M., Prof. Dr. med., Ltd. Oberarzt der Chirurg. Klinik, Klinikum Mannheim der Universität Heidelberg, Theodor-Kutzer-Ufer, D-6800 Mannheim

Link, W., Dr. med., Chirurg. Univ.-Klinik, Maximiliansplatz 1, D-8520 Erlangen

Lorenz, W., Prof. Dr. med., Leiter der Abteilung für Theoretische Chirurgie, Zentrum für Operative Medizin I, Robert-Koch-Str. 8, D-3500 Marburg

Lux, M., Chirurg. Klinik der MHH im Oststadt-Krankenhaus, Podbielskistr. 380, D-3000 Hannover 51

Maroske, D., Prof. Dr. med., Oberarzt der Chirurg. Universitätsklinik, Robert-Koch-Str. 8, D-3550 Marburg

Martell, J., Dr. med., Klinik und Poliklinik für Allgemeinchirurgie der Universität, Robert-Koch-Str. 40, D-3400 Göttingen

Meckes, P., Chirurg. Klinik und Poliklinik, Universitätsklinikum Charlottenburg der Freien Universität Berlin, Spandauer Damm 130, D-1000 Berlin 19

Meier zu Eissen, J., Dr. med., Chirurg. Klinik des Kreiskrankenhauses, Schwarzenmoorstr. 70, D-4900 Herford

Meier zu Eissen, P., Dr. med., Chirurg. Klinik des Kreiskrankenhauses, Schwarzenmoorstr. 70, D-4900 Herford

Meiser, G., Dr. med., Chirurg. Abteilung, Krankenhaus Tamsweg, A-5580 Tamsweg

Meissner, K., Univ.-Doz. Dr. med., Primarius der Chirurgischen Abteilung, Krankenhaus Tamsweg, A-5580 Tamsweg

Menge, H., Prof. Dr. med., Abt. für Innere Medizin im Schwerpunkt Gastroenterologie des Klinikum Steglitz der Freien Universität Berlin, Hindenburgdamm 30, D-1000 Berlin 45

Mengel, W., Priv.-Doz. Dr. med., Chirurgische Klinik – Kinderchirurgie, Klinikum der Universität, Hospitalstr. 40, D-2300 Kiel

Meyer, H.-J., Priv.-Doz. Dr. med., Klinik für Abdominal- und Transplantationschirurgie, Zentrum für Chirurgie der MHH, Konstanty-Gutschow-Str. 9, D-3000 Hannover 61

Moslener, L., Dr. med., Chirurg. Abteilung der Kinderklinik des Rudolf-Virchow-Krankenhauses, Reinickendorfer Str. 61, D-1000 Berlin 65

Müller, G. H., Dr. med., Chirurg. Klinik der Universität, Calwer Str. 7, D-7400 Tübingen
Müller, P., Dr. med., Klinik und Poliklinik für Allgemeinchirurgie der Universität, Robert-Koch-Str. 40, D-3400 Göttingen
Muhrer, H. H., Priv.-Doz. Dr. med., Klinik für Allgemeinchirurgie, Klinikum der Universität, Klinikstr. 29, D-6300 Gießen
Neubauer, D., Dr. med., Chirurg. Abteilung der Kinderklinik des Rudolf-Virchow-Krankenhauses, Reinickendorfer Str. 61, D-1000 Berlin 65
Neugebauer, W., Priv.-Doz. Dr. med., Oberarzt der Chirurg. Univ.-Klinik, Calwer Str. 7, D-7400 Tübingen
Niebel, W., Dr. med., Abt. für Allg. Chirurgie, Univ.-Klinikum der Gesamthochschule, Hufelandstr. 55, D-4300 Essen
Nöthiger, F., Priv.-Doz. Dr. med., Oberarzt der Klinik für viszerale Chirurgie der Universität, Inselspital, CH-3010 Bern
Olbert, F., Dr. med., I. Chirurgische Abteilung, Krankenhaus der Stadt Wien-Lainz, Wolkersbergenstr. 1, A-1130 Wien
Pasurka, B., Dr. med., Klinik für Allgemeinchirurgie, Klinikum der Universität, Klinikstr. 29, D-6300 Gießen
Peitsch, W., Dr. med., Univ.-Klinik für Allgemeinchirurgie, Robert-Koch-Str. 40, D-3400 Göttingen
Raguse, Th., Prof. Dr. med., Oberarzt der Abteilung Chirurgie, Medizinische Fakultät der Rhein-Westf. Techn. Hochschule, Goethestr. 27/29, D-5100 Aachen
Raschke, E., Prof. Dr. med., † Chefarzt der I. Chirurg. Abteilung, Allgem. Krankenhaus Barmbeck, Rübenkamp 148, D-2000 Hamburg 33
Reichert, B., Chirurg. Klinik der MHH im Oststadt-Krankenhaus, Podbielskistr. 380, D-3000 Hannover 1
Reifferscheid, M., Prof. Dr. med., Vorstand der Abt. Chirurgie der Medizinischen Fakultät der Technischen Hochschule, Goethestr. 27/29, D-5100 Aachen
Reifferscheid, P., Dr. med., Geschäftsf. Oberarzt der Abteilung für Kinderchirurgie der Chirurgischen Universitätsklinik, Calwer Str. 7, D-7400 Tübingen
Richter, H., Prof. Dr. med., Chefarzt der Chirurg. Klinik, Evangelische Diakonissenanstalt, Gröpelinger Heerstr. 406/408, D-2800 Bremen 21
Riecken, E. O., Prof. Dr. med., Leiter der Abt. Innere Medizin mit Schwerpunkt Gastroenterologie der Medizinischen Klinik und Poliklinik im Klinikum Steglitz der Freien Universität Berlin, Hindenburgdamm 30, D-1000 Berlin 45
Röher, H.-D., Prof. Dr. med., Leiter der Chirurgischen Klinik, Zentrum für Operative Medizin I, Klinikum der Universität, Robert-Koch-Str. 8, D-3550 Marburg
Rötzscher, V. M., Priv.-Doz. Dr. med. habil., Oberarzt der Chirurg. Klinik und Poliklinik A, Med. Einrichtungen der Universität, Moorenstr. 5, D-4000 Düsseldorf 1
Roscher, R., Dr. med., Oberarzt der Klinik für Allg. Chirurgie, Klinikum der Universität, Steinhövelstr. 9, D-7900 Ulm
Rühland, D., Prof. Dr. med., Chirurgische Universitätsklinik, Jungeblodtplatz 1, D-4400 Münster
Saeger, H.-D., Dr. med., Chirurg. Klinik, Klinikum Mannheim der Universität Heidelberg, Theodor-Kutzer-Ufer, D-6800 Mannheim 1
Schäfer, K., Dr. med., Chirurg. Klinik der Ruhruniversität, St.-Josef-Hospital, Gudrunstr. 56, D-4630 Bochum
Schafmayer, A., Priv.-Doz. Dr. med., Chirurg. Univ.-Klinik, Robert-Koch-Str. 40, D-3400 Göttingen
Schareck, W., Dr. med., Chirurg. Klinik der Universität, Calwer Str. 7, D-7400 Tübingen
Schlosser, G.-A., Priv.-Doz. Dr. med., Abt. Allgem.-Chirurgie der Chir. Univ.-Klinik, Martinistr. 52, D-2000 Hamburg 20
Schmidt, E., Prof. Dr. med., Oberarzt der Chirurg. Univ.-Klinik und -Poliklinik im Luitpoldkrankenhaus, Josef-Schneider-Str. 2, D-8700 Würzburg
Schneider, S., Dr. med., Chirurg. Univ.-Klinik und Poliklinik, Josef-Schneider-Str. 2, D-8700 Würzburg
Schröder, D., Dr. med., Oberarzt der Chirurg. Klinik, Krankenhaus Nordwest, Steinbacher Hohl 2–26, D-6000 Frankfurt a. M. 90
Schulz-Wendtland, F., Dr. med., Frauenklinik Abt. 8.1.4 und Gynäkologisch-Geburtshilfliche Radiologie, Klinikum der Universität, Voßstr. 9, D-6900 Heidelberg 1

Schumpelik, V., Prof. Dr. med., Oberarzt der Abt. Allgemeinchirurgie der Chirurgischen Universitätsklinik, Martinistr. 52, D-2000 Hamburg 20

Schwaiger, E., Dr. med., Chirurg. Abteilung, Krankenhaus Tamsweg, A-5580 Tamsweg

Semm, K., Prof. Dr. med., Dr. med. vet. h. c., Direktor der Abt. Frauenheilkunde im Klinikum der Universität, Hegewischstr. 4, D-2300 Kiel 1

Stahlknecht, C. D., Priv.-Doz. Dr. med., Oberarzt am Zentrum für Operative Medizin I, Robert-Koch-Str. 8, D-3550 Marburg

Sylni, J., Dr. med., Helmholtz-Institut für biomedizinische Technik der Medizinischen Fakultät der RWTH, Goethestr. 27/29, D-5100 Aachen

Trede, M., Prof. Dr. med., Direktor der Chirurg. Klinik, Klinikum Mannheim der Universität Heidelberg, Theodor-Kutzer-Ufer, D-6800 Mannheim

Truong, S., Dr. med., Abt. Chirurg. Med. Fakultät der RWTH, Goethestr. 27/29, D-5100 Aachen

Tung, L. C., Prof. Dr. med., Oberarzt der Abt. für Allgemein-, Gefäß- und Thoraxchirurgie der Chir. Klinik und Poliklinik im Klinikum Steglitz der Freien Universität Berlin, Hindenburgdamm 30, D-1000 Berlin 45

Tzannetakis, P., Dr. med., Abt. für Allgemein-, Gefäß- und Thoraxchirurgie der Chir. Klinik und Poliklinik im Klinikum Steglitz der Freien Universität Berlin, Hindenburgdamm 30, D-1000 Berlin 45

Ulrich, B., Prof. Dr. med., Oberarzt der Chirurg. Klinik und Poliklinik A, Moorenstr. 5, D-4000 Düsseldorf 1

Ungeheuer, E., Prof. Dr. med., Chefarzt der Chirurg. Klinik, Krankenhaus Nordwest, Steinbacher Hohl 2–26, D-6000 Frankfurt a. M. 90

Utz, F., Dr. med., Chirurg. Univ.-Klinik, Klinikum Großhadern, Marchioninistr. 15, D-8000 München 70

Verreet, P. R., Dr. med., Chirurg. Klinik und Poliklinik A, Med. Einrichtungen der Universität, Moorenstr. 5, D-4000 Düsseldorf 1

Villain, M., Dr. med., Chirurg. Abteilung der Kinderklinik des Rudolf-Virchow-Krankenhauses, Reinikkendorfer Str. 61, D-1000 Berlin 65

Vogel, W. M., Dr. med., Institut für Anaesthesiologie der Universität, Hugstetterstr. 55, D-7800 Freiburg

Waclawiczek, H. W., Dr. med., I. Chirurg. Abteilung, Landeskrankenanstalten, Müllner Hauptstr. 48, A-5020 Salzburg

Wahl, R. A., Priv.-Doz. Dr. med., Oberarzt der Chirurg. Klinik, Zentrum für Operative Medizin I, Robert-Koch-Str. 8, D-3550 Marburg

Waldschmidt, J., Prof. Dr. med., Leiter der Abt. Kinderchirurgie der Chirurg. Klinik und Poliklinik im Klinikum Steglitz der Freien Universität Berlin, Hindenburgdamm 30, D-1000 Berlin 45

Walter, G., Dr. med., Chirurg. Univ.-Klinik, Klinikum Großhadern, Marchioninistr. 15, D-8000 München 70

Wayand, W., Dozent Dr. med., Oberarzt der I. Chirurg. Abteilung, Landeskrankenanstalten, Müllner Hauptstr. 48, A-5020 Salzburg

Weber, D., Dr. med., Abt. für Allgemein-, Gefäß- und Thoraxchirurgie der Chirurg. Klinik und Poliklinik im Klinikum Steglitz, Hindenburgdamm 30, D-1000 Berlin 45

Wedell, H.-J., Prof. Dr. med., Chefarzt der Chirurg. Klinik, Kreiskrankenhaus, Schwarzenmoorstr. 70, D-4900 Herford

Weiser, H.-F., Dr. med., Chirurg. Klinik und Poliklinik, Klinikum rechts der Isar der TU, Ismaninger Str. 22, D-8000 München 80

Wellmer, H.-K., Prof. Dr. med. habil., Chefarzt der Chirurg. Klinik, Krankenanstalten Sarepta, Krankenhaus Gilead, Burgsteig, D-4800 Bielefeld 13

Wenisch, H. J. C., Dr. med., Abt. für Allgemein- und Abdominalchirurgie, Zentrum der Chirurgie des Univ.-Klinikums, Theodor-Stern-Kai 7, D-6000 Frankfurt a. M. 70

Wesch, G., Dr. med., Chirurg. Klinik, Klinikum Mannheim der Universität Heidelberg, Theodor-Kutzer-Ufer, D-6800 Mannheim

Winkler, R., Prof. Dr. med., Chirurg. Klinik, Univ.-Krankenhaus Eppendorf, Martinistr. 52, D-2000 Hamburg 20

Zlatarski, G., Dr. med., N. I. Pirogov-Notfallinstitut, Sofia, an der Abt. Chirurgie, Med. Fakultät der RWTH, Goehtestr. 27/29, D-5100 Aachen (Alexander von Humboldt-Stipendiat)

Zumtobel, V., Prof. Dr. med., Direktor der Chirurg. Klinik der Ruhruniversität, St.-Josef-Hospital, Gudrunstr. 56, D-4630 Bochum

# Namenregister

# Sachregister

Bei Fragen zur Produktsicherheit wenden Sie sich bitte an:
If you have any questions regarding product safety,
please contact:

Walter de Gruyter GmbH
Genthiner Straße 13
10785 Berlin
productsafety@degruyterbrill.com